Praxiswissen Logopädie

Herausgeberinnen
Monika Thiel
Caroline Frauer
Susanne Weber

Das bietet Ihnen *Praxiswissen Logopädie:*

- Interdisziplinäre Ausrichtung: geschrieben für Studierende und Praktiker aller sprach-therapeutischen Berufsgruppen
- Fundierter Überblick über Theorie und Praxis aller Sprach-, Sprech-, Stimm- und Schluckstörungen
- Regelmäßig aktualisiertes, professionell gebündeltes Fach- und Praxiswissen auf hohem Niveau
- Auch komplexe und spezifische Fachinhalte in leicht verständlicher Sprache vermittelt
- Leichte Orientierung durch klare didaktische Struktur
- Einheitlicher Aufbau aller Themenbände:
  - Theorie (Anatomie, Physiologie, Klinik, Ätiologie, Pathologie)
  - Anamnese
  - Diagnostik
  - Kritische Würdigung aller relevanten Therapieansätze
  - Therapeutische Grundhaltung
  - Bausteine für Therapie und Beratung
- Methodenübergreifende Therapiebausteine: Integration von bewährten und neuen Ansätzen für eine flexible und individuelle Kombination in der Praxis
- Geeignet zur umfassenden Prüfungsvorbereitung und als Nachschlagewerk mit neuen Impulsen und Anregungen, auch für den Profi

Weitere Bände in dieser Reihe
http://www.springer.com/series/4445

Stephanie Rupp

Semantisch-lexikalische Störungen bei Kindern

Sprachentwicklung: Blickrichtung Wortschatz

Mit 38 Abbildungen
Mit einem Geleitwort von Walter Huber und
Christiane Hoffschildt

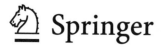 Springer

Stephanie Rupp
Ludwigsburg
Baden-Württemberg
E-Mail: Stephanie.Rupp@RWTH-Aachen.de

Ergänzendes Material finden Sie unter http://extras.springer.com/
Im entsprechenden Feld bitte die ISBN eingeben.

ISBN 978-3-642-38018-1   ISBN 978-3-642-38019-8 (eBook)
DOI 10.1007/978-3-642-38019-8

Die Deutsche Nationalbibliothek verzeichnet diese Publikation in der Deutschen Nationalbibliografie;
detaillierte bibliografische Daten sind im Internet über http://dnb.d-nb.de abrufbar.

SpringerMedizin
© Springer-Verlag Berlin Heidelberg 2013

Planung: Marga Botsch, Barbara Lengricht, Heidelberg
Projektmanagement: Ute Meyer, Heidelberg
Lektorat: Karin Dembowsky, München
Projektkoordination: Heidemarie Wolter, Heidelberg
Neuzeichnungen: Christiane Goerigk, Ludwigshafen
Umschlaggestaltung: deblik Berlin
Fotonachweis Umschlag: © Stephanie Rupp
Fotograf: Christian Vienken
Herstellung: Crest Premedia Solutions (P) Ltd., Pune, India

Gedruckt auf säurefreiem und chlorfrei gebleichtem Papier

Springer Medizin ist Teil der Fachverlagsgruppe Springer Science+Business Media

www.springer.com

Geleitwort

Eltern wie Fachleute sind von jeher fasziniert von den ersten Wörtern des gerade aus dem Säuglingsalter entwachsenen Kleinkindes und dem sich daraus in raschen Schüben entwickelnden Wortschatz. Denn die Wörter sind es, mit denen das Kind beginnt, sich von der konkreten sinnlichen Wahrnehmung und der elementaren Kommunikation durch Zeigen und dem Austausch von Blicken zu befreien. Wörter werden zunehmend eingebunden in Sätze und Erzählungen und ermöglichen es dem Kind mehr und mehr, über mentale Welten zu verfügen. Erfahrungen und Wünsche werden formuliert, verstanden und bewertet. Diese Grundfaszination über die Wortschatzentwicklung des Kindes spürt der Leser in Stephanie Rupps Lehrtext durchgehend, bei aller Sachkunde und didaktischem Vermittlungsgeschick der Autorin.

Sprache ist nicht nur Wortschatz. Die ersten beiden Teile des Buches verdeutlichen mit Nachdruck, dass sich die Sprachentwicklung von Kindern auf unterschiedlichen Ebenen vollzieht, die eng miteinander verknüpft sind und sich zum Teil gegenseitig bedingen. Dabei nimmt die Wortschatzentwicklung einen zentralen Bereich ein, denn die Fähigkeit, gut zu verstehen und gut zu sprechen, hängt nicht zuletzt von der Wortschatzgröße ab. Wörter bestehen aus einer lautlichen Gestalt und einer inhaltlichen Bedeutung – beides muss beim Wortschatzerwerb miteinander verknüpft werden. Der Wortschatz umfasst somit sowohl Bedeutungswissen als auch phonologisch-lexikalisches Wissen. Darüber hinaus sind die Worteinträge miteinander sowie mit weiteren Inhalten des semantischen Gedächtnisses verbunden. Je weiter die Forschung auf diesem Gebiet voranschreitet, desto mehr Aspekte der Wortschatzentwicklung sind in der logopädischen Diagnostik und Therapie zu beachten.

Andererseits konnten viele theoretische Konzepte und Unterscheidungen durch die genaue Beobachtung und Untersuchung von Kindern mit Sprachentwicklungsstörungen bestätigt und weiter abgesichert werden, wie überzeugend im dritten Teil des Buches dargelegt wird. Neben zu geringem Wortschatzumfang unterscheidet Rupp spezifische Störungen der vorlexikalischen konzeptuell-semantischen Entwicklung sowie der lexikalischen Ausdifferenzierung von Wortbedeutungen und von Wortformen. Zu deren Erklärung wird ein 3-Ebenen-Netzwerkmodell herangezogen, in dem typische und eingeschränkte Speicherung bzw. Abruf von Wörtern spezifiziert werden können. Dies erlaubt für das logopädische Vorgehen eine modellgeleitete Diagnostik und Therapieplanung bei Störungen der Wortschatzentwicklung.

Das vorliegende Buch von Stephanie Rupp schließt eine Lücke im Markt der Logopädie-Lehrbücher: Es stellt die für die Praxis relevanten Ableitungen zum Thema Wortschatzentwicklung in Diagnostik und Therapie dar und bietet eine hervorragende Orientierung für die Anwendung verschiedener Verfahren. Darüber hinaus werden die Grundlagen für die kompetente fachliche Arbeit anhand vieler praktischer Beispiele dargestellt. Das Buch dient dem Auf- und Ausbau des Wissens in diesem komplexen Fachgebiet und kann auch erfahrenen Logopädinnen und Logopäden dabei helfen, ihr Wissen zum Thema Wortschatzentwicklung aufzufrischen. Die in der Lehre tätigen Kollegen bekommen Hilfestellung bei der Strukturierung des Unterrichtsaufbaus, da die einzelnen Aspekte der Wortschatzentwicklung verständlich und systematisch dargestellt werden.

Der Wissenszuwachs auf dem genannten Feld ist paradigmatisch für die gesamte Logopädie: Die Zusammenhänge zwischen den Entwicklungen in Medizin und Wissenschaft, in Gesellschaft und Patientenversorgung werden komplexer und schaffen ein »soziotechnisches Mega-System«, in dem sich die Logopädie positionieren und behaupten muss. Diese Anforderungen können auf Dauer nur bewältigt werden, wenn Logopäden neben einer fundierten praktischen Ausbildung auch lernen, wissenschaftlich zu arbeiten und wenn die Logopädie sich als wissenschaftliche Disziplin etabliert. Daher setzt sich der Deutsche Bundesverband für Logopädie e. V. (dbl) für eine primärqualifizierende Akademisierung der Logopädie ein.

Unabdingbar ist aus den dargestellten Gründen auch die stetige Fort- und Weiterbildung auf hohem medizinisch-wissenschaftlichem Niveau. Einen ausgezeichneten Beitrag im Bereich der semantisch-lexikalischen Störungen liefert hierzu das vorliegende Buch. Wir wünschen diesem daher eine weite Verbreitung und den Leserinnen und Lesern viele neue Erkenntnisse!

Christiane Hoffschildt, Präsidentin des dbl e. V.
Walter Huber, Professor (em.) für Neurolinguistik, RWTH Aachen

Vorwort

Die Bedeutung des Wortschatzes im Rahmen der gesamten Sprachentwicklung wurde durch die zunehmende Forschung in den letzten Jahren immer deutlicher. Gerade der frühe Wortschatzerwerb erweist sich mehr und mehr als Indikator für Probleme in der Sprachentwicklung.

Wurde noch vor einigen Jahren der Wortschatz als hauptsächlich quantitativ zu messender Faktor in der Sprachentwicklung angesehen, ergibt sich durch die heutige Sichtweise ein viel differenzierteres Bild. Der Wortschatz ist verwoben mit dem nichtsprachlichen Weltwissen. Ebenso spielt die Vernetzung des Wortschatzes im Bereich der semantischen Wissensbestände und im Bereich der phonologischen Wortformen eine erhebliche Rolle beim qualitativen Wortschatzaufbau und beim Wortabruf.

Die unterschiedlichen Zugangswege zu diesem Thema, differente Forschungsergebnisse und die rapide Zunahme an Wissen stellen sowohl die Praktizierenden als auch die Dozierenden vor große Herausforderungen: die Praktizierenden insbesondere in der Therapiesituation bei der Anwendung des Wissens im konkreten Fall und die Dozierenden bei der Vermittlung des aktuellen Forschungsstands mit dem Augenmerk darauf, welches Wissen für die Praxis relevant ist.

Dieses Buch möchte einen Beitrag dazu leisten, mit dieser Herausforderung in Lehre und Praxis umgehen zu können. Dabei werden keine Rezepte geliefert, und es besteht auch kein Anspruch auf Vollständigkeit. Vielmehr sollen die Leserinnen und Leser befähigt werden, sich kritisch mit der Thematik semantisch-lexikalischer Entwicklungsstörungen und dem zu behandelnden Einzelfall auseinanderzusetzen sowie sein praktisch-therapeutisches Handeln fundiert zu hinterfragen und zu begründen.

Das Buch ist wie folgt strukturiert:

In **Kapitel 1** werden **Grundlagen** aus kognitiver Psychologie und Wahrnehmungspsychologie sowie aus der (kognitiven) Linguistik zusammengefasst. Lexikonmodelle werden als Vorstellungshilfen zum Aufbau und zur Funktionsweise des Lexikons exemplarisch dargestellt.

Kapitel 2 beschreibt zunächst die **Sprachentwicklung** im Überblick und richtet dann den Blick Richtung Wortschatz. Die **physiologische Wortschatzentwicklung** wird ausführlich beschrieben und die Rolle der »an das Kind gerichteten Sprache« erläutert.

In **Kapitel 3** werden **semantisch-lexikalische Entwicklungsstörungen** beschrieben und unterschiedliche Einteilungen diskutiert. Dabei wird ein interaktives **Netzwerkmodell** vorgestellt, das dabei helfen kann, die Komplexität semantisch-lexikalischer Störungen zu verstehen und zu beschreiben. Diese modellgeleitete Sichtweise wird auch in den Kapiteln 5 und 7, die sich mit Diagnostik und Therapie befassen, aufgenommen. Über die modellgeleitete Betrachtungsweise offenbart sich ein Weg, die Diagnostik und unterschiedliche Therapieformen systematisch und begründet zu planen.

Kapitel 4 bietet einen konkreten Einblick in die Praxis, indem das **anamnestische Vorgehen** insbesondere unter Berücksichtigung semantisch-lexikalischer Auffälligkeiten erläutert wird.

In **Kapitel 5** wird die **Diagnostik der semantisch-lexikalischen Entwicklungsstörung** anhand unterschiedlicher **methodischer Möglichkeiten** beschrieben. Gängige **Diagnostikverfahren werden** vorgestellt. Als Interpretations- und Planungsrahmen wird auch hier das **interaktive Modell** hinzugezogen.

Ausgewählte Therapieansätze und Elterntrainings werden in **Kapitel 6** im Überblick dargestellt.

In **Kapitel 7** werden **einleitende Überlegungen zur Therapie** vorgenommen, die sich zum einen auf das **allgemein therapeutische Vorgehen**, zum anderen auf die **spezifische Therapieplanung** beziehen, und der **modellgeleitete Zugang** wird erklärt. Daneben werden Überlegungen zum Umgang mit **Mehrsprachigkeit** und zum **Clinical Reasoning** angestellt und beschrieben.

Kapitel 8 bietet über die Darstellung von **Therapiebausteinen** konkrete Anregungen zur Gestaltung der individuellen Therapie, indem exemplarisch die frühe Wortschatzarbeit sowie die quantitative und die qualitative Wortschatzarbeit erklärt, Strategietrainings erläutert und die Einbindung der Elternarbeit beschrieben werden.

Herzlich bedanken möchte ich mich an dieser Stelle bei der Herausgeberin des Buches Caroline Frauer, die mir immer wieder didaktisch-formale und stets konstruktive Anregungen im Aufbau und bei der Gestaltung des Buches gab, insbesondere für das Lektorat durch Karin Dembowsky sowie bei den Mitarbeiterinnen des Springer-Verlags für die gute Zusammenarbeit. Ebenso gilt mein Dank Professor Walter Huber und Christiane Hoffschildt für das Verfassen des Geleitworts sowie für fachlich-inhaltliche Anregungen, außerdem den Kolleginnen Petra Schmitz und Anne-Maren Vienken für ihre Rückmeldungen bei der inhaltlichen Gestaltung einzelner Kapitel.

Ein großes Dankeschön möchte ich auch meiner Familie aussprechen für ihre Geduld und für ihre Unterstützung bei der Umsetzung dieses spannenden und gleichzeitig herausfordernden Projekts.

Stephanie Rupp
Ludwigsburg, im Herbst 2013

Hinweis der Herausgeberinnen: Um alle anzusprechen, die einer sprachtherapeutischen Berufsgruppe angehören und sich mit semantisch-lexikalischen Störungen befassen, wird in diesem Buch von »Therapierenden« gesprochen. Im Sinne der Lesbarkeit wird im Plural die genderneutrale Bezeichnung »Therapierende« verwendet, im Singular jedoch wird darauf verzichtet, beide Geschlechterformen zu nennen und – aufgrund der Überzahl an Therapeutinnen – die weibliche Form verwendet.

Die Autorin

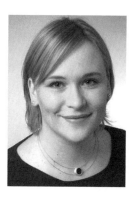

Stephanie Rupp

- Diplom-Lehrlogopädin (RWTH Aachen)
- Freie Dozentin für den Fachbereich Kindersprache, Autorin, Mitarbeit bei der Konzeption logopädischer Bachelorstudiengänge
- 2008–2009 Wissenschaftliche Mitarbeiterin an der Universität Mannheim
- 2007 Erhalt des Forschungspreises des deutschen Bundesverbandes für Logopädie
- 2005–2008 Lehrlogopädin und Koordinatorin für den Fachbereich Kindersprache an der SRH Fachschule für Logopädie in Karlsruhe
- 2000–2005 Studium der Lehr- und Forschungslogopädie an der RWTH Aachen
- 2001–2005 Teilzeitbeschäftigung als klinische Logopädin
- 1997–2000 Ausbildung zur Logopädin

Die Herausgeberinnen

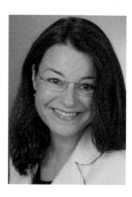

Monika Maria Thiel, M. A.

Herausgeberin seit 2000 und Gesamtkonzeption der Reihe »Praxiswissen Logopädie«

- Inhaberin von Creative Dialogue e.K., München (Konfliktmanagement, HR- und Kommunikationsberatung, Coaching, Training)
- Lehrbeauftragte für Wirtschaftsmediation der LMU München
- »Train-the-Trainer« Qualifizierung
- Ausbildung in Collaborative Practice/Law
- Weiterbildung zur Wirtschaftsmediatorin
- Studium der Psycholinguistik, Arbeits- und Organisationspsychologie und Interkulturellen Kommunikation, LMU München
- Lehrlogopädin und Leitende Lehrlogopädin, Staatliche Berufsfachschule für Logopädie an der LMU München
- Ausbildung in Systemischer Supervision/Praxisanleitung für Lehrlogopäden
- Logopädin (Klinik, Forschung, Lehre), Bremerhaven, Frankfurt am Main, New York
- Ausbildung zur Logopädin, Köln
- Studium der Theologie, Tübingen und Münster

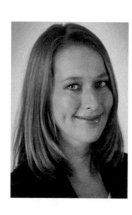

Caroline Frauer, M. A.

Herausgeberin der Reihe »Praxiswissen Logopädie« seit 2006

- Wissenschaftliche Mitarbeiterin an der LMU, Bereich Hochschuldidaktik
- Studium der Psycholinguistik, Arbeits- und Organisationspsychologie und spanischer Literaturwissenschaft, LMU München
- Zusatzqualifikation: Kommunikationstechnik
- Trainerin im Bereich Kommunikation und Rhetorik
- Selbstständige Tätigkeit als Logopädin
- Ausbildung zur Logopädin, München

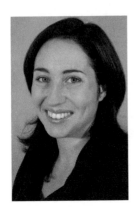

Susanne Weber

Herausgeberin der Reihe »Praxiswissen Logopädie« seit 2013

- Zusatzqualifikation: Fachtherapeutin für kognitive Störungen
- Freiberufliche Dozentin für Diagnostik und Therapie neurogener Dysphagien
- 2002-2012 Logopädin im klinischem Bereich – Schwerpunkt Neurologie (m&i Fachklinik Bad Heilbrunn, Neurologisches Krankenhaus München)
- Ausbildung zur Logopädin, München

Inhaltsverzeichnis

Kontaktdaten der Herausgeberinnen

Monika Maria Thiel, M. A.
Creative Dialogue e. K.
Pippinger Straße 137
81247 München
MT@creativedialogue.de

Caroline Frauer, M. A.
Maximilian-Wetzger-Str. 9
80636 München
caroline@frauer.de

Susanne Weber
Friedberger Landstr. 3g
61197 Florstadt
info@logopaedie-weber.de

Theoretische Grundlagen

Im Alter von ca. einem Jahr äußern die meisten Kinder ihre ersten Wörter, mit ca. 18 Monaten verwenden sie ungefähr 50 Wörter aktiv und verstehen etwa 200 Wörter. Sie äußern die ersten Wortkombinationen, und schließlich wächst der Wortschatz enorm an (▶ Kap. 2).

Wann beginnt nun die Sprachentwicklung? Mit den ersten Lauten? Mit dem ersten Wort?

Zu dem Zeitpunkt, an dem Kinder erste Wörter äußern, haben sie bereits etliche Erfahrungen mit ihrer Umwelt gemacht. Dementsprechend wissen Kinder in diesem Alter schon viel über ihre Welt, sie können es aber noch nicht sprachlich ausdrücken. Sie lernen früh, Sprache auf eine spezielle Weise wahrzunehmen, und ihre kognitive Entwicklung sowie der Zuwachs ihrer Erfahrungen und des Weltwissens begleitet die sprachliche Entwicklung (▶ Kap. 2).

Der semantisch-lexikalische Entwicklungsprozess ist sehr komplex. Wenn man von dem Bereich des Wortschatzes spricht, geht es automatisch um unterschiedliche Wissens- und Verarbeitungssysteme. Zum einen haben Wörter Bedeutungen (Wortbedeutungen). Diese Bedeutungen müssen Kinder jedoch erst erwerben. Zum anderen bestehen Wörter in ihrer lautlichen Gestalt aus einer phonologischen Wortform. Auch diese müssen Kinder erst erwerben, und sie müssen lernen, diese »herauszuhören« und abzuspeichern. Schließlich müssen Bedeutungen und Wortformen miteinander verknüpft werden.

In diesem Kapitel werden Grundlagen aus kognitiver Psychologie, Linguistik und Psycholinguistik zusammengetragen. Dabei stehen einige Zusammenhänge im Bezug zur kindlichen Lexikonentwicklung erst einmal »nebeneinander«. Informationen, die für das Verständnis der späteren Kapitelinhalte relevant sind, werden hier kompakt vermittelt, was aber keinesfalls die tiefere Auseinandersetzung mit den Grundlagen aus Linguistik und Psychologie ersetzt.

Bislang gibt es keine Theorie, die zusammenhängend und schlüssig alle Aspekte der Lexikonentwicklung oder der Sprachverarbeitung mit sämtlichen Teilbereichen erklären kann. Somit wurden hier Aspekte herausgegriffen, die für das theoretische Verständnis, aber auch für das praktisch-diagnostische und therapeutische Vorgehen

wichtig erscheinen sowie Struktur und Hilfestellung bieten.

Kapitel 1 beschreibt folgende Themen: die menschliche Wahrnehmung und ihre Speicherung im menschlichen Gehirn (▶ Abschn. 1.1), die Definition und Beschreibung von Wortbedeutungen (▶ Abschn. 1.1.2), die morphologische und phonologische Gliederung von Worten (▶ Abschn. 1.3 und ▶ Abschn. 1.4), Lexikonmodelle, die die Wortverarbeitung darstellen (▶ Abschn. 1.5), ein konnektionistisches Modell (▶ Abschn. 1.6), auf welches im Verlauf des Buches immer wieder Bezug genommen wird.

Dementsprechend dient dieses Kapitel als Vorbereitung auf die folgenden oder kann im weiteren Leseprozess auf dieses erste Kapitel immer wieder als Nachschlagewerk zurückgegriffen werden.

1.1   Von der Wahrnehmung zum Wort

Während der frühen Sprachentwicklung muss das Kind in seiner Gesamtentwicklung betrachtet werden. Die Frage, wie Kinder Wörter lernen, beinhaltet gleichzeitig die Frage, wie Kinder das Wissen über die Welt aufnehmen und wie sie mit diesem Wissen dann Wörter verknüpfen. Dabei ergibt sich wiederum die grundlegende Frage, wie unsere Wahrnehmung funktioniert und wie die Welt im Gehirn abgebildet wird, um zu verstehen, wie die Wissensstrukturen im Gehirn mit Wörtern in Verbindung gebracht werden können. Die Wahrnehmung spielt eine erhebliche Rolle beim Konzeptaufbau, dem Erwerb von Weltwissen, das eng verbunden ist mit dem Bedeutungserwerb (Bedeutungen von Wörtern). Hören und auditive Wahrnehmung sind elementar wichtig für den Lautspracherwerb, beispielsweise beim Erkennen von Wörtern, und bei der Lautentwicklung.

1.1.1   Wahrnehmung

Die im menschlichen Gehirn gespeicherten Wahrnehmungen und Erfahrungen sind keineswegs passive Abbilder der Umwelt, sondern aktive Konstrukte des Gehirns. Davon geht die Forschungsrichtung der **kognitiven Psychologie** aus.

Kognitive Psychologie – Die Forschungsrichtung entwickelte sich Anfang der 1960er Jahre als Teilgebiet der allgemeinen Psychologie und stellt die Interaktion des Menschen mit seiner Umwelt bzw. die kognitiven Prozesse in diesem Spannungsfeld in den Mittelpunkt der Forschung. Dabei wird davon ausgegangen, dass mehrere kognitive Prozesse bei der Informationsverarbeitung ablaufen: beim Erwerb, der Modifikation und der Anwendung von Gedächtnisinhalten.

Bei diesem Ansatz wird angenommen, dass der Mensch aktiv und konstruktiv Informationen verarbeitet und abspeichert. Das heißt, der Mensch verändert und gestaltet das, was er wahrnimmt, aktiv. Er ordnet Gegebenheiten und Wahrnehmungen in Kontexte und sein Vorwissen ein und interpretiert diese dementsprechend (*sie könnn dien Satz lesn, obwhl gnz viee Buchsabn fehln, da ihr Gehrn aktv und kostrktiv entsreched ihres Vrwissns ergänzn kann*) (weitere Beispiele zur Top-down-Verarbeitung, s. unten).

Die kognitive Psychologie bildet eine Schnittstelle zwischen der Forschung zur künstlichen Intelligenz und der Neuropsychologie.

❯ In der kognitiven Psychologie wird der Wahrnehmungsprozess als konstruktiver und aktiver Informationsverarbeitungsprozess verstanden.

Sinnesmodalitäten

Was ein Lebewesen wahrnehmen kann, ist abhängig von den jeweilig vorhandenen Sinnesmodalitäten.

Im Allgemeinen werden beim Menschen 5 Sinnesmodalitäten unterschieden:
- visuelle Modalität → Sehen,
- auditive Modalität → Hören,
- taktil-kinästhetische Modalität → Tasten (Druck, Temperatur und Stellungssinn),
- gustatorische Modalität → Schmecken,
- olfaktorische Modalität → Riechen.

Jede Spezies nimmt aufgrund ihrer sensorischen Ausstattung in Anpassung an ihren jeweiligen Lebensraum nur Ausschnitte ihrer Umwelt wahr (**Selektion**). Der Mensch kann beispielsweise über den Hörsinn Frequenzen von ungefähr 20–20.000 Hz wahrnehmen. Der Frequenzbereich der Fledermaus dagegen umfasst ein anderes Spektrum, sie kann Ultraschall wahrnehmen, über den sie sich mit ihren Artgenossen verständigt und der für den Menschen nicht hörbar ist.

Wahrnehmungsprozess in 3 Stufen

Aus Sicht der kognitiven Psychologie ist bei der Wahrnehmung von 3 Verarbeitungsstufen auszugehen (Gerrig u. Zimbardo 2008, ◨ Abb. 1.1).

▪ 1. Stufe: sensorische Empfindung
Bei dieser Wahrnehmungsstufe, auch als perzeptuelle Stufe bezeichnet, wird die physikalische Energie, z. B. Licht oder Schallwellen (distaler Reiz), in neuronale Aktivität (proximaler Reiz) umgewandelt (▶ Exkurs: Nervenzelle und Reizweiterleitung). Es liegt somit im proximalen Reiz eine verschlüsselte Information vor, die in das Gehirn weitergeleitet wird. Das Gehirn entnimmt aus diesem Input Informationen über Merkmale seiner Umgebung.

Distaler Reiz – geht von Objekt in der Umgebung aus und stellt eine physikalisch messbare Größe dar (distal: von der Körpermitte entfernt liegend).

Proximaler Reiz – hervorgerufen durch distalen Reiz, der auf Sinneszellen (Rezeptoren) trifft, z. B. Erregungsmuster auf der Netzhaut (proximal: zur Körpermitte hin liegend).

▪ 2. Stufe: Wahrnehmung im engeren Sinne
Auf dieser Stufe wird das **erlebte** Perzept (das modalitätsspezifisch Wahrgenommene, ▶ Abschn. 1.1.2) des äußeren Reizes abgebildet. Eigenschaften und Formen des Reizes werden in **erkennbare Muster** (Mustererkennung) gegliedert. Dementsprechend wirken dabei höhere Gehirnprozesse mit und teilen das rezeptiv Wahrgenommene ein. Beispiel aus dem visuellen Bereich: eine Figur wird als Rechteck oder Kreis deklariert.

▪ 3. Stufe: Identifizieren und Klassifizieren
Auf der 3. Stufe der Verarbeitung wird das Wahrgenommene in vertraute Kategorien eingeordnet. Ein rundes Objekt wird zugeordnet bzw. »erkannt« – als Ball, Geldstück, Mond. Das o. g. Rechteck wird beispielsweise als Tischplatte kategorisiert. Das, was der Mensch wahrnimmt und ggf. auch benennen kann, sind Konstrukte des menschlichen Gehirns und Ergebnisse der kognitiven Verarbeitung.

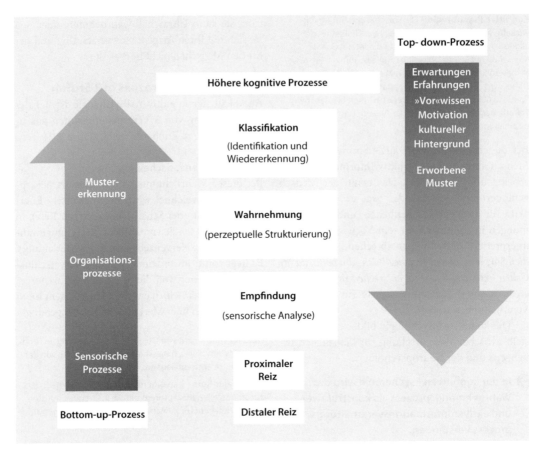

◻ Abb. 1.1 Die 3 Stufen der Wahrnehmung

❯ In der sprachtherapeutischen Arbeit ist es wichtig, perzeptuelle Auffälligkeiten (beispielsweise das periphere Hören/Sehen) zu erfassen und ggf. vorhandene Wahrnehmungsstörungen zu kennen, um diese Informationen und die möglicherweise vorliegenden Einschränkungen in der Therapie sinnvoll zu berücksichtigen. Die Mustererkennung und die Fähigkeit zu identifizieren und zu klassifizieren spielen eine erhebliche Rolle für den Wort- und Bedeutungserwerb.

Von oben nach unten oder von unten nach oben? – Top-down- und Bottom-up-Verarbeitung

Der Wahrnehmungsprozess wird in ◻ Abb. 1.1 veranschaulicht, aus der neben den 3 Stufen der Wahrnehmung auch ersichtlich ist, dass es zwei Verarbeitungsrichtungen gibt: die **Top-down-** und die **Bottom-up-Verarbeitung**.

Unter Bottom-up-Verarbeitung wird der Weg von außen nach innen bzw. von unten nach oben verstanden. Es wird beschrieben, wie der einwirkende Reiz umgewandelt und weitergeleitet wird. Somit bezieht sich dieser Vorgang auf einen datengeleitet ablaufenden Prozess. Darüber hinaus bindet das Gehirn sofort das bereits vorhandene Wissen mit ein und verarbeitet gleichzeitig von innen nach außen bzw. von oben nach unten. Diese Verarbeitungsrichtung wird als Top-down-Verarbeitung bezeichnet. Dabei spielt das Einwirken höherer kognitiver und mentaler Prozesse, also aller vorhandenen Wissensbestände, eine entscheidende Rolle, z. B. das Vorwissen, die Erwartungen und Motivationen.

Exkurs: Nervenzelle und Reizweiterleitung

Bei der folgenden Beschreibung der neurophysiologischen Grundlagen zur Nervenzelle und zur Reizweiterleitung handelt es sich um eine grob vereinfachte und schematische Darstellung. Eine fundierte und detaillierte Erklärung der Sachverhalte findet sich in Schmidt et al. (2011).

Sinnessystem
Sinnesorgan, sensorische Nervenfasern und die zugehörigen Gehirnzentren bilden das Sinnessystem. Eine Sinneszelle spricht üblicherweise auf die für sie adäquate Reizart an (distaler Reiz). Sinneszellen der Netzhaut im Auge reagieren auf Licht; wenn zusätzlich Geräusche im Raum sind, hat dies keinen Einfluss auf die Erregung der Lichtsinneszellen. Diese akustischen Reize werden über das Hörsystem weiterverarbei-

tet. Der Tastsinn reagiert auf Druck etc. In der jeweiligen Sinneszelle wird der physikalische Input umgewandelt (proximaler Reiz). Die Weiterleitung in das Gehirn erfolgt über Nervenzellen.

Nervenzelle
Eine schematische Darstellung einer Nervenzelle bietet ◘ Abb. 1.2.

Eine typische Nervenzelle besteht aus einem Zellkörper, zahlreichen Dendriten, die elektrische Impulse von Sinneszellen oder anderen Nervenzellen empfangen, und einem Axon, über das die Erregung zur nächsten Nervenzelle weitergeleitet wird.

Aktionspotenzial
Durch einen Reiz wird die Nervenzelle erregt. Wenn er die Reizschwelle der Zelle übersteigt, wird

ein Aktionspotenzial ausgelöst, das über das Axon der Nervenzelle elektrisch fortgeleitet wird. Zwischen den Nervenzellen erfolgt die Übertragung über Synapsen, in denen die Weitergabe der Erregung mithilfe eines chemischen Botenstoffs (Transmitter) auf die nächste Zelle erfolgt. Die **Reizintensität** wird durch die Frequenz der Aktionspotenziale verschlüsselt (kodiert). Das Gehirn rekodiert (entschlüsselt) die ankommenden Reize in den entsprechenden Hirnregionen und interpretiert diese.

Dieses grundsätzliche Verarbeitungsprinzip findet sich in neuronalen Netzwerkmodellen oder interaktiven Lexikonmodellen wieder (► Abschn. 1.2.3, ► Abschn. 1.5.3 und ► Abschn. 1.6).

Beispiel: Top-down-Verarbeitung
Beim Lesen der zwei Worte DΔS OΔR, wird von nahezu allen Probanden das mittlere Zeichen einmal als A interpretiert und beim zweiten Wort als H (Anderson 2001). Dies ist abhängig vom Wortkontext, in dem sich das Zeichen befindet. Dies verdeutlicht, dass Top-down-Verarbeitungsvorgänge auf diese Weise die menschliche Wahrnehmung beeinflussen und auf Interpretationen einwirken.

1.1.2 Aufbau mentaler Repräsentationen – Abbilder im »Kopf«

Der Wahrnehmungsprozess erfolgt mehrstufig. Das Ergebnis jeder Verarbeitungsstufe liegt jeweils als mentale Repräsentation (geistiges Abbild) vor. Demzufolge gibt es unterschiedliche Arten von Repräsentationen. Die folgende Darstellung häufig genannter Repräsentationsformen erfolgt ausgehend vom einzelnen Reiz hin zu höheren und Sinnesmodalitäten integrierenden Stufen.

Perzepte
Perzepte (lat. *perceptum*: das Wahrgenommene) sind mentale Repräsentationen, welchen ein sinnesmodalitätsspezifisches Aktivitätsmuster entspricht (z. B. ein bestimmtes Aktivitätsmuster auf der Netzhaut des Auges). Perzepte sind modalitätsgebunden, d. h. auf eine Sinnesmodalität beschränkt.

Vorstellungen
Vorstellungen im psychologischen Sinn sind **Rekonstruktionen früherer Perzepte**. Eine Vorstellung basiert nicht auf einem Reiz von außen, der über Rezeptoren in das Gehirn weitergeleitet wird, sondern sie entsteht im Gehirn. Somit handelt es sich um eine Gedächtnisleistung (beispielsweise kann der Gedanke an eine saure Zitrone perzeptähnliche Reaktionen, [nahezu] ein Geschmacksempfinden und tatsächlich erhöhten Speichelfluss, auslösen).

Prototypen
Prototypen sind **verallgemeinerte Vorstellungen**, d. h., alle wesentlichen Merkmale einer Kategorie werden quasi übereinandergelegt. Prototypen sind

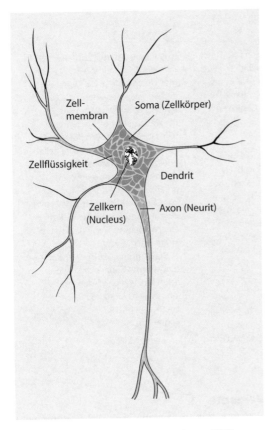

Zell-
membran

Soma (Zellkörper)

Zellflüssigkeit

Dendrit

Zellkern
(Nucleus)

Axon (Neurit)

Abb. 1.2 Nervenzelle (Neuron). (Aus Larsen 2012)

wichtig, um Gegenstände wiederzuerkennen und einordnen zu können. Außerdem »entlasten« sie das Gedächtnis, indem sich das Gehirn nicht alle einzelnen Gegenstände und Gegebenheiten merken muss, sondern diese den Prototypen zuordnen kann; z. B. können alle Katzen, ob gestreift, einfarbig, groß, klein, lang- oder kurzhaarig dem Prototyp *Katze* zugeordnet werden.

Konzepte

Konzepte sind **multimodale Repräsentationen**, die durch Worte benannt werden können. Im Konzept sind alle Merkmale aus den verschiedenen Sinnesmodalitäten zusammengefasst (◘ Abb. 1.3). Konzepte ermöglichen es, unterschiedliche Objekte und Gegebenheiten zu identifizieren und wiederzuerkennen. Konzepte helfen dabei, sich in der Welt zurechtzufinden. Sie strukturieren, filtern und ordnen menschliche Wahrnehmungen.

Konzepte werden zum einen nach dem Grad ihrer Konkret- bzw. Abstraktheit und zum anderen nach der Allgemeingültigkeit ihrer Inhalte beschrieben und eigeordnet.

▪ Abstraktheit

Nach dem Grad ihrer Konkretheit bzw. Abstraktheit können Konzepte hierarchisch geordnet werden. Abstrakte Konzepte sind weit von anschaulichen Konzepten bzw. sinnlich Erfahrbarem entfernt. Sie beziehen sich auf abstrakte Begriffe wie Freiheit oder Demokratie. Anderson (2001) unterscheidet dementsprechend **wahrnehmungsbasierte (eher konkrete)** und **bedeutungsbasierte (eher abstrakte)** (Propositionen: s. unten, semantische Netzwerke: ▸ Abschn. 1.2.3) Wissensrepräsentationen. **Primär- oder Basiskonzepte** befinden sich zwischen abstrakten und sensorischen (wahrnehmungsbasierten) Konzepten. Basiskonzepte bezeichnen allgemeine konkrete Begriffe (z. B. Apfel), die in der Sprache zumeist verwendet und auch von Kindern zuerst erlernt und durch den Begriff **Basic-level-Begriffe** (▸ Abschn. 1.2.1) benannt werden (Mervis u. Rosch 1981). Bei sensorischen Konzepten handelt es sich um anschauliche Begriffe, die mit konkreten Vorstellungen verbunden sind. Diese hierarchische Strukturierung veranschaulicht ◘ Abb. 1.4.

▪ Bedeutungskern

Darüber hinaus haben Konzepte eine Kernbedeutung, die denotative Bedeutung. Diese beschreibt die konventionelle, allgemeingültige Bedeutung. Jedoch beinhalten Konzepte auch individuelle Bedeutungsanteile. Dies wird die konnotative Bedeutung genannt. Veranschaulicht man sich dies am Beispiel *Hund*, werden alle Menschen übereinstimmend befürworten, dass es sich dabei um ein Tier mit 4 Beinen und einem Schwanz handelt, dass ein Hund bellen kann und ein Fell hat etc. Diese Bedeutungsanteile sind dementsprechend der Kernbedeutung zuzuordnen. Für den einen oder anderen wird *Hund* jedoch ein bedrohliches Tier sein oder eben der beste Freund. Ein liebender Hundebesitzer wird mit dem Begriff *Hund* seine Freiheit, den täglichen morgendlichen Spaziergang und seine eigene Ausgeglichenheit assoziieren, wohingegen für seinen Nachbarn Bedeutungsanteile wie nerviges Gebell und Kot am Gartenzaun zu entsprechender Unausgeglichenheit führen.

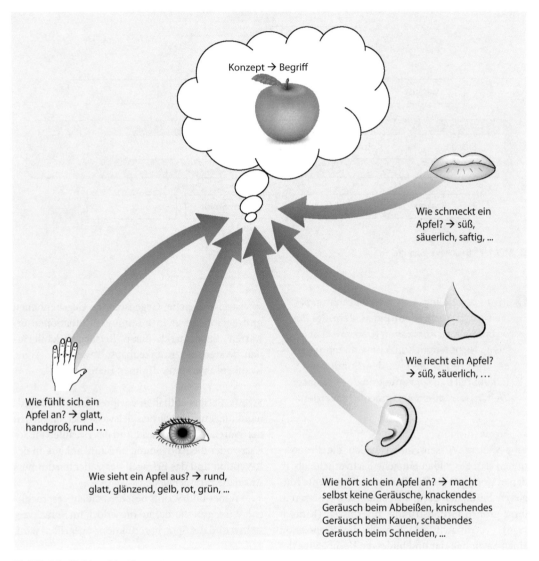

Konzept → Begriff

Wie schmeckt ein
Apfel? → süß,
säuerlich, saftig, ...

Wie riecht ein Apfel?
→ süß, säuerlich, …

Wie fühlt sich ein
Apfel an? → glatt,
handgroß, rund …

Wie sieht ein Apfel aus? → rund,
glatt, glänzend, gelb, rot, grün, ...

Wie hört sich ein Apfel an? → macht
selbst keine Geräusche, knackendes
Geräusch beim Abbeißen, knirschendes
Geräusch beim Kauen, schabendes
Geräusch beim Schneiden, ...

Abb. 1.3 Multimodales Konzept

Denotative Bedeutung – Kernbedeutung.
Konnotative Bedeutung – individuelle Bedeutungsanteile.

■ **Wortbedeutung oder Konzept**
Wortbedeutungen beziehen sich zwar auf Konzepte, allerdings dürfen Konzept und Wortbedeutung
nicht gleichgesetzt werden, da es auch Konzepte
gibt, für die es keinen einzelnen sprachlichen Ausdruck gibt, z. B. für nicht durstig im Vergleich zu
satt sein.

Beispiel: Jonathan (3;2 Jahre)
Dieses Beispiel zeigt, wie Kinder durch kreative
Prozesse auch Worte zu Konzepten kreieren. Der
3-Jährige rennt im Herbst durch das Laub und beschreibt dies mit: »Ich bin durch das Laub **geblät-
tert**«. Dabei wird ein Konzept {durch das Laub ren-
nen} mit dem Wort <blättern> bezeichnet, das es
im zielsprachlichen Sinne zwar gibt, im Sinne von
{im Buch blättern}, nicht jedoch mit Jonathans kon-
zeptueller Bedeutung.

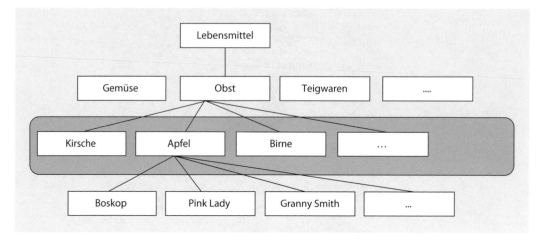

● **Abb. 1.4** Basic-level-Begriffe

❯ In der psycholinguistischen Betrachtungsweise sind Wortbedeutungen (Begriffe) Zuordnungen zu Konzepten (Gabrowski et al. 1996). Nicht jedem Konzept kann hingegen ein Wort zugeordnet werden. Somit kann nur ein Teil der Konzepte und des gesamten Weltwissens direkt versprachlicht werden.

■ **Propositionen**

Eine weitere Wissenseinheit stellen die Propositionen dar. Sie bilden einfache Sachverhalte ab, in denen Konzepte als Prädikate und Argumente fungieren. Sie dienen dazu, die Semantik von Sätzen in ihrer groben Grundstruktur zu erfassen (Kintsch 1974). Vereinfacht gesagt, stellt die Proposition einen Satzinhalt dar und bildet die Kernbezüge des Satzinhalts unabhängig von deren grammatikalischer Form ab. So stellen die Sätze: *Tim mag Nudeln/Mag Tim Nudeln/Nudeln mag Tim* immer den gleichen groben inhaltlichen Bezug her. Somit lässt sich die Proposition *Tim – mögen – Nudeln* ableiten.

Schemata

Als Schema (Bartlett 1932) wird eine komplexe Wissenseinheit bezeichnet. Schemata können weiter unterteilt werden in **Frames (Rahmen)** und **Scripts (Szenen)**.

Frames Frames enthalten eher statische Informationen über bestimmte Standardsituationen, bei-

spielsweise welche Gegenstände, Gegebenheiten und Personen wir in bestimmten Situationen erwarten (Supermarkt: Kasse, Regale, Verkäuferinnen, Waren etc./Krankenhaus: Rezeption, Ärzte, Krankenschwestern, Zimmer, Betten etc.).

Scripts Scripts enthalten entsprechende Standardhandlungsmuster wie beispielsweise das Aussuchen der Waren im Supermarkt und das Bezahlen an der Kasse oder die Anmeldung im Krankenhaus an der Rezeption und das Erfragen des Patientenzimmers sowie die Zimmersuche.

Frames und Scripts beschreiben außersprachliche Wissensbestände, auf die jedoch im Sprachverstehen und der Sprachproduktion zugegriffen wird.

1.1.3 Wörter als Stellvertreter – das Bezeichnete und das Bezeichnende

De Saussure (1967) geht in seinem bilateralen Zeichenmodell davon aus, dass ein sprachliches Zeichen auf zwei Anteilen basiert: der **phonologischen Wortform (Signifikant)** und der **Bedeutung (Signifikat), dem Inhalt**. Dabei bezieht sich das sprachliche Zeichen nicht auf einen konkreten Gegenstand, sondern auf eine abstrakte mentale Vorstellung. Ebenso ist das Lautbild abstrakt mental abgespeichert.

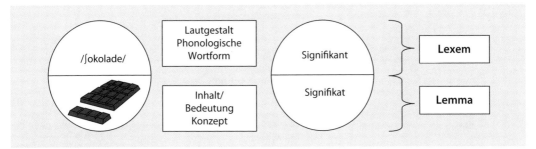

◘ Abb. 1.5   Signifikant – Signifikat

> Sprachliche Ausdrücke referieren im zielsprachlichen Sinne nicht auf reale Gegebenheiten in der Welt, sondern auf Abbilder und Konzepte dieser im Gehirn.

Kategorisierung

Wörter beziehen sich auf inhaltliche **Kategorien**, die unser Gehirn bildet. Das Wort *Tisch* beispielsweise bezieht sich nicht auf einen ganz speziellen Tisch, sondern auf alle Objekte, die zur Kategorie *Tisch* passen. Die Kategorisierung ist dementsprechend ein wichtiger kognitiver **Bestandteil der Konzeptbildung**, der Sprachverarbeitung und der Sprachentwicklung. Bei der Sprachverarbeitung laufen sowohl Bottom-up- als auch Top-down-Prozesse ab.

Auch bezüglich der phonologischen Wortform finden Kategorisierungsprozesse statt, und Wörter können durch Mustererkennung wiedererkannt werden, unabhängig davon beispielsweise, wer die Worte ausspricht oder wie laut die Worte ausgesprochen werden.

Lautliche Gestalt und abstrakte innere Vorstellung sind im mentalen Lexikon gespeichert. Dabei sind die mentalen Repräsentationen Abstraktionen und Zusammenfassungen aller inhaltlichen und lautsprachlichen Erfahrungen und Klassifikationen. Dies wird schematisch in ◘ Abb. 1.5 gezeigt.

Arbiträres Verhältnis von Wortform und Inhalt

Wortform und Inhalt verhalten sich **arbiträr** zueinander, d. h., es gibt keinen natürlichen Zusammenhang zwischen Zeichen und Bezeichnetem. Wortformen und Bedeutungen sind willkürlich zugeordnet und unterliegen der Konvention einer Sprechergemeinschaft.

Exkurs: Die drei Zeichentypen nach Peirce (1983)

Symbolische Zeichen sind willkürlich und nur durch Konvention zu verstehen, z. B. Wörter oder Noten.

Ikonische Zeichen weisen gewisse Gemeinsamkeiten mit dem Bezeichneten auf, z. B. onomatopoetische (klangähnliche) Wörter wie brausen, säuseln, zucken.

Indexalische Zeichen haben einen direkten Bezug zu dem, was durch sie bezeichnet wird, z. B. *Rauch* für *Feuer*, sichtbare Fußspuren etc.

1.1.4 Von der Wahrnehmung zum Wort – semiotisches Dreieck

Semiotik – Lehre von Zeichen (griech. *semion*: Zeichen)

Es gibt eine Vielzahl von Zeichensystemen. Die ersten, die im Bereich der Sprache genannt werden, sind meist die Laut- und die Schriftzeichen. Aber auch die Braille-Schrift (Blindenschrift), Gebärden, Noten, Gesten etc. sind Zeichensysteme.

Zeichen verweisen auf einen **Gedanken** über die **Wirklichkeit**. Sie beziehen sich nicht direkt auf die Wirklichkeit selbst, sondern auf das Abbild der Wirklichkeit im Kopf (► Exkurs: Die drei Zeichentypen nach Peirce). Somit beziehen sich auch Wörter nicht direkt auf die Wirklichkeit, sondern auf Abbilder, die das Gehirn gespeichert hat.

Die geistigen Abbilder werden als **mentale oder geistige Repräsentationen** (► Abschn. 1.1.2) bezeichnet. Eine Erweiterung des Modells von de Saussure stellt das semiotische Dreieck (Odgen u.

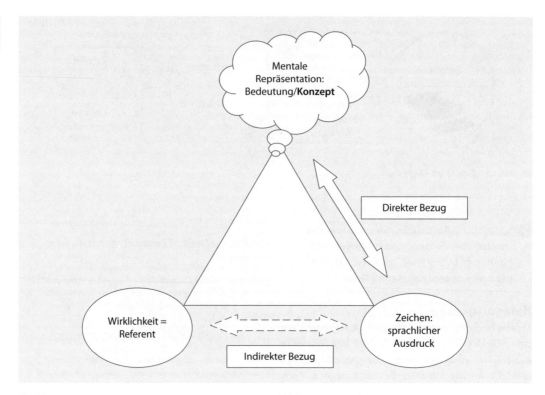

◙ Abb. 1.6   Semiotisches Dreieck. (Mod. nach Schwarz u. Chur 2004, aus Fischer 2009, S. 201, mit freundlicher Genehmigung)

Richards 1923) dar. Das Dreieck (◙ Abb. 1.6) verbindet Wirklichkeit, Gedanke und Zeichen und zeigt deren Verhältnis zueinander.

> ❯ Zeichen sind sinnlich wahrnehmbar und stehen für etwas anderes. Sie sind somit »Stellvertreter« (Symbole). Wörter sind dementsprechend Symbole und beziehen sich auf gedankliche Kategorien.

Beispielsweise bezieht sich das Wort *Hut* als Zeichen nicht direkt auf die Wirklichkeit, sondern auf das gedankliche Bild von *Hut* (auf den Prototypen von *Hut* bzw. das Konzept, ► Abschn. 1.1.2).

▪ Starke und schwache Zeichensysteme
In der menschlichen Kommunikation werden neben starken Zeichen, wie Wörter sie darstellen, auch schwache Zeichen wie Mimik (z. B. Gesichtsausdruck), Gestik (z. B. Körperhaltung und Körper-, Hand- und Armbewegungen), Prosodie (z. B. Satzmelodie, Stimmklang und Betonung) oder Lautstärke genutzt. **Starke Zeichen** unterliegen

verbindlichen Regeln. Zum Beispiel werden Wörter im Rahmen eines syntaktisch-grammatischen Regelsystems verwendet und haben eine relativ eindeutige konventionelle Bedeutung. Für **schwache Zeichen** gibt es deutlich weniger klare Verwendungsregeln. Durch die Kombination starker und schwacher Systeme können Inhalte unterschiedlich nuanciert sowie mehrdeutige Botschaften gesendet werden.

Fazit: Von der Wahrnehmung zum Wort
— Der Wahrnehmungsprozess kann als aktiver und konstruktiver Verarbeitungsprozess verstanden werden.
— Dies lässt sich in 3 Stufen beschreiben: sensorische Empfindung, Wahrnehmung im engeren Sinne und Identifizieren und Klassifizieren.
— Es findet Verarbeitung in beide Richtungen statt: ausgehend vom Reiz in das Gehirn (Bottom-up-Verarbeitung) und ausgehend von den Gedächtnisinhalten im Gehirn zu niedrigeren Verarbeitungsebenen (Top-down-Verarbeitung).

- Es werden unterschiedliche Speicherformate (mentale Repräsentationen) postuliert.
- Konzepte sind multimodale Abbilder, welchen Wörter zugeordnet werden können.
- Ein sprachliches Zeichen besteht aus Wortform und Wortinhalt.
- Wörter sind Stellvertreter (Symbole). Sie beziehen sich nicht direkt auf die Realität, sondern auf Abbilder (mentale Repräsentationen) der Realität im Gehirn (▶ semiotisches Dreieck).

1.2   Was ist (Wort-)Bedeutung?

In der Semantik geht es ganz allgemein um die Bedeutung von Zeichen. Dabei können Zeichen Wörter, Gesten oder andere Zeichensysteme sein. Semantik, also Bedeutungen, können zum einen durch die linguistische Beschreibung semantischer Relationen und zum anderen durch die Darstellung unterschiedlicher Semantiktheorien erfasst, beschrieben und strukturiert werden. Wahrscheinlich ist die Bedeutung die Grundlage dafür, dass Menschen überhaupt Sprache entwickeln. Sie ist also von entscheidender Wichtigkeit, wenn man sich mit dem Sprachsystem und insbesondere mit dem Spracherwerb befasst. Das Kommunikationsbedürfnis an sich ist ein entscheidender Motor der Sprachentwicklung.

In der linguistischen Betrachtungsweise sind Morpheme die kleinsten Einheiten der Semantik (▶ Abschn. 1.3). Die nächstgrößeren Einheiten sind Wörter bzw. Lexeme, dann Satzglieder, Sätze und Texte (▶ Übersicht: Teildisziplinen der linguistischen Semantik). Die Semantik versucht, den »nichtmateriellen« Teil von Wörtern zu erforschen, also die Bedeutung an sich. Sie beschäftigt sich damit, wie Bedeutungen definiert, aufgebaut und »in den Köpfen« strukturiert sind. Im Bereich des Wortschatzes liegt der Schwerpunkt auf der Betrachtung der **Wortsemantik.**

Teildisziplinen der linguistischen Semantik
- Die **lexikalische Semantik/Wortsemantik** befasst sich mit der Bedeutung von Wörtern und Morphemen sowie mit der inneren Strukturierung des Wortschatzes.
- Die **Satzsemantik** erfasst die Bedeutung von größeren syntaktischen Einheiten: Phrasen, Satzgliedern, Teilsätzen und ganzen Sätzen.
- Die **Textsemantik** hat die Analyse der Kombination von Sätzen aus Erzählungs-, Beschreibungs- oder Argumentationszusammenhängen zum Gegenstand.
- Die **Diskurssemantik** untersucht Texte in unterschiedlichen Kontexten (Diskussion, Unterhaltung, Lehrveranstaltung, Stammtisch).
- Die **interkulturelle Semantik** untersucht Bedeutungsunterschiede aufgrund kultureller Gegebenheiten.

▪ **Speicherplatz für Worte im Gehirn**
In der Psycholinguistik wird im Bereich des Wortschatzes vom mentalen (geistigen) Lexikon gesprochen, einer Art »Wörterbuch in den menschlichen Köpfen«. Das mentale Lexikon ist die »Bezeichnung für den mental organisierten und repräsentierten Wortschatz, auf den in der Sprachverarbeitung zugegriffen wird …« (Bußmann 2002, S. 428).

Ein Lexikoneintrag enthält
- **die Wortbedeutung** (▶ Abschn. 1.2),
- **phonologische Informationen** (▶ Abschn. 1.4),
- morphologische Informationen (▶ Abschn. 1.3) und
- die jeweilige syntaktische Kategorie (▶ Abschn. 1.3.1).

Das mentale Lexikon ist demnach ein hochkomplexes System, es beinhaltet unzählige Informationen und ist Teil der gesamten Sprachverarbeitung. Die Wortbedeutungen – als Bestandteil des Lexikons – sind wiederum in unterschiedlichen Struktursystemen geordnet.

Die Teilaspekte des Lexikons werden in den entsprechenden Abschnitten (s. oben) beschrieben, wobei die Bereiche der Wortbedeutung und der phonologischen Wortform den Schwerpunkt dieses Buches bilden. Die Bereiche der morphologischen Informationen und der syntaktischen Kategorie werden am Rande mitbehandelt. Im Folgenden wird die Struktur des Lexikons hinsichtlich semantischer Ordnungssysteme beschrieben.

1.2.1 Semantische Relationen in der Linguistik

Werden Bedeutungen zueinander in Beziehung gesetzt, ist in der Linguistik von Bedeutungsrelationen (Linke et al. 2001) die Rede. Über semantische Relationen lassen sich dementsprechend Bedeutungen von Wörtern in ihrem Verhältnis zueinander beschreiben.

Diese Relationen können in zwei »Richtungen« dargestellt werden:

- paradigmatisch (vertikal/hierarchisch) und
- syntagmatisch (horizontal).

Paradigmatische Relationen – Wörter mit paradigmatischer Beziehung zueinander kommen im gleichen Kontext vor, schließen sich jedoch gegenseitig aus (Bußmann 2002), beispielsweise: Er geht heute/morgen/übermorgen ins Kino.

Syntagmatische Relationen – Syntagmatische Relationen beschreiben Beziehungen in horizontaler Ebene. Sie beziehen sich auf Assoziationen oder auf häufig zu findende Wortkombinationen, beispielsweise: Ins – Kino – gehen, Film – anschauen, Kaffee – trinken.

Paradigmatische Bedeutungsrelationen

Mit den paradigmatischen Bedeutungsrelationen können Bedeutungsbeziehungen zwischen Lexemen nach dem **Prinzip der Ähnlichkeit** beschrieben werden (Linke et al. 2001).

Synonymie (Bedeutungsgleichheit) Als Synonyme werden Lexeme bezeichnet, die die gleiche Bedeutung haben, wie die Lexeme *anfangen – beginnen*. Das heißt, die Wörter müssen im Satz austauschbar sein, ohne dass sich die Gesamtbedeutung verändert: *Der Film hat angefangen/begonnen*. Absolute Synonymie allerdings ist sehr schwer zu finden und selten. Beispielsweise werden bestimmte Wörter häufiger in speziellen Kontexten verwendet als andere. Sie sind also nicht uneingeschränkt austauschbar oder drücken eine etwas andere semantische Färbung aus, z. B. *Hund – Köter, Gattin – Gemahlin, verstehen – begreifen*.

Semantische Nicht-Beziehung Als Gegenstück zur Synonymie kann eine semantische Nicht-Beziehung angenommen werden, in welcher Begriffe in keinem semantischen Zusammenhang zueinander stehen, wie *Nähmaschine* und *Infinitesimalrechnung*

(Beispiel aus Linke et al. 2001, S. 143). Selbstverständlich kann fast immer ein Zusammenhang zwischen Begriffen konstruiert werden. Dies beschreibt jedoch nicht den allgemeingültigen in der Sprachgemeinschaft vorkommenden Zusammenhang, um den es bei der Ermittlung von Bedeutungsrelationen geht.

Komplementarität (Gegenteiligkeit) Als komplementär werden Lexeme bezeichnet, wenn sie sich bedeutungsmäßig ausschließen. Sie teilen einen Sachverhalt exakt in zwei Teile. Dementsprechend kann nur das eine oder das andere zutreffen, wie *tot – lebendig, endlich – unendlich*. Es gibt keine graduellen Abstufungen zwischen den beiden Begriffen.

Antonymie (Gegensätzlichkeit) Als Antonyme werden Lexeme bezeichnet, die an den jeweiligen Enden einer Skala stehen. Anders als bei der Komplementarität gibt es Nuancen oder graduelle Abstufungen dazwischen, wie dies bei *heiß – kalt, freundlich – unfreundlich* gegeben ist.

Homonymie (Gleichnamigkeit) Als Homonyme werden Wörter bezeichnet, die zwei unterschiedliche semantisch differente Bedeutungen tragen, wie *Tau (Morgentau/Seil), Kiefer (Baum/Körperteil)*.

Polysemie (Mehrdeutigkeit) Ähnlich wie bei Homonymen haben auch Polyseme unterschiedliche semantische Bedeutungen, allerdings ist ihnen ein Bedeutungskern gemeinsam, beispielsweise *Schlange (langes Tier/lange Schlange an der Supermarktkasse), Birne (Obst/Glühbirne, gleiche Form), Schnecke (Tier/Innenohrstruktur/Gebäck – gleiche Form bei allen Bedeutungen)*.

Heteronymie (Wortreihen) Als Heteronyme werden Wörter einer Wortreihe bezeichnet, die einen Sachverhalt abdecken. Die Wörter schließen sich gegenseitig aus, z. B. Wörter der (ungeordneten) Wortreihe *Farben: rot, grün, gelb ...* oder der (geordneten) Wortreihe *Wochentage: Montag, Dienstag, Mittwoch, ...* oder Monatsnahmen bzw. Zahlen.

Bedeutungsähnlichkeit/Wortfeld Wörter werden als bedeutungsähnlich bezeichnet, wenn sie den gleichen Sachverhalt bezeichnen, jedoch unterschiedlich nuancieren. In der Regel gibt es für ein Wortfeld einen Oberbegriff, z. B. Oberbegriff *Gewässer*: Wortfeld *Teich, Tümpel, See, Bach, Fluss*. Das Wortfeld umschließt Wörter derselben Klasse.

Semantisches Feld – Sinnbezirke des semantischen Wissens In der sprachtherapeutischen Arbeit wird im Bereich der Therapie im semantisch-lexikalischen Bereich häufig in semantischen Feldern gearbeitet. Gemeint sind dabei in der Regel Zusammenstellungen von Wörtern unterschiedlicher Wortklassen und semantischer Relationen, die sich auf einen bestimmten Sachverhalt beziehen, z. B. semantisches Feld *Küche: Spüle, Töpfe, rühren, Kühlschrank, kalt, Lebensmittel, essen, kochen, heiß, schneiden, scharf, Arbeitsplatte, Löffel, Schneebesen*. Das heißt, das semantische Feld beschreibt im Prinzip durch unterschiedliche Assoziationen einen »Sinnbezirk«. Diese Assoziationen basieren auf unterschiedlichen Relationen und thematisch-assoziativen Gegebenheiten. Allerdings liegt darin auch die Schwierigkeit, semantische Felder zu definieren, da die Grenzen zum nächsten semantischen Feld verschwommen und die Detailliertheit innerhalb des semantischen Feldes nicht vorgegeben sind.

> ❯ Die Begriffe semantisches Feld und Wortfeld werden zwar häufig synonym verwendet, aber unterschiedlich definiert. Um für die Therapie eine konkretere Unterteilung zu finden, wird eine Kategorisierung in Wortfeld und semantisches Feld vorgeschlagen. Werden in den Bereich des Wortfeldes nur Wörter der gleichen Klasse aufgenommen, umfasst das semantische Feld alle Wortarten und Items, die diesem Feld zugeordnet werden können.

Meronymie und Holonymie (Teil-Ganzes-Beziehungen) Die Begriffe beschreiben die Teil-Ganzes-Relation, z. B. ist ein *Finger* Teil der *Hand*. *Finger* ist daher das Meronym (Teil), *Hand* das Holonym (Ganzes).

Taxonomische Relationen: Hyperonymie (Oberbegrifflichkeit) und Hyponymie (Unterbegrifflichkeit) Die taxonomische Relation beschreibt

hierarchische Ordnungen zwischen Begriffen. Hyperonyme sind die Unterbegriffe (z. B. *Dackel, Schäferhund …*) unter den entsprechenden Oberbegriffen (in diesem Fall *Hund* und darüber *Tier*). Der Unterbegriff schließt damit immer den Oberbegriff ein: Ein *Dackel* ist immer auch ein *Hund* bzw. ein *Tier* – aber nicht jedes Tier ist ein Hund oder ein Dackel.

Basic-level-Begriffe Innerhalb des hierarchisch organisierten Systems von Ober- und Unterbegriffen kommt eine besondere Art von Wörtern vor: die Basic-level-Begriffe oder Basiskategorien (❏ Abb. 1.4). Diese spielen eine wichtige Rolle in der Kommunikation, da sie quasi die **Grundbegriffe** des Sprechens darstellen. Als Basic-level-Begriffe (Basiskategorie) werden Begriffe bezeichnet, die sowohl speziell genug als auch allgemein genug sind, um auf etwas Konkretes zu referieren. In der Regel würde gefragt: »Möchtest du einen Apfel?« – und nicht: »Möchtest du einen Boskop?«. Oder: »Möchtest du Nudeln?« – und nicht: »Möchtest du noch ein Lebensmittel?«

> ❯ Basic-level-Begriffe sind in der gesprochenen Sprache vorrangig zu finden (Pörings u. Schmitz 1999) und werden von Kindern in der Regel früh und vor Oberbegriffen oder speziellen Begriffen erworben (Clark 1993). Sie haben die höchste Informationsdichte und werden am schnellsten verarbeitet. Lakoff (1987, S. 49) bezeichnet sie als »die ersten und die natürlichsten Formen der Kategorisierung«.

Syntagmatische Relationen
Syntagmatische Relationen beschreiben assoziative Verbindungen oder häufig vorkommende Wortverbindungen (Kollokationen) auf horizontaler Ebene.

▪ **Kollokationen (häufige Wortverbindungen)** Der Begriff wurde geprägt von J. R. Frith (1957). Kollokationen sind Wortkombinationen auf syntagmatischer Ebene, die besonders häufig auftreten (z. B. *Hund – bellen, Eis – essen, Auto – fahren, Essig und Öl, Kaffee – trinken, himmelhoch – jauchzend*). Kollokationen beschreiben folglich eine »Häufigkeitsbeziehung« zwischen Wörtern.

- **Thematisch-assoziative Relationen**

Thematisch-assoziative Beziehungen zwischen Lexemen beschreiben freie thematische assoziative Verbindungen zwischen Wörtern. Diese können in ihrer Art näher betrachtet und qualitativ beschrieben werden (Kannengieser 2009).

Qualitative Relation Die qualitative Relation bezeichnet das Verhältnis von Lexemen, bei welchem das eine die Eigenschaft (wie?) des anderen bezeichnet, z. B. *Wasser – flüssig, Lampe – hell*.

Lokation und temporale Relation Die lokale und temporale Relation bezeichnet das Verhältnis von Lexemen hinsichtlich Ort (wo?) oder bestimmter Zeitbezeichnung (wann?), z. B. *lernen – (wo?) Schule, Apfel – (wo?) Baum, Laub – (wann?) Herbst*.

Instrumentale Relation Die instrumentale Relation bezieht sich auf ein Lexem, das ein Instrument beschreibt, und ein passendes Lexem, das die entsprechende Tätigkeit beschreibt, z. B. *Gabel – aufspießen, Schaufel – graben*.

Agens-Action-Relation In der Agens-Action-Relation wird das Lexem des Handelnden (Agens) und der entsprechenden Handlung (Action) beschrieben, z. B. *Blumen – duften, Hunde – bellen, Schnee – fallen*.

Patiens-Action-Relation Die Patiens-Action-Relation beschreibt die Relation zwischen Lexemen, die eine Handlung (Action) und das passive Objekt der Handlung (Patiens) bezeichnen, z. B. *Schnee – schippen, Laub – kehren, Tasse – trinken*.

1.2.2 Semantiktheorien: Wie wird Bedeutung erfasst?

In ▶ Abschn. 1.2.1 ging es um semantische Relationen, also darum, wie sich einzelne lexikalische Bedeutungen zueinander verhalten. Darüber hinaus muss die Frage gestellt werden, was Bedeutung ist, wie sie aussieht, definiert und gemessen werden kann. Damit befassen sich die Semantiktheorien, in denen jeweils unterschiedliche Blickwinkel auf die Erfassung von Bedeutung gerichtet werden. In Folgenden wird bei der Beschreibung der Semantiktheorien jeweils auch der Bezug zur kindlichen Sprachentwicklung bzw. zur Bedeutungsentwicklung hergestellt.

Die Summe der Einzelteile ergibt das Ganze – semantische Merkmalstheorie

Die Grundannahme der Merkmalssemantik besteht darin, dass sich das Ganze – also eine Bedeutung – aus Einzelheiten, den Merkmalen, zusammensetzt. Das heißt, es wird davon ausgegangen, dass Merkmale definiert werden können und durch deren Zutreffen bzw. Nichtzutreffen die Bedeutung entsteht und definiert werden kann. Die Bedeutung wird in einzelne Bedeutungsmerkmale, die Seme, zerlegt. Durch distinktive Seme (unterscheidende Bedeutungsmerkmale) erfolgt die Zuordnung zu Kategorien. Dieses Vorgehen ist aus der strukturalistischen Phonologie entlehnt.

Dementsprechend werden in der Merkmalssemantik Wortbedeutungen über Merkmalsbündel definiert (dieser Grundgedanke ist auch im Lexikonmodell nach Dell zu finden, ▶ Abschn. 1.6).

Über gemeinsame bzw. unterscheidende Seme kann dann ermittelt werden, ob Wörter bedeutungsähnlich oder unterschiedlich sind. Beispielsweise haben *Hund* und *Katze* die Merkmale *belebt +, Tier +, Fell +, 4 Beine +, Säugetier +* gemeinsam, sie unterscheiden sich jedoch in den Merkmalen *bellt* (*Hund bellt +, Katze bellt −*) oder *miaut* (*Hund miaut −, Katze miaut +*). Die Menge gemeinsamer semantischer Merkmale bestimmt somit den Grad der semantischen Nähe.

Die semantischen Merkmale sind abstrakte, nicht weiter zerlegbare Einheiten. Dabei können sensorische Merkmale, die über die Sinne wahrnehmbaren Eigenschaften, erfasst werden, z. B. das Aussehen, der Geschmack sowie kategoriale Merkmale, die klassifikatorische und funktionale Eigenschaften beschreiben.

Hierzu wird zunächst ein Wortfeld (*Lebewesen*) beschrieben und eine entsprechende Matrix erstellt (◘ Tab. 1.1).

- **Bedeutungserwerb**

Bei der Betrachtung von Spracherwerb bzw. Bedeutungserwerb im Rahmen dieser Theorie wäre davon auszugehen, dass Kinder zunächst nur wenige Merkmale einer Bedeutung erfassen und ihre

⊡ Tab. 1.1 Merkmalsmatrix *Lebewesen*

Eigenschaft	Mensch	Hund	Katze	...
Menschlich	+	–	–	...
Lebendig	+	+	+	...
Vierbeinig	–	+	+	...
Hat Fell	–	+	+	...
Miaut	–	–	+	...
...	...	...	...	...

+ trifft zu, – trifft nicht zu, 0 Kategorie nicht vorhanden.

»innere Merkmalsmatrix« allmählich ergänzen, um sich so der Zielsprache bzw. den zielsprachlichen Bedeutungen anzunähern.

So können z. B. **Unter- oder Übergeneralisierungen** erklärt werden, indem die wenigen erworbenen Bedeutungsmerkmale auf mehrere Referenten passen. Wenn bei *Hund* die erworbenen Merkmale *hat 4 Beine* +, *hat Fell* + sind, passt diese Bedeutung auch für Pferde oder Katzen, sodass diese vom Kind ebenfalls als Hund oder »Wauwau« bezeichnet werden. Das Kind übergeneralisiert den Begriff auf alle Vierbeiner mit Fell.

In einer Merkmalsanalyse lassen sich die denotativen (allgemeingültigen) und konnotativen (individuellen) Bedeutungsanteile (▶ Abschn. 1.1.2.1, Konzepte) sowie die Prototypikalität (s. unten) ermitteln, wenn die Merkmale entsprechend gewichtet werden.

Clark (1973) postuliert, dass Kinder zunächst perzeptuelle Merkmale erwerben, außerdem lernen sie allgemeine Bedeutungsmerkmale vor spezifischen, die dann zu einer weiteren Ausdifferenzierung führen. Clark (1993) ergänzt diese Theorie um zwei Prinzipien:

- das Prinzip des Kontrasts, das beschreibt, dass eine Wortbedeutung von einer anderen Wortbedeutung unterschiedlich sein muss,
- das Prinzip der Konventionalität, das besagt, dass Kinder quasi instinktiv nach der konventionellen Bedeutung eines Wortes suchen.

Mit dieser Herangehensweise kann jedoch nicht erklärt werden, wie Kinder nichtperzeptuelle Merkmale erwerben und wie z. B. Abstrakta erworben werden. Außerdem ist fraglich, ob es ausreicht, den Bedeutungserwerb als reinen Additionsprozess semantischer Merkmale zu betrachten (Szagun 2000).

Allerdings hat die Beschreibung durch Seme auch Grenzen, beispielsweise bei der Frage, wie groß ein Merkmalsbündel sein muss, um Wortbedeutungen »komplett« oder repräsentativ zu erfassen. Fraglich ist auch, welche allgemeinen Merkmale beschrieben werden müssen, um alle Wortbedeutungen darüber definieren zu können.

Vorteile der Erfassung von Bedeutung über semantische Merkmale und Nutzung in der Therapieplanung

- Die semantische Nähe zwischen Begriffen kann bestimmt werden.
- Gemeinsamkeiten und Unterschiede können ermittelt und herausgearbeitet werden.
- Bedeutung kann sehr anschaulich erfasst werden.
- Prototypikalität kann über prototypische, wichtige Merkmale ermittelt werden.
- Bedeutungsbeziehungen – semantische Relationen zwischen Wörtern – können ermittelt werden.
- Es können Nomen und Verben dargestellt und erfasst werden.
- Denotative und konnotative Bedeutungsanteile können dargestellt werden.

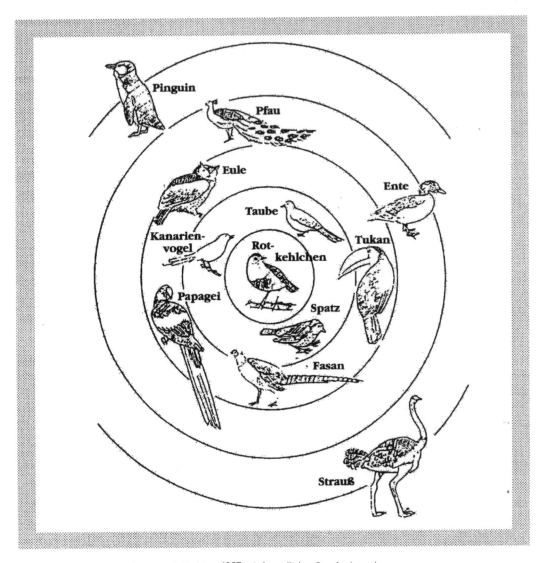

□ Abb. 1.7   Prototypen (Schema nach Aitchison 1987, mit freundlicher Genehmigung)

Prototypentheorie

Gegenstand der Prototypentheorie ist die innere Struktur semantischer Kategorien, erforscht werden Kategorisierungsprozesse. Sie versteht sich als Teil der kognitiven Linguistik. Dabei ist der Hauptgegenstand die Wortbedeutung. Ein Wort an sich bezieht sich in der Regel immer auf eine Kategorie und nicht auf exakt ein Exemplar. Zum Beispiel werden mit dem Wort *Tasse* alle Tassen (also die Kategorie *Tasse*) bezeichnet, nicht nur die eine rote Tasse, mit dem abgesprungenen Henkel, die im Regal rechts oben steht. Die Prototypensemantik ordnet Vertreter innerhalb einer Kategorie in typische und untypische. Der Vertreter, der als am meisten typisch für diese Kategorie angesehen wird, ist der Prototyp selbst und somit der »beste« Vertreter einer Kategorie, er steht in der Mitte.

Das bedeutet beispielsweise für die Kategorie *Vogel*, dass die Vertreter *Amsel* oder *Spatz* in hiesigen Breitengraden deutlich prototypischer sind als der Vertreter *Pinguin* (Linke et al. 2001; □ Abb. 1.7).

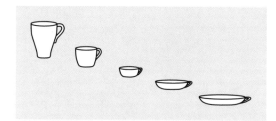

□ **Abb. 1.8** Kategoriengrenzen – Beispiel *Tasse*. (Mod. nach Aitchison 1987, S. 46, mit freundlicher Genehmigung)

Dabei ist es wichtig, sich zu verdeutlichen, dass sich die Kategorisierung auf eine natürliche Sprache innerhalb eines Kulturkreises bezieht. Würde in anderen Kulturkreisen nach typischen Vertretern bei Vögeln gefragt, wären durchaus andere Prototypen zu ermitteln.

Mit dieser Methode, entwickelt von Rosch (1973), kann der Grad der Zugehörigkeit zu einer Kategorie bestimmt werden.

Die Abstufungen werden als Prototypikalitätseffekte bezeichnet. In Experimenten können prototypische Vertreter schneller identifiziert und benannt werden als untypische.

▪ **Unscharfe Kategoriengrenzen**

Da Kategorien nicht immer klar voneinander abzugrenzen sind, entstehen immer auch Unschärfebereiche, beispielsweise ab »wann« wird eine *Tasse* zum *Teller*? Dies kann die Prototypentheorie deutlich zeigen (□ Abb. 1.8).

▪ **Bedeutungserwerb**

Bezogen auf den **Bedeutungserwerb** des Kindes kann angenommen werden, dass Kinder zunächst globale Konzepte erstellen und diese dann immer weiter ausdifferenzieren (Szagun 2000).

▪ **Prototypentheorie und semantische Merkmale**

Grundsätzlich kann diese Klassifizierung nach Prototypen auch über semantische Merkmale und deren Gewichtung vorgenommen werden. In dem Beispiel *Vogel*, ist das Merkmal *kann fliegen* stark gewichtet. Dieses erfüllen die untypischen Vertreter nicht und sind dadurch periphere Vertreter.

❯ Die Prototypentheorie geht von unscharfen Kategoriengrenzen aus und unterscheidet sich darin von der semantischen Merkmalstheorie, die theoretisch eindeutige Zuordnungen zu Kategorien anhand distinktiver Seme annimmt. Grundsätzlich schließen sich die Theorien jedoch nicht aus.

Funktionale Kernhypothese

▪ **Bedeutungsentwicklung**

Im Bereich der **Sprachentwicklung** bildet die funktionale Kernhypothese ein Gegengewicht zur semantischen Merkmalshypothese und der Vorstellung von Clark (1993), semantische Merkmale würden aus perzeptuellen Erfahrungen abgeleitet. Nelson (1998) beschreibt, dass die Interaktion mit der Welt das Wissen des Kindes erweitert und daraus entsprechend Wortbedeutungen abgeleitet werden. Nelson geht von einer Speicherebene aus, in der das Wissen aus Erfahrungen gespeichert wird, und einer weiteren Ebene, in der die Semantik sprachlich enkodiert gespeichert ist.

Nach Nelson erwerben Kinder zunächst Begriffe, die sie aus der Interaktion mit Personen und mit der Umwelt ableiten. Somit entsteht zunächst eine Art holistische (ganzheitliche) Abspeicherung der Situation. Beispiel: Die Mutter wirft den Ball, der Ball hüpft etc. Im weiteren Verlauf schränkt das Kind die Referenz immer mehr ein und erfasst die statischen Merkmale eines Objekts, wie die Rundheit des Balls. Darüber entstehen stabile Charakteristika, die zulassen, Objekte wiederzuerkennen, zu klassifizieren und sie aus dem Kontext zu lösen. Schließlich wird dadurch ermöglicht, ein Wort kontextvariabel zuzuordnen, zu verstehen und einzusetzen. Dies entspricht dann der erworbenen Wortbedeutung.

Das Vorherrschen von funktionalem Wissen konnte jedoch in einigen Studien nicht belegt werden, außerdem finden sich erste Objektbenennungen nicht immer, wenn funktionale Aspekte zu beobachten sind. Des Weiteren konnte nicht bestätigt werden, dass das funktionale Wissen grundsätzlich dem perzeptuellen vorausgeht (Szagun 2000).

1

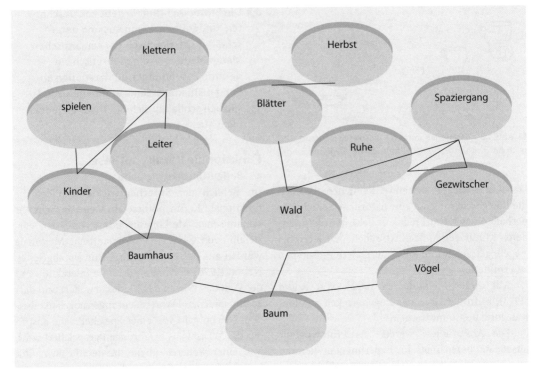

□ **Abb. 1.9**   Assoziatives semantisches Netz – Beispiel *Wald*

1.2.3   Speicherung semantischer Inhalte – Netzwerkgedanke

Semantische Netzwerke beschreiben, wie Bedeutungen im Gehirn strukturiert und vernetzt sein könnten. Es wird davon ausgegangen, dass Konzepte auf unterschiedliche Weise und vielschichtig miteinander verknüpft sind. Dieses Prinzip findet sich auch in Lexikonmodellen wieder, die netzwerkartig aufgebaut sind und die sprachlichen Bereiche mit einschließen (▶ Abschn. 1.5.2 und ▶ Abschn. 1.5.3).

Die Arbeitsweise semantischer Netzwerke ist analog zur Organisation in neuronalen Netzen. Beim Verarbeitungsprozess wird Aktivierung innerhalb des Netzwerks ausgebreitet (*spreading activation*). Demnach werden immer auch mehrere miteinander in Verbindung stehende Konzepte aktiviert und schließlich das Konzept mit der höchsten Aktivierung ausgewählt. Dies ermöglicht eine komplexe Darstellung und eine intelligente Anordnung aller Begriffe.

Die Vernetzung wird in □ Abb. 1.9 veranschaulicht.

Fazit: Was ist (Wort-)Bedeutung?

— Bedeutungen lassen sich anhand unterschiedlicher Relationen beschreiben.

— Unterschieden werden paradigmatische und syntagmatische Relationen.

— Semantiktheorien beschreiben, was Bedeutung überhaupt ist.

— Mit der semantischen Merkmalstheorie wird versucht, Bedeutung durch die Zuordnung einzelner Seme zu definieren.

— Die Prototypentheorie ordnet typische und untypische Vertreter einer Kategorie und zeigt die Schwierigkeit der Definition von Kategoriengrenzen auf.

— Die funktionale Kernhypothese bezieht sich speziell auf den Spracherwerb, und es wird versucht, den Bedeutungserwerb über funktionale Merkmale zu erklären.

— Semantische Netzwerke bilden Bedeutung anhand interaktiver assoziativer Verbindungen ab. Im Prinzip lassen sich alle Bedeutungsrelationen in ein semantisches Netzwerk integrieren.

1.3 Morphologie

Die Morphologie ist die Lehre von Wortformen (Formenlehre), Flexionsformen, Wortarten und Wortbildung, analysiert wird die innere formale Struktur von Wörtern. In der klassischen Linguistik kann die Morphologie dem Bereich der Grammatik zugeordnet werden. Bei der Betrachtung der Sprachverarbeitung im psycholinguistischen Sinn befindet sich die Morphologie an der Schnittstelle von Lexikon und Grammatik, weshalb sie an dieser Stelle aufgegriffen wird.

1.3.1 Wortarten

Inhalts- und Funktionswörter

Eine grobe Einteilung der Wörter kann in Inhaltswörter und Funktionswörter erfolgen. Dabei zählen als **Inhaltswörter** Nomen, Vollverben und Adjektive. Diese werden der **offenen Klasse** zugerechnet, da die Anzahl an Inhaltswörtern nach oben offen ist, d. h., diese Klasse kann durch Wortbildung und Erweiterungen wachsen.

Funktionswörter hingegen umfassen die »grammatischen Wörter« sowie Hilfs- und Modalverben, die selbst eher inhaltsarm sind, jedoch Funktionen im Satz erfüllen. Diese werden der **geschlossenen Klasse** zugerechnet.

Wortartenklassifizierung

Es gibt unterschiedliche Möglichkeiten, Wortarten zu beschreiben und voneinander abzugrenzen, z. B. die klassische Zehn-Wortarten-Lehre und die alternative Fünf-Wortarten-Einteilung nach Hans Glinz.

- Tradition der 10 Wortarten

In der traditionellen Wortartenlehre werden 10 Wortarten unterschieden:
- Nomen (Hauptwörter),
- Verben (Tätigkeitswörter),
- Adjektive (Eigenschaftswörter),
- Artikel (Geschlechtswörter),
- Pronomen (Fürwörter),
- Adverbien (Umstandswörter),
- Konjunktionen (Bindewörter),
- Präpositionen (Verhältniswörter),
- Numerale (Zahlwörter),
- Interjektionen (Ausrufe).

Problematisch bei der Zehn-Wortarten-Lehre ist, dass nicht festgelegt wird, ob anhand syntaktischer Kriterien oder nach Wortformen klassifiziert wird. So ergeben sich an einigen Stellen Schwierigkeiten, beispielsweise Adjektive und Adverbien sicher voneinander abzugrenzen.

- **Fünf-Wortarten-Lehre**

Eine Alternative und mehr Klarheit bietet die Fünf-Wortarten-Lehre nach Hans Glinz (nach Linke et al. 2001, S. 76ff), die konsequent nach dem Kriterium der Flektierbarkeit vorgeht. Dies wird in ◻ Abb. 1.10 veranschaulicht.

Morpheme

Morpheme sind die kleinsten bedeutungstragenden Einheiten (Silben und Morpheme sind unterschiedliche Einheiten!). Es wird grob zwischen inhaltlich-lexikalischer und grammatischer Funktion von Morphemen unterschieden. Grammatische Morpheme können freie grammatische Wörter sein wie *ich, der, und, hier* oder gebundene Morpheme wie Affixe, Flexionsmorpheme oder Derivationsmorpheme wie *ge-, -heit, ver-, -ig*. Inhaltliche Morpheme können ebenfalls frei sein, wie *tisch, baum, hund, schnell* oder gebunden *fühl-, ess-, hör-*.

Viele morphematische Endungen geben die Zuordnung zu einer Wortart vor, wie -*heit*/-*keit* → Substantiv, -*ig*, -*lich*, -*bar* → Adjektiv, -*en* → Verb.

1.3.2 Wortbildung

Komposition

Bei der Komposition (Zusammensetzung) werden mindestens zwei lexikalische Morpheme miteinander verbunden, z. B. *baum+haus, vogel+nest, hell+blau, hoch+werfen, kürbis+schnitz+werkzeug*. Bei manchen Zusammensetzungen ist außerdem das Einfügen eines Fugenmorphems erforderlich, beispielsweise bei *glück+s+pilz*.

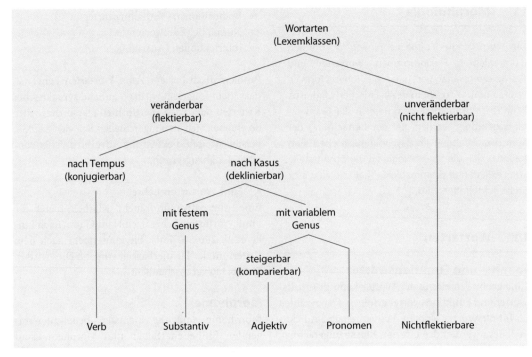

◘ Abb. 1.10   Fünf-Wortarten-Lehre nach Hans Glinz. (Mod. nach Duden 2005, S. 133, mit freundlicher Genehmigung)

Derivation (Ableitung)

Bei der Derivation erfolgt die Kombination eines lexikalischen Morphems und eines Ableitungs-/Derivationsmorphems, dadurch kann auch die Wortart verändert werden (z. B. durch Substantivierung *klug → klug+heit*, durch Adjektivierung *Witz → witz+ig*, oder durch die Herleitung eines Verbs *Telefon → telefon+ieren*).

1.3.3   Speicherung von Wortformen im mentalen Lexikon

Eine große Frage bezüglich des mentalen Lexikons ist, ob die unterschiedlichen Wortformen alle einzeln im Lexikon (**Auflistungshypothese**) oder als Einzelmorpheme dekomponiert vorliegen (**Dekompositionshypothese**) und jedes Mal bei der Sprachverarbeitung Bildungsprozesse (Derivation, Komposition, Flexion).

Glück (2010, S. 66) bezieht sich in seiner Position auf die Forschungsarbeiten von Levelt (1989) und fasst die Ergebnisse wie folgt zusammen:

Wortformen liegen dekomponiert vor, und Markierungen, Affixe, Derivate und Nomina Komposita werden im Sprachproduktionsprozess gebildet. Allerdings liegen irreguläre (z. B. unregelmäßige Verben) und idiosynkratische (nicht regelhaft ableitbare Wortformen wie z. B. *Löwenzahn* ≠ Zahn des Löwen) Formen als Ganzes vor. Diese werden in einer Art vorgeschalteter Verarbeitungskomponente direkt abgerufen (Cholewa 1993).

> ❯ Regelmäßige Wortformen liegen im Lexikon dekomponiert vor und werden während der Sprachverarbeitung regelhaft gebildet. Unregelmäßige Wortformen liegen als Ganzes vor und werden in der Sprachverarbeitung vor der Regelanwendung abgerufen.

Fazit: Morphologie

— Die Morphologie wird in der klassischen Linguistik dem Bereich der Grammatik zugeordnet, in der psycholinguistischen Sprachverarbeitung stellt sie die Schnittstelle zwischen Lexikon und Grammatik dar.

- Die syntaktische Kategorie, die Wortart eines Wortes, ist im mentalen Lexikon abgespeichert.
- Neue Wörter können durch Komposition (Zusammensetzen) oder Derivation (Ableitung) gebildet werden.
- Die Auflistungshypothese besagt, dass alle Wortformen einzeln im Lexikon vorliegen; die Dekompositionshypothese nimmt eine Speicherung in Einzeleinheiten an und deren Zusammensetzung im Verarbeitungsprozess.
- Eine in der Sprachverarbeitungsforschung etablierte Annahme ist, dass unregelmäßige Wortformen im Lexikon als Ganzes vorliegen (lexikalische Verarbeitung) und dass deren Verarbeitung noch vor der regelhaften Verarbeitung (grammatikalische Verarbeitung/ Regelanwendung) stattfindet. Somit sind unregelmäßige Formen im Lexikon »aufgelistet«, regelmäßige Formen liegen dekomponiert vor und werden regelhaft bearbeitet.

1.4 Phonologische Gliederung von Wortformen

Neben der morphologischen Gliederung von Worten lassen sich bezüglich der Wortform weitere Unterteilungen finden. Da beim Lexikonausbau auch die phonologische Elaboration (Ausarbeitung) eine wichtige Rolle spielt, werden phonologische Grundstrukturen von Wörtern beleuchtet. Es wird davon ausgegangen, dass exakt abgespeicherte und gut ausgebaute und vernetzte Wortformen besser abgerufen werden können als undifferenziert abgespeicherte Wortformen.

1.4.1 Konstituentenmodell

Ein Wort lässt sich in Silben einteilen, eine Silbe wiederum in Laute unterteilen. Kern einer Silbe ist immer ein Vokal (**Silbenkern, Nukleus**), um den Konsonanten gruppiert sein können. Konsonanten, die vor dem Silbenkern stehen, werden als **Onset (Anfangsrand)** bezeichnet, Konsonanten, die dem Silbenkern nachgestellt sind, als **Coda (Silbenschwanz)**. Den **Reim** einer Silbe bilden Nukleus und Coda zusammen (Fischer 2009).

Dies wird im Konstituentenmodell (◘ Abb. 1.11) veranschaulicht.

1.4.2 Phonologische Bewusstheit

Kinder haben in ihrer Entwicklung einen unterschiedlichen Zugang zu den genannten Wortelementen bzw. -segmenten. Dies zeigen Forschungen zur Entwicklung der phonologischen Bewusstheit. Die phonologische Bewusstheit meint das metasprachliche Reflektieren über formale Aspekte von Sprache – unabhängig vom Inhalt (► Kap. 3 und ► Kap. 8). Je nach Alter sind Kindern diese Segmente mehr oder weniger bewusst. Im vorschulischen Bereich sind insbesondere die Einheiten Silbe und Reim, die im Sprechfluss gut wahrnehmbar sind, zugänglich, und im Schulalter bzw. mit der Entwicklung der Schriftsprache werden sich Kinder immer mehr über Phoneme bewusst.

- **Phonologische Wortform und phonologische Bewusstheit**

Grundlage bei Aufgaben zur phonologischen Bewusstheit ist die jeweils zugrundeliegende phonologische Wortform (Lexem). Dementsprechend kann von einem Zusammenhang in den Leistungen der phonologischen Bewusstheit und der Exaktheit der phonologischen Repräsentation ausgegangen werden (► Kap. 8).

Exemplarische Darstellungen und Überlegungen verdeutlichen diesen Zusammenhang:

Es ist durchaus vorstellbar, dass es Kinder gibt, die sehr gute und exakte Wortformen abgespeichert haben, jedoch Schwierigkeiten mit der bewussten Reflexion über die phonologischen Einheiten aufweisen (kein Problem mit der phonologischen Wortform, aber Probleme mit der metasprachlichen [phonologischen] Bewusstheit).

Hat ein Kind ungenaue phonologische Wortformen abgespeichert, wird es wahrscheinlich auch Probleme bei Aufgaben zur phonologischen Bewusstheit bekommen, da es hier weitgehend auf seine hinterlegten Wortformen zurückgreifen muss. Theoretisch sind daher zwei Ursachen bei Schwierigkeiten bei Aufgaben zur phonologischen Bewusstheit denkbar: es kann die Bewusstheit an sich betroffen sein, oder es können die

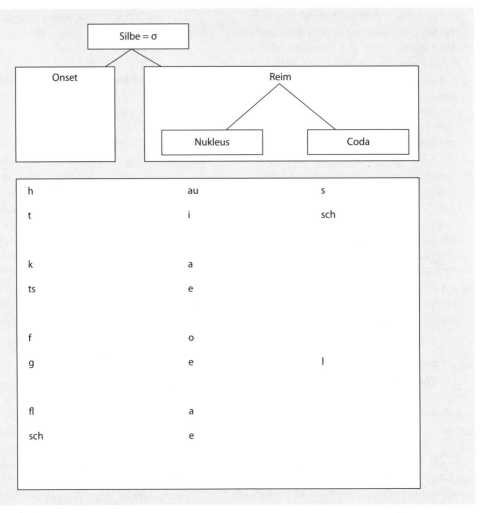

☑ Abb. 1.11 Konstituentenmodell (Auf die Codierung mit phonetischer Umschrift wurde aufgrund der besseren Lesbarkeit weitgehend verzichtet)

darunterliegenden phonologischen Wortformen defizitär sein.

Ein weiterer Gedanke, der zu Therapieüberlegungen überleitet, sind dementsprechend die Therapiebereiche: Wird an der phonologischen Bewusstheit gearbeitet, kann dies die exakte Abspeicherung von Wortformen begünstigen. Werden Wortformen exakt ausgearbeitet, kann dies einen indirekten Einfluss auf die Entwicklung der phonologischen Bewusstheit haben.

Phonologische Bewusstheit – »metalinguistische Fähigkeit, die lautliche Struktur der gesprochenen Sprache zu analysieren und zu manipulieren, ohne auf die Bedeutung des zu analysierenden sprachlichen Materials einzugehen« (Turnmer u. Hoover 1992, aus Schnitzler 2008, S. 5).
Metalinguistische Fähigkeit – Fähigkeit, die Aspekte, Bedeutung und Form sprachlicher Ausdrücke zu unterscheiden und bewusst über die formalen Aspekte zu reflektieren.

Im Bereich der phonologischen Bewusstheit lassen sich unterschiedlich komplexe Aufgaben konstruieren, die Kinder altersabhängig bewältigen können (Schäfer u. Fricke 2011). Anhand des Schemas zur phonologischen Bewusstheit (Schnitzler 2008; ☑ Abb. 1.12) lassen sich in der Therapie unterschiedlich schwere Aufgaben konstruieren, und das therapeutische Vorgehen kann schrittweise hierarchisch aufgebaut werden.

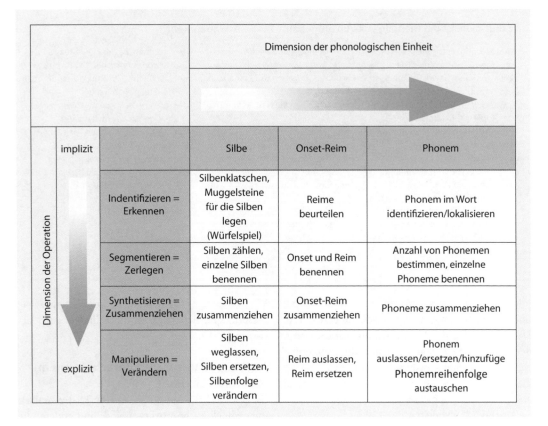

Abb. 1.12 Zweidimensionales Konstrukt der phonologischen Bewusstheit. (modifiziert nach Thompson 2001)

Fazit: Phonologische Gliederung von Wortformen

- Wörter lassen sich phonologisch in Silben, Onsets, Reime und Codas einteilen.
- Silben und Reime sind implizit aus dem Sprechrhythmus gut wahrnehmbare Einheiten und für Kinder früh zugänglich.
- Im Schulalter bzw. mit der Auseinandersetzung mit der Schriftsprache entwickeln Kinder eine Bewusstheit für die Einheit der Phoneme.
- Die Wahrnehmung und Reflexion über diese Strukturen und die Fähigkeit, mit diesen Strukturen umzugehen, beschreibt die phonologische Bewusstheit.
- Es besteht ein Zusammenhang zwischen der Qualität phonologisch gespeicherter Wortformen und phonologischer Bewusstheit, da die phonologischen Wortrepräsentationen die Basis der bewussten Weiterverarbeitung darstellen.

1.5 Das Lexikon im Kopf – Lexikonmodelle

Lexikonmodelle stellen die Sprachverarbeitung bzw. Teilaspekte der Sprachverarbeitung anschaulich dar. Sie werden durch den Abgleich mit empirischen Daten validiert. Sprachverarbeitungsmodelle können eine konkrete Hilfestellung in der Diagnostik und Therapie darstellen. Sie sind in der Diagnostik und Therapie zentraler Sprachstörungen weit mehr etabliert als im Bereich der Kindersprache. Jedoch stellen sie auch hier eine Bereicherung beim Verständnis von Störungen und deren Diagnostik und Therapie dar.

Dieser Abschnitt bietet einen Einstieg, sich mit der Vorstellung eines mentalen Lexikons sowie

1

Exkurs: Wie ist das mentale Lexikon aufgebaut? Ein Selbstexperiment

Diese Übung macht die faszinierende Arbeitsweise des mentalen Lexikons im Gehirn bewusst. Vorher ist es sinnvoll, sich ein paar Gedanken zu machen, wie Lexika »außerhalb des Kopfes« funktionieren:

- Wie ist ein Lexikon in Buchform aufgebaut? Wie funktioniert es? Welche Informationen stellt es bereit? Wie wird es bedient?
- Wie ist ein Online-Lexikon aufgebaut? Wie funktioniert es? Welche Informationen stellt es bereit? Wie wird es bedient?
- Welche Gemeinsamkeiten bzw. Unterschiede gibt es?

Es folgt eine Aufgabe, die zeigen kann, wie das menschliche Lexikon arbeitet: Sie haben pro Aufgabe je 1 Minute Zeit.

- Schreiben Sie Namen von Tierarten auf.
- Schreiben Sie Wörter auf, die mit einem *H* beginnen.
- Finden Sie Wörter, die mit /t/ enden.
- Finden Sie Reime auf das Wort *Maus*.
- Nennen Sie Obstsorten.
  - Finden Sie zweisilbige Wörter.

- Nennen Sie das Gegenteil zu *schön, schnell, hoch, laut, groß*.
- Nennen Sie Wörter, die an der 3. Stelle ein *a* haben.

Kennzeichnen Sie zum Schluss die Aufgaben nach Schwierigkeitsgrad – schwere Aufgabe, + einfache Aufgabe). Bei einigen Aufgaben waren Sie sicherlich viel schneller als vorgegeben, und Sie haben sie als einfacher empfunden als andere.

---

mit unterschiedlichen Arten der Modellierung und Verarbeitungsideen auseinanderzusetzen. Das Wissen und die Annahmen über die Struktur, den Aufbau, die Bestandteile und die Funktionsweise des Lexikons helfen, hypothesengeleitet zu diagnostizieren (▶ Abschn. 5.5) und entsprechend angepasste und spezifische Therapiemaßnahmen (▶ Abschn. 7.3) abzuleiten.

1.5.1   Mentales Lexikon

Mentales Lexikon – »Bezeichnung für den mental organisierten und repräsentierten Wortschatz, auf den in der Sprachverarbeitung zugegriffen wird ...« (Bußmann 2002, S. 428).

Ein Lexikoneintrag enthält
- die Wortbedeutung,
- phonologische Informationen,
- morphologische Informationen,
- die jeweilige syntaktische Kategorie.

Dabei wird grundsätzlich zwischen zwei Aspekten unterschieden:
- Das Lemma beinhaltet die Wortbedeutung und die syntaktischen Informationen.
- Das Lexem beinhaltet phonologische und schriftliche Realisierungsformen des Wortes.

Wie genau ein Lexikoneintrag aussieht und wie dieser abgespeichert ist, ist nicht eindeutig geklärt (▶ Abschn. 1.3.3).

Aufbau, Struktur und Verarbeitung im mentalen Lexikon

Es gibt lexikalische Aufgaben, die relativ einfach und schnell zu beantworten sind, und andere, die als schwieriger empfunden werden oder mehr Zeit in Anspruch nehmen (▶ Exkurs: Wie ist das mentale Lexikon aufgebaut? Ein Selbstexperiment). Woran liegt das? Geht man von neuronaler Vernetzung im mentalen Lexikon aus, so ist die Lösung darin zu finden. Wenn das Gehirn Inhalte nach bestimmten Kriterien vernetzt (im Online-Lexikon würde dies im übertragenen Sinne der Verlinkung entsprechen), können gut vernetzte Inhalte schneller und einfacher abgerufen werden als weniger gut vernetzte.

Durch Versuche, ähnlich wie im Selbstexperiment, werden bestimmte Strukturierungen und Verbindungen im Lexikon offenkundig. Im Bereich der paradigmatischen Relationen scheinen Nomen insbesondere über Kohyponyme (*Apfel, Birne, Pflaume ...*) verbunden bzw. unter den entsprechenden Oberbegriffen abgelegt zu sein, Adjektive durch Antonyme (*groß – klein, hoch – tief ...*) und Synonyme (*schön, wunderbar, bezaubernd ...*). Darüber hinaus können situative oder funktionale Beziehungsaspekte (*Stuhl – sitzen*) Grundlage einer

Verknüpfung sein sowie assoziativ-thematische (*Katze – Maus, Hund – Knochen*) Verbindungen und Kollokationen (*Kaffee – trinken*), die zu den syntagmatischen Beziehungen gehören (▶ Abschn. 1.2.1).

Lexikalische Effekte

Im Weiteren werden einige dieser experimentell überprüfbaren lexikalischen Effekte vorgestellt. Es gibt empirisch untersuchte Effekte (Überblick in Levelt 1999), die Hinweise darauf geben, wie eine Vernetzung im mentalen Lexikon aussehen könnte, und die im Rahmen von Modellen interpretiert werden können.

■ **Priming**

In einem Experiment werden Probanden vor folgende Aufgabe gestellt: Sie bekommen Wörter vorgegeben und sollen entscheiden, ob sie das entsprechende Wort kennen oder nicht (lexikalisches Entscheiden). Dementsprechend soll ein Knopf gedrückt werden. Die Reaktionszeiten werden gemessen. Es werden beispielsweise Wörter aus den Bereichen Lebensmittel, Bauernhof, Spielzeug vorgegeben.

Erhalten die Probanden vor der Reaktionszeitmessung je einen Hinweisreiz, verkürzen sich die Reaktionszeiten bei den Items, die in semantischem oder phonologisch engem Bezug zu diesem Reiz stehen, wird also der semantische Prime *Bauer* gegeben, dann folgt *Kuh*, oder es wird ein phonologischer Prime vorgegeben wie *Haus*, dann folgt *Maus*. Diese messbare Verkürzung der Reaktionszeiten spricht für eine »Vorwärmung« durch den Hinweisreiz, das semantische oder phonologische Priming. Es wird davon ausgegangen, dass über diese Primes mit dem Hinweisreiz verknüpfte Konzepte voraktiviert werden. Auf diese »vorgewärmten« Wörter kann dann schneller zugegriffen werden.

Somit geben Priming-Effekte Hinweise darauf, dass das Lexikon semantisch und phonologisch strukturiert ist und je nach Nähe der Items eine »stärkere« Verbindung zwischen Items besteht. Dies kann in konnektionistischen Netzwerkmodellen gut dargestellt und simuliert werden.

■ **Frequenzeffekte**

Werden Probanden aufgefordert, mit unterschiedlicher Frequenz dargebotene Items zu benennen, zeigt sich, dass hochfrequente Wörter schneller abgerufen werden können als niederfrequente. Auch

lexikalische Entscheidungsaufgaben können bei hochfrequenten Wörtern schneller gelöst werden (Rickheit et al. 2002).

In Netzwerkmodellen kann dies über höhere Verbindungsstärken oder geringere notwendige Schwellenwerte, die zum Abruf benötigt werden, erklärt werden. Somit zeigen die Frequenzeffekte den Einfluss der Verwendungsfrequenz auf die Wortabrufgeschwindigkeit.

■ **Versprecherforschung**

Die Versprecherforschung geht insbesondere auf Fromkin (1971) zurück. In Lexikonmodellen wird versucht, diese Fehlleistungen (Versprecher) in der physiologischen Sprachverarbeitung zu erklären, sie nachzubilden und mit den empirischen Daten abzugleichen.

Bei der systematischen Untersuchung von Versprechern zeigt sich, dass diese keineswegs in jeder beliebigen Art geschehen, sondern dass bestimmte Muster und Arten von Versprechern bestimmt und unterschieden werden können. Beispielsweise lassen sich semantische Substitutionen (Ersetzungen) wie *Stuhl* → *Tisch, Tiger* → *Löwe* meist innerhalb einer Wortklasse finden sowie phonologische Substitutionen wie *Nest* → *Netz, Tasche* → *Flasche*, bei denen vermutlich das korrekte Konzept aktiviert, jedoch eine phonologisch ähnliche Form abgerufen wurde. Außerdem treten häufig *mixed errors* auf, bei welchen sowohl eine phonologische als auch eine semantische Nähe zum Zielwort besteht (*Huhn – Hahn, Nest – Netz*). Darüber hinaus zeigt sich bei Forschungen zu Versprechern der *lexical bias effect*, der beschreibt, dass bei phonologischen Substitutionen häufiger Realwörter abgerufen werden als Neologismen.

Durch diese »systematischen« Fehlleistungen lassen sich wiederum Rückschlüsse auf die ablaufenden Sprachverarbeitungsprozesse ziehen. Auch diese Effekte können in konnektionistischen Netzwerkmodellen erklärt und abgebildet werden.

■ **Assoziationen**

Ein individuelles Netzwerk zu bestimmten Begriffen kann über Aufgaben zu **freien Assoziationen** erstellt werden (z. B. »Schreiben Sie alle Begriffe auf, die Ihnen zu Autobahn einfallen«). Werden diese Aufgaben durch mehrere Probanden durch-

Exkurs: Entstehungshintergrund der Psycholinguistik

Der Begriff der Psycholinguistik existiert seit Beginn der 1950er Jahre als interdisziplinäre Brücke zwischen Psychologie und Linguistik. Die kognitive Linguistik (Rickheit et al. 2002) ist eine noch jüngere Disziplin und Teil der kognitiven Wissenschaften, insbesondere der kognitiven Psychologie. Diese entwickelte sich nach der kognitiven Wende Mitte der 1970er Jahre. Die Definition und die Abgrenzung von Psycholinguistik und kognitiver Linguistik erfolgt in der Literatur unscharf und uneinheitlich. Beide Disziplinen zeichnen sich neben der bereits erwähnten Interdisziplinarität durch eine Zusammenarbeit mit weiteren Wissenschaften, z. B. mit der Neurologie und der Neuropsychologie aus. Außerdem wurden sie von den Computerwissenschaften und der künstlichen Intelligenzforschung stark beeinflusst. Vor der kognitiven Wende wurden v. a. behavioristische Theorien verfolgt.

Behaviorismus

Der Behaviorismus (Vertreter sind beispielsweise Thorndike, Watson, Skinner, Pawlow) bezieht sich ausschließlich auf sichtbares Verhalten. Er wird davon ausgegangen, dass das Verhalten durch Umwelteinflüsse gesteuert (determiniert) wird, Verhalten also durch reine Reiz-Reaktions-Schemata abgebildet werden kann (Pawlowscher Hund). Zwischen Input und Output wird eine Blackbox angenommen, die allein dafür zuständig ist, dass auf einen Reiz in einer bestimmten Weise reagiert wird.

Kognitive Theorie

Die kognitive Theorie hingegen schließt alle geistigen Fähigkeiten und Strukturen in die Forschung mit ein: die Wahrnehmung, das Schlussfolgern, das Problemlösen, das Denken, das Entscheiden, das Gedächtnis und Einstellungen. Es wird davon ausgegangen, dass

das menschliche Gehirn **aktiv** an Verarbeitungsprozessen beteiligt ist. Aus der Umwelt erhält es einen Input, die Reaktion darauf erfolgt jedoch nicht unmittelbar. Zwischen Reiz und Reaktion werden aktive Prozesse der Informationsverarbeitung angenommen. Die Annahme beruht darauf, dass jedes Individuum nicht auf eine objektive Umwelt reagiert, sondern sich eine subjektive Realität schafft, die auf individuellen Interpretationen beruht.

Ziel der Psycholinguistik und der kognitiven Psychologie

Bezüglich der Sprache ist das Ziel der Psycholinguistik und der kognitiven Psychologie, die menschliche Sprachverarbeitung, also die ablaufenden Prozesse und die mentalen Strukturen, zu beschreiben, zu erklären und experimentell zu überprüfen.

geführt und die freien Assoziationen verglichen, lassen sich daraus beispielsweise konnotative und denotative Bedeutungsanteile (durch die Ermittlung von Überschneidungen und die Bestimmung der Häufigkeit der Nennungen) ableiten.

> Das mentale Lexikon ist ein komplexes Konstrukt, das die Lexikoneinträge enthält sowie Vernetzungen zwischen den einzelnen Einträgen. Durch experimentelle empirische Untersuchungen lassen sich Hinweise auf die Strukturierung und Funktionsweise des Lexikons finden.

1.5.2 Lexikonmodelle und kognitive Linguistik

Nach den einführenden Überlegungen, wie das mentale Lexikon im Kopf funktionieren könnte, wird deutlich, dass es beim Sprechen und Verstehen – auch beim Lesen und Schreiben Unglaubliches vollbringt. Da diese Vorgänge offensichtlich hochkomplex sind, ist es sinnvoll, sie vereinfacht darzustellen, um zu einem besseren Verständnis der Sprachverarbeitung zu gelangen. Dies geschieht anhand von Sprachverarbeitungsmodellen.

Warum werden Sprachverarbeitungsmodelle überhaupt gebraucht?

Die klassische Linguistik beschreibt Sprache. Damit können Prädikate, Objekte, Subjekte etc. im Satz bestimmet und analysiert werden. Sätze lassen sich beschreiben und Wortarten einteilen, ebenso kann pathologische Sprache dargestellt werden. Was die Linguistik jedoch nicht leistet, sind Überlegungen dazu, was im menschlichen Gehirn beim Sprechen, Zuhören, Lesen oder Schreiben passiert. Die klassische Linguistik liefert also keine Aussage darüber, wie Gedanken versprachlicht und verstanden werden. Dies – und damit die Sprachverarbeitungsmodelle – ist Thema in den neueren Disziplinen der Psycholinguistik und der kognitiven Linguistik. Beide entstanden an der Schnittstelle von (kognitiver) Psychologie, in der die Informationsverarbeitung im Gehirn schon länger eine Rolle spielt, und der Linguistik (▶ Exkurs: Entstehungshintergrund der Psycholinguistik).

■ **Anforderungen an Sprachverarbeitungsmodelle**

Der Sprachverarbeitung liegt ein hochkomplexes System zugrunde. Zur Beschreibung werden deshalb vereinfachte Modelle entwickelt, die nach drei Leitfragen dargestellt werden können:
- Wie ist der Aufbau des Systems? → Frage nach der Tektonik, der Architektur.
- Welche Prozesse laufen im System ab? → Frage nach Verarbeitungsprozessen/Dynamik.
- Werden Lernprozesse im Modell dargestellt? → Frage nach Sprachentwicklung/Lernprozessen.

Bezüglich der Qualität von Sprachverarbeitungsmodellen fasst Schade (1999) einige wichtige Aspekte zusammen:

Prinzip der Einfachheit Es sollen Modelle entwickelt werden, die möglichst einfach in Aufbau und Funktionsprinzipien sind (Prinzip der Einfachheit), aber doch die untersuchten Charakteristika bestmöglich abbilden.

Prinzip der Allgemeinheit Modelle sollen nicht nur die »normale« Sprachverarbeitung erklären und beschreiben können, sondern auch Fehlleistungen der normalen Sprache (z. B. Versprecher) wie auch pathologische Phänomene der Sprache, die bei erworbenen Sprachstörungen auftreten (Aphasien, Alexien, Agrafien etc.). Somit muss ein Modell auch allgemein genug sein (Prinzip der Allgemeinheit), um möglichst viele Effekte nachbilden und erklären zu können.

Verifizierbarkeit und Beschreibungsadäquatheit Außerdem müssen Modelle verifizierbar bzw. falsifizierbar sein, indem ein Abgleich zwischen den Aussagen aus dem Modell und experimentell-empirischen Daten erfolgt. Der Aufbau und die Annahmen innerhalb eines Modells müssen durch empirische Daten begründet sein (Beschreibungsadäquatheit).

Bis heute gibt es keine Theorie, die gleichzeitig so umfassend und so spezifisch ist, dass sie alle bisher bekannten Phänomene der Sprachverarbeitung integrierend klären könnte (Rickheit et al. 2002).

Die modellorientierte Diagnostik und Therapie bei der sprach- und sprechtherapeutischen Behandlung bei Kindern steckt noch in den Kinderschuhen. Im Folgenden werden Anregungen gegeben, sich mit einer modellgeleiteten Betrachtungsweise auch auf dem Gebiet der Kindersprache, insbesondere im Bereich der semantisch-lexikalischen Entwicklungsstörung, auseinanderzusetzen.

1.5.3 Arten der Modellierung

Grundsätzlich lassen sich 3 Arten von Modellen unterscheiden:
- serielle,
- konnektionistische (interaktive) und
- hybride Modelle, die serielle und interaktive Anteile kombinieren.

Serielle Modelle und Beispiel Logogenmodell

Bei dieser Art der Modellierung existiert ein enger Bezug zu zentralen Sprachstörungen, da die methodische Verifizierung der Modelle vorrangig über (doppelte) Leistungsdissoziationen bei aphasischer Sprache erfolgt. (Anmerkung zur doppelten Leistungsdissoziation: Patient A beherrscht Leistung x, aber nicht y, Patient B hingegen Leistung y, aber nicht x). Serielle Modelle haben keinen direkten Bezug zu neuronalen Grundlagen, anatomischen Gegebenheiten im Gehirn oder physiologischen Verarbeitungsmechanismen.

■ **Grundlegende Annahmen**

Die **Fraktionierungsannahme** geht von Subsystemen der Sprachverarbeitung (Module/Komponenten, z. B. dem Inputlexikon) aus, die bei einer Hirnschädigung selektiv gestört sein können. Die **Transparenzannahme** besagt, dass die erhaltenen Leistungen die Funktion der nichtgestörten Subsysteme wiederspiegeln.

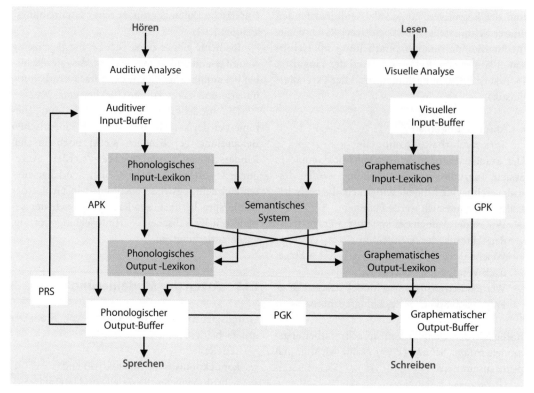

● **Abb. 1.13**   Logogenmodell nach Patterson (1988). *APK* auditiv-phonologische Korrespondenzroute, *PRS* phonologische Rückkopplungsschleife, *PGK* Phonem-Graphem-Korrespondenzroute, *GPK* Graphem-Phonem-Korrespondenzroute. (Mod. nach Schneider et al. 2012)

■   **Aufbau und Funktion**

Die Modelle bestehen aus autonom und automatisch arbeitenden Modulen oder Komponenten, die als Kästchen dargestellt werden. Die Module sind hochspezialisiert, extrem schnell und funktionieren nahezu fehlerlos. Bei der Verarbeitung erhält ein Modul einen Input (Eingabe), verarbeitet und gibt einen Output (Ausgabe) an das nächste Modul in der streng seriell vorgeschriebenen Reihenfolge weiter. Dieser Informationsfluss erfolgt in nur einer Richtung. Dies wird über die Pfeile zwischen den Kästen dargestellt (● Abb. 1.13).

Das Hauptaugenmerk serieller Sprachverarbeitungsmodelle liegt auf der funktionalen Architektur, also auf dem Aufbau, weniger auf den ablaufenden Verarbeitungsprozessen, die sich verdeckt in den Blackboxes abspielen. Lernprozesse werden in den Modellen nicht berücksichtigt.

Gerade aber durch die funktionale Architektur sind diese Modelle theoretisch und praktisch relevant. Konkrete Anwendung finden sie beispielsweise in der sprach- und sprechtherapeutischen Diagnostik und Therapieplanung. Durch gezieltes Testen der Module und Routen wird eine modellgeleitete Diagnostik bei zentralen Störungen der Sprache möglich. Durch eine Hirnschädigung können sowohl einzelne Module funktional gestört als auch die Verbindungen zwischen den Modulen (Konnektionsstörung) gehemmt sein. Durch diese Art der Diagnostik (De Bleser et al. 2011) wird es möglich, die Störung funktional zu lokalisieren und Auskünfte über erhaltene und gestörte Routen und Module zu machen. Anhand der Daten wird eine individuelle Therapieplanung ermöglicht, und es können Hilfestellungen und Kompensationsstrategien für die Patienten abgeleitet werden.

■ **Logogenmodell**

Ein klassisches Beispiel für serielle Sprachverarbeitung ist das **Logogenmodell** (❏ Abb. 1.13). Dieses Sprachverarbeitungsmodell wurde ursprünglich von Morton und Patterson entwickelt (Morton 1979; Morton u. Patterson 1980). Das Logogenmodell ist auf die monomorphematische Einzelwortverarbeitung ausgerichtet. Es bildet die vier Modalitäten von Sprache – Lesen, Schreiben, Sprechen und Verstehen – ab. Für jede Modalität wird ein eigenes Lexikon postuliert, in welchem sich ausschließlich Wortformen, keine Bedeutungen, befinden. Im Zentrum des Modells steht das semantische System, in dem nur Inhalte – keine Wortformen – gespeichert sind. Die Verarbeitung erfolgt über drei unabhängige Verarbeitungsrouten.

Inzwischen existieren zahlreiche Varianten und Weiterentwicklungen des Modells (z. B. mit morphologischen oder semantischen Subkomponenten, das Kohortenmodell, das die schnelle Worterkennung erklären kann, in einigen Versionen werden auch Rückkopplungen zwischen Modulen angenommen). Das Logogenmodell eignet sich bei erworbenen zentralen Sprachstörungen sehr gut zur modellgeleiteten Diagnostik, z. B. mit dem Testmaterial LeMo (Stadie et al. 1994), und zur spezifischen individuellen Therapieplanung.

■ ■ **Grenzen des Logogenmodells**

Im Bereich der semantisch-lexikalischen Störungen ist das Logogenmodell insofern begrenzt als es keine Aussagen über das semantische System selbst macht und auch die Bezüge (Warum ist das rezeptive Lexikon immer größer als das produktive? Warum werden Items zuerst rezeptiv, dann produktiv erworben?) zwischen Input- und Output-Lexikon nicht klar zu erklären sind.

Da serielle Modelle nur eine Verarbeitungsrichtung zulassen (Pfeile), die einer reinen Bottom-up-Verarbeitung entsprechen (▶ Abschn. 1.1.1, ❏ Abb. 1.1), lassen sich keine Aussage zu Kontexteffekten (▶ Abschn. 1.5.1) machen. So können Primingeffekte beispielsweise nicht erklärt werden. Kontexteffekte (Top-down-Verarbeitung) sind in der Sprachverarbeitung jedoch zweifelsohne vorhanden. An diesem Punkt stößt die serielle Modellierung an eine Grenze.

Konnektionistisches Modell – mentales Lexikon als neuronales Netzwerk

Der Aspekt der Top-down-Verarbeitung wird in seriellen Modellen nicht berücksichtigt (s. oben). Eine Lösung hierfür stellt die konnektionistische Verarbeitungsmodellierung dar. In konnektionistischen Modellen (synonym: interaktive oder parallel verarbeitende Modelle) werden beide Verarbeitungsrichtungen berücksichtigt. Die konnektionistische Modellierung (seit ca. 1980) stellt eine Art Brückenschlag zur neurologischen Forschung dar, da sie näher am Verarbeitungsvorbild des Gehirns orientiert ist.

■ **Grundprinzipien und Aufbau**

Die Grundprinzipien konnektionistischer Modelle sind vom Wissen über die Informationsverarbeitung im Gehirn abgeleitet und sollen nach diesem Vorbild in einem Netzwerk modelliert werden. Innerhalb des Netzwerks gibt es unterschiedliche Ebenen, die hierarchisch dargestellt werden können. Auf den Ebenen befinden sich Knoten, die bestimmten Wissenseinheiten entsprechen. Die Ebenen bzw. Knoten sind über sog. Kanten miteinander verbunden, über die Aktivierung in beide Richtungen fließen kann.

Die Verarbeitung kann durch Computersimulationen mit bestimmten Rechenprozeduren und Algorithmen dargestellt, nachgebildet und darüber auch verifiziert und verbessert werden. Vereinfacht gesagt, werden hierzu empirische Daten physiologischer Sprachphänomene, Versprecher und pathologischer Sprachverarbeitungsphänomene benutzt und mit den Vorhersagen der Berechnungen (Simulationen) abgeglichen.

Das Modell nach Dell wird in ▶ Abschn. 1.6 ausführlich als Beispiel konnektionistischer Sprachverarbeitungsmodellierung beschrieben, da dieses in seinen Grundzügen als Orientierungsrahmen innerhalb dieses Buches bei diagnostischen Überlegungen und Interpretationen und beim therapeutischen Vorgehen dient.

Hybrides Modell – Wortverarbeitung nach Levelt

Die hybride Modellierung bedient sich beider Verarbeitungsmechanismen: der seriellen, modularen und der interaktiven Verarbeitung. Ein sehr

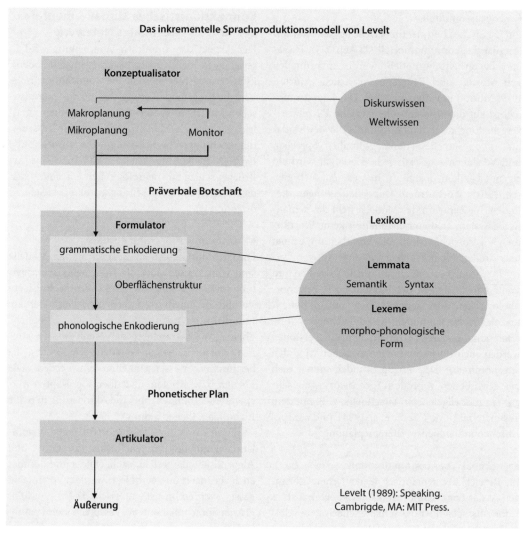

Das inkrementelle Sprachproduktionsmodell von Levelt

Konzeptualisator

Makroplanung
Mikroplanung   Monitor

Diskurswissen
Weltwissen

Präverbale Botschaft

Formulator

grammatische Enkodierung

Oberflächenstruktur

phonologische Enkodierung

Lexikon

Lemmata
Semantik   Syntax

Lexeme
morpho-phonologische
Form

Phonetischer Plan

Artikulator

Äußerung

Levelt (1989): Speaking.
Cambrigde, MA: MIT Press.

◨ **Abb. 1.14**   Levelt-Modell. (Aus Schneider et al. 2012)

umfassendes und mit am besten erforschtes Modell ist das Modell nach Levelt, das sich nicht auf die Einzelwortebene beschränkt und sowohl die Produktion als auch die Rezeption abbildet.

■ **Levelt-Modell**

Das Modell nach Levelt (1989) ist ein hybrides Modell. Die seriellen Anteile sind stark modularisiert, ihre zeitliche Abfolge ist festgelegt. Dabei ist jede Verarbeitungskomponente hochspezialisiert und arbeitet autonom. Die einzelnen Verarbeitungsstu-

fen sind jeweils auf den Output der vorangegangenen Stufe »angewiesen« und verarbeiten diesen weiter, somit ist jeweils der Output der vorangegangenen Stufe der Input für die nächste Stufe. Alle Stufen des Gesamtprozesses können gleichzeitig arbeiten. Dies wird **inkrementelle** Verarbeitung genannt.

Es gibt drei wesentliche Teile (Makrokomponenten), die seriell verschaltet sind:

– Konzeptualisator,
– Formulator,
– Artikulator (◨ Abb. 1.14).

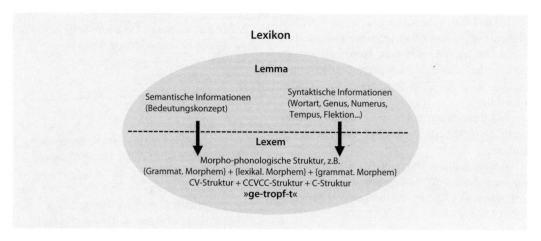

Abb. 1.15 Das Lexikon im Levelt-Modell. (Aus Schneider et al. 2012)

Zentral in der Mitte des Modells befindet sich das Lexikon, das die Lemmata (semantische Informationen) und die Lexeme (phonologische Informationen) enthält.

Im Modell arbeiten Konzeptualisator, Formulator und Artikulator zur gleichen Zeit, aber in nacheinander ablaufenden Zeitschritten (gemäß der Vorstellung, dass bei einem Wasserrad immer Wasser von oben nachgeschüttet wird). Die Information fließt immer in eine Richtung.

■■ **Konzeptualisator**

Der Konzeptualisator ist zuständig für den pragmatischen und semantischen Bereich, in dem Wissen aus dem Langzeitgedächtnis und aus der Situation abgeglichen werden. Aus diesen Informationen wird eine präverbale Botschaft erstellt, die aus miteinander verbundenen Konzepten besteht.

Die Generierung der Redeabsicht geschieht dabei in zwei Stufen:

- In der 1. Stufe erfolgt die Makroplanung. Die kommunikative Intention wird umgesetzt (Sprechakt: Frage/Ausruf etc.), die Information ausgewählt und geordnet.
- In der 2. Stufe erfolgt die Mikroplanung. Die Topikalisierung (was ist wichtig und was soll betont werden?) wird umgesetzt.

Diese erstellte präverbale Botschaft (in propositionalem Format) wird dann in den Formulator geschickt.

■■ **Formulator**

Die Aufgabe des Formulators ist es, die präverbale Botschaft sprachlich umzusetzen. Es werden darin die syntaktischen und phonologischen Aspekte der Äußerung geplant.

Das Lexikon (■ Abb. 1.15) ist im Levelt-Modell die zentrale Einheit der Sprachverarbeitung und der entscheidende Vermittler zwischen konzeptuellen, grammatischen und phonologischen Verarbeitungsprozessen. Somit steuert das Lexikon die Prozesse im Formulator.

Zunächst erfolgt die grammatische Enkodierung, indem durch den Zugriff auf das Lexikon die grammatischen Eigenschaften des Lemmas (Wortart, Genus, Numerus, Tempus, syntaktische Kategorien, Verbvalenz etc.) abgerufen werden. Dadurch wird eine syntaktische Oberflächenstruktur erstellt, die man sich als Struktur geordneter Inhalte vorstellen kann. Diese wird in einem weiteren Schritt wieder unter Zugriff auf das Lexikon und die Lexem-Information (Formenlexikon) phonologisch enkodiert. Dabei kommen phonotaktische Regelhaftigkeiten, Koartikulation (Anpassen des einzelnen Lautes an die phonetisch-lautliche Umgebung) etc. zum Tragen. Die von der grammatischen Enkodierung gelieferte Struktur muss nun mit phonologischem Material »befüllt« werden. Dies geschieht über den Abruf der Lexem-Informationen. Die Verbindung der beiden Lexikonteile erfolgt durch einen sog. Zeiger. Dieser Zeiger weist vom Lemma aus auf ein Lexem hin. Zwischen grammatischer und phonologischer Enkodierung finden Abgleichprozesse statt, sodass die strenge Abfolge durch eine Rückkopplungsschleife unterbrochen wird. An dieser Stelle arbeitet das Modell interaktiv.

Die Informationen aus dem Lexikon steuern somit die grammatische und phonologische Enkodierung.

Innerhalb dieser phonologischen Enkodierung im Formulator wird als Ergebnis der phonetisch-artikulatorische Plan erstellt und an den Artikulator weitergegeben.

■ ■ **Artikulator**

Der Artikulator setzt den phonetisch-artikulatorischen Plan in motorische Impulsmuster, den artikulatorischen Plan, um, wodurch die Äußerung gesprochen werden kann.

■ ■ **Monitor**

Levelt geht ausführlich auf die Möglichkeit der kognitiven Kontrolle beim Sprechen ein. Abweichungen zwischen abgegebener und wahrgenommener Information werden beim Monitoring festgestellt. Mit dem Monitor kann ein Sprecher sowohl sein geäußertes als auch sein inneres Sprechen kontrollieren und dann eine Korrektur an das Sprachsystem geben. Auch an dieser Stelle des Modells erfolgt die Verarbeitung in beide Richtungen. Der Monitor ist somit ein weiteres interaktives Element innerhalb des Modells.

■ ■ **Sprachverarbeitung ist weit mehr als Einzelwortverarbeitung**

Das Levelt-Modell stellt ein sehr gut erforschtes und etabliertes Sprachverarbeitungsmodell dar, das über die Einzelwortverarbeitung hinausreicht. Es setzt das Lexikon und die lexikalische Verarbeitung in Bezug zur Satzproduktion.

> ❯ Das Levelt-Modell zeigt den wichtigen Bezug lexikalischen Wissens und lexikalischer Verarbeitung zur Satzproduktion.

Die komplexen Bestandteile und die Besonderheiten des Levelt-Modells werden wie folgt zusammengefasst:

Besonderheiten des Levelt-Modells

- Es modelliert die Satzproduktion.
- Es beinhaltet die Komponenten:
  - Konzeptualisator,
  - Formulator,
  - Artikulator,
  - Lexikon.
- Das Lexikon stellt die zentrale Größe im Modell dar und beeinflusst die Vorgänge im Formulator. Es beinhaltet Lemma- und Lexeminformationen.
- Das Modell arbeitet inkrementell.
- Es vereint modulare und interaktive Anteile.
- Es schließt das Monitoring als Kontrollprozess in die Sprachverarbeitung mit ein.

Bislang wird das Modell in Bezug auf die Kindersprache noch wenig verwendet, es könnte aber insbesondere durch die Bezüge der lexikalischen Verarbeitung und der Satzproduktion in vielerlei Hinsicht interessant sein.

> ❯ Im Modell nach Levelt sind interaktionistische Anteile vorhanden, jedoch ist das Modell geprägt von seriellen und modularen Theorien und in seiner Grundstruktur eher diesen Theorien zuzuordnen.

Bewertung

So unterschiedlich der serielle und der konnektionsitische Ansatz auch sein mögen, es gibt doch Versuche, beide Ansätze zu vereinen, z. B. – wie beschrieben – durch das hybride Modell von Levelt, welches sowohl serielle als auch interaktive Anteile enthält.

Durch die Existenz dieser beiden Richtungen wird ein Spannungsfeld geschaffen, das für wissenschaftliche Arbeiten nur befruchtend sein kann. Somit haben beide Modelltypen ihre klare Berechtigung. Sie tragen zum theoretischen Verständnis der Sprachverarbeitung bei und sind darüber hinaus praktisch nutzbar, z. B. in der sprach- und sprechtherapeutischen Diagnostik und Therapieplanung. Die Modelle fokussieren jeweils andere Aspekte der Sprachverarbeitung und liefern Erklärungen für die jeweiligen Schwerpunkte. Sie sind

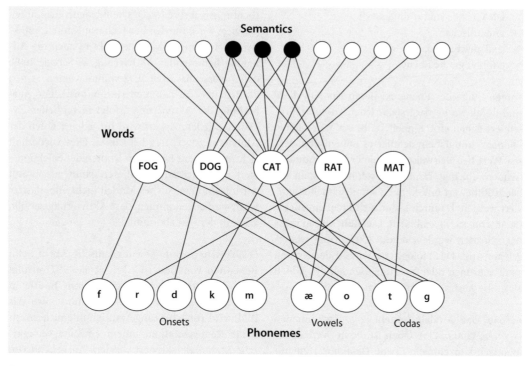

Semantics

Words

FOG DOG CAT RAT MAT

f r d k m æ o t g

Onsets   Vowels   Codas

Phonemes

Abb. 1.16 Modell nach Dell (Dell et al. 1999, S. 521, mit freundlicher Genehmigung)

damit aber immer auch beschränkt auf Ausschnitte der Sprachverarbeitung.

Die Erfassung der Sprachverarbeitung in ihrer Gesamtheit ist bei Weitem (noch) nicht erreicht. Ob dies bei einem so hoch komplexen System wie der menschlichen Sprache jemals vollständig gelingen wird, ist fraglich, die Arbeit daran bleibt jedoch sicherlich weiterhin spannend und faszinierend.

Fazit: Das Lexikon im Kopf – Lexikonmodelle
- Lexikonmodelle sind vereinfachte Darstellungen von Teilausschnitten der komplexen Sprachverarbeitung.
- Lexikonmodelle werden vorrangig in der Wissenschaftsdisziplin der Psycholinguistik entwickelt.
- Es gibt verschiedene Qualitätsmerkmale, durch die sich die Güte eines Modells auszeichnet.
- Grundsätzlich sind 3 Arten der Modellierung zu unterscheiden:
  - Serielle Modelle postulieren ausschließlich eine Verarbeitungsrichtung (Logogenmodell).

- Konnektionistische Modelle arbeiten interaktiv, d. h., die Verarbeitung erfolgt in beide Richtungen. Dadurch lassen sich mit der Top-down-Verarbeitung Kontexteffekte erklären (Dell-Modell).
- Hybride Modelle integrieren serielle und interaktive Anteile (Levelt-Modell).

1.6 Modell nach Dell

Das interaktive Lexikonmodell nach Dell ist ein gut erforschtes und empirisch belegtes Modell. In seiner Grundstruktur und seiner prinzipiellen Verarbeitungsweise liegen Anhaltspunkte für therapeutische Überlegungen begründet. Es kann dazu beitragen, die diagnostischen Prozesse zu konzipieren sowie den Therapieaufbau modellgeleitet zu planen und zu begründen.

Das Modell von Dell (Dell et al. 1997, 1999, 2000) ist ein interaktives Netzwerkmodell (◻ Abb. 1.16).

Die Grundstruktur umfasst die

- semantische,
- lexikalische und
- phonologische Ebene.

Knoten Auf jeder Ebene existieren Knoten, diese sind durch Kreise dargestellt. Jeder Knoten repräsentiert genau eine Einheit (z. B. ein Wort, Silbe, Phonem) und hat ein definiertes Ruheniveau, dessen Wert beispielsweise von seiner Verwendungsfrequenz abhängt. Häufige Wörter haben einen höheren Ruhewert und können somit schneller aktiviert werden. Dadurch lassen sich Frequenzeffekte (▶ Abschn. 1.5.1) nachbilden. Das Ruheniveau muss überschritten werden, damit Aktivierung weitergeleitet wird. Das biologische Vorbild der Knoten sind Neuronen oder Neuronenbündel, die jedoch als grobe Abstraktionen aufzufassen sind.

Aufbau Das Modell besteht aus drei Ebenen (s. oben, ◘ Abb. 1.16). Oben ist die nonverbale semantisch-konzeptuelle Ebene (*semantics*) zu finden, in der Mitte die Wortebene (*words*) und darunter die phonologische Ebene (*phonemes*). Die Ebenen sind durch die entsprechenden Knoten repräsentiert. Dies bedeutet, dass die Knoten auf der semantischen Ebene jeweils ein semantisches Merkmal repräsentieren und auf der phonemischen Ebene die Knoten für einzelne Phoneme stehen. Dabei ist die Grundstruktur von Onsets, Reim und Coda (▶ Abschn. 1.4) festgelegt. Die Wortebene ist eine relativ abstrakte Annahme. Auf dieser Ebene befinden sich die Wortbedeutungen, die sog. Lemmata, die durch die semantische Spezifizierung »entstehen«, und die Wortformen, also die Lexeme, die durch die phonologische Spezifizierung »entstehen«.

Kanten Die Knoten sind jeweils graduell aktivierbar und miteinander über sog. Kanten (Verbindungen zwischen den Knoten) verbunden.

Spreading Activation Die Verbindungsstärken zwischen Knoten können in interaktiven Modellen unterschiedlich stark gewichtet sein. Die Aktivierungsausbreitung erfolgt nach der *spreading activation theory*, die besagt, dass sich der Informationsfluss über die Kanten und Knoten in alle Richtungen ausbreitet. Das heißt, wenn ein Knoten aktiviert wird, werden benachbarte Knoten mitaktiviert. (In einigen Modellen gibt es auch die Annahme hemmender Aktivierung, s. Schade 1999; dabei »versucht« jeder ausgewählte Knoten, seinen »Mitstreiter« zu hemmen [Inhibition]). Die Ausbreitung der Aktivierung erfolgt in zeitlichen Zyklen. Bei jedem Zyklus wird für jeden Knoten der Aktivierungswert neu berechnet. Dies wiederholt sich so lange, bis bei einem Knoten der Selektionswert überschritten und dieser damit ausgewählt wird. Damit ein solches Modell nicht »überlastet« wird, wird angenommen, dass Aktivierung zerfällt, also mit der Zeit abnimmt.

Lexikalischer Abruf Der lexikalische Abruf beim Benennen von Bildern (Dell et al. 1997) erfolgt nach der **interaktiven Zwei-Stadien-Theorie** in zwei Schritten: Der visuelle Stimulus, also das Bild, wird zunächst umgewandelt in eine konzeptuelle Repräsentation, indem einzelne semantische Merkmale aktiviert werden. Ausgehend von der semantisch-konzeptuellen Ebene wird dann auf ein Lemma (Wortbedeutung) auf der Wortebene zugegriffen. Das Lemma entspricht einer nichtphonologischen Repräsentation und enthält semantische sowie grammatikalische Informationen über das entsprechende Wort. Ausgehend von diesem ausgewählten Lemma erfolgt der Abruf der phonologischen Wortform, indem die entsprechenden Phoneme aktiviert werden. Das Wort wird abgerufen, und die Benennung kann erfolgen.

Speicherung und Abruf Eine Unterscheidung in Speicher- und Abrufprobleme wird im Modell nicht vorgenommen. Martin et al. (1996) argumentieren, grundsätzlich nicht zwischen Input- und Output-Lexikon als »getrennte Systeme« zu unterscheiden. Bei der Übertragung der Verarbeitungsweise des Modells auf die Rezeption wird angenommen, dass für diese eine geringere Aktivierung notwendig ist als für die Produktion, damit die Selektion stattfinden kann. Damit lässt sich erklären, warum rezeptive Leistungen immer besser sind als produktive, warum sie diesen vorausgehen und wenig etablierte und elaborierte Wörter ggf. verstanden, aber nicht produziert werden können.

Computersimulation Das Hauptaugenmerk liegt bei der konnektionistischen Modellierung, anders als bei der seriellen Modellierung, auf den ablaufenden kognitiven Prozessen der Sprachverarbeitung. Die Prozesse werden durch algorithmische Berechnungen in Computersimulationen nachgebildet, d. h., die ablaufenden Prozesse sind der eigentliche Gegenstand der Betrachtung. Über Simulationsprozesse lassen sich, abhängig von der Güte des Modells, statistische Vorhersagen treffen.

Es gibt beispielsweise eine Reihe von Untersuchungen zu Versprechern, die mit der Interaktionsannahme erklärt werden können. Dell gelang es in seinem Modell, statistische Vorhersagen über Versprecherverteilungen zu machen, die anhand empirischer Daten bestätigt werden konnten. Auch Fehlermuster bei Aphasien können nachgebildet werden und sind in ihrer Verteilung berechenbar (Reggia et al. 1996). Dementsprechend zeichnet sich das Modell nach Dell durch eine gute empirische Überprüfung und Validierung und die Möglichkeit zur Nachbildung lexikalischer Phänomene aus.

> **Besonderheiten und Vorteile interaktiver Lexikonmodelle am Beispiel der grundsätzlichen Arbeitsweise des Dell-Modells**
> - Das Dell-Modell ist empirisch gut erforscht und verifiziert.
> - Die interaktive Arbeitsweise kann lexikalische Phänomene (▶ Abschn. 1.5.1) erklären:
>   - Primingeffekte (durch »Vorwärmung«)
>   - Frequenzeffekte (bei hochfrequenten Wörtern niedrigere Schwellenwerte notwendig)
>   - Rezeption vor Produktion (Rezeption braucht weniger Aktivierung)
>   - Rezeption besser als Produktion (Rezeption braucht weniger Aktivierung)
>   - Versprecher, gemischte Fehler und der *lexical bias effect* können erklärt werden
>   - fluktuierender Abruf (durch schwache, falsche oder zu wenige Verbindungen, die Notwendigkeit hoher Aktionspotenziale bei wenig etablierten Einträgen)

> - Es liefert konkrete Anhaltspunkte, wie die Semantik strukturiert und aufgebaut ist.
> - Das Verständnis der Architektur und die Arbeitsweise des Modells können helfen, semantisch-lexikalische Störungen besser zu verstehen und zu erforschen sowie konkret bei der Diagnostik und Therapieplanung als Hilfestellung genutzt werden.

Fazit: Modell nach Dell
> - Das Modell ist lokal-konnektionistisch aufgebaut und arbeitet interaktiv.
> - Die Verarbeitung findet in beide Richtungen statt; somit wird die Bottom-up-, aber auch die Top-down-Verarbeitung angenommen, und Kontexteffekte können erklärt werden.
> - Die Annahme der Repräsentationsebenen und Konnektionen bietet eine gute und konkrete Orientierung bei der Diagnostik und der Therapie.
> - Die Orientierung am Modell bietet Unterstützung bei einem komplexen Störungsbild wie der semantisch-lexikalischen Entwicklungsstörung.

Literatur

Aitchison, J. (1987). *Words in the Mind: An Introduction to the Mental Lexikon*. Oxford: Blackwell

Anderson, J. R. (2001). *Kognitive Psychologie*. Heidelberg: Spektrum.

Bartlett, F. C. (1932). *Remembering*. Cambridge, UK: Cambridge University Press.

Bußmann, H. (2002). *Lexikon der Sprachwissenschaft*. Stuttgart: Körner.

Cholewa, J. (1993). Störungen der lexikalisch-morphologischen Wortverarbeitung bei Aphasie: Ein Literaturüberblick. *Neurolinguistik*, 7(2), 105–126.

Clark, E. V. (1973). What´s in a Word? On the Child´s Acquisition of Semantics in his First Language. In: Moore, T. E. (Ed.): *Cognitive Development and the Acquisition of Language* (pp. 65–109). New York: Academic Press.

Clark, E. V. (1993). *The Lexicon in Acquisition*. Cambridge, UK: Cambridge University Press.

De Bleser, R. et al. (2011). *LEMO – Lexikon modellorientiert*. München: Urban & Fischer Elsevier.

De Saussure, F. (1967). *Grundfragen der allgemeinen Sprachwissenschaft*. Berlin: De Gruyter.

Dell, G. S. / Foygel, D. (2000). Models of Impaired Lexical Access in Speech Production. *Journal of Memory and Language, 24*,182–216.

Dell, G. S. et al. (1997). Lexical Access in Aphasic and Nonaphasic Speakers. *Psychological Rewiew, 104*, 801–838.

Dell, G. S. et al. (1999). Connectionist Models of Language Production: Lexical Access and Grammatical Encoding. *Cognitive Science, 23*(4). 517–542.

Duden (2005). *Die Grammatik*. Mannheim: Dudenverlag.

Fischer, R. (2009). *Linguistik für Sprachtherapeuten*. Köln: Prolog.

Frith, J. R. (1957). Models of Meaning. In: Frith, J. R. (Ed.): *Papers in Linguistics* (pp. 190–216). London: Oxford University Press.

Fromkin, V. (1971). The Non-Anomalous Nature of Anomalous Utterances. *Language, 74*(1), 27–52.

Gerrig, R. J. / Zimbardo, P. G. (2008). *Psychologie*. München: Pearson Studium

Glück, C. W. (2010). *Kindliche Wortfindungsstörungen*. Frankfurt am Main: Peter Lang.

Grabowski, J. / Harras, G. / Herrmann, T. (1996). *Bedeutung, Konzepte, Bedeutungskonzepte. Theorie und Anwendung in Linguistik und Psychologie*. Opladen: Westdeutscher Verlag.

Kannengieser, S. (2009). *Sprachentwicklungsstörungen*. München: Elsevier.

Kintsch W. (1974) *The Representation of Meaning in Memory*. Hillsdale, NJ: Lawrence Erlbaum.

Lakoff, G. (1987). *Women, Fire, and Dangerous Things*. Chicago, IL: The University of Chicago Press.

Larsen R. (2012) *Anästhesie und Intensivmedizin für die Fachpflege*, 8. Aufl. Berlin Heidelberg New York: Springer

Levelt, W. J. (1989). *Speaking: From Intention to Articulation*. Cambridge, MA: MIT Press.

Levelt, W. J. (1999). Producing Spoken Language: a Blueprint of the Speaker. In: Brown, C. M. / Hagoort, P. (Eds.): *The Neurocognition of Language* (pp. 83–122). Oxford: Oxford University Press.

Linke, A. / Nussbaumer, M. / Portmann, P. R. (2001). *Studienbuch Linguistik*. Tübingen: Niemeyer.

Martin, N. / Saffran, E. / Dell, G. (1996). Recovery in Deep Dysphasia: Evidence for a Relation between Auditory Verbal STM Capacity and Lexical Errors in Repetition. *Brain and Language, 52*, 83–113.

Mervis, C. B. / Rosch, E. (1981). Categorization of Natural Objects. *Annual Review of Psychology, 32*, 89–115.

Morton, J. (1979). Facilitation in Word Recognition: Experiments Causing Change in the Logogen Model. In: Kolers, M. / E. Wrostad M. E. , / Bouma H., (Eds.): *Processing of Visible Language*. New York: Plenum Press.

Morton, J., Patterson, K. (1980). A new attempt at an interpretation, or an attempt at a new interpretation. In: Coltheart, M. / Patterson, K. /Marshall J., (Eds.): *Deep Dyslexia*. London: Routledge & Kegan Paul.

Nelson, K. (1998). *Language in Cognitive Development: Emergence of Mediated Mind*. Cambridge, UK: Cambridge University Press.

Odgen, C. K. / Richards, I. A. (1923). *The Meaning of Meaning*. New York: Harcourt, Brace & Co.

Patterson, K. (1988). Acquired Disorders of Spelling: In: Denes, G. / Semenzam C. , / Bisiacchi, P. (Eds.) *Perspectives on Cognitive Neuropsychology* (pp. 213–229). Hillsdale, NJ: Lawrence Erlbaum.

Peirce, C. S. (1983) *Phänomen und Logik der Zeichen*. Frankfurt a. M.: Suhrkamp.

Pörings, R. / Schmitz, U. (1999). *Sprache und Sprachwissenschaft: Eine kognitive Einführung*. Tübingen: Gunter Narr.

Reggia, J. A. / Ruppin, E. / Berndt, R. S. (Eds.). (1996). *Neural Modeling of Brain and Cognitive Behavior*. Singapur: World Scientific.

Rickheit, G. / Sichelschmidt, L. / Strohner, H. (2002). *Psycholinguistik*. Tübingen: Stauffenburg.

Rosch, E. (1973). On the internal structure of perceptual and semantic categories. In: Moore, T. (Ed.): *Cognitive Development and the Acquisition of Language* (pp. 111–144). New York: Academic Press.

Schade, U. (1999). *Konnektionistische Sprachproduktion*. Wiesbaden: Deutscher Universitätsverlag.

Schäfer, B. / Fricke, S. (2011). *Test für Phonologische Bewusstheitsfähigkeiten*. Idstein : Schulz-Kirchner.

Schmidt, R. F. / Lang, F. /Heckmann M., (2011) Physiologie des Menschen, 31. Auflage. Berlin Heidelberg New York: Springer

Schneider, B. / Wehmeyer, M. / Grötzbach, H. (2012) *Aphasie – Wege aus dem Sprachdschungel* (Reihe: Praxiswissen Logopädie), 5. Auflage. Heidelberg Berlin New York: Springer

Schnitzler, C. (2008). *Phonologische Bewusstheit und Schriftspracherwerb*. Stuttgart: Thieme.

Schwarz, M. / Chur, J. (2004). *Semantik. Ein Arbeitsbuch*, 4. Auflage (S. 22). Tübingen: Gunter Narr.

Stadie, N. et al. (1994). Das neurolinguistische Expertensystem LeMo. *Neurolinguistik, 8*, 1–25.

Szagun, G. (2000). *Sprachentwicklung beim Kind*. Weinheim: Beltz.

Thompson, R. (2001). *Das Gehirn. Von der Nervenzelle zur Verhaltenssteuerung*. Heidelberg: Springer Spektrum.

Tunmer, W. E. / Hoover, W. A. (1992). Cognitive and Linguistic Factors in Learning to Read. In: Gough, P. B. / Ehri, L. E. / Treiman, R. (Eds.): *Reading Acquisition* (pp. 175–214). Hillsdale, NJ: Lawrence Erlbaum.

Physiologische Wortschatzentwicklung

Die Sprachentwicklung ist ein hochkomplexes System und vollzieht sich auf unterschiedlichen sprachlichen Ebenen.

Im Folgenden wird zunächst ein Überblick über die allgemeine Sprachentwicklung gegeben (▶ Abschn. 2.1). Im Weiteren wird dann auf die semantisch-lexikalische Entwicklung im Speziellen (▶ Abschn. 2.2) ausführlich eingegangen.

Vorab ist jedoch zu definieren, was unter Spracherwerb zu verstehen ist: Die gängige Vorstellung von Spracherwerb bezieht sich meist auf den einsprachigen (monolingualen) Spracherwerb im Kindesalter. Diese Art, Sprache zu erlernen, ist jedoch nur eine von vielen möglichen. Spracherwerb kann unterschiedlich beschrieben werden.

▪ **Bedingungen des Spracherwerbs**
Es muss unterschieden werden, ob das Kind einsprachig (**monolingual**), mit zwei (**bilingual**) oder mit mehreren (**multilingual**) Sprachen aufwächst: Unter **L1** (*language one*) wird die Erstsprache des Kindes verstanden, unter **L2** die Zweitsprache. Außerdem ist zu unterscheiden, ob ein Kind, das mit zwei Sprachen aufwächst, diese **simultan (gleichzeitig)** erwirbt oder **sukzessiv (nacheinander)**. Auch der Umstand des Lernens kann genauer beschrieben werden. Unter Spracherwerb wird das **ungesteuerte Erlernen** einer Sprache im natürlichen Kontext verstanden, der Erwerb geschieht somit über **implizites Lernen** (Beispiel: Ein Kind erlernt, grammatisch korrekt zu sprechen, ohne dass es die Regeln hierzu beigebracht bekommen hat. Das Erlernen der grammatischen Regeln selbst wäre explizites Lernen). Im Gegensatz dazu findet im **gesteuerten Erlernen explizite Wissensvermittlung** statt, z. B. im Klassenzimmer beim Fremdsprachenunterricht.

Hinsichtlich des Sprachsystems muss außerdem zwischen dem Lautspracherwerb und dem Erwerb anderer Sprachsysteme unterschieden werden, z. B. dem Gebärdensprachsystem, der Schriftsprache, der Braille-Schrift etc.

Wenn im Folgenden von **Spracherwerb** die Rede ist, bezieht sich dies auf den **ungesteuerten, monolingualen L1-Lautspracherwerb.**

2.1 Die Sprachentwicklung im Allgemeinen

Es erscheint den meisten Menschen wie eine Selbstverständlichkeit, dass Kinder das Sprechen und die Sprache erlernen. Dabei ist es faszinierend, was Kinder dabei alles leisten und wie sie diese enorme Anforderung nahezu problemlos meistern. Theorien zum Spracherwerb versuchen zu erklären, wie und warum ein Kind Sprache erwirbt. Dies vollzieht sich auf unterschiedlichen sprachlichen Ebenen. Wie Kinder es schaffen, Sprache scheinbar fast automatisch und schnell zu erlernen, beschäftigt die Wissenschaft seit langer Zeit, ebenso die Frage, wie die interindividuelle (zwischen einzelnen Individuen), interlinguale (zwischen unterschiedlichen Sprachen) und interkulturelle (zwischen unterschiedlichen Kulturen) Ähnlichkeit des Verlaufs im Spracherwerb zu begründen ist.

2.1.1 Wie lernt ein Kind sprechen? – Faszination Spracherwerb

▪ **Spracherwerbstheorien**
Was bringt Kinder zur Sprache, und warum lernt der Mensch überhaupt sprechen?

Der Spracherwerb ist eine sehr komplexe Aufgabe. Dennoch lernen Kinder fast mühelos Sprechen – und jedes (gesunde) Kind tut dies. Außerdem lässt sich erkennen, dass sich unterschiedliche Kinder sprachlich ähnlich entwickeln, d. h., sie zeigen in ähnlichem Alter sprachlich ähnliche Strukturen. Zudem gibt es die Beobachtung, dass Kinder verschiedener Kulturen und Sprachen nahezu die gleichen Entwicklungsschritte zur gleichen Zeit durchlaufen.

Verschiedene Forschungsrichtungen suchen nach Erklärungen für das Lernverhalten und den Spracherwerb bei Kindern und setzen unterschiedliche Schwerpunkte bei der Ergründung.

▪ ▪ **Spracherwerb ist das Resultat von Verstärkung! – Behaviorismus**
Der Behaviorismus (Pawlow 1927) ist ein lerntheoretischer Ansatz. Sprachliches Verhalten (*verbal*

behavior) wird nach Skinner, wie jedes andere Verhalten auch, durch die Reaktionen der Mitmenschen verstärkt und dementsprechend erlernt (Reiz-Reaktions-Modell, Skinner 1957).

■■ **Spracherwerb ist angeboren! – Nativismus**
Der Nativismus sieht das Sprachvermögen als angeboren an (Chomsky 1986; Lenneberg 1969): Der Mensch verfügt über einen angeborenen Spracherwerbsmechanismus. Es wird davon ausgegangen, dass sich die Sprache bei minimalem sprachlichem Input reifungsbedingt entwickelt. Die These der Nativisten wird insbesondere dadurch gestützt, dass in allen Sprachen ähnliche Entwicklungsabfolgen zu beobachten sind. Außerdem wird sie dadurch untermauert, dass Kinder in einer Art eigenem System Sprachen zu erlernen vermögen, da sie sprachliche Strukturen produzieren, die nicht über reine Nachahmung zu erklären sind (Slobin 1979).

Beispielsweise vereinfachen Kinder phonologische Wortformen systematisch *Banane → nane*, oder verwenden Satzkonstruktionen wie *Mama esse*.

Diese Formen werden von Erwachsenen oder älteren Kindern nicht produziert. Dementsprechend sind sie auch nicht mit einer reinen Nachahmungsleistung zu erklären. Vielmehr müssen diese Abweichungen von der Zielsprache auf eigene systematische Verarbeitungsleistungen zurückgeführt werden. Die Theorie nach Chomsky ist den sog. Inside-out-Theorien (von innen nach außen) zuzuordnen. Er geht von einem angeborenen grammatischen Wissen aus, der Universalgrammatik. Dem Input, den das Kind von außen erfährt, kommt lediglich auslösende Triggerfunktion im Spracherwerb zu (Chomsky 1986).

■■ **Sprache entwickelt sich durch Interaktion! – Interaktionismus**
Im Interaktionismus wird das Kommunikations- bzw. Interaktionsbedürfnis als treibender Faktor der Sprachentwicklung gesehen. Das Kind will Absichten mitteilen, und es bedarf der Unterstützung der Bezugspersonen, etwa der Eltern, indem diese als Feedback-Partner dienen und die Reaktionen des Kindes entsprechend interpretieren. In Untersuchungen konnte gezeigt werden, dass die Bezugspersonen über ein beachtliches Repertoire an spracherwerbunterstützenden Fähigkeiten verfügen (Bruner 1978). Bruner vertritt die Meinung, dass die biologische Voraussetzung, Sprache zu erlernen, durch die Umwelt aktiviert werden muss. Damit das Kind zur Sprache kommt, sind somit zwei Aspekte entscheidend:
— der Wille des Kindes, zu kommunizieren und seine Wünsche und Absichten mitzuteilen (Intention),
— das Feedback (die Rückmeldung) der Bezugspersonen auf das kindliche Verhalten im situativen Kontext.

Eltern verhalten sich sprachfördernd, indem sie die kindlichen Äußerungen als zweckgerichtet interpretieren. Sie geben dem kindlichen Verhalten »Sinn«. Auf Gesten des Kindes reagieren sie entsprechend, wenn das Kind z. B. auf einen Gegenstand zeigt, wird dieser benannt (▶ Abschn. 2.3).

■■ **Sprache wird durch Interaktion im soziokulturellen Umfeld erlernt! – Soziokultureller Ansatz**
Ähnlich wie die Vertreter des Interaktionismus gehen auch nach Wygotsky (1986) nahezu alle psychischen Strukturen und kognitiven Fähigkeiten auf Interaktion mit anderen zurück. Jedoch betont er die soziokulturellen Hintergründe. Somit sind Interaktionen immer Produkt sozialer Phänomene und stark kulturell geprägt. Dementsprechend wird auch der Spracherwerbsprozess im soziokulturellen Licht betrachtet.

Die mentale Entwicklung eines Kindes ist nach Wygotsky immer eingebettet in seinen sozialen Kontext, der vor dem Hintergrund des kulturellen und geschichtlichen Kontexts des Familiensystems und des sozialen Umfelds basiert. Die soziale Umwelt vermittelt dem Kind, was beachtens- und lernenswert ist und hat somit entscheidenden Einfluss auf seine Sprachentwicklung.

■■ **Der Spracherwerb ist Teil der kognitiven Entwicklung! – Kognitivismus**
Piaget (1982) sieht die Sprachfähigkeit als eine Funktion der kognitiven Entwicklung. Durch kognitive Anpassung (Adaption) erwirbt das Kind Wissen, somit auch Sprachwissen. Die kognitive

Anpassung verläuft laut Piaget über zwei wesentliche Prozesse:

- Assimilation (Anpassung des eigenen Verhaltens an die Umwelt, indem das Kind z. B. die Eltern nachahmt),
- Akkommodation (Anpassung der Außenwelt, indem das Kind sein erlerntes Verhalten immer weiter modifiziert und anpasst).

Dabei verfolgt Piaget den Grundgedanken, dass das Individuum ein Gleichgewicht (Äquilibrium) zwischen Akkommodation und Assimilation herstellt.

Die Grundfrage hinter diesen Überlegungen ist, wie das Kind Wissen aufbaut. Piaget geht davon aus, dass sich das Wissen Erwachsener grundlegend vom Wissen von Kindern unterscheidet. Die Grundbausteine menschlichen Wissens können als sog. Schemata (▶ Abschn. 1.1.2, Schemata) bezeichnet werden. Dabei gibt es Verhaltensschemata, z. B. für motorische Vorgänge wie Laufen oder Treppensteigen, und kognitive »Wissensschemata«, wie das Wissen über Gegenstände. Somit beschäftigt sich Piaget damit, wie Kinder diese Schemata aufbauen, wobei er annimmt, dass sich diese in einem kognitiven Anpassungsprozess entwickeln. Dies geschieht durch die o. g. Prozesse der Akkommodation und der Assimilation. Die Assimilation ist für das Aufrechterhalten und die Erweiterung des bestehenden Wissens verantwortlich, beispielsweise für das Wissen, wie aus einem Becher getrunken wird. Die Akkommodation setzt ein, wenn das bereits erworbene Schema, z. B. ein bestimmtes Verhalten, nicht ohne Veränderung umgesetzt werden kann oder dann zu Schwierigkeiten und Problemen führt.

Dies wird im ▶ Beispiel: Tim veranschaulicht.

Beispiel: Tim
Der kleine Tim (1;4 Jahre) kann seit ein paar Tagen alleine aus einem Becher trinken. Er hält ihn mit beiden Händen und führt ihn zum Mund. Das hat er sich bei seinen Eltern abgeschaut, er imitiert diese Handlung und übt fleißig. Am Anfang ist der Becher ein paarmal umgefallen, oder er hat ihn zu schnell zum Mund geführt, und der Inhalt ist statt in den Mund über Tim gelaufen. Inzwischen kann er das aber so gut, dass er beim Trinken nichts mehr verschüttet (Assimilation). Das heißt, Tim hat es gelernt. Er weiß, wie schnell er den Becher zum Mund führen muss, welchen Neigungswinkel er braucht, damit die Flüssigkeit zum Mund gelangt, in welcher Geschwindigkeit er den Becher neigen muss etc. Tim hat in einem Prozess (Assimilationsprozess) ein Schema für das Trinken aus einem Gefäß erworben.

Heute allerdings gibt es zum Mittagessen Suppe. Tim isst, und es bleibt ein Rest Suppe übrig. Seine Mutter erlaubt ihm, diesen Rest auszutrinken. Genauso, wie er das mit dem Becher erfolgreich kann, wendet er nun dieses erlernte Schema auf seinen Suppenteller an – und es funktioniert nicht. Die Suppe ist verschüttet … Tim muss nun sein bereits erlerntes Verhalten wieder an die Umwelt anpassen (in diesem Fall an die andere Gefäßform) und erkennen, dass sich die Öffnung des Tellers von der Öffnung eines Glases unterscheidet. Er wird die Geschwindigkeit und den Neigungswinkel entsprechend anpassen müssen. Dies entspricht dem Prozess der Akkommodation.

Der Spracherwerb wird als Teil der allgemeinen kognitiven Entwicklung gesehen. Somit geht Piaget nicht von sprachspezifischen Entwicklungs- und Lernschritten aus.

> **Spracherwerbstheorien – Bewertung**
> - Derzeit kann keine Spracherwerbstheorie den Spracherwerb alleine und umfassend erklären.
> - Jede Theorie hat jedoch in bestimmten Aspekten ihre Berechtigung, und aus den Forschungen lassen sich elementare Einflussfaktoren auf die Sprachentwicklung ableiten.
> - Es herrscht inzwischen weitestgehend Einigung darüber, dass
>   - eine biologische Grundlage für den Spracherwerb vorhanden sein muss,
>   - die sprachliche Umwelt für den Spracherwerb wichtig ist,
>   - Kinder während der vorsprachlichen Phase Voraussetzungen für den Spracherwerb erlernen,
>   - es ein Zusammenwirken aus äußeren und inneren Faktoren beim Spracherwerb gibt.

▣ **Tab. 2.1** Die Ebenen der Sprachentwicklung

Sprache	Sprachlicher Bereich		Rezeptiv		Produktiv
Lautsprache	Sprachgebrauch/Sprachverwendung	Pragmatik	Situationsverständnis/Sprachverständnis im weiten Sinne		Situationsadäquater Sprachgebrauch
	Semantisch-lexikalischer Bereich	Wortschatz/mentales Lexikon	Wortverständnis Passiver Wortschatz	Sprachverständnis im engen Sinne	Wortproduktion Aktiver Wortschatz Wortschatzumfang Wortabruf Unregelmäßige Wortformen
	Syntaktisch-morphologischer Bereich	Grammatik	Satzverständnis/Textverständnis		Satzproduktion – Satzbau – Flexion Textproduktion
	Phonetisch-phonologischer Bereich	Aussprache	Lautdifferenzierung Lautidentifikation		Lautbildung (phonetisch) Lautverwendung (phonologisch)
Schriftsprache	Lese-Rechtschreib-Bereich	Lesen und Schreiben	Lesen Lesesinnverständnis Lesetempo Lesesicherheit Leseflüssigkeit		Schreiben Lautgetreues Schreiben Rechtschreibung

Die Spracherwerbstheorien lassen sich in dem Spannungsfeld angeboren–erlernt bzw. sprachspezifisch–allgemein kognitiv einordnen und diskutieren.

2.1.2 Die (linguistischen) Ebenen der Sprachentwicklung

Die Sprachentwicklung vollzieht sich auf **unterschiedlichen sprachlichen Ebenen**, die unabhängig voneinander betrachtet werden können und die im weiteren Verlauf kurz beschrieben werden (▣ Tab. 2.1). In der Realität stehen diese Ebenen miteinander in Verbindung, und es gibt Wechselwirkungen zwischen den sich entwickelnden Systemen.

Bei dieser Betrachtung getrennter sprachlicher Bereiche handelt es sich um eine Art künstliche Trennung. Die Teilbereiche greifen ineinander und lassen sich nicht immer klar voneinander abgrenzen. Dennoch ist diese Trennung wichtig, um die Sprachverarbeitung besser zu verstehen und Sprache bzw. die Sprachentwicklung im Hinblick auf bestimmte Aspekte analysieren und beschreiben zu können.

Die einzelnen sprachlichen Bereiche werden skizziert und umrissen. Außerdem findet innerhalb der Bereiche grundsätzlich eine Differenzierung in den **rezeptiven** (verstehen/Input-Verarbeitung) und den **produktiven** (selbst sprechen/Output-Verarbeitung) Verarbeitungsbereich statt (▣ Abb. 2.1).

Tipp: Literatur

Fischer (2009): *Linguistik für Sprachtherapeuten*
Linke et al. (2001): *Studienbuch Linguistik*

Wortschatz: semantisch-lexikalische Ebene

Der Bereich des Wortschatzes umfasst das semantische, also das **Bedeutungswissen** (hierzu zählen auch alle zum Wort gehörenden syntaktischen

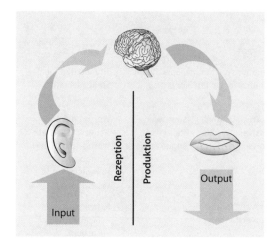

◘ Abb. 2.1 Sprachverarbeitung: Rezeption – Produktion

Eigenschaften, z. B. die Wortart, ebenso wie das **phonologisch-lexikalische** Wissen, d. h. die abgespeicherten Wortformen). Der Bedeutungsanteil eines Wortes wird **Lemma** genannt, der Teil, der die klangliche Wortform beschreibt, **Lexem** (► Abschn. 1.1.3, ► Abb. 1.5).

Es wird davon ausgegangen, dass Wörter im Gehirn im sog. **mentalen Lexikon** abgespeichert sind. Die Lexikoneinträge sind miteinander verknüpft und an weitere Inhalte des semantischen Gedächtnisses angebunden (► Abschn. 1.5, Lexikonmodelle).

Mentales Lexikon – bezeichnet den »mental organisierten und repräsentierten Wortschatz, auf den in der Sprachverarbeitung zugegriffen wird« (Bußmann 2002, S. 428)

Ein Lexikoneintrag enthält die
— Wortbedeutung (Lemma),
— grammatische Kategorie:
   — syntaktische Kategorie (welche Position innerhalb von Phrasen besetzt werden kann),
   — morphologische Kategorie (Wortart + grammatische Aspekte, z. B. Genus, Kasus, Numerus, Tempus, Modus etc.),
— Wortform/phonologische Informationen (Lexem).

Wie genau ein Lexikoneintrag abgespeichert ist, ob als Ganzes oder aufgespalten in Morpheme,

ist jedoch unklar. Vorstellungen, wie das mentale Lexikon funktioniert und wie die einzelnen Einträge aufgebaut sind, liefern die Lexikonmodelle (► Abschn. 1.5, exemplarische Darstellung der Lexikonmodelle).

Grundsätzlich kann auch der Bereich des Wortschatzes rezeptiv und produktiv betrachtet werden: Rezeptiv meint **Wortverständnis** oder **passiver Wortschatz** und produktiv **Wortproduktion** bzw. **aktiver Wortschatz**. Im aktiven Wortschatz kann der **Wortschatzumfang**, d. h., wie viele Wörter verwendet das Kind, aber auch der **Wortabruf** (*lexical access*), die sog. **Wortfindung**, betrachtet werden. Außerdem wird davon ausgegangen, dass **unregelmäßige Wortformen** (► Abschn. 1.1.3) im Lexikon gespeichert sind. Meist wird der Wortschatz auf Einzelwortebene betrachtet.

Es ist jedoch wichtig, sich zu vergegenwärtigen, dass der Wortschatz in seiner Verwendung im Alltag immer in das grammatische Regelsystem eingebettet ist. Zum **Sprachverständnis** (► Abschn. 3.2.5) im Allgemeinen gehört immer auch das Entschlüsseln (Enkodieren) grammatischer Strukturen oder sogar von Textstrukturen. Auch die Produktion findet in den wenigsten Fällen auf Einzelwortebene statt, sondern ist integriert in die Satz- und Textproduktion. Sie fügt sich in einen pragmatischen Rahmen (s. unten, Pragmatische Ebene), beispielsweise in einen Dialog oder ein Gespräch.

Aussprache: phonetisch-phonologische Ebene

Der Bereich der Aussprache (produktiv) umfasst sowohl die Lautbildung an sich, d. h., wie werden einzelne Laute der jeweiligen Sprache korrekt gebildet (**Phonetik**), als auch die Lautverwendung (**Phonologie**). Im rezeptiven Bereich geht es darum, wie Laute wahrgenommen werden (z. B. Lautidentifikation: »Hörst du ein /s/ in *Wasser*?« / Lautdifferenzierung: »Hört sich das gleich oder verschieden an?« /s/-/s/, /s/-/f/ (Weinrich u. Zehner 2011).

Grammatik: morphologisch-syntaktische Ebene

Gegenstand der Grammatik ist v. a. das **Regelwerk** einer Sprache. In der **Morphologie** (Formenlehre) geht es darum, wie Wörter flektiert (dekliniert, z. B.

der Mond, des Mondes, dem Mond, den Mond, die Monde ..., und konjugiert, z. B. *ich sehe, du siehst, er/sie/es sieht, wir sehen* ...) werden, sowie um Wortarten und deren Klassifizierungsregeln. Die **Syntax** (Satzlehre) beschreibt, wie Wörter in Sätzen angeordnet sein dürfen, d. h. die Reihenfolge der Wörter im Satz. Im rezeptiven Bereich der Grammatik spricht man vom Satzverständnis.

Pragmatische Ebene

Die Pragmatik setzt sich mit der Lehre vom unterschiedlichen **Sprachgebrauch** in unterschiedlichen Situationen auseinander. Die **Verwendung von Sprache** wird dementsprechend in Augenschein genommen.

Beim Spracherwerb kommt der pragmatischen Ebene eine erhebliche Bedeutung zu, da sie auch das nonverbale (nichtsprachliche) Interaktionsverhalten zwischen Eltern und Kind berücksichtigt.

Schriftsprachliche Ebene: Lesen und Schreiben

Im Bereich der Schriftsprache werden die Fähigkeiten des Lesens und des Schreibens betrachtet (◻ Tab. 2.1).

Die schriftsprachlichen Fähigkeiten bauen auf den lautsprachlichen auf, insbesondere die phonologische Bewusstheit (▶ Abschn. 1.4), d. h., die Fähigkeit, über Sprache zu reflektieren, spielt als Vorläuferfertigkeit eine große Rolle, aber auch basale sprachliche Fähigkeiten wie der Wortschatz, der Wortabruf, grammatikalische Fähigkeiten etc.

In den Bereich des **Lesens** fallen z. B. das Lesesinnverständnis, die Lesegenauigkeit und die Lesegeschwindigkeit, in den Bereich des Schreibens das lautgetreue **Schreiben** und das orthografische Schreiben.

2.1.3 Zeitlicher Ablauf des physiologischen Spracherwerbs

Wie ▶ Abschn. 2.1.2 beschrieben, muss sich ein Kind im Spracherwerb in unterschiedlichen Teilbereichen entwickeln. In jedem Alter werden bestimmte sprachliche Fähigkeiten erworben oder ausgebaut. Im Folgenden wird ein grober Überblick über die-

sen zeitlichen Ablauf gegeben. Diese Darstellung dient u. a. zur Einordnung von Begrifflichkeiten in den Gesamtkontext der Sprachentwicklung (s. hierzu auch ◻ Tab. 2.4 in ▶ Abschn. 2.2.5 und die tabellarische Darstellung zum Spracherwerb im ▶ Serviceteil, die auch auf ▶ http://extras.springer.com nach Eingabe der ISBN-Nummer 978-3-642-38018-1 angesehen und heruntergeladen werden kann).

Die Wortschatzentwicklung wird hier als Teil der gesamten Sprachentwicklung mit aufgegriffen, jedoch im Speziellen und ausführlich in ▶ Abschn. 2.2 beschrieben.

▪ Vor der Geburt

Bereits im Mutterleib können Föten hören und nach der Geburt die mütterliche Stimme von anderen Stimmen sowie die Muttersprache (Umgebungssprache) von anderen Sprachen (wenn prosodische Kontraste zwischen den zu vergleichenden Sprachen vorhanden sind) unterscheiden.

▪ 1. Lebenshalbjahr

Mit der Geburt kann sich der Säugling durch **Schreien** verständigen. Das Schreien hört sich unterschiedlich an, je nachdem ob der Säugling wegen Müdigkeit, Hunger, Schmerz oder Unbehagen schreit. Ab der ca. 6. Lebenswoche tritt der Säugling durch das erste **soziale Lächeln** mit seiner Umwelt in Kontakt. Zu diesem Zeitpunkt hat der Säugling eine **universelle Sprachwahrnehmung**, d. h., er nimmt fremd- und muttersprachliche Lautkontraste gleichermaßen wahr.

> **Prosodie** – beschreibt sprachspezifische Eigenschaften wie Akzent (Betonung), Intonation (Melodie), Sprechpausen, Sprechtempo und Sprechrhythmus (Bußmann 2002)

Der Säugling produziert Gurrlaute, er brummt, quietscht und wendet den Kopf zur Schallquelle hin.

In besonderem Maße reagiert er auf die sog. **Ammensprache** (▶ Abschn. 2.3, Die »an das Kind gerichtete Sprache (KGS)«), die sich durch starke Intonation, erhöhten Tonfall und kurze Sätze auszeichnet. Das Kind probiert sich im Mundbereich aus und produziert die unterschiedlichsten Laute. Dies wird als **marginales Lallen** oder *vocal play* bezeichnet und der sog. **1. Lallphase** zugeordnet. Der Säugling erkennt zudem prosodische Merkmale seiner Muttersprache und beginnt, auf seinen Namen zu reagieren.

Die Lallphasen

1. Lallphase (ab 4. Lebensmonat):

- Muttersprachliche und nichtmuttersprachliche Laute werden ausprobiert (marginales Lallen/*vocal play*).
- Die Lallmuster von Säuglingen, die mit unterschiedlichen Sprachen aufwachsen, unterscheiden sich nicht.
- Auch schwerhörige oder taube Kinder durchlaufen diese Phase, d. h., sie probieren sich genauso aus wie hörende Kinder. Dies spricht für ein eher motorisches Ausprobieren.

2. Lallphase (ab 6. Lebensmonat):

- Reduplizierendes/kanonisches Lallen, meist Konsonant-Vokal-Verbindungen, häufig Plosiv + Vokal z. B. *babap* (ab 9. Lebensmonat):
  - variierendes/variables Lallen,
  - Kombination von Silben (*mabataba, nanga*),
  - zunehmend satzähnliche Lallsequenzen.
- Das lautliche Inventar und die Prosodie passen sich immer mehr der Muttersprache an.
- Schwerhörige oder taube Säuglinge »verstummen« zu diesem Zeitpunkt. Dies spricht für die Bedeutung der auditiven Rückkopplung in dieser Phase.

Universelle Sprachwahrnehmung – Fähigkeit, sprachunabhängig phonemische Kontraste zu differenzieren.

Sprachspezifische, kategoriale Sprachwahrnehmung – Einschränkung der Sprachwahrnehmung auf die muttersprachlichen Lautkontraste. Phoneme der Muttersprache können besser differenziert werden als nichtmuttersprachliche Lautkontraste (Spezialisierung).

■ **2. Lebenshalbjahr**

Der Säugling beginnt, Wort-, Satz-, und Phrasengrenzen zu erkennen, und es schließt sich die sog. **2. Lallphase** an (ab 6. Lebensmonat). Dieses Lallen wird als **reduplizierendes** oder **kanonisches Lallen** bezeichnet. Meist produziert der Säugling Konsonant-Vokal-Wiederholungen, z. B. *bababa*. Außerdem fängt er an (ab 7. Lebensmonat), Beziehungen zwischen Objekten, Wort und Personen über den sog. **triangulären/referenziellen Blickkontakt** herzustellen (▶ Abschn. 2.2). Dies wird auch *joint attention moment* genannt. Auch kognitiv macht das Kind nun einen entscheidenden Schritt: Es erwirbt die Fähigkeit der **Objektpermanenz** (ca. 8. Lebensmonat), das Wissen, dass Dinge auch außerhalb der eigenen unmittelbaren Wahrnehmung existent sind. Das heißt, es baut Vorstellungen von seiner Umwelt auf und erhält damit auch die Möglichkeit, sich auf Dinge zu beziehen, die momentan nicht in seinem Blickfeld sind. Das Kind erwirbt die **Symbolfunktion**, die es ihm ermöglicht, sich mittels des Symbols *Wort* auf ein nichtvorhandenes Objekt zu beziehen. Dies ist eine grundlegende Fähigkeit, die für den weiteren Spracherwerb von entscheidender Bedeutung ist. Diese Fähigkeit macht sich das kleine Kind zunutze, indem es häufig bereits vor den ersten Worten schon **Gesten** symbolisch einsetzt und sich mit diesen Gesten auf etwas bezieht. Typische Gesten in diesem Alter sind das Geben und das Zeigen (*pointing*). Ab dem 9. Lebensmonat lassen sich **satzähnliche Lallsequenzen** beobachten. Das verwendete Lautinventar (Fox 2004; Weinrich u. Zehner 2011) und die Prosodie passen sich zunehmend der Muttersprache an. Der Säugling nimmt nun Laute der eigenen Muttersprache besser wahr und kann die muttersprachlichen Phoneme besser differenzieren. Dies wird als **sprachspezifische, kategoriale Lautwahrnehmung** bezeichnet, d. h., die anfangs vorhandene Fähigkeit der universellen Sprachwahrnehmung schränkt sich Ende des 1. Lebensjahres ein.

■ **Um den 1. Geburtstag**

Um den 1. Geburtstag produzieren die meisten Kinder das **erste Wort**, sie beginnen phonologisch vereinfacht zu benennen (z. B. *nane* = Banane), und der Wortschatz wächst langsam an. Das Kind versteht Schlüsselwörter und reagiert auf Aufforderungen und Verbote in bekannten und vertrauten Kontexten. Zunehmend verwendet das Kind Einwortsätze. Die Eltern setzen in der Regel intuitiv die stützende Sprache ein und wenden Routinen wie Suchspiele (*Wo ist denn dein Händchen? z. B.* beim Anziehen und Wickeln) oder Fragespiele bei der gemeinsamen Bilderbuchbetrachtung an (*Wie macht denn die Kuh? – Ja wie macht denn die Katze?*).

■ **Mit 18 Monaten**

Wenn der aktive Wortschatz mit etwa 18 Monaten ca. 50 Wörter umfasst, beginnen die Kinder, Worte zu kombinieren, d. h., sie bilden die **ersten Zweiwortsätze**, und der sog. **Vokabelspurt**, in dem ein Kind am Tag oft mehrere neue Wörter erlernt, setzt ein.

Benennen, Einwort- und Zweiwortäußerungen

— **Benennen:** Das Benennen an sich trägt primär symbolische Funktion: *Das Ding y heißt x.* Beispielsweise schaut das Kind gemeinsam mit der Mutter ein Bilderbuch an, zeigt auf unterschiedliche Dinge und benennt diese mit *Ball*, *Wauwau* etc.

— **Einwortäußerungen (EWÄ) oder Einwortsätze (EWS):** Sie bestehen nur aus einem Wort, haben jedoch Satzcharakter, da mit der Aussage etwas bewirkt werden soll, d. h., sie werden kommunikativ eingesetzt, z. B. Kind seht im Wohnzimmer, schaut die Mama fragend an und sagt: *Ball?* Hier steht ein einzelnes Wort für eine Frage, nämlich »Wo ist mein Ball?«.

— **Zweiwortäußerungen (ZWÄ) oder Zweiwortsätze (ZWS):** Es werden zwei Worte kombiniert, z. B. *Mama da.* Für: »Da ist die Mama.« *Papa Auto.* Für »Da ist Papas Auto«.

Zu diesem Zeitpunkt beginnt das Kind, auch erste Wörter miteinander zu kombinieren (▶ Exkurs: Verbzweitstellung – V2 und ◘ Tab. 2.2). Jetzt versteht das Kind einfache Sätze und Aufträge, und es kann von ca. 200 Wörtern im passiven Wortschatz ausgegangen werden.

Exkurs: Verbzweitstellung – V2

Der Erwerb von Zweiwortsätzen wird als Einstieg in die grammatische Entwicklung gesehen und geht zeitlich mit dem Erreichen der 50-Wort-Grenze und dem Eintritt in den Vokabelspurt einher.

Die Satzkomplexität nimmt in der Sprachentwicklung immer weiter zu, bis das Kind in der Lage ist, lange Sätze und auch Nebensatzkonstruktionen zu bilden.

Im Deutschen befindet sich im Aussagesatz das finite Verb in der Position der 2. Konstituente im Satz: Subjekt – Verb – Objekt, z. B. *Ich lese ein Lehrbuch.* Kinder erwerben diese Position nach einem typischen Muster. Die Schritte dorthin werden als grammatische Meilensteine beschrieben (◘ Tab. 2.2, Tracy 2007).

■ **Um den 2. Geburtstag**

Die meisten Kinder nennen sich beim Namen, sie bilden **Zwei- bis Dreiwortsätze**. Sie **verstehen** auch längere Sätze, bauen Vorstellungen zu dem Gesagten auf, d. h., Wörter werden nun unabhängig vom Kontext in unterschiedlichen Situationen verstanden. Die Kinder setzen in der Regel den Genitiv ein und markieren den Plural am Nomen.

■ **Mit 2;5 Jahren**

Ein Großteil der Kinder erwirbt die **Verbzweitstellung** (▶ Exkurs: Verbzweitstellung – V2 und ◘ Tab. 2.2) und setzt den Artikel ein. Meist verwenden die Kinder nun Drei- und Mehrwortsätze. Die Aussprache wird deutlicher, und das Kind kann längere Aufforderungen verstehen. Die Eltern wenden nun intuitiv Sprachlehrstrategien an und fungieren als Modell.

■ **Mit 3 Jahren**

Die Kinder verstehen einfache Geschichten, sie stellen Fragen (wie? warum?), bilden Haupt- und Nebensätze mit korrekter Verbstellung. Mit 3;5 Jahren haben Kinder **alle Phoneme** erworben bis auf /ts/, /ch1/ und /sch/, und sie produzieren Konsonantenverbindungen zunehmend korrekt.

■ **Mit 4 Jahren**

Es werden komplexe Sätze gebildet (Haupt- und Nebensätze) sowie Passivsätze eingesetzt. Die Kinder produzieren in der Regel grammatikalisch

◻ Tab. 2.2   Meilensteine der grammatischen Entwicklung

Alter	Vorfeld	V2 (finites Verb im Hauptsatz)	Mittelfeld	VE (Verbend) – Infinites Verb im Hauptsatz – Finites Verb im Nebensatz
12–18 Monate: **Meilenstein 1** Einwortäußerungen	–	–	weg, da, nein, auf	–
18–24 Monate: **Meilenstein 2** Elementare Wortkombinationen mit infinitem Verb/Verbpartikeln	– – Oma Mama	–	Mama Papa des Auto	spiele(n) auf(machen) wegmachen fahren
24–36 Monate: **Meilenstein 3** Einfache vollständige Sätze mit zielsprachlicher Wortstellung: finites Verb an V2-Position	Niklas Wo	**spielt** **kann**	– des	mit hin?
36–48 Monate: **Meilenstein 4** Komplexe Sätze, d. h. Hauptsätze (HS) + Nebensätze (NS)	(HS) Ich (NS) weil	– **will** – des dem	– des nicht – Andreas	– – – **gehört**

korrekte Sätze. Sie setzen Vergangenheits- und Zukunftsformen sowie teilweise den Konjunktiv ein. Im Alter von 4;5 Jahren sind nur noch vereinzelt phonologische Vereinfachungen festzustellen.

■ **Vorschule – phonologische Bewusstheit und Schriftsprache**

Neben den rein lautsprachlichen Fähigkeiten tritt eine weitere Fähigkeit im vorschulischen Bereich in den Vordergrund, die **phonologische Bewusstheit** (▶ Abschn. 1.4). Darunter wird die bewusste Reflexion über die lautliche Struktur der gesprochenen Sprache verstanden, ohne dabei auf die Bedeutung einzugehen. Werden beispielsweise kleine Kinder gefragt, welches Wort länger ist, *Regenwurm* oder *Kuh*, antworten diese meist mit *Kuh*, da sie die Frage inhaltlich beantworten, also welches Tier größer ist. Ein Schulkind jedoch ist in der Lage, über die Wortform zu reflektieren und kann die Wortlänge bestimmen. Unterschieden wird hier die **phonologische Bewusstheit im engeren Sinne** (Phoneme) und die **phonologische Bewusstheit im weiteren Sinne** (Silben und Reime). Die phonologische Bewusstheit ist eine notwendige, aber nicht hinreichende Bedingung für den Schriftspracherwerb. Die phonologische Bewusstheit an sich und die phonologische Struktur von Wörtern wurden in ▶ Abschn. 1.4 genauer erläutert.

Im Bereich der Schriftsprache werden das **Lesen** und das **Schreiben** erworben, die sich wiederum jeweils in mehrere Teilbereiche gliedern lassen. **Basis des Schriftspracherwerbs ist der Lautspracherwerb.**

> **Tipp: Literatur**
>
> Die sprachlichen Bereiche wurden in diesem Abschnitt lediglich angerissen. Eine weitere Grundlagenvertiefung kann mithilfe der exemplarischen Literaturliste für die einzelnen Bereiche erfolgen:
>
> Aussprache:
> - Weinrich u. Zehner (2011): *Phonetische und phonologische Störungen bei Kindern*
> - Fox (2004): *Kindliche Aussprachestörungen*
> - Jahn (2007): *Phonologische Störungen bei Kindern*

Grammatik:
- Tracy (2007): *Wie Kinder Sprachen lernen*
- Szagun (2000): *Sprachentwicklung beim Kind*
- Grimm (2003): *Störungen der Sprachentwicklung*
- Kruse (2007): *Kindlicher Grammatikerwerb und Dysgrammatismus*

Phonologische Bewusstheit und Schriftspracherwerb:
- Schnitzler (2008): *Phonologische Bewusstheit*

Wortschatz zur Vertiefung:
- Rothweiler (2001): *Wortschatz und Störungen*
- Kauschke (2000): *Der Erwerb des frühkindlichen Lexikons*
- Rupp (2008): *Modellgeleitete Diagnostik bei kindlichen lexikalischen Störungen*

Nachschlagewerk:
- Siegmüller u. Bartels (2006): *Leitfaden Sprache, Sprechen, Stimme, Schlucken*
- Bußmann (2002): *Lexikon der Sprachwissenschaft*

Fazit: Die Sprachentwicklung im Allgemeinen
Im Abschnitt über die Sprachentwicklung im Allgemeinen wurde auf vier Hauptaspekte eingegangen:
- Spracherwerbstheorien versuchen aus verschiedenen theoretischen Perspektiven den Spracherwerb zu beleuchten und zu erklären. Unterschieden werden:
  - behavioristische, nativistische, interaktionistische und kognitivistische Theorien sowie
  - der soziokulturelle Ansatz.
- Die Sprachentwicklung vollzieht sich auf mehreren sprachlichen Ebenen:
  - Wortschatz: semantisch-lexikalische Ebene,
  - Aussprache: phonetisch-phonologische Ebene,
  - Grammatik: morphosyntaktische Ebene,
  - Sprachverwendung: pragmatische Ebene.
- Rezeptive und produktive Leistungen müssen jeweils unterschieden werden.

- Die Sprachentwicklung kann in ihrem typischen zeitlichen Ablauf beschrieben werden.

2.2 Die Wortschatzentwicklung im Speziellen

Die Wortschatz- bzw. Lexikonentwicklung ist ein Teil der gesamten Sprachentwicklung. Es bestehen Wechselwirkungen mit den anderen sich entwickelnden sprachlichen Bereichen. Der Wortschatzerwerb wird in diesem Kapitel genauer beschrieben. Um Abweichungen beim Sprach- bzw. Wortschatzerwerb zuverlässig erkennen zu können, muss der regelrechte Erwerb mit seinen »normalen« Variationen bekannt sein.

2.2.1 Vorsprachliche Entwicklung

Vorsprachliche Wahrnehmungsfähigkeiten

Die Sprachentwicklung von Kindern beginnt schon lange vor den ersten »Wörtern«. Dies konnte in den letzten Jahren eindrücklich durch die Säuglingsforschung gezeigt werden (► Exkurs: Methoden der Säuglingsforschung). Bereits Föten reagieren im Mutterleib auf sprachliche Reize, auch ein Säugling ist mit erstaunlichen Grundfähigkeiten ausgestattet. Säuglinge reagieren insbesondere auf die mütterliche Stimme, die sie bereits vom Mutterleib her kennen. Außerdem können Säuglinge sehr früh ihre Muttersprache von Nichtmuttersprachen unterscheiden, sofern sich diese in ihren prosodischen Eigenschaften nicht zu sehr ähneln.

Baby-Talk ist mehr als »duzie-duzie« Säuglinge reagieren in besonderem Maße, wenn mit ihnen auf eine bestimmte Weise, im sog. **Baby-Talk** bzw. der **Ammensprache**, gesprochen wird. Diese Art, mit Säuglingen zu sprechen, zeichnet sich durch einfache, kurze Sätze, einen erhöhten Tonfall, deutliche Intonation und Prosodie und lange Pausen an Phrasenstrukturgrenzen aus. Wenn die Sprache dem Säugling auf diese Weise angeboten wird, kommt dies seinen Grundfähigkeiten entgegen und bindet seine Aufmerksamkeit. Der Säugling kann höhere

Exkurs: Methoden der Säuglingsforschung

Hauptsächlich werden hier zwei Paradigmen eingesetzt:

Beim **Habituierungsparadigma** (Habituation = Gewohnheit) wird ein gleichbleibender Reiz (Reiz 1) gegeben, bis Desinteresse entsteht und das Baby sich langweilt, wegdöst oder sich abwendet, dann erfolgt die Gabe eines neuen Reizes (Reiz 2). Reagiert das Baby dann wieder mit Interesse, wird daraus geschlossen, dass es die Reize 1 und 2 differenziert hat; reagiert es nicht, hat es die Reize nicht differenziert. Bei den Untersuchungen werden Aufmerksamkeitsreaktionen beobachtet, aber auch z. B. die Herzschlagfrequenz als objektiver Messwert herangezogen.

Dieses Paradigma wird beispielsweise eingesetzt, um herauszufinden, ob ein Säugling Sprachen unterscheiden kann. Hier werden sog. Nuckeluntersuchungen durchgeführt. Ausgangspunkt hierfür ist, dass ein Säugling, wenn er entspannt ist und gerade nichts Besonderes um ihn herum geschieht, in einer bestimmten Frequenz am Schnuller nuckelt. Diese Nuckelrate wird mittels eines Sensors im speziell präparierten Schnuller erfasst und aufgezeichnet. Geschieht nun etwas für den Säugling Spannendes, verändert sich die **Nuckelrate**: Der Säugling reagiert mit einer **erhöhten Saugrate** (**HAS**, *high-amplitude sucks*).

Zur Untersuchung der Sprachwahrnehmung wird dem Säugling ein Tonband vorgespielt, auf dem sich z. B. seine Muttersprache befindet, die sich mit Nichtmuttersprachen abwechselt. Hört nun ein Kind eine Weile seine Muttersprache, nuckelt es in einer bestimmten Frequenz, nun setzt die Nichtmuttersprache ein (Tonhöhe, Stimme, Pausen etc. sind kontrolliert, d. h., es gibt hier keine Unterschiede).

Durch die Veränderungen in der Nuckelfrequenz ließ sich auf diesem Weg herausfinden, dass bereits Säuglinge in der Lage sind, ihre Muttersprache von anderen Sprachen zu differenzieren, sofern diese sich in ihren prosodischen Eigenschaften deutlich unterscheiden. Ebenso kann dieses Untersuchungsparadigma eingesetzt werden, um zu untersuchen, ob der Säugling die mütterliche Stimme von anderen Stimmen unterscheiden kann.

Beim **Präferenzparadigma** (Präferenz = Bevorzugung) werden zwei Reize geboten. Wird ein Reiz vom Säugling länger beachtet (Fixationsrate), wird dies als Bevorzugung gewertet. In den Untersuchungen kann das Baby z. T. selbst steuern, welcher Reiz ihm geboten wird, beispielsweise über eine bestimmte Saug-Nuckel-Frequenz. Es kann damit »anzeigen«, welchen Reiz es bevorzugt.

Damit konnte beispielsweise herausgefunden werden, dass der Säugling die mütterliche Stimme und die sog. Ammensprache bevorzugt. Außerdem werden **konditionierte Kopfbewegungen/-hinwendungen** (**CHT**, *conditioned head turn*) eingesetzt, um die Fähigkeiten eines Säuglings zu erforschen. Hier werden Säuglinge darauf »trainiert« (konditioniert), den Kopf zu einer beleuchteten Kiste mit Spielzeug zu drehen, wenn sie Unterschiede zwischen Lauten bemerkt haben. So konnte u. a. die universelle Sprachwahrnehmung gezeigt werden. Babys unterscheiden unabhängig von der Muttersprache bis zum 8. Lebensmonat alle Laute gleichermaßen. Nach dem 8. Lebensmonat findet eine Spezialisierung auf die Muttersprache statt (z. B. Werker 1991).

Töne besser differenzieren, und die noch geringe Kapazität des Kurzzeitgedächtnisses wird durch die kurzen Sätze intuitiv berücksichtigt.

Eltern bzw. Erwachsene passen ihre Art zu sprechen an das Alter bzw. die Fähigkeiten des Kindes intuitiv an (▸ Abschn. 2.3).

Wozu gehört welches Wort? – Vorsprachliche Mittel der Referenz

- **Triangulierung**

Neben der reinen Wahrnehmungsfähigkeit für sprachliche Reize muss das Kind zudem begreifen, dass sich Wörter auf etwas beziehen (Benenneinsicht), also symbolisch für etwas in der Welt eingesetzt werden können und nicht reines Klangspiel sind. Zollinger nennt dies die Erfassung der **repräsentativen Funktion** von Sprache (Zollinger 1997).

Für das Begreifen, dass Worte sich auf etwas in der Welt beziehen, ist eine Fähigkeit von herausragender Bedeutung: mit dem »Gesprächspartner« die Aufmerksamkeit gemeinsam auf etwas richten zu können (▸ Beispiel: Jakob). Dies wird als *joint attention moment* bezeichnet (Tomasello u. Farrar 1986). Hierüber kann das Kind verstehen: Das, was der Erwachsene sagt, bezieht sich auf etwas, nämlich auf das, was wir gerade gemeinsam ansehen, anfühlen etc. Das Kind setzt hier den **triangulären/referenziellen Blickkontakt** (Zollinger 1997)

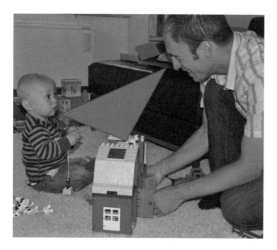

◩ **Abb. 2.2** Triangulierung Beispiel: Bauernhof

ein und kann darüber diesen Bezug herstellen (◩ Abb. 2.2).

Beispiel: Jakob

Jakob sitzt bei seiner Mutter auf dem Schoß und entdeckt einen Stoffhund. Diesen betrachten nun beide (*joint attention moment*). Jakob dreht und wendet ihn, steckt ein Öhrchen in den Mund und sieht zu seiner Mutter (triangulärer Blickkontakt). Diese kommentiert das so: »Ja, Jakob, schmeckt dir dein Hund gut? Den hast du von der Tante geschenkt bekommen. Der kleine Hund heißt jetzt Bello. Oh, jetzt ist der Hund runtergefallen. Ich heb' ihn wieder auf. – Der macht ,wuff-wuff'.«

Nach Zollinger ist dies ein entscheidender Schritt in der Sprachentwicklung. Nun kann das Kind die repräsentative Funktion von Sprache erfassen (▶ Exkurs: Die Entdeckung der Sprache).

❯ Der **trianguläre oder referenzielle Blickkontakt** schafft eine Verbindung zwischen der »Ding-« und der »Personenwelt«. Dies ist ein elementarer Schritt in der Sprachentwicklung des Kindes, da nun die »Begleitmusik Sprache« zu Wörtern wird, die von jemandem geäußert werden und sich auf etwas beziehen. Das Kind erfasst die **repräsentative Funktion** von Sprache.

> **Exkurs: Die Entdeckung der Sprache (Zollinger 1997)**
>
> Nach Zollinger muss ein Kind zwei elementare Funktionen von Sprache erfassen:
> 1. Die **repräsentative Funktion** von Sprache: Wörter stehen repräsentativ für Dinge in der Welt.
> 2. Die **kommunikative Funktion** von Sprache: Sprache kommt von jemandem und richtet sich an jemanden. Mit Sprache kann etwas bewirkt werden, und sie ermöglicht die Herauslösung aus dem Hier und Jetzt.

▪ Gesten

Auch Gesten spielen eine wichtige Rolle als Vorläufer für den **referenziellen Wortgebrauch**. Insbesondere die **Zeigegeste** (*reaching/pointing*) wird als Vorläufer gesehen (Bruner 1978). Das »Geben« und »Zeigen« des Kindes wird auch als erste aktive Spracherwerbsstrategie angesehen (▶ Exkurs: Aktive Spracherwerbsstrategien). In der Regel reagiert die Mutter auf die Geste sprachlich: wenn das Kind z. B. im Bilderbuch auf etwas zeigt oder auf einen Gegenstand im Regal deutet, benennt die Mutter dies. Oder, das Kind bringt einen Gegenstand, z. B. den Deckel eines Marmeladenglases, und gibt ihn der Mutter mit dem auffordernden Blick »Wie heißt das?«. Bei diesen Beispielen steht das reine Benennen im Mittelpunkt. Das Kind möchte wissen: »Wie heißt das?« und **referiert** mit der Geste darauf.

Ein weiteres Beispiel, in dem der **kommunikative Charakter** im Vordergrund steht, ist folgendes: Das Kind steht vor dem Tisch und zeigt auf Trauben, die dort liegen. Häufig macht es sich hierzu auch mit »Äh-äh-Lauten« bemerkbar. Die Mutter sieht dies, interpretiert und reagiert: »Da sind die Trauben, möchtest du welche haben?« Das Kind hat sich kommunikativ an die Mutter gewandt mit einem Appell: »Bitte gib mir die Trauben!«

❯ Gesten sind häufig Vorläufer von Worten.

Gesten werden häufig vor Worten eingesetzt, z. B. das Winken vor dem Tschüss- oder Hallo-Sagen. Zinober und Matlev (1985) konnten zeigen, dass die Zeigegeste oftmals zunächst isoliert, dann in Kombination mit Protowörtern (Wörter, die noch nicht

2

Exkurs: Aktive Spracherwerbsstrategien

Durch aktive Spracherwerbsstrategien »holt« sich das Kind die Sprache – und zwar genau die, die es zum jeweiligen Zeitpunkt angeboten bekommen muss, um sich sprachlich weiterzuentwickeln. Zu den frühen Spracherwerbsstrategien gehören das **Geben** und das **Zeigen**. Hierauf wird in der Regel mit der Benennung des gegebenen/gezeigten Gegenstands reagiert. Eine spätere Spracherwerbsstrategie ist das Stellen von **Fragen**. Bei einfachen Fragen wie *is des?* (Was ist das?) werden ebenfalls Benennungen eingeholt. Fragen nach »warum« fordern z. B. die kausale Erklärung und liefern Nebensätze mit »weil«, also neben dem inhaltlichen auch grammatischen Input.

Die Reaktionen der Eltern oder Bezugspersonen darauf werden implizit (unbewusst) an das Sprachniveau des Kindes angepasst (▶ Abschn. 2.3).

referenziell eingesetzt werden, ▶ Abschn. 2.2.2) und schließlich mit echten Wörtern eingesetzt wird. Dementsprechend kann der Zeigegeste eine direkte **Vorläuferfunktion** zugesprochen werden. Häufig erwerben die Kinder auch konventionelle Gesten, die in unserem Kommunikationssystem verwendet werden. Diese Gesten werden von den Kindern imitiert. Sie entwickeln sich sozusagen natürlich, da sich die Kinder deren Bedeutung aus dem natürlichen Kontext ableiten können, z. B. das Winken.

Aus den Augen aus dem Sinn – Objektpermanenz und Symbolspiel – wesentliche kognitive Schritte zu Beginn der Sprachentwicklung

Der symbolhafte Charakter von Sprache ermöglicht es dem Menschen, sich über das Hier und Jetzt hinwegzusetzen. Er kann über Vergangenes und Zukünftiges sprechen und über Dinge, die sich momentan nicht in seinem Blickfeld befinden. Er und sein Gegenüber bauen dabei Vorstellungen und Bilder im Kopf auf, und sie können sich über Worte verstehen (▶ Abschn. 1.1.4, Semiotisches Dreieck).

- Objektpermanenz

Um diesen Aspekt von Sprache zu nutzen, muss ein Kind überhaupt erst einmal erfasst haben, dass Dinge, die es gerade nicht sieht, trotzdem existent sind.

Diese kognitive Fähigkeit wird als **Objektpermanenz** (Piaget 1978; Zollinger 1997) bezeichnet. Der Objektpermanenz kommt somit eine Schlüsselrolle bei der Sprachentwicklung zu. Das Kind muss über die Objektpermanenz **mentale Repräsentationen** und **Konzepte** aufbauen (▶ Abschn. 1.1.2), d. h., es muss die »greifbare Realität« im Kopf abbilden.

Um diese Abbilder mit Sprache zu verknüpfen, ist ein weiterer kognitiver Prozess notwendig, die Entwicklung des **Symbolverständnisses**. Nur wenn ein Mindestmaß an Symbolverständnis vorhanden ist, kann die symbolische Funktion von Sprache erfasst werden: Worte stehen symbolisch für Dinge in der Welt bzw. beziehen sich auf unsere »Bilder« (Konzepte) im Kopf.

- Warum das Spielen eine wichtige Rolle spielt – Exploration, Funktionsspiel und Symbolspiel

Es ist inzwischen allgemein bekannt, dass ein Säugling nicht als »unbeschriebenes Blatt« auf die Welt kommt, sondern dass Neugeborene bereits Fähigkeiten und Erfahrungen mit auf die Welt bringen (▶ Abschn. 2.2.1). Dennoch steht ein Säugling vor der großen Aufgabe, seine Welt kennenzulernen, die Dinge zu erforschen, zu speichern und zu verstehen. Er ist aktiv an dieser Verarbeitung und Speicherung beteiligt, indem sein Gehirn alle diese Reize und Prozesse steuert und filtert. Somit trägt das Spielverhalten maßgeblich zu der Erforschung der Welt bei und kann systematisch beschrieben werden.

> **Frühe Spielarten, die mit der Sprachentwicklung zusammenhängen**
> - **Unspezifische Dingbehandlung:** mit allen Dingen wird das Gleiche gemacht und ausprobiert (unspezifische Exploration und Ausprobieren mit allen Sinnen)
> - **Funktionsspiel:** Die Funktionen der Dinge werden erprobt (funktionale Exploration)
> - **Symbolspiel:**
>   - einfaches Symbolspiel (z. B. ein Gegenstand wird symbolisch für einen anderen eingesetzt, »So-tun-als-ob-Spiele«)
>   - lineares Symbolspiel (Abfolge symbolischer Spielsequenzen)

– hierarchisches Symbolspiel (symbolische Spielsequenzen mit einem zuvor gefassten/übergeordneten Plan)

Eine erste Art des Spielens ist die **unspezifische Dingbehandlung**. Das Baby tut mit unterschiedlichen Gegenständen immer das Gleiche. Es klopft, wirft die Dinge auf den Boden, nimmt sie in den Mund, betrachtet sie etc. Es erforscht und **exploriert** die Beschaffenheit, das Gewicht, das Aussehen usw. und lernt darüber seine Umwelt besser kennen (▶ Exkurs: Gedankenexperiment).

In einem weiteren Schritt erkennt das Baby, dass bestimmte Dinge bestimmte Funktionen haben, und es spielt funktional (**Funktionsspiel**). Dies bedeutet z. B., mit dem Löffel wird gerührt, der Telefonhörer wird abgehoben und aufgelegt, es wird auf dem Handy »herumgedrückt« oder es wird ans Ohr gehalten. Der Deckel vom Stift wird abgenommen und wieder aufgesetzt, das Buch wird durchgeblättert. Das Kind imitiert die funktionale Handlung mit bestimmten Gegenständen. Das Resultat der Handlung, z. B. mit dem Stift kann man malen, in den Hörer oder das Handy kann man sprechen, spielt bei dieser Art des Spielens noch keine Rolle (Zollinger 1997).

Ein nächster großer Schritt in der **Spielentwicklung** ist die Entdeckung des **Symbolspiels**. Unter Symbolspiel ist zu verstehen, dass in spielerischen Handlungen symbolisches Verständnis sichtbar wird und vom Kind genutzt werden kann. Beispielsweise wird die Flasche auf dem Boden als Auto geschoben, das Kind macht dazu *brumbrum*. Demnach setzt das Kind die Flasche symbolisch, also »statt« des Spielautos ein.

Das Symbolspiel kann bei näherer Betrachtung noch genauer differenziert werden in
— **einfaches** (o. g. Beispiel),
— **lineares** und
— **hierarchisches Symbolspiel**.

Beim **linearen Symbolspiel** spielt das Kind in Sequenzen, d. h., es entscheidet sich für die nächste symbolische Spielhandlung aus der Situation heraus – ohne übergeordneten Plan. Beispielsweise füttert das Kind seine Puppe, dann wird die Puppe ausgezogen, gebadet, wieder gefüttert, dann sieht

> **Exkurs: Gedankenexperiment**
>
> Fast jeder kennt es: Vor Ihnen steht ein Koffer, der metallen aussieht – ziemlich groß, daran ein kräftiger Ledergriff, schwere Schnallen. Er glänzt.
>
> Nun versuchen Sie, ihn hochzuheben, Sie erwarten einen schweren Koffer, atmen ein und – schwupps, der Koffer fliegt nahezu vom Boden auf. – Ein Imitat aus Styropor, gut gemacht, täuschend echt!
>
> Warum passiert das? Sie haben Erfahrungen mit Dingen in der Welt. Die allermeisten Koffer dieses Aussehens sind schwer, sodass sie genau das erwarten. Sie haben eine Vorstellung im Kopf – eine mentale Repräsentation, ein Konzept – Ihr Wissen.
>
> Säuglinge, Babys und Kinder stehen noch vor genau dieser Aufgabe, die Welt zu erforschen und allmählich Vorstellungen von Dingen zu bekommen und ihr Weltwissen aufzubauen.

das Kind den Puppenwagen, und die Puppe wird hineingesetzt.

Im Gegensatz dazu gäbe es beim **hierarchischen Symbolspiel** im Voraus vom Kind einen Handlungsplan. Die Puppe muss schlafen, weil sie müde ist, davor muss sie aber noch essen und gebadet werden.

> ❯ Das Spielverhalten hat in der frühen Wortschatzentwicklung eine wichtige Bedeutung. Über das Explorieren (Ausprobieren) und das funktionale Spielen lernt das Kind seine Umwelt kennen und baut Vorstellungen (mentale Repräsentationen) auf. Das Symbolspiel kann als Spiegel der symbolischen Entwicklung gesehen werden. Die symbolischen Kompetenzen und das Aufbauen mentaler Repräsentationen sind elementar wichtig für den Spracherwerb.

2.2.2 Frühes, kleines Lexikon

Das Kind fängt zu sprechen an – die ersten 50 Wörter

Die Phase der ersten Wörter beginnt bei den meisten Kindern zwischen dem 9. und 12. Lebensmonat.

Das Lexikon wächst dann langsam auf ca. 30–50 Wörter an (Gathercole u. Baddeley 1993).

Die ersten Wörter werden meist noch nicht als unabhängiges konventionelles Wort eingesetzt, sondern ausschließlich in bestimmten Kontexten vom Kind gebraucht. Diese Wörter werden als **Protowörter** (Kauschke 2000) bezeichnet. Protowörter sind wiederkehrende Wortformen (**phonetisch konsistente Wortformen, PCF**; Dore et al. 1976), die das Tun des Kindes begleiten). Diese Wörter werden noch nicht verwendet, um Dinge zu repräsentieren. Sie haben noch keinen echten symbolischen Charakter. Häufig werden diese ersten Wörter **kontextgebunden** (Barrett 1995) eingesetzt, somit verwendet das Kind die Wortformen ausschließlich in bestimmten wiederkehrenden Situationen: beispielsweise wird die Quietsche-Ente, die immer beim Baden zu Hause verwendet wird, vom Kind als *Ente* bezeichnet, nicht jedoch die Stoffente bei der Oma oder die echte Ente auf dem See.

> **>** Der Beginn des Sprachverständnisses geht dem aktiven Wortgebrauch voraus (Bates et al. 1995) und wird um den 8.–10. Lebensmonat beschrieben (Hollich et al. 2000).

Protowort/phonetisch konsistente Wortform (PCF) – Phonetisch konsistente, wiederkehrende Wortform, die das Kind in bestimmten Situationen, also kontextgebunden, einsetzt.

Echtes, referenzielles Wort – Es weist eine konventionell festgelegte lexikalische Form auf und bezieht sich auf eine konventionell festgelegte Bedeutung. Dieses Wort wird unabhängig und flexibel in unterschiedlichen Situationen und Kontexten gebraucht. In der Kindersprache können allerdings die lexikalischen Formen phonologisch (durch phonologische Prozesse) vereinfacht sein. Die konventionell festgelegte Bedeutung befindet sich im Aufbau.

Erste echte Wörter und symbolisch-referenzieller Wortgebrauch

Die meisten Kinder produzieren um den 1. Geburtstag die ersten echten Wörter (s. Menyuk 2000; Kauschke 2000; Grimm 2003). Bei Bloom (2000) wird der Auftretenszeitpunkt des 1. Wortes mit durchschnittlich 13 Monaten angegeben, wobei eine Spanne von 10–17 Monaten ermittelt wurde. Ein **echtes Wort** weist eine konventionell festgelegte lexikalische Form auf und bezieht sich auf eine konventionell festgelegte Bedeutung. Dieses Wort

wird **unabhängig und flexibel** in unterschiedlichen Situationen und Kontexten gebraucht (Kamhi 1986). Protowörter können zu echten Wörtern werden, indem sie dekontextualisiert (Lösung aus der Kontextgebundenheit) werden (Schröder et al. 2003). Ebenso können neue Wörter direkt mit referenzieller Bedeutung im Lexikon abgespeichert werden. Dementsprechend sind im frühkindlichen Lexikon sowohl referenzielle als auch kontextgebundene Wörter zu finden (Lucariello 1987; Harris et al. 1988). Wenn die ersten echten Wörter auftreten, kann davon ausgegangen werden, dass ein grundsätzliches Verständnis der Symbolfunktion vorhanden sein muss.

Für das Kind wird zunehmend erfahrbar, dass Sprache ein effektives Mittel darstellt, sich auf Dinge zu beziehen. Eine wesentliche Funktion, die **repräsentative Funktion** von Sprache, wird erfasst (Zollinger 1997).

Bislang ist nicht geklärt, ab wann Kinder Wörter im zielsprachlichen Sinn verwenden. Es ist davon auszugehen, dass im Spracherwerb ein kontinuierliches Annähern an die Zielsprache stattfindet. Im Verlauf dieser frühen Lexikonentwicklung lernen die Kinder pro Woche ca. 2–3 neue Wörter (Nelson et al. 1993; Dromi 1999; Bloom 2000).

Die 50-Wort-Grenze

Die meisten Kinder haben im Alter von ungefähr 18 Monaten ca. 50 Wörter in ihrem Lexikon, die sie aktiv einsetzen (Menyuk et al. 1995). Hierbei handelt es sich meist um phonologisch vereinfachte Wortformen. Die Eltern können diese Wörter jedoch verstehen und wissen, was das Kind meint.

Die rezeptive Leistung des Kindes geht dem aktiven Wortgebrauch weit voraus, nach Menyuk et al. (1995) verstehen Kinder bereits mit 13,5 Monaten 50 Wörter, wobei der rezeptive Wortschatz eines knapp 16 Monate alten Kindes ca. 100 Wörter umfasst. Es kann von ca. 200 Wörtern im passiven Wortschatz bei 50 Wörtern im aktiven Wortschatz ausgegangen werden.

Die quantitativen Angaben zum frühen Lexikon schwanken in der Literatur deutlich, und die interindividuellen Unterschiede sind sehr groß. Fenson et al. (1994) geben den aktiven Wortschatzumfang von 16 Monate alten Kindern mit über 44 Wörtern an, beschreiben jedoch eine Spanne von 0 bis knapp 350 Wörtern. Der durchschnittliche Zeitpunkt des Erreichens der 50-Wort-Grenze wird von Bloom et al. (1993) bei 19–20 Monaten genannt, jedoch mit einer Spanne zwischen 15 und 24 Monaten. Auch bei Menyuk et al. (1995) erreichten die Kinder die 50 Wörter durchschnittlich mit 18 Monaten, allerdings wird eine Spanne von 15–20 Monaten angegeben.

Aus den beschriebenen Daten lässt sich ablesen, dass der Wert 18 Monate – 50 Wörter als Richtwert zu verstehen ist und es auch in der physiologischen Sprachentwicklung zu diesem Zeitpunkt große interindividuelle Unterschiede gibt.

> Der Wert **18 Monate – 50 Wörter** ist als grober Richtwert zu verstehen.

2.2.3 Das Lexikon im Vokabelspurt – der Wortschatz explodiert

Vokabelspurt

Der **Vokabelspurt** wird auch **Wortschatzspurt** oder **Wortschatzexplosion** genannt. Auch der Begriff *naming explosion* findet sich in der Literatur und fokussiert, dass in dieser Phase das Benennen von Objekten und somit der Erwerb von Nomen im Mittelpunkt steht (s. unten, Noun-bias Hypothese). Vokabelspurt bezeichnet das extrem schnelle Anwachsen des kindlichen Lexikons.

Der Vokabelspurt setzt bei den meisten Kindern nach Erreichen der 50-Wort-Schwelle (Nelson 1973) ungefähr zwischen dem 18. und 20. Lebensmonat ein. In der Literatur finden sich jedoch durchaus Angaben zu noch weiteren Spannen (17.–28. Lebensmonat, Dromi 1999). Dies spiegelt die erhebliche Variation in der physiologischen Wortschatzentwicklung wider.

Bates et al. (1994) zeigen, dass Kinder mit der Kombination zweier Wörter beginnen, wenn ca. 50–200 Wörter aktiv verwendet werden. Im Wortschatzspurt lernen die Kinder oft **bis zu 10 neue Wörter am Tag** (Clark 2003).

> Der Vokabelspurt setzt bei den meisten Kindern zwischen dem 18. und dem 20. Lebensmonat, zum Zeitpunkt des Erreichens der 50-Wort-Schwelle, ein. Parallel zum

Vokabelspurt treten in der Regel Zweiwortkombinationen auf. Die Kinder lernen während des Vokabelspurts bis zu 10 neue Wörter am Tag.

Wachstumsmuster

Der Vokabelspurt oder die Wortschatzexplosion beschreiben ein **plötzliches, sprunghaftes Anwachsen** des aktiven Lexikons und damit dessen dynamische Entwicklung. Unterschiedliche Studien erfassen diese Entwicklung und zeigen auch in diesem Bereich große individuelle Unterschiede auf.

Bei unterschiedlichen Kindern ließen sich in diversen Studien verschiedene Wachstumsmuster nachweisen. Die beobachtbaren Muster können nach Kauschke (2000) zusammenfassend beschrieben werden als

- schnelles, sprunghaftes Wachstum,
- Wachstum mit mehreren treppenförmigen Sprüngen,
- Wechsel zwischen Spurts und Plateaus,
- ausgedehnte Spurtphase,
- exponentielles Wachstum,
- aber auch graduelle, lineare Wachstumsmuster konnten gefunden werden.

Wortartenverteilung

Zunächst beschreibt der Vokabelspurt mit dem Anstieg der Anzahl der Wörter im Lexikon ein quantitatives Phänomen. Jedoch kann der Wortschatz im frühen Lexikon auch qualitativ in seiner Entwicklung beleuchtet werden. Durch qualitative Analysen werden die Verteilung und die Entwicklung der Wortarten im frühen Lexikon untersucht. Die Wortartenzusammensetzung kann therapeutisch genutzt werden und sollte in der Therapie des frühen Lexikonaufbaus Berücksichtigung finden.

Für das Deutsche wurden die Daten in Anlehnung an die Ergebnisse von Kauschke (2000) und Szagun (2001) zusammengefasst und leicht modifiziert in ◘ Tab. 2.3 (Pomnitz u. Rupp 2013) dargestellt.

Praktischer Nutzen der Tabelle Die Tabelle kann dazu dienen, im diagnostischen Prozess eine qualitative Einordung des Wortschatzes bzw. der Wortartenverteilung des zu untersuchenden Kindes vor-

◨ Tab. 2.3 Die Entwicklung der Wortartenverteilung im frühen Lexikon. (Mod. nach Pomnitz u. Rupp 2013, mit freundlicher Genehmigung)

Phase	Ungefähres Alter	Wortarten
1	1,0–1,6 Monate	Lautmalereien (*miau, wauwau, brumbrum*) Personal-soziale Wörter (*ja, nein, hallo*) Relationale Wörter (*auf, auch, weg*) Eigennamen, *Mama, Papa*
2	1,7–2,5 Monate	Nomen- und Verbenanteil wachsen stark an Anteil der personal-sozialen, relationalen Wörter und Lautmalereien nimmt ab
3	2,6–3,0 Monate	Weitere Ausdifferenzierung des Lexikons Verbzuwachs Funktionswörter nehmen zu (Einstieg in die Grammatik)
4	Mit 3 Jahren	Ausgewogene, zielsprachliche Zusammensetzung des Lexikons

zunehmen. Gleichzeitig kann die Tabelle hilfreich sein bei der Zusammenstellung des Wortschatzmaterials für die Therapie. Allerdings ist die Zuordnung zu Zeitpunkten und Entwicklungsalter nicht unproblematisch, da in unterschiedlichen Studien (Bates et al. 1988; Kauschke 2000; Szagun 2002) gezeigt werden konnte, dass die relativen Anteile der einzelnen Wortarten v. a. mit der Lexikongröße zusammenhängen: Der Nomenanteil ist bei einem noch sehr kleinen Lexikon groß, der Verbenanteil wächst mit größer werdendem Lexikon (▶ Exkurs: Positionen und Diskussion um die Wortartenverteilung im frühen Lexikon). Dementsprechend kann ◨ Tab. 2.3 eine grobe Orientierung bieten. Die Lexikonentwicklung muss jedoch individuell unter Berücksichtigung vieler Aspekte beurteilt werden.

❱ Mit 3 Jahren ist die Wortartenverteilung im kindlichen Lexikon weitestgehend ausgeglichen und entspricht der zielsprachlichen Verteilung.

❱ Die Entwicklung der Wortartenverteilung ist ein dynamischer Prozess. Unterschiedliche Faktoren haben Einfluss auf die Wortartenverteilung: Das Angebot im Input, die Salienz (»Hörbarkeit«) der Wortarten im Input, die zu erlernende Sprache und die Lexikongröße selbst.

▪ **Schließen auf die Wortart**

Die sog. Bootstrapping-Theorien gehen der Frage nach, wie Kinder sich unterschiedliche sprachliche Strukturen erschließen. Sie beschäftigen sich insbesondere damit, wie Kinder das implizite Wissen um das Vorhandensein bestimmter Wortarten erwerben (▶ Exkurs: Bootstrapping-Theorien).

Wodurch kommt der Vokabelspurt zustande – Erklärungsversuche für das schnelle Wortlernen

Der Vokabelspurt ist ein beeindruckendes Phänomen, da in sehr kurzer Zeit ein extremer Wortschatzanstieg stattfindet. Auch Eltern bemerken diesen Entwicklungsschritt häufig und kommentieren diesen durch Aussagen wie »Seit letzter Woche fängt der richtig zu sprechen an« oder »Seit wir aus dem Urlaub zurück sind, erzählt die Kleine auf einmal, jetzt kann sie plötzlich so viele Wörter«.

Die Fragen nach den Mechanismen, die dieses unglaublich schnelle und fast plötzlich einsetzende Anwachsen des Wortschatzes ermöglichen, liegen auf der Hand. In der Literatur finden sich unterschiedliche Erklärungsmöglichkeiten, Theorien und Hypothesen:

▪ **Fast-mapping-Theorie**

Nach der Theorie des *fast mapping* (schnelles Zusammenfügen) (Carey u. Bartlett 1978) wird ein Wort in drei Prozessen erworben:

Exkurs: Positionen und Diskussion um die Wortartenverteilung im frühen Lexikon

Noun-bias-Hypothese

Die Noun-bias-Hypothese (Gentner 1981, 1982) beschreibt den dominierenden Anteil an Nomen im frühen Lexikon. Außerdem werden Nomen als erste Wortart im Lexikon postuliert, dann kommen relationale Wörter hinzu und schließlich auch Verben. Das Dominieren von Nomen im frühen Lexikon noch vor dem Vokabelspurt konnte in einigen Studien auch in unterschiedlichen Sprachen belegt werden (Zusammenfassung z. B. in Kauschke 2007).

Die Noun-bias-Hypothese postuliert:

- Nomen werden vor anderen Wortarten erworben.
- Nomen machen den größten Teil des frühkindlichen Lexikons aus.
- Nomen werden v. a. für Objektbenennungen eingesetzt.
- Der frühe Erwerb von Nomen ist eine günstige Strategie beim Wortschatzaufbau.

Gegengewicht zur Noun-bias-Hypothese

Allerdings sind Nomen nicht zwangsläufig die erste Wortart im Lexikon, es können auch Verben vor Nomen auftreten (z. B. Kauschke 2000). Auch für das Deutsche wurde kein absolutes Überwiegen der Nomen nachgewiesen (Kausche 2000), was der Noun-bias-Hypothese widerspricht. So wurde neben Nomen ein erheblicher Anteil an personal-sozialen (z. B. *hallo*) und relationalen Wörtern (z. B. *auch, auf*) gefunden. Szagun (2006) und Gopnik (1988) sehen soziale Wörter als frühe Wörter im Lexikon an.

Wachstumsraten der Wortarten und Zusammenhang zur Gesamtgröße des Lexikons

Die Wachstumsraten der einzelnen Wortarten scheinen im Zusammenhang mit der Gesamtgröße des Lexikons zu stehen (Bates et al. 1994). Zwischen 1;4 und 2;6 Jahren wächst der Wortschatz konstant an. Zunächst findet ein starker Nomenzuwachs statt, wobei der Nomenanteil bei 100 Wörtern im Gesamtlexikon bei 55,2% liegt; bei 300 Wörtern nimmt der Nomenzuwachs ab, und der Anteil an Verben und Adjektiven nimmt stark zu. Ab 400 Wörter steigt der Zuwachs von Funktionswörtern. Dementsprechend gleichen sich die Anteile von Verben, Adjektiven und Nomen allmählich an (Bates et al. 1994). Nach Bates et al. (1995) ist das Lexikon von Kindern mit 3 Jahren hinsichtlich der Wortartenverteilung ausgeglichen, die zielsprachliche Verteilung ist erreicht.

Wortartenverteilung und Wachstumsmuster

In der Literatur wurden auch Wachstumsmuster (s. oben) im Vokabelspurt in Abhängigkeit von der Wortartenverteilung betrachtet und analysiert. Es konnte festgestellt werden, dass Kinder, die die Strategie des Benennens, also einen hohen Nomenanteil, anwandten, einen deutlichen Vokabelspurt im Sinne einer *naming explosion* (Goldfield u. Reznick 1990; Bates et al. 1988) verzeichneten, während Kinder mit einer ausgeglicheneres Wortartenverteilung ein langsameres graduelles Wortschatzwachstum zeigten (Goldfield u. Reznick 1990).

Kinder mit frühem expressivem Stil (viele sozial-pragmatische Ausdrücke) zeigen mit ca. 20 Monaten einen starken Anteil an Verben und erwerben viele Inhaltswörter (Bates et al. 1988; Lieven 1994).

Beurteilung der Studien zur Wortartenverteilung

Bei den Ergebnissen der vorgestellten Studien muss berücksichtigt werden, dass es ggf. auch einzelsprachabhängige Faktoren (Choi 1998; Brown 1998) gibt und dass die jeweilige Erhebungsmethode (Gopnik u. Choi 1995) eine große Rolle spielt, und es darf die Schwierigkeit der Wortartenklassifikation gerade im frühen Lexikon und ohne grammatisch-syntaktische Einbettung nicht vergessen werden. Das Wort *heiß* beispielsweise kann als Adjektiv klassifiziert werden, es kann vom Kind jedoch auch als Nomen und damit als Bezeichnung für den Herd oder den Backofen genutzt werden. Außerdem kann eine Abhängigkeit zur Wortartenverteilung im Input vermutet werden, und die Salienz (»Hörbarkeit«/»Wahrnehmbarkeit«) der Wortarten kann eine Rolle spielen, beispielsweise die »bessere« und leichtere Wahrnehmung von Wörtern am Satzanfang oder am Satzende (Kauschke 2007).

Zusammenfassend ist anzunehmen, dass sich das entwickelnde Lexikon im Ausbau der Wortarten im Verlauf qualitativ verändert (Kauschke 2003), die Lexikonentwicklung hinsichtlich der Wortartenverteilung also als dynamisch betrachtet werden muss.

- Die Wortform (das Lexem) muss aus dem kontinuierlichen Sprachfluss isoliert werden.
- Darüber hinaus muss die Bedeutung (das Lemma) erfasst werden.
- Schließlich müssen diese beiden Teile miteinander in Verbindung gebracht werden (Crais 1992).

Dieses Zusammenfügen wird als *mapping* bezeichnet. Bei sich sprachlich physiologisch entwickelnden Kindern geschieht dieses Zusammenfügen sehr schnell, bereits nach zwei- bis dreimaligem Hören von Wörtern. Allerdings handelt es sich hierbei eher um erste, »blasse« Repräsentationen.

Exkurs: Bootstrapping-Theorien

Semantic bootstrapping beschreibt, dass Kinder ihr Wissen über Kategorien nutzen, um sich dadurch grammatische Strukturen zu erschließen. Es wird davon ausgegangen, dass Kinder diese Inhalte aus dem Kontext, der Situation, den nonverbalen Hinweisen, aber auch der semantischen Verknüpfung mit bekannten Wörtern im Satz und deren grammatischer Einbettung erwerben, z. B. dass sie implizit wissen, dass Objekt und Personenbezeichnungen immer der Wortkategorie Nomen zuzuordnen sind oder Handlungen immer durch Verben repräsentiert werden.

Im *syntactic bootstrapping* wird angenommen, dass Kinder durch syntaktische Merkmale Rückschlüsse auf Wortbedeutung und Wortart ziehen können (Gleitman 1990; Naigles 2000), also über den syntaktischen Kontext, z. B. aus der Argumentstruktur, ableiten, welcher Wortart ein Wort angehört. Das heißt, das Wissen über die Satzstruktur erlaubt Rückschlüsse auf die Bedeutung und Art des Wortes.

Einige Autoren gehen davon aus, dass Kinder dieses Prinzip schon früh nutzen können und es damit beim Vokabelspurt hilft (Linke et al. 2001; Gleitmann 1990).

Allerdings ist der Einstieg in die Grammatik und das Wissen um grammatikalische Kategorien notwendig, um das *bootstrapping* entsprechend als Hilfe nutzen zu können. Somit liegt ein späterer Einsatz der Strategie nahe, um Verben und Funktionswörter erschließen zu können.

Jedoch sind die Theorien des *semantic bootstrapping* und des *syntactic bootstrapping* nicht unumstritten, da sich in Studien keine klaren Evidenzen finden ließen (Rothweiler u. Meibauer 1999).

Es ist davon auszugehen, dass weder die Wortform noch die Bedeutung dadurch vollständig erworben werden. Damit eine solche Verknüpfung stabil bleibt bzw. wird, bedarf es weiterer Wiederholung, da sie sonst »verblasst«. Außerdem wird angenommen, dass das *fast mapping* der erste Schritt beim Worterwerb ist und darauf eine längere Phase der Ausdifferenzierung (*slow mapping*, s. unten) folgt, in der sowohl die phonologische Wortform wie auch die Bedeutung weiter ausgeprägt, modifiziert und ergänzt werden. Außerdem müssen Wiederholungen stattfinden, damit der neue, noch »blasse« Eintrag stabil bleibt. Für die Rezeption reichen relativ »unvollständige« Einträge aus, für die Produktion ist jedoch ein bestimmtes Maß an Ausdifferenzierung erforderlich (Rothweiler u. Meibauer 1999). Menyuk (1999) beschreibt, dass *fast mapping* als Lernstrategie auch nach dem Vokabelspurt weiter anhält.

> Der Erwerb eines Wortes erfolgt in mehreren kognitiven Verarbeitungsschritten:
> - 3 Phasen des *fast mapping*:
>   - Isolation der Wortform (Lexem) aus dem kontinuierlichen Sprachfluss,
>   - Erfassung der Bedeutung (Lemma),
>   - Verknüpfung von Wortform und Bedeutung (*mapping*).

- Für einen stabilen Worteintrag bedarf es der Wiederholung.
- Es schließt sich die Phase des *slow mapping* an, indem sowohl Wortform (Lexem) als auch Lemma (Wortbedeutung) weiter ausdifferenziert werden.

■ Das Erreichen der »kritischen Masse«

In vielen Studien wurde gezeigt, dass der Vokabelspurt gehäuft einsetzt, wenn ein Kind ca. 50 Wörter aktiv benutzt. Dementsprechend wird von dem Wert der 50 aktiv zu verwendenden Wörter als »kritischer Masse« ausgegangen (Grimm u. Weinert 2003).

Zum einen wird vermutet, dass eine bestimmte Menge an Wörtern (*critical mass hypothesis*) notwendig ist, um sprachspezifische Muster zu erkennen (Bates et al. 1995; Gershkoff-Stowe et al. 1997) oder um die Benenn- und Symbolfunktion vollständig zu erfassen (Goldfield u. Reznick 1996). Zum anderen kann das Anwachsen des Lexikons, also die Menge der Wörter an sich, ein Umstrukturieren erforderlich machen, also einen qualitativen Einschnitt bedeuten. Das Erreichen einer »kritischen Masse« kann sowohl beim Eintritt in den Vokabelspurt durch das Erreichen der 50-Wort-Grenze als auch zu einem späteren Zeitpunkt beim Ausbau semantischer Felder und der Strukturierungsformen (Clark 2007; Bates et al. 1994) relevant sein. Somit ist denkbar, dass das Erreichen der 50 Wörter eine qualitative Neuordnung des Lexikons notwendig macht, in der das Bilden von Kategorien unumgänglich ist, um die Fülle von Wörtern zu »verwalten« (Clark 1993; Bloom 1993). Diese strukturelle Veränderung ist als Auslöser für den raschen Wortschatzausbau denkbar (Aitchison 1994).

■ **Triangulierung und joint attention**
Über die Triangulierung und die mit dem Gesprächspartner gemeinsame Aufmerksamkeit auf eine Situation oder Objekte erhält das Kind neben der sprachlichen auch pragmatische und inhaltliche Hinweise über den Bezug von Wortform und Referenten (▶ Abschn. 2.2.1, Wozu gehört welches Wort? – Vorsprachliche Mittel der Referenz).

■ **Kategorisierungsfähigkeit, Symbolfunktion und Benenneinsicht**
Die Forschungslage in Bezug auf den Zusammenhang der kognitiven Fähigkeit des Kategorisierens und des Wortschatzwachstums ist widersprüchlich. Gopnik und Meltzoff (1987, 1992) konnten in ihren Studien zeigen, dass bei keinem untersuchten Kind eine Wortschatzexplosion zu beobachten war, bevor es nicht in der Lage war, zu kategorisieren. Demnach scheint ein Zusammenhang zwischen der nonverbalen kognitiven Fähigkeit des Kategorisierens und dem Wortschatzwachstum zu bestehen. Allerdings gelang es in neueren Studien nicht, diese Ergebnisse widerspruchsfrei zu replizieren. Gershkoff-Stowe et al. (1997) fanden heraus, dass Kinder mit einer besseren Objektklassifizierung nicht zwingend bessere Wortschatzleistungen zeigten. Sie gehen aufgrund der individuellen Variation nicht von einem kausalen Zusammenhang aus. Außerdem konnten sie zeigen, dass Late-Talker ähnliche Klassifizierungsleistungen wie Gleichaltrige erbringen, im Wortschatz jedoch zurückliegen.

Kauschke (2000) hält eine Wechselwirkung zwischen den beiden Bereichen für wahrscheinlich. Sie betont auch, dass die Einsicht, dass es für jeden Referenten ein Wort gibt, also das Erfassen der Benenneinsicht (Goldfield u. Reznick 1996) und der Symbolfunktion, als Auslöser für den Vokabelspurt infrage kommt.

■ **Constraints (Lernbarkeitsbeschränkungen)**
Einige Forscher gehen davon aus, dass bestimmte Mechanismen wirksam sein müssen, um in derart kurzer Zeit solche Leistungen erbringen zu können. Sie vermuten, dass **Lernbarkeitsbeschränkungen** (*constraints*) den Kindern beim Erwerb von Wörtern helfen, indem sie die schiere Unendlichkeit von Bezügen zwischen Wortform und Bedeutung einschränken (Markman u. Hutchinson 1994). Dies verdeutlicht das ▶ Beispiel: Jasmin.

Beispiel: Jasmin
Jasmin sitzt auf dem Schoß ihres Vaters. Dieser hält seine Kaffeetasse in der Hand. Jasmin interessiert sich für den Gegenstand in der Hand, und der Vater kommentiert die Situation. Woher weiß nun Jasmin, dass sich das vom Vater im Sprachfluss genannte Wort *Tasse* auf den Behälter in der Hand des Vaters bezieht? Theoretisch ist auch denkbar, dass sich das Wort auf den Inhalt, die Form, den Geruch, die Größe, die Farbe abzielt oder sogar auf andere Dinge in der Situation, z. B. die Hand, die Finger, den Fleck auf der Tischdecke.

Genau mit der Einschränkung dieses Hypothesenraums befasst sich die *lexical constraints hypothesis* (Markman 1994; Golnikoff et al. 1994; Menyuk 2000). Markman (1994) postuliert drei lexikalische *constraints*, die interagieren:

– *Taxonomic constraint*: Die Taxonomieannahme regelt), dass sich Wörter immer auf Klassen von Objekten beziehen, nicht auf thematisch-assoziative Relationen. Dieses Prinzip setzen Kinder mit 18 Monaten als *first guess* (erste Vermutung) ein und erzielen dabei richtige Lösungen (außer bei Eigennamen).

– *Whole-object constraint*: Die Ganzheitsannahme besagt, dass das Kind immer davon ausgeht, dass sich ein Wort auf ein ganzes Objekt bezieht und nicht auf Teile davon. Diese Strategie wird von Kindern zwischen 18 und 24 Monaten bevorzugt eingesetzt.

– *Mutual exclusivity assumption*: Diese Annahme besagt, dass jedes Objekt nur einen Namen trägt, d. h., wenn einem Kind in einer Situation ein neues Wort angeboten wird und es für einige Dinge in der Situation schon Namen hat, schließt es aus, dass sich das neue Wort auf diese Dinge bezieht. Dementsprechend kann diese Annahme die Ganzheitsannahme außer Kraft setzen. Wenn das Kind bereits ein Wort für das ganze Objekt erworben hat, sucht es nach anderen Referenzen und ordnet das neue Wort dementsprechend zu.

Diese Annahmen eignen sich gut, um das Erlernen für Objektnamen zu erklären, sie können jedoch nicht umfassend den Aufbau des Lexikons beschreiben, zumal das Kind auch in der frühen Phase mehr als nur Objektbezeichnungen und Nomen erlernt (Kauschke 2000). Die *mutual exclusivity assumption* schließt das Erlernen von Synonymen aus. Da dies jedoch zweifelsfrei stattfindet, stellt sie sich selbst infrage. Insgesamt sind die Constraint-Theorien nicht unumstritten, da sie den Erwerb immer nur für eine bestimmte Wortgruppe erklären und dem Erwerb anderer Beziehungen widersprechen. Auch ist die Datenlage hinsichtlich der Auftretenszeitpunkte der jeweilig angenommenen *constraints* heterogen, und es lassen sich keine direkten Verbindungen zwischen Auftretenszeitpunkt des *constraint* und dem Wachstumsmuster nachweisen (Rothweiler 2000; Kauschke, 2000).

Allerdings betont Markman (1994), die genannten *constraints* seien bei Kindern im Vokabelspurt nachweisbar und lieferten somit eine Teilerklärung. Sie geht jedoch von weiteren Informationsquellen, z. B. pragmatischen und grammatischen aus, die Kinder zusätzlich nutzen, um Bedeutungen und Referenzen aufzubauen.

■ **Dekontextualisierung**

In einigen Theorien wird davon ausgegangen, dass Wörter nur in ganz bestimmten Kontexten verwendet werden und das Kind mit diesen Wörtern quasi auf die Situation referiert. Unter Dekontextualisierung ist zu verstehen, dass kontextgebundene Wörter kontextvariabel und autonom eingesetzt werden können. Wenn das Kind somit beginnt, Wörter aus dem Kontext zu lösen, braucht es neue Wörter, um die »Gesamtsituation« weiter aufzuschlüsseln. Auch darin besteht die Möglichkeit, Wortschatzwachstum zu begründen.

Allerdings werden bereits früh schon echte Wörter und auch während der Phase des Vokabelspurts kontextgebundene Wörter gefunden.

■ **Verbesserte psycholinguistische Fähigkeiten**

Neben Semantik und Grammatik (▶ Exkurs: Bootstrapping-Theorien) kann das Kind auch phonologische Informationen beim Wortschatzaufbau nutzen. Die **Prosodie** ist ein Teilbereich der Phonologie. Kinder machen sich im Wortschatzerwerb unbestritten phonologisch-prosodische Informationen zunutze, um Wortgrenzen zu erkennen und Wortformen effizient im Lexikon abzuspeichern sowie um Wörter abrufen und wiederfinden zu können. Auch die sich verbessernden **phonetisch-phonologischen Fähigkeiten** können in Zusammenhang mit dem Wortschatzzuwachs gebracht werden. In Studien konnte gezeigt werden, dass Verbesserungen der phonetisch-phonologischen Fähigkeiten zeitlich mit dem Einsetzen des Vokabelspurts einhergehen (Elsen 1999; Constable et al. 1997; Mirak u. Rescorla 1998). Dies legt die Hypothese nahe, die verbesserten phonetisch-phonologischen Fähigkeiten als Auslöser oder Voraussetzung für den Vokabelspurt anzusehen. Insbesondere die Fähigkeiten der auditiven Diskriminierung und der phonologischen Dekodierung sind wichtig, um phonologische Inputrepräsentationen aufzubauen (Gathercole u. Baddeley 1993; Rothweiler u. Meibauer 1999; Rothweiler 2000). Auch das **Erfassen des syntaktischen Prinzips** (Anisfield et al. 1998) fällt mit dem Einsetzen des Vokabelspurts zusammen. Allerdings besteht Uneinigkeit darüber, ob es sich bei den ersten Wortkombinationen um syntaktische oder semantische Beziehungen handelt (Menyuk 1999). Dementsprechend sind direkte Zusammenhänge zwischen dem Erfassen des syntaktischen Prinzips und der Wortschatzentwicklung nicht abschließend geklärt (Siegmüller et al. 2005).

■ **Angebot im Input**

In einigen Studien konnten Hinweise darauf gefunden werden, dass die *naming explosion*, also der Ausbau des Nomenlexikons, durch den Input erklärt werden kann. Kinder von Eltern, die häufig Benennspiele, z. B. beim Bilderbuchbetrachten, mit ihren Kindern anwenden, zeigten eine deutliche *naming explosion* (Bruner 1987; Lieven et al. 1992). Auch erstgeborene Kinder weisen eine Tendenz zur *naming explosion* auf, zweitgeborene jüngere Geschwisterkinder hingegen eine Tendenz zum graduellen Wachstum und einer heterogenen (durchmischten) Wortartenzusammensetzung. Die Erklärung wird auch hier im Sprachangebot gesucht: in Familien mit einem jüngeren Geschwisterkind erhalten diese variablere Sprachangebote.

■ **Kommunikatives Bedürfnis**
Bloom (2000) geht davon aus, dass sich Sprache im Spannungsfeld psychischer, kognitiver und sozialer Aspekte entwickelt und primär aus dem inneren Kommunikationsbedürfnis des Kindes entsteht. In diesem Fall spielen die Intentionalität und der gemeinsame kommunikative Bezug eine elementare Rolle. Auch Bruner (2002) geht von einem System aus (*language-acquisition support system*), das das Erlernen der Sprache durch Interaktion (▶ Abschn. 2.1.1) unterstützt. Danach sind interaktionale Aspekte für den Eintritt in den Vokabelspurt verantwortlich.

■ **Zusammenwirken mehrerer Prinzipien**
Der Ansatz nach Clark (2007) nimmt eine Unterscheidung in lexikalische, konzeptuelle und pragmatische Prinzipien vor, die generell und nicht spezifisch linguistisch wirksam sind. Sie beschreibt das Wortlernen in einem mehrstufigen Prozess: Zunächst erfolgt das *fast mapping*, bei dem eine vorläufige Bedeutungszuordnung zu einem unbekannten Wort innerhalb eines *joint attention moment* geschieht. In diesem Moment kann das Kind auf etliche Informationsquellen zurückgreifen.

Das neue Wort wird mit dem Lexikon abgeglichen, und das Kind nutzt zusätzlich Kontext- und Syntaxinformationen. Zunächst speichert das Kind allgemeine Merkmale für das Wort, und es kommt zu Über- und Untergeneralisierungen. Die Merkmale werden zunehmend spezifiziert und weiter ausgebaut, und es werden weitere Relationen zu anderen Wörtern hergestellt.

Auch der dynamische Erklärungsansatz nach Gerskoff-Stowe et al. (1997) geht von einer Interaktion externer Faktoren (Input), kognitiver Faktoren und der sprachlichen Fortschritte aus. Aus der

Kombination und Zusammenführung aller dieser Teile leitet das Kind Annahmen über Referenzen ab und kann so Hypothesen über Bedeutungen aufstellen und in den Vokabelspurt eintreten.

Erklärungen für das schnelle Wortlernen

— *Fast mapping* beschreibt die Fähigkeit, eine Wortform und eine Bedeutung schnell zusammenzufügen.

— Erreichen der »kritischen Masse«, der 50-Wort-Schwelle: Durch das Wachstum des Wortschatzes werden neue qualitative Ordnungsschritte notwendig, die zu einem weiteren Wortschatzwachstum führen.

— Triangulierung und *joint attention moments* helfen bei der Referenzfindung und liefern pragmatische und inhaltliche Informationen.

— *Constraints* sind sog. Lernbarkeitsbeschränkungen, die bei der schnellen und wenig fehlerbehafteten Bedeutungszuordnung helfen.

— Die Kategorisierungsfähigkeit und die Benenneinsicht werden erworben und die Symbolfunktion voll erfasst.

— Dekontextualisierung: Wörter werden aus dem Kontext gelöst, dadurch spaltet sich der Kontext in viele Einzelheiten auf, die wiederum mit Wörtern belegt werden können.

— Die Verbesserung psycholinguistischer Fähigkeiten, z. B. der phonetisch-phonologischen Fähigkeiten, begünstigt den Wortschatzausbau. Prosodische und grammatische Informationen werden bei der Erschließung der phonologischen Wortform und dem Inhalt genutzt.

— Das Angebot im Input kann die *naming explosion* begünstigen.

— Das kommunikative Bedürfnis wirkt als »Motor« beim Wortschatzaufbau.

— Wahrscheinlich wirken mehrere Prinzipien vielschichtig zusammen, um diese enorme Wortschatzerweiterung möglich zu machen.

2.2.4 Beobachtbare Phänomene beim Wortschatzerwerb

Im Spracherwerb nähern sich die Kinder allmählich der Zielsprache an. Der Spracherwerb vollzieht sich nicht alleine über Nachahmung. Natürlich brauchen Kinder sprachlichen Input (▶ Abschn. 2.3), um die Sprache zu erwerben, und auch die Imitation spielt eine wichtige Rolle. Allerdings sind Kinder aktiv am Spracherwerb beteiligt, indem sie Regeln ableiten und Sprache verarbeiten. Dies kann im Lexikonerwerb an unterschiedlichen Phänomenen beobachtet werden.

Über-/Untergeneralisierung

Bei **Übergeneralisierung** (Überdehnung/Unterspezifizierung) wird ein Begriff zu stark ausgedehnt und zu weit gefasst, z. B. alle Vierbeiner werden als *Hund* bezeichnet, alle Fahrzeuge als *Auto* oder die Kofferwagen am Flughafen als *Zug*, da an das ziehende Auto mehrere beladene Anhänger gereiht sind, oder der Vollmond am Himmel als *Ball*.

Untergeneralisierung (Unterdehnung/Überspezifizierung) beschreibt entsprechend das Gegenteil: Die Bedeutung wird zu eng gefasst, und es findet eine zu starke Beschränkung statt, z. B. nur schwarze Dackel werden als *Hund* oder *Wauwau* bezeichnet.

Auch bei grammatischen Regelableitungen oder der Pluralbildung (z. B. *Die Männers räumen auf. Die Pferden essen gerade.*) wird oft übergeneralisiert. So werden häufig auch unregelmäßige Verbformen regelgerecht flektiert, bevor sie lexikalisch gelernt werden, z. B. *Du binst* (bist) *schnell.*

Übergeneralisierungen fallen deutlicher auf als Untergeneralisierungen, da sie als »Fehler« im zielsprachlichen Sinn gesehen werden. Der größte Teil an Unter- und Übergeneralisierungen ist bei Kindern bis zum 30. Lebensmonat festzustellen. Grundsätzlich kann dieses Phänomen jedoch bei jedem neu zu erwerbenden Wort auftreten und als allmähliche Annäherung an die zielsprachliche Bedeutung verstanden werden.

> ❯❯ Über- und Untergeneralisierungen sind physiologische Prozesse im Spracherwerb und zeigen die allmähliche Annäherung an zielsprachliche Bedeutungen.

Wortneuschöpfungen

Kinder verwenden den Wortschatz, den sie bereits erworben haben, und ihr Sprachwissen kreativ. Dies zeigt sich beispielsweise im Umgang mit lexikalischen Lücken (*lexical gaps*). Häufig versuchen Kinder diese durch Wortneuschöpfungen (Neologismen) oder kreative Wortkombinationen zu schließen. Bereits ab dem 2. Geburtstag, also im 3. Lebensjahr, hat das Kind phonologische und morphologische Kompetenzen, die ihm Wortbildungsprozesse und das Schließen der lexikalischen Lücken ermöglichen (Clark 1993).

Die Wortbildung kann durch unterschiedliche Prozeduren erfolgen, z. B. über
- das Kreieren von Nomina Komposita (zusammengesetzte Nomen), z. B. *der Saubermacher* (Straßenfeger), *die Königsmütze* (Krone),
- Derivation (Ableitung) und Nutzung anderer Wortklassen, z. B. *der best* (er kehrt mit dem Besen),
- Nutzung von Präfixen, z. B. *übergestern*.

Die Wortbildungsprozesse stellen kreative und effektive Möglichkeiten dar, lexikalische Lücken zu schließen. Gleichzeitig reagieren Erwachsene in aller Regel darauf und geben die Zielwörter vor, was wiederum die Möglichkeit des Wortlernens bietet. Außerdem zeigen diese Prozesse das implizite Wissen des Kindes über Ableitungen, Derivation und Komposition. In der Regel bilden Kinder »sinnvolle« Neologismen (▶ Beispiel: Wortneuschöpfungen und untypischer Wortgebrauch), allerdings können auch Nonsense-Neologismen auftreten oder freie phonologische Wortformen (z. B. *Das ist ein Tikafa*), mit denen die Kinder sprachlich und in ihrer Fantasiewelt spielen.

> ❯❯ Als Wortneuschöpfungen (Neologismen) werden Worte bezeichnet, die es in der Zielsprache nicht gibt. Diese Wortformen werden in der Kindersprache meist über Derivation (Ableitung), Komposition (Zusammenfügen) oder den Einsatz von Vor-/ Nachsilben gebildet.

Um dies zu verdeutlichen, werden nachfolgend Beispiele aufgeführt:

Beispiel: Wortneuschöpfungen und untypischer Wortgebrauch

- Johannes möchte erzählen, dass ihm ein Glas zerbrochen ist und bezeichnet dies in seiner Erzählung als *Scherbenglas* (Neologismus durch Bildung von Nomina Komposita).
- Jochen möchte Rauchfleisch (geräucherten Schinken), weiß aber das Wort nicht und verlangt nach *Dampfwurst* (beide Wortteile des Nomen Kompositum werden durch ein semantisch nahes Wort ersetzt und ein Neologismus geschaffen).
- Jonathan hilft seinem Papa beim Rasenmähen und erzählt stolz, dass er gerade *rasenmähert* (dieser Prozess kann als Derivation [Ableitung] eines Verbs vom Nomen *Rasenmäher* interpretiert werden).
- Lisas Mutter fährt beim Einparken versehentlich und etwas stark mit dem Auto gegen den Bordstein. Lisa kommentiert dies mit *Mama ist mit dem Auto gestolpert* (dies kann als Übergeneralisierung [s. oben] des Verbs *stolpern* oder als kreativer und untypischer Wortgebrauch beschrieben werden).

Maibauer (1999) diskutiert dieses Phänomen und interpretiert es auf zwei Arten. Zum einen kann angenommen werden, dass Kinder Wortneubildungen vornehmen, um lexikalische Lücken zu schließen (Clark 1993). Zum anderen kann dies auch eine Strategie sein, um entsprechende Reaktionen des Umfelds zu provozieren und um somit neuen Input für den weiteren Ausbau des Lexikons zu bekommen.

2.2.5 Weitere Wortschatzentwicklung

Der Wortschatz entwickelt sich in vielerlei Hinsicht weiter, letztendlich hört der Mensch nie auf, sein Wissen und seinen Wortschatz zu erweitern. Dementsprechend ist es auch sehr schwierig oder gar unmöglich, zu erfassen, wann, wie und ob die Lexikonentwicklung abgeschlossen ist.

Um die vielschichtige Weiterentwicklung zu verdeutlichen, wird bei der weiteren Beschreibung eine Unterteilung in den quantitativen Aufbau (Anzahl der Wörter) und den qualitativen Auf- bzw.

Ausbau des Lexikons vorgenommen (s. hierzu auch die zusammenfassende Darstellung am Ende dieses Abschnitts, ▶ Übersicht: Die weitere Wortschatzentwicklung). Unter die qualitativen Gesichtspunkte fallen der semantisch-strukturelle Ausbau des Lexikons und der Ausbau der Bedeutungen sowie die phonologische Ausdifferenzierung und Vernetzung. Findet über *fast mapping* (▶ Abschn. 2.2.3, Fast-mapping-Theorie) eine erste grobe Zuordnung von Bedeutung und Wortform statt, wird diese in einem weiteren Prozess, dem sog. *slow mapping* (McGregor et al. 2002), weiter spezifiziert und ausgebaut. Sowohl die Wortbedeutung wird exakter und reichhaltiger als auch der phonologische Eintrag. Dementsprechend entwickelt sich das Lexikon qualitativ stark weiter.

Dies verdeutlicht ◘ Abb. 2.3. Anschließend wird die Entwicklung in dem jeweiligen Bereich beschrieben.

Entwicklung des Wortschatzumfangs – quantitative Aspekte

Haben Kinder im 2. Lebensjahr ca. 50–600 Wörter (Clark 1979) zu Verfügung, sind es im Alter von 6 Jahren bereits 3000–5000 Wörter (Clark 1993). Auch Aitchison (1994) spricht von ca. 5000 Wörtern, wobei der rezeptive Wortschatz weit mehr, ca. 9000 (Templin 1957) bis 14000 Wörter (Clark 1993) umfasst. Somit ist von einem im Verlauf weiterhin stetigen Wachstum des Wortschatzes, also einem **quantitativen Zuwachs,** auszugehen.

Durch den Vokabelspurt nimmt die Anzahl der Wörter im Lexikon drastisch zu. Die einzelnen Einträge werden über *slow mapping* immer differenzierter, und die Einträge untereinander werden in vielfacher Weise miteinander vernetzt. Dadurch kann nach Clark (2000) von einer Reorganisation des Lexikonsystems ausgegangen werden. Dies wird im Folgenden beim qualitativen Ausbau des Lexikons beschrieben.

Erwerbsstrategien Kinder wenden im weiteren Wortschatzerwerb meist selbstverständlich und von ganz alleine die Strategie des Nachfragens an (▶ Exkurs: Aktive Spracherwerbsstrategien): »Was ist ein Kipplader?« »Warum heißt das Siphon?« Über Fragen erschließen sich Kinder Bedeutungen und Zusammenhänge. Sie können immer mehr

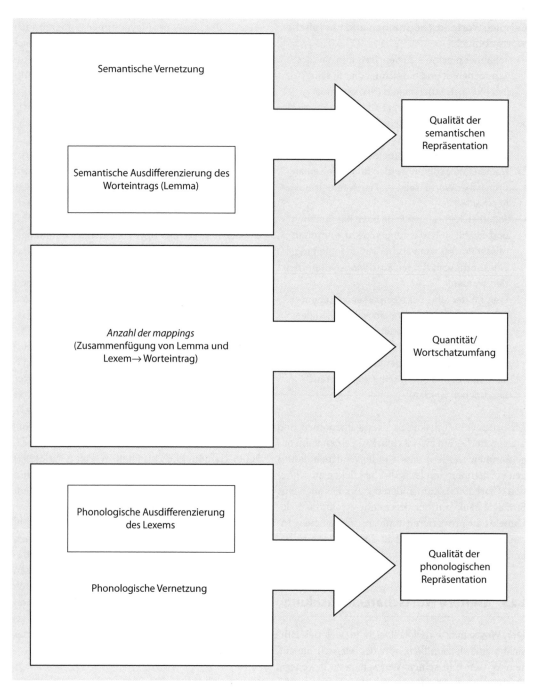

■ **Abb. 2.3** Bereiche der Wortschatzentwicklung

sprachliche Informationen nutzen und auf den bereits vorhandenen Wortschatz und das Weltwissen zurückgreifen (Top-down-Prozesse). Das ermöglicht ihnen, das Lexikon weiter auszubauen. Neben der aktiven Spracherwerbsstrategie des Fragens können die Kinder sich Wortbedeutungen zunehmend aus sprachlichen und weiteren Kontextinformationen ableiten (Clark 2007). Ebenso trägt die grammatische Entwicklung dazu bei, dass Wörter aus dem sprachlichen Kontext erschlossen werden können (▸ Abschn. 2.2.3, Bootstrapping-Hypothesen). Zudem setzen Kinder Wortneubildungen (▸ Abschn. 2.2.4, Wortneuschöpfungen) ein, um lexikalische Lücken zu schließen. Auch darauf reagiert die Umwelt in der Regel mit einem entsprechenden Input, sodass der Wortschatz erweitert werden kann. Eltern wenden in aller Regel intuitiv einen an das Sprachniveau des Kindes angepassten Input an (▸ Abschn. 2.3).

Qualitativ-semantischer Ausbau des Lexikons

Die Qualität der semantischen Repräsentation lässt sich künstlich in 2 Bereiche teilen: zum einen in den Ausbau der semantischen Differenziertheit des Eintrags selbst (Prototypikalität, Abgrenzung zu ähnlichen Begriffen, ausreichend semantische Merkmale etc.), zum anderen in die semantische Verknüpfung und die Einbettung in das semantische Netzwerk (thematisch assoziative Bezüge, semantische Relationen, Kollokationen etc.). Dabei bleibt die Grenze zwischen beiden Bereichen schwammig. Die Trennung hilft jedoch, um die unterschiedlichen Aspekte zu verdeutlichen.

- **Semantische Ausdifferenzierung des Worteintrags**

In der Entwicklung erschließt sich das Kind die umfassende zielsprachliche Bedeutung eines Wortes in einem lang andauernden Prozess (*slow mapping*). Zur Qualität des semantischen Eintrags gehören z. B. die Entwicklung einer ausreichenden Anzahl semantischer und prototypischer Merkmale und die Entwicklung unterscheidender Merkmale zu bedeutungsähnlichen Begriffen.

Bei dem Erwerbsprozess, sich der zielsprachlichen Bedeutung anzunähern, lässt sich häufig das Phänomen der Über- bzw. Untergeneralisierung beobachten (Clark 1993; Grimm 2003). Beide Phänomene sind Bestandteil der physiologischen Sprachentwicklung und Zeichen für die allmähliche Annäherung an die Zielsprache. Über- und Untergeneralisierungen nehmen im Laufe der Entwicklung immer mehr ab (▸ Abschn. 2.2.4, Über- und Untergeneralisierung), was als Zeichen der immer mehr stattfindenden Annäherung an die Zielsprache gewertet werden kann.

- **Semantische Vernetzung des Eintrags und Entwicklung hierarchischer Ordnungsstrukturen**

Neben dem Erwerb der entsprechenden Bedeutungen geht es auch darum, die semantischen Verknüpfungen der Einträge auszubauen. Kleine Kinder lösen Zuordnungsaufgaben vorrangig thematisch-assoziativ, wobei ältere Kinder zunehmend auch hierarchische Ordnungsprinzipien zur Verfügung haben (▸ Abschn. 1.2.1).

Ab dem 3. Lebensjahr finden sich neben den Basic-level-Begriffen (▸ Abschn. 1.2.1, Basic-level-Begriffe) vermehrt Über- und Unterordnungen, und die Kinder bauen hierarchische Ordnungsstrukturen auf (▸ Abschn. 1.2.1, Taxonomische Relationen).

Das frühe Wortlernen ist ein **thematisch-assoziatives Wortlernen** (12.–18. Lebensmonat im 50-Wort-Lexikon) (Markman 1994, 1990), d. h., Wörter werden im Rahmen erlebter Situationen abgespeichert und können auch häufig nur in diesen Kontexten verwendet werden. In der weiteren Entwicklung im Bereich des semantischen Systems legen Kinder zunehmend **hierarchische Ordnungsstrukturen** (▸ Kap. 1) mit Über- und Unterordnungen an und bauen ihr Kategoriensystem aus. Dieser Wandel in der Lexikonorganisation schafft eine zusätzliche Ordnungsstruktur und ist mit ca. 5 Jahren abgeschlossen (Johnson u. Carey 1998). Dieser Wechsel von einer rein thematisch-assoziativen Abspeicherung hin zu einer hierarchischen Abspeicherung nennt sich **syntagmatisch-paradigmatischer Shift**. Glück (2010) siedelt diesen im beginnenden Schulalter mit ca. 7–8 Jahren an. Allerdings ist der Ausdruck »Wechsel« nicht ganz passend, da zu erwarten ist, dass die thematische Speicherung weiterhin stattfindet. Es handelt sich eher um eine Ergänzung, also eine **weitere Ordnungsstruktur**, die dem Kind zur Verfügung steht. Der zusätzliche Aufbau einer hierarchischen Ordnungsstruktur ermöglicht ein effizientes Speichern von Wissen. Rothweiler und Meibauer (1999) sprechen in diesem Zusammenhang von einer Reorganisation und Konsolidierung des Lexikons. Bei der Analyse

von semantischen Fehlermustern bei Kindern finden sich mit zunehmendem Alter deutlich mehr
taxonomische Ersetzungen als thematisch-assoziative. Dies kann als Hinweis auf den Ausbau hierarchischer Strukturen verstanden werden (McGregor
et al. 2002; Kauschke u. Stan 2004).

- **Die Verwendung von Über- und
  Unterordnungen**

Zunächst erlernen und verwenden Kinder, wie
oben beschrieben, Basic-level-Begriffe (Waxman
u. Hatch 1992). Diese sind meist monomorphema-
tisch und weisen eine hohe Frequenz auf (Rothweiler 2001). Sporadisch sind auch bereits im 2.
und 3. Lebensjahr Hyponyme (Unterbegriffe) und
Hyperonyme (Oberbegriffe) nachweisbar (Clark
1995). Zwischen 3 und 4 Jahren erwerben Kinder
eine Vielzahl an Begriffen, die nicht der Basiskategorie zuordnbar sind (Waxman u. Hatch 1992),
und erweitern ihr System um Über- und Unterordnungen, die sie aktiv verwenden (▶ Abschn. 1.2.1).

- **Entwicklung der Inhalte und Themen im
  Lexikon**

Der **frühe Wortschatz** bezieht sich inhaltlich auf
Personen, Lebewesen, Ereignisse und Handlungen
aus der unmittelbaren Erlebenswelt des Kindes
(Nelson et al. 1993; Dromi 1999; Szagun 2006) und
ist meist an Wahrnehmbares aus dieser gebunden
(Wode 1988). Clark (1993) beschreibt dement-
sprechend die Kategorien Objekte, Menschen und
Aktivitäten als frühe Kategorien des kindlichen
Wortschatzes. Nelson et al. (1993) weisen als frü-
he semantische Felder Personen, Tiere, Spielzeug,
Kleidung, Lebensmittel, Körperteile, Haushalts-
gegenstände und Fahrzeuge und Nennungen für
Handlungen, Bewegungen, Orte und Ereignisse
aus. Hinzu kommen zunächst Floskeln, Routinen
und Grüße (Kauschke 2000; Szagun 2000), später
Wörter für Zustände und Eigenschaften, Orts- und
Zeitangaben. Es werden immer mehr semantische
Felder erschlossen, in sich ausgebaut und mitein-
ander vernetzt.

Finden sich im Wortschatz kleiner Kinder
wenige Abstrakta und emotionale Begriffe (Augst
1977; Dockrell u. Messer 2004), nehmen diese im
Laufe der Entwicklung zu. Vereinzelt tauchen Abstrakta zwar früh auf, jedoch zu geringem Anteil.

Es ist davon auszugehen, dass sich diese Begriffe in
der Entwicklung und im Rahmen der Vernetzung
im semantischen Netzwerk stark verändern und je
nach Weltwissen und Erfahrung angepasst werden
(Szagun u. Schäuble 1997).

Im **2. und 3. Lebensjahr** können Kinder immer mehr innerpsychische (Bretherton u. Beeghly
1982) und ab dem 3. Lebensjahr emotionale Zustände wie Angst oder Freude oder Ausdrücke über
physiologische Zustände wie Hunger oder Müdigkeit benennen (Brown u. Dunn 1991). Außerdem
werden Präpositionen und Dimensionsadjektive,
Zustandsbeschreibungen sowie Zeit- und Orts-
angaben in das Netzwerk eingefügt. Begrifflichkeiten zur Beschreibung der Wahrnehmung, des
Wollens, der Affekte und der Emotionen kommen
hinzu (Kauschke 2000). Zuletzt wird die Fähigkeit
erworben, kognitive Vorgänge zu versprachlichen
(Bretherton et al. 1986).

Alternativbezeichnungen für gleiche Objekte
werden ab **3–3½ Jahren** eingesetzt (Clark 2000).
Neben Basisbegriffen (s. oben, Basic-level-Begriffe) etablieren sich immer mehr über- und untergeordnete Begriffe (Waxman u. Hatch 1992), und es
treten immer mehr Begriffe auf, die nicht aus dem
direkten Wahrnehmungsfeld des Kindes stammen
(Fenson et al. 1994).

Auch im metaphorischen Bereich durchlaufen
die Kinder Entwicklungsschritte. Können kleine
Kinder Wörter ausschließlich »wörtlich« verstehen,
kommt im Rahmen des weiteren Spracherwerbs
hinzu, dass Kinder lernen, Wörter oder sprachliche
Ausdrücke auch metaphorisch zu verstehen (Clark
2000). Es wird allerdings davon ausgegangen, dass
sich die metaphorische Kompetenz erst im **Schulalter** allmählich aufbaut (Schauning et al. 2004).

Qualitativ-phonologischer Ausbau des Lexikons

- **Phonologische Ausdifferenzierung und
  Vernetzung**

Auch im phonologischen Bereich des Umgangs
mit Worten findet eine erhebliche Entwicklung
statt. Zum einen wird davon ausgegangen, dass die
einzelnen Lexikoneinträge phonologisch immer
differenzierter und genauer werden, zum anderen
werden die Einträge auch nach phonologischen

Kriterien (Klangähnlichkeit, Reime, Silbenanzahl, Anlaute etc.) miteinander vernetzt.

Kinder sind mehr und mehr dazu in der Lage, phonologische Wortformen ohne Beachtung des Inhalts zu analysieren und mit diesen Formen zu operieren. Diese Fähigkeit wird als phonologische Bewusstheit bezeichnet (▶ Abschn. 1.4). Kinder entwickeln metalinguistisches Wissen und können so auch formale Aspekte von Sprache betrachten (Schmid-Barkow 1999). Über die Leistungen im Bereich der phonologischen Bewusstheit kann auch ein Rückschluss gezogen werden auf die Qualität der zugrundeliegenden phonologischen Worteinträge (Ziegler u. Goswami 2005). Die phonologische Bewusstheit entwickelt sich dementsprechend analog zur immer feiner werdenden Strukturierung und Ausdifferenzierung der phonologischen Wortformen im mentalen Lexikon. Dieser Prozess wird auch **lexikalische Restrukturierung** (Metsala u. Walley 1998) genannt.

Vor der Einschulung im letzten Kindergartenjahr haben Kinder in der Regel einen guten Zugang zur Silben- und Reimebene (Fricke 2007). Dies entspricht der Grobstrukturierung von Worten. Zu diesem Zeitpunkt zeigen sie auch implizites Wissen über Phoneme (v. Bon u. Leeuwe 2003). Die Strukturierung phonologischer Wortformen in einzelne Phoneme wird Feinstrukturierung genannt. Diese Entwicklungsprozesse laufen in dieser Phase noch unabhängig von schriftsprachlicher Bildung ab und sind Produkt der lautsprachlichen Entwicklung (Fowler 1991).

> In einem Lexikon, das immer mehr Wortformen umfasst, müssen auch im phonologischen Bereich exakte Ordnungs- und Differenzierungsstrukturen gegeben sein, um lexikalische Einheiten schnell unterscheiden und präzise abrufen zu können.

Dies kann über den Abruf phonologisch ähnlicher Wörter oder von Minimalpaaren verdeutlicht werden (*Maus/Haus, Geld/gelb/, gehen/stehen*). Ein funktionierendes Lexikon muss verhindern, dass gehäuft Fehler durch den Abruf phonologisch ähnlicher Wörter oder – im Modell gesprochen – beim Abruf phonologischer »Nachbarn« geschehen. Für das Deutsche ergibt sich daraus auch bei der reinen Betrachtung der Lautsprache eine anzunehmende Gliederungseinheit, die über die Silben- und Reimstruktur hinausgeht. Es ist ein gewisses Maß an Feinstrukturierung, also an Zergliederung bis zur Phonemebene, notwendig (Ziegler u. Goswami 2005), um die Verwechselbarkeit von Wörtern gering zu halten, da sich Wörter im Deutschen häufig durch nur einen Konsonanten unterscheiden.

Eine weitere und exakte Spezifizierung und Ausarbeitung der Wortform findet durch den Schriftspracherwerb im Rahmen der alphabetischen Strategie (Goswami 2001) statt und eine zusätzliche »formale Überarbeitung« durch die orthografische Strategie. Im Schulalter werden die Einheiten dementsprechend bewusst zugänglich, und es entwickelt sich immer mehr die explizite phonologische Bewusstheit. Schnitzler (2013) hebt die Wortschatzentwicklung als wichtigsten Einflussfaktor auf die Entwicklung der phonologischen Bewusstheit im Vorschulbereich hervor. Somit wird von einem Zusammenhang zwischen dem qualitativ-phonologischen Wortschatz und den Leistungen in der phonologischen Bewusstheit ausgegangen.

> Die phonologische Ausdifferenzierung des Worteintrags bezieht sich auf die phonologische Durchgliederung des Wortes selbst, die phonologische Vernetzung auf Verknüpfungen nach phonologischen Kriterien zwischen Wörtern z. B. Reime, Klangähnlichkeiten, Anlaute.

Zusammenfassende Darstellung

Wie ausführlich beschrieben, findet im Lexikon eine vielschichtige Entwicklung statt. Dies wird nachfolgend nochmals im Überblick dargestellt:

Die weitere Wortschatzentwicklung
- **Quantitativer Ausbau des Lexikons** beschreibt die Erweiterung des Wortschatzumfangs und bezieht sich auf die Anzahl der Wörter im Lexikon.
- **Qualitativer Ausbau des Lexikons** erfolgt im
  - semantischen und
  - phonologischen Bereich.

- Bezug der qualitativen Veränderungen jeweils auf
  - die einzelnen Einträge isoliert,
  - den Eintrag im Bezug zum Netzwerk (Vernetzung).

- **Qualitativ-semantische Ausdifferenzierung und Vernetzung**
  - Semantische Ausdifferenzierung eines Eintrags über *slow mapping* und Annäherung an die zielsprachliche Bedeutung (Über-, Untergeneralisierung).
  - Semantische Vernetzung über thematisch-assoziative Beziehungen und über hierarchische Ordnungsstrukturen:
    - Das Lexikon entwickelt sich auch hinsichtlich seiner semantischen Felder und Inhalte; es werden immer mehr semantische Felder angelegt und ausdifferenziert.
    - Die Entwicklung geht von dem Wortschatz für direkt und unmittelbar Erfahrbarem hin zu abstrakten Begrifflichkeiten.
  - Die Wortartenverteilung wird ausgebaut hin zu einem ausgeglichenen Lexikon.

- **Qualitativ-phonologische Ausdifferenzierung und Vernetzung**
  - Phonologische Ausdifferenzierung und Durchgliederung der Wortform: zunächst werden Grobdurchgliederungen (auf Silben-/ Reimebene) und zunehmend Feindurchgliederungen (auf Phonemebene) vorgenommen.
  - Die Einträge werden zunehmend nach phonologischen Kriterien vernetzt (Klangähnlichkeiten, Reime, Anlaute, Silbenanzahl etc.) → phonologische Vernetzung. Aufgaben zur phonologischen Bewusstheit basieren auf den zugrundeliegenden phonologischen Wortformen im Lexikon.

Hinsichtlich der **Erwerbsstrategien** geht die Entwicklung von der vorwiegenden Bottom-up-Verarbeitung zur zunehmenden Nutzung von Top-down-Prozessen (Erschließen aus dem Kontext wird immer mehr möglich). Außerdem setzen Kinder im Verlauf ihrer Entwicklung das Fragen als aktive Erwerbsstrategie ein. Eltern bieten intuitiv das passende Sprachangebot.

◘ Tab. 2.4 gibt einen Überblick über die lexikalische Entwicklung, die in den vorangegangen Abschnitten ausführlich dargestellt wurde. Sie dient der Veranschaulichung und erhebt keinen Anspruch auf Vollständigkeit.

Fazit: Die Wortschatzentwicklung im Speziellen
- In der Phase der vorsprachlichen Entwicklung erwerben Kinder grundlegende Fähigkeiten für den weiteren Spracherwerb.
- Die ersten Wörter produzieren die meisten Kinder um den 1. Geburtstag. Dabei werden die ersten Wörter (Protowörter) noch sehr individuell und an bestimmte Kontexte gebunden eingesetzt.
- Darauf folgt der Schritt zu den echten, symbolischen Wörtern.
- Mit ca. 18 Monaten erreichen die meisten Kinder die 50-Wort-Schwelle, sie fangen dann an, Wörter zu kombinieren und treten in den sog. Vokabelspurt ein.
- Es gibt unterschiedliche Erklärungsansätze für den Vokabelspurt, und dieser kann in unterschiedlichen Wachstumsmustern beschrieben werden
- Die Wortartenverteilung im Lexikon durchläuft einen dynamischen Entwicklungsprozess bis zur ausgeglichenen Wortartenverteilung.
- Die weitere Wortschatzentwicklung zeigt neben dem quantitativen Zuwachs einen erheblichen qualitativen Ausbau im semantischen und phonologischen Bereich.

2.3 Die »an das Kind gerichtete Sprache (KGS)«

Abhängig vom Alter und von den sprachlichen Fähigkeiten des Kindes verändert sich der Sprachstil der Bezugspersonen, wenn sie mit dem Kind sprechen. Grimm (2003) unterscheidet drei Formen der an das Kind gerichteten Sprache: Ammensprache, stützende Sprache und lehrende Sprache.

◨ Tab. 2.4 Überblick zur lexikalischen Entwicklung

Alter ab (ca.)	Quantitative Daten	Qualitative Beschreibung
Geburt	–	Wahrnehmungsfähigkeiten Objektpermanenz und Symbolverständnis Vorsprachliche Referenzbildung (Triangulierung, Zeigen/Geben) Kommunikativer Einsatz von Gesten und Lauten Baby-Talk
12 Monate	Erstes Wort	Protowörter/kontextgebundene Wörter Erste echte Wörter Triangulierung, Geben, Zeigen Benenneinsicht/Benennen Vor dem Vokabelspurt 2–3 neue Wörter pro Woche Thematisch-assoziatives Wortlernen Verstehen von 50–200 Wörtern
18–24 Monate	30–50 Wörter Eintritt in Vokabelspurt Mehrere neue Wörter pro Tag	Aktive Verwendung von ca. 50 Wörtern Inhalte: direkt Erlebbares und Wahrnehmbares (Personen, Tiere, Spielzeug, Kleidung, Körperteile, Handlungen) und Floskeln Beginnende Zweiwortkombinationen ca. 200 Wörter werden rezeptiv verstanden Einwortsätze, Zweiwortsätze Im Vokabelspurt bis zu 10 neue Wörter pro Tag Dekontextualisierung, *fast mapping*, *constraints* Triangulierung, Geben und Zeigen als aktive Spracherwerbsstrategie Unterschiedliche Wachstumsmuster
24 Monate	300 Wörter	Semantische Felder nehmen zu Ausdifferenzierung der Wortbedeutungen und der phonologischen Repräsentationen (*slow mapping*) Zunehmende Vernetzung der Einträge Derivation und Komposition ⟶ Wortneubildungen Viele Basic-level-Begriffe
30 Monate	500 Wörter	Zunehmende Nutzung von Kontextinformationen (Top-down-Verarbeitung) Fragen als aktive Spracherwerbsstrategie zur Wissens- und Lexikonerweiterung Inhalte: Emotionale Zustände (Angst, Freude, Hunger, Müdigkeit) und Zeit-/Ortsangaben kommen hinzu
36 Monate	–	Über-/Unterordnungen Mehrere Wörter für ein Objekt (Alternativbezeichnungen) Versprachlichung kognitiver Vorgänge (Denken, Wissen, Glauben) Ausgeglichene, zielsprachliche Wortartenverteilung im Lexikon
4./5. Lebensjahr	–	Konsolidierung Erwerb von Mehrdeutigkeiten und metaphorischen Kompetenzen Phonologische Bewusstheit im weiteren Sinne
6 Jahre	3000–14.000 Wörter produktiv 9000–14.000 Wörter rezeptiv	Zunehmend hierarchische Ordnungsstrukturen Phonologische Bewusstheit im engeren Sinne

2.3.1 Ammensprache (Baby-Talk)

Baby-Talk (▶ Abschn. 2.2.1, Vorsprachliche Wahrnehmungsfähigkeiten) wird im 1. Lebensjahr des Kindes eingesetzt. Durch diesen Sprachstil werden basale Strukturen der Sprache hervorgehoben und betont. Das Kind erfasst die Lautstruktur, die muttersprachlichen Laute und die prosodischen Merkmale der Muttersprache. Die Eltern geben dem »Gesagten« des Babys Bedeutung.

Diese Art, mit dem Säugling zu sprechen, kommt seinen Fähigkeiten entgegen.

Die Ammensprache zeichnet sich durch folgende Aspekte aus:
- starke Betonung und Intonation (Satzmelodie),
- kurze, einfache (meist S-V-O-) Sätze,
- erhöhter Tonfall, höhere Stimme,
- häufige Wiederholungen wichtiger Worte und Betonung dieser (Akzentverschiebung),
- Herstellung von Blickkontakt und Richten der Aufmerksamkeit durch Schaffung von interessanten Anreizen.

2.3.2 Stützende Sprache (scaffolding)

Im 2. Lebensjahr des Kindes setzen Eltern die stützende Sprache ein. Dies dient v. a. der **Erweiterung des kindlichen Wortschatzes**, indem z. B. die **Aufmerksamkeit gemeinsam** auf etwas gerichtet wird (▶ Abschn. 2.2.1 und ▶ Abschn. 2.2.2).

Ein typisches Beispiel ist die gemeinsame Bilderbuchbetrachtung: Häufig lenkt die Mutter die Aufmerksamkeit des Kindes durch einen Ausruf auf ein bestimmtes Element: »Oh, schau mal da!« Sie fragt nach der Benennung des Objekts: »Was ist denn das?« In der Regel reagiert das Kind darauf, etwa mit einem Lächeln an die Mutter, einer babbelnden lautlichen Reaktion oder mit Zeigen auf den Gegenstand: »Da!«. Daraufhin benennt die Mutter den Gegenstand: »Schau, da ist der Hund. Das ist aber ein süßer Hund. Der bellt.« Sie geht dann zur nächsten Situation: »Ja und schau mal hier! Was ist denn das?« …

In dieser Zeit entwickeln Eltern und Kinder häufig **sprachliche Routinen** und immer wiederkehrende Spiele, die sprachlich entsprechend be-

gleitet werden, z. B. beim Anziehen: »Wo ist denn dein Füßchen? Wo ist denn das andere Füßchen?« ...

Diese Art der Interaktion wurde von Bruner (z. B. 1978) ausführlich untersucht und beschrieben.

2.3.3 Lehrende Sprache (motherese)

Die lehrende Sprache erweitert v. a. die grammatikalischen Fähigkeiten des Kindes, indem Eltern intuitiv ihren Sprachstil an das Kind anpassen. Der Sprachstil verändert sich dahingehend, dass nun zunehmend längere Äußerungen verwendet werden. Fragen werden direkt an das Kind gerichtet und sollen bei diesem eine sprachliche Reaktion hervorrufen. Modalverben in Fragen werden betont (**Kannst** du das herbringen? **Willst** du noch mehr? Es werden vermehrt W-Fragen eingesetzt (**Wo** ist denn das Auto? **Wie** groß bist du? etc.), sodass das Kind Informationen über die Grammatik bekommt.

Außerdem werden Erweiterungen (**Expansionen**) eingesetzt, die den Inhalt der Äußerung des Kindes nicht verändern, aber ausdehnen, z. B. Kind: »Da Bus!«, Erwachsener: »Ja, da ist der Bus. Der Bus hält jetzt an der Bushaltestelle.« (Farrar 1992). Auch werden Äußerungen des Kindes wiederholt, z. B. Kind: »Den Bus will ich«, Erwachsener: »Ach, den Bus willst du?«, bzw. korrigierend wiederholt (*corrective feedback*), z. B. Kind: »Die Männers sind da drüben.«, Erwachsener: »Ja, das stimmt, die Männer sind da drüben.« (▶ Abschn. 6.1.1 und ▶ Abschn. 6.1.2).

Die Kommunikation zwischen Mutter und Kind baut auf sozial-kommunikativen Bedürfnissen auf, zeichnet sich jedoch formal durch die genannten Kriterien aus, die dem Kind helfen, das Sprachsystem zu erschließen.

Fazit: Die »an das Kind-gerichtete-Sprache (KGS)«
- Die Ammensprache zeichnet sich durch einen hohen Tonfall, kurze Sätze und eine ausgeprägte Prosodie aus und richtet sich im 1. Lebensjahr an den Säugling bzw. das Baby.
- Die stützende Sprache dient insbesondere dem Wortschatzausbau, indem die Aufmerk-

samkeit gemeinsam mit dem Kind, z. B. bei der Bilderbuchbetrachtung, gerichtet und gezielter sprachlicher Input dargeboten wird.

- Die lehrende Sprache gibt insbesondere Informationen zur Grammatik, und die Eltern setzen intuitiv Expansionen und *corrective feedback* ein.
- Eltern bieten Kindern in aller Regel intuitiv den passenden sprachlichen Input an.

Literatur

Aitchison, J. (1994). *Words in the Mind: An Introduction to the Mental Lexikon.* Oxford: Blackwell Publishers Ltd.

Anisfield, M. et al. (1998). Lexical acceleration coincides with the onset of combinatorial speech. *First Language, 18.* 165–184.

Augst, G. (1977). Empirische Untersuchung zum Wortschatz eines Schulanfängers. In: Augst, G. / Bauer, A. / Stein, A. (Hrsg.): *Grundwortschatz und Ideolekt. Empirische Untersuchungen zur semantischen und lexikalischen Struktur des kindlichen Wortschatzes* (S. 2–98). Tübingen: Niemeyer.

Barrett, M. (1995). Early lexical development. In: Flecher, P. / MacWhinney, B. (Eds.): *The Handbook of Child Language* (pp. 362–393). Cambridge, UK: Blackwell.

Bates, E. / Bratherton, I. / Snyder, L. (1988). *From First Words to Grammar: Individual differences and dissociable mechanisms.* Cambidge, UK: Cambidge University Press.

Bates, E. et al. (1994). Developmental and stylistic variation in the composition of early vocabulary. *Journal of Child Language, 21*(1), 85–121.

Bates, E. /, Dale, P. S. / Thal, D. (1995). Individual differences and their implications for theories of language development. In: Fletcher, P. / MacWhinney, B. (Eds.): *Handbook of Child Language.* Cambridge, UK: Blackwell.

Bloom, L. (1993). The Transition from Infancy to Language: Acquiring the Power of Expression. New York: Cambridge University Press.

Bloom, P. (2000). How Children Learn the Meanings of Words. Cambridge, MA: MIT Press.

Bloom, L. / Margulis, C. / Tinker, E. (1993). The Words Children Learn: Evidence Against a Noun Bias in Early Vocabularies. Cognitive Development, 8, 431–450.

Bretherton, I. / Beeghly, M. (1982). Talking about Internal States: The Acquisition of an Explicit Theory of Mind. *Developmental Psychology, 18,* 906–921.

Bretherton, I. et al. (1986). Learning to Talk about Emotions: a Functionalist Perspective. *Child Development, 57,* 529–547.

Brown, R. (1998). Children´s First Verbs in Tzeltal: Evidence for an Early Verb Category. In: Lieven, E. V. (Ed.): Developing a Verb Category: Cross-Linguistic Perspectives. *Linguistics (Special Issue), 36*(4), 713–755.

Brown, J. R. / Dunn, J. (1991). »You Can Cry, Mum«: The Social and Developmental Implications of Talk about Internal States. *British Journal of Developmental Psychology, 9,* 237–256.

Bruner, J. (1978). The role of dialogue in language acquisition. In: Sinclair, A. / Jarvelle, J. / Levelt, W. J. (Eds.): *The Child´s Concept of Language.* New York: Springer.

Bruner, J. (2002). *Wie das Kind sprechen lernt.* Bern: Huber.

Bußmann, H. (2002). *Lexikon der Sprachwissenschaft.* Stuttgart: Körner.

Carey, S. / Bartlett, J. (1978). Acquiring a Single New Word. *Papers and Reports on Child Language Development, 15,* 17–29.

Choi, S. (1998). Verbs in Early Lexical and Syntactic Development in Korean. In: Lieven, E. V. (Ed.): *Developing a Verb Category: Cross-Linguistic Perspectives. Linguistics (Special Issue), 36*(4), 755–781.

Chomsky, N. (1986). Knowledge of Language: Its Nature, Origin, andUuse. New York: Praeger.

Clark, E. (1979). Building a Vocabulary: Words for Objects, Actions and Relations. In: Flecher, P. / Garman, M. (Eds.): *Language Acquisition: Studies in First Language Development* (pp. 149–160). Cambridge, UK: Cambridge University Press.

Clark, E. V. (1993). *The Lexicon in Acquisition.* Cambridge, UK: Cambridge University Press.

Clark, E. V. (1995). Later Lexical Development and Word Formation. In: Fletcher, P. / McWhinney, B. (Eds.): *The Handbook of Child Language* (pp. 393–412). Cambridge, UK: Basil Blackwell.

Clark, E. V. (2000). Later Lexical Development and Word Formation. In: Flecher, P. / McWhinney, B. (Eds.) *The Handbook of Child Language* (pp. 393–412). Oxford, UK: Blackwell.

Clark, E. V. (2003). *First Language Acquisition.* Cambridge, UK: Cambridge University Press.

Clark, E. V. (2007). Conventionality and Contrast in Language Acquisition. In: Sabbagh, M. / Kalish, C. (Eds.): *Conventionality in Cognitive Development: How Children Acquire Shared Representations in Language, Thought and Action* (S. Vol. 115, pp. 11–23). San Francisco, CA: Jossey-Bass.

Constable, A. / Stackhouse, J. / Wells, B. (1997). Developmental Word-Finding Difficulties and Phonological Precessing: The Case of Missing Handcuffs. *Applied Psycholinguistics, 18,* 507–536.

Crais, E. R. (1992). Fast Mapping: A New Look at Word Learning. In: Chapman, R. S. (Ed.): *Process in Language Acquisition and Disorders* (pp. 159–185). St. Louis, MO: Mosby-Year Book.

Dockrell, J. / Messer, D. (2004). Lexical Acquisition in the Early School Years. In: Berman, R. A. (Ed.): *Language Development across Childhood and Adolescence.* Amsterdam: John Benjamins Publishing.

Dore, J. F. et al. (1976). Transitional Phenomena in Early Language Acquisition. *Journal of Child Language, 3,* 13–28.

Dromi, E. (1999). Early Lexical Development. In: Barrett, M. (Ed.): *The Development of Language*. (pp. 99–131). Hove: Psychology Press.

Elsen, H. (1999). Auswirkungen des LAutsystems auf den Erwerb des Lexikons. Eine funktionalistisch-kognitive Perspektive. In: Maibauer, J. / Rothweiler, M. (Hrsg.) *Das Lexikon im Spracherwerb* (S. 88–105). Tübingen: UTB Francke.

Fenson, L. et al. (1994). Variability in Early Communicative Development. *Monographs of the Society for Research in Child Development*, Serial No. 242, Vol. 59, No. 5.

Fischer, R. (2009). *Linguistik für Sprachtherapeuten*. Köln: Prolog.

Fowler, A. E. (1991). How Early Phonological Development might set the Stage for Phoneme Awareness. In: Brady, S. E. / Shankweiler, D. P. (Eds.) *Phonlogical Processes in Literacy. A Tribute to Isabelle Y. Liberman* (pp. 97–117). Hillsdale, NJ: Lawrence Erlbaum.

Fox, A. V. (2004). *Kindliche Aussprachestörungen*. Idstein: Schulz-Kirchner.

Fricke, S. (2007). *Average Phonological Awareness Skills in German-Speaking Children 4-5 Month before Starting School*. Dissertation. Idstein: Schulz-Kirchner.

Gathercole, S. E. / Baddeley, A. D. (1993). *Working Memory and Language*. East Sussex, UK: Erlbaum.

Gentner, D. (1981). Some Interesting Differences between Nouns and Verbs. *Cognition and Brain Theory 4*, 161–178.

Gentner, D. (1982). Why Nouns are Learned before Verbs: Linguistic Relativity versus Natural Partitioning. In: Kuczaj, S. A. (Ed.): *Language Development, Vol. 2: Language, Thought and Culture* (pp. 301–334). Hilsdale, NJ: Lawrence Erlbaum.

Gershkoff-Stowe, L. et al. (1997). Categorization and its Developmental Relation to Early Language. *Child Development*, *68*(5), 843–859.

Gleitman, L. (1990). Structural Sources of Verb Learning. *Language Acquisition*, *1*, 1–63.

Glück, C. W. (2010). *Kindliche Wortfindungsstörungen*. Frankfurt am Main: Peter Lang.

Goldfield, B. / Reznick, S. (1990). Early Lexical Acquisition: Rate, Content and the Vocabulary Spurt. *Journal of Child Language*, *17*, 171–181.

Goldfield, B. / Reznick, S. (1996). Measuring the Vocabulary Spurt: A Reply to Mervis & Bertrand. *Journal of Child Language*, *23*, 241–246.

Golinkoff, R., Hirsh-Pasek, K., Mervis, C. (1994). Early object labels: the case for a developmental framework. *Journal of Child Language*, *21*, 125–155.

Gopnik, A. (1988). Three Types of early words: the emergence of social words, names and cognitive-relational words in the one-eord stage and their relation to cognitive development. *First Language*, *8*, 49–70.

Gopnik, A. / Choi, S. (1995). Names, Relational Words, and Cognitive Development in English and Korean Speakers: Nouns Are not Always Learned Before Verbs. In: Tomasello, M. / Merriman, W. (Eds.) *Beyond Names for Things: Young Children´s Acquisition of Verbs* (pp. 63–80). Hilsdale: Lawrence Erlbaum.

Gopnik, A. / Meltzoff, A. N. (1987). The Development of Categorization in the Second Year and Its Relation to Other Cognitive and Linguistic Developments. *Child Development*, *58*, 1523–1531.

Gopnik, A. / Meltzoff, A. N. (1992). Categorization and Naming: Basic-Level Sorting in Eighteen-Month-Olds and Its Relation to Language. *Child Development*, *63*, 1091–1103.

Goswami, U. (2001). The »Phonological Representations« Hypothesis in Dyslexia. In: Schulte-Körne, G. (Hrsg.): *Legasthenie: erkennen, verstehen, fördern* (S. 67–74). Bochum: Winkler.

Grimm, H. (2003). Störungen der Sprachentwicklung: Grundlagen-Ursachen-Diagnose-Intervention-Prävention . Göttingen: Hogrefe.

Grimm, H. / Weinert, S. (2003). Sprachentwicklung. In: Oerter, R. / Montada, L. (Hrsg.): *Entwicklungspsychologie* (S. 517–559). Weinheim: Psychologie Verlags Union.

Harris, M. et al. (1988). Linguistic Input and Early Word Meaning. *Journal of Child Language*, *15*, 77 (27. Juni 2010). 94.

Hollich, G. J. / Hirsh-Pasek, K. / Golinkoff, R. M. (2000). Breaking the Language Barrier. An Ermergenist Coalition Model for the Origins of Word Learning. *Monographs of the Society for Research in Child Development*, *65*(3), i–vi, 1–123.

Jahn, T. (2007). *Phonologische Störungen bei Kindern*. Stuttgart: Thieme.

Johnson, S. C. / Carey, S. (1998). Knowledge Enrichment and Conceptual Change in Folkbiology. *Cognitive Psychology*, *37*, 156–200.

Kamhi, A. G. (1986). The Elusive First Word. The Importance of Naming Insight for the Development of Referential Speech. *Journal of Child Language*, *13*, 15–161.

Kauschke, C. (2000). *Der Erwerb des frühkindlichen Lexikons*. Tübingen: Gunter Narr.

Kauschke, C. (2003). Sprachtherapie bei Kindern zwischen 2 und 4 Jahren – ein Überblick über Ansätze und Methoden. In: de Langen-Müller, U. / Iven, C. / Maihack, V. (Hrsg.): *Früh genug, zu früh, zu spät?* (S. 152–175). Köln: Prolog.

Kauschke, C. (2007). *Erwerb und Verarbeitung von Nomen und Verben*. Tübingen: Max Niemeyer.

Kauschke, C. / Stan, A. (2004). Lexikalische und semantische Entwicklung am Beispiel kindlicher Benennleistungen. *Linguistische Berichte*, *198*, 191–215.

Kruse, S. (2007). Kindlicher Grammatikerwerb und Dysgrammatismus. Bern: Haupt.

Lenneberg, E. H. (1969). On Explaining Language. *Science*, *164*, 635–643.

Lieven, E. (1994). Crosslinguistic and Crosscultural Aspects of Language Addressed to Children. In: Gallaway, C. / Richards, B. (Eds.): *Input and interaction in language acquisition* (pp. 56–73). Cambridge, UK: Cambridge University Press.

Lieven, E. V. / Dresner Barnes, H. / Pine, J. (1992). Individual Differences in Early Vocabulary Development: Redefining the Referential-Expressive Distinction. *Journal of Child Language, 19*, 287–310.

Linke, A. / Nussbaumer, M. / Portmann, P. R. (2001). *Studienbuch Linguistik*. Tübingen: Niemeyer.

Lucariello, J. (1987). Concept Formation and Relation to Word Learning and Use in the Second Year. *Journal of Child Language, 14*, 309–332.

Maibauer, J. (1999). Über Nomen-Verb-Beziehungen im frühen Wortbildungserwerb. In: Maibauer, J. / Rothweiler, M. (Hrsg.): *Das Lexikon im Spracherwerb* (S. 184–207). Tübingen: Francke.

Markman, E. M. (1990). Constraints Children Place on Word Meanings. *Cognitive Science, 14*, 57–78.

Markman, E. M. (1994). Constraints on Word Meaning in Early Language. In: Gleitman, L. / Landau, B. (Eds.): *The Acquisition of the Lexicon* (pp. 199–227). Cambridge, MA: MIT Press.

Markman, E. M. / Hutchison, J. E. (1994). Children's Sensitivity to Constraints on Word Meaning: Taxonomic versus Thematic Relations. *Cognitive Psychology, 18*, 1–27.

McGregor, K. K. et al. (2002). Semantic Representation and Naming in Young Children. *Journal of Speech, Language and Hearing Research, 25*, 332–346.

Menyuk, P. (1999). Reading and Linguistic Development. In: Chall, J. S. (Ed.): *From Reading Research to Practise*. Cambridge: Brookline Books.

Menyuk, P. (2000). Wichtige Aspekte der lexikalischen und semantischen Entwicklung. In: Grimm, H. (Hrsg.): *Sprachentwicklung. Enzyklopädie der Psychologie* (S. 172–192). Göttingen: Hogrefe.

Menyuk, P. / Liebergott, J. W. / Schultz, M. C. (1995). *Early Language Development in Fullterm and Premature Infants*. Hillsdale, NJ: Lawrence Erlbaum.

Metsala, J. L. / Walley, A. C. (1998). Spoken Vocabulary Growth and the Segmental Restructuring of Lexical Representations: Precursors to Phonemic Awareness and Early Reading Ability. In: Metsala, J. L. / Ehri, L. C. (Eds.): *Word Recognition in Beginning Literacy* (pp. 89–120). Hillsdale, NJ: Lawrence Erlbaum.

Mirak, J. / Rescorla, L. (1998). Phonetic Skills and Vocabulary Size in Late Talkers: Concurrent and Predictive Relationships. *Applied Psycholinguistics, 19*, 1–17.

Naigles, L. (2000). Manipulating the Input: Studies in Mental Verb Acquisition. In: Landua, B. et al. (Eds.): *Perception, Cognition, Language: Essays in Honor of Henry and Lila Gleitman* (pp. 245–274). Cambridge: MA: MIT Press.

Nelson, K. (1973). Structure and Strategy in Learning to Talk. *Monographs of the Society for Research in Child Development, 38*, 1–2, Serial No. 149.

Nelson, K. / Hampson, J. / Kessler Shaw, L. (1993). Nouns in Early Lexicons: Evidence, Explanations and Implications. *Journal of Child Language, 20*, 61–84.

Pawlow, I. P. (1927). *Conditioned Reflexes*. London: Oxford University Press.

Piaget, J. (1978). *Success and Understanding*. Cambridge, MA: Harvard University Press.

Piaget, J. (1982). *Sprechen und Denken des Kindes*. Düsseldorf: Schwann.

Pomnitz, P. / Rupp, S. (2013). Lexikonentwicklung. In: Ringmann, S. / Siegmüller, J. (Hrsg.): *Handbuch Spracherwerb und Sprachentwicklungsstörungen. Schuleingangsphase* (S. 25 Frauenfeld 50). München: Elsevier.

Rothweiler, M. (2000). Wortschatz und Störungen des lexikalischen Erwerbs bei spezifisch sprachentwicklungsgestörten Kindern. Heidelberg: Winter.

Rothweiler, M. (2001). Wortschatz und Störungen des lexikalischen Erwerbs bei spezifisch sprachentwicklungsgestörten Kindern. Heidelberg: Winter.

Rothweiler, M. / Meibauer, J. (1999). Das Lexikon im Spracherwerb: ein Überblick. In: Meibauer, J. / Rothweiler, M. (Hrsg.): *Das Lexikon im Spracherwerb* (S. 9–31). Tübingen: UTB Francke.

Rupp, S. (2008). *Modellgeleitete Diagnostik bei kindlichen lexikalischen Störungen*. (Deutscher Bundesverband für Logopädie, Hrsg.) Idstein: Schulz-Kirchner.

Schauning, I. / Willinger, A. / Fromann, K. (2004). Das Verständnis metaphorischer Sprache bei Grundschulkindern. *Zeitschrift für Pädagogische Psychologie, 18*, 53–61.

Schmid-Barkow, I. (1999). Phonologische Bewusstheit als Teil der metasprachlichen Entwicklung im Kontext von Spracherwerbsprozessen und Sprachentwicklungsstörungen. *Die Sprachheilarbeit, 44*, 307–317.

Schnitzler, C. (2008). Phonologische Bewusstheit und Schriftspracherwerb. Stuttgart: Thieme.

Schnitzler, C. (2013). Phonologische Bewusstheit und Schriftspracherwerb am Schulanfang und in der Schuleingangsphase. In: Ringmann, S. / Siegmüller, J. (Hrsg.): *Handbuch Spracherwerb und Sprachentwicklungsstörungen. Schuleingangsphase* (S. 3–21). München: Elsevier.

Schröder, A. / Kauschke, C. / de Bleser, R. (2003). Messungen des Erwerbsalters für konkrete Nomina. *Neurolinguistik, 17*(2), 83–114.

Siegmüller, J. / Bartels, H. (2006). *Leitfaden Sprache, Sprechen, Stimme, Schlucken*. München : Elsevier.

Siegmüller, J. / Herzog, C. / Hermann, H. (2005). Syntaktische und lexikalische Aspekte beim Verstehen von Informationsfragen. *Logos Interdisziplinär, 13*(1), 29–35.

Skinner, B. F. (1957). *Verbal Behavior*. New York: Appleton-Century-Crofts.

Slobin, D. (1979). *Psycholinguistics*. Glenview: Scott, Foresman.

Szagun, G. (2000). *Sprachentwicklung beim Kind*. Weinheim: Beltz.

Szagun, G. (2001). *Wie Sprache entsteht*. Weinheim : Beltz.

Szagun, G. (2002). Wörter lernen in der Muttersprache. Der ontogenetische Vokabularerwerb. In: Dittmann, J. / Schmidt, C. (Hrsg.): *Über Wörter — Grundkurs Linguistik* (S. 311–344). Freiburg: Rombach.

Szagun, G. (2006). Variabilität im frühen Spracherwerb: normal-nicht pathologisch. *Kinder- und Jugendarzt, 37*(11), 1–4.

2

Szagun, G. / Schäuble, M. (1997). Children's and Adults' Understanding of the Feeling Experience of Courage. *Cognition and Emotion*, *11*(3), 291–306.

Templin, M. C. (1957). Certain Language Skills in Children: Their Development and Interrelationhips. Minneapolis, MN: University of Minnesota Press.

Tomasello, M. / Farrar, M. J. (1986). Joint Attention and Early Language. *Child Development*, *57*, 1454–1463.

Tracy, R. (2007). *Wie Kinder Sprachen lernen*. Tübingen: Francke.

V. Bon, W. H. / V. Leeuwe, J. F. (2003). Assessing Phonemic Awareness in Kindergarten: The Case for the Phoneme Recognition Task. *Applied Psycholinguistics*, *24*, 195–219.

Waxman, S. R. / Hatch, T. (1992). Beyond the Basics: Preschool Children Label Objects Flexibly at Multiple Hierarchical Levels. *Journal of Child Language*, *19*, 153–166.

Weinrich, M. / Zehner, H. (2011). Phonetische und Phonologische Störungen bei Kindern: Dyslalietherapie in Bewegung. Berlin: Springer.

Werker, J. F. (1991). The Ontogeny of Speech Perception. In: Mattingly, G. / Studdert-Kennedy, M. (Eds.): *Modularity and the Motor Theory of Speech Perception*. Hillsdale, NJ: Lawrence Erlbaum.

Wode, H. (1988). Einführung in die Psycholinguistik: Theorien, Methoden, Ereignisse. Ismaning: Hueber.

Wygotsky, L. S. (1986). *Denken und Sprechen*. Frankfurt am Main: Fischer.

Ziegler, J. C. / Goswami, U. (2005). Reading Acquisition, Developmental Dyslexia, and Skilled Reading across Languages: A Psycholinguistic Grain Size Theory. *Psychological Bulletin*, *131*, 3–29.

Zinober, B. / Martlew, M. (1985). Developmental Changes in Four types of Gesture in Relation to Acts and Vocalizations from 10 to 21 Month. *British Journal of Developmental Psychology*, *3*(3), 293–306.

Zollinger, B. (1997). *Die Entdeckung der Sprache*. Bern: Haupt.

Semantisch-lexikalische Entwicklungsstörungen

3.1 Sprachentwicklungsstörung

Die Sprachentwicklungsstörung beschreibt ein hochkomplexes Störungsprofil bei Kindern. Häufig ist bei einer Sprachentwicklungsstörung auch die semantisch-lexikalische Ebene betroffen. Das Late-Talker-Phänomen, bei dem Kinder spät zu sprechen beginnen, kann als Initialsymptom einer Sprachentwicklungsstörung betrachtet werden.

3.1.1 Sprachliche Ebenen und Modalitäten

Grundsätzlich wird die **spezifische Sprachentwicklungsstörung (SSES)** von der **Sprachentwicklungsstörung (SES)** unterschieden.

Bei der **SSES** sind Auffälligkeiten in der Sprachentwicklung festzustellen, es liegen aber keine sensorischen, neurologischen, emotionalen oder kognitiven Schädigungen (Grimm 1999) vor, die diese Auffälligkeiten erklären könnten. Die Diagnose erfolgt demnach nur, wenn Störungen, die über die Sprache hinausgehen, ausgeschlossen werden können (Ausschlusskriterien). Synonym zur spezifischen Sprachentwicklungsstörung (SSES) werden folgende Begriffe gebraucht:

- umschriebene Sprachentwicklungsstörung (USES),
- *specific language impairment* (SLI).

Eine **SES** hingegen kann auch sekundär als Folge oder im Rahmen einer Primärerkrankung auftreten, z. B. infolge einer Hörstörung (Schrey-Dern 2006) oder im Rahmen einer kognitiven Retardierung. Sie wird diagnostiziert bei sprachlichen Auffälligkeiten, wenn nicht alle Ausschlusskriterien (s. oben, SSES) erfüllt sind.

Dies wird in ◘ Abb. 3.1 veranschaulicht.

Im Weiteren wird auf die sprachlichen Auffälligkeiten im Besonderen eigegangen, unabhängig davon, ob diese im Rahmen einer SSES oder einer Primärerkrankung auftreten. Die Beschreibung der Auffälligkeiten einer SES schließen dementsprechend die Auffälligkeiten einer SSES mit ein (◘ Abb. 3.1).

Erscheinungsbild der sprachlichen Auffälligkeiten

Eine SES zeigt sich auf einer oder auf mehreren **sprachlichen Ebenen** (▶ Abschn. 2.1.2). Der Schwerpunkt der Störung kann sich im Laufe der Zeit verändern, und die Ebenen können unterschiedlich schwer betroffen sein. Außerdem kann sich die Störung **rezeptiv und/oder produktiv (expressiv)** zeigen.

Mögliche sprachliche Ebenen (sprachliche Bereiche), die von einer SES betroffen sein können, sind:

- Ebene der Aussprache: phonetisch-phonologischer und prosodischer Bereich,
- Ebene des Wortschatzes: semantisch-lexikalischer Bereich,
- Ebene der Grammatik: morphosyntaktischer Bereich,
- Bereich der Kommunikation und Pragmatik,
- darüber hinaus können Auffälligkeiten im Bereich der phonologischen Bewusstheit und der Schriftsprache auftreten.

Rezeptive und produktive Störung

Die Weltgesundheitsorganisation (WHO) differenziert in rezeptive und produktive Störungen.

Bei der **produktiven Störung** liegen die Fähigkeiten im Bereich Aussprache, Wortschatz, Grammatik und der Art, sich auszudrücken deutlich unter dem Durchschnitt des Entwicklungsalters bzw. gibt es eine deutliche Diskrepanz zwischen dem sprachlichen und dem Intelligenzniveau.

Bei der **rezeptiven Störung** besteht die beschriebene Diskrepanz darin, dass Sprache auf Laut-, Wort-, Satz- und Textebene nicht entsprechend entschlüsselt oder verstanden werden kann. Eine isoliert rezeptive Störung ist theoretisch schwer denkbar, da die rezeptiven Fähigkeiten den produktiven immer vorausgehen. Auch empirisch gibt es keine Hinweise auf eine rein rezeptive Störung, bei der die Produktion unauffällig ist (Grimm 2003a, b; Schöler et al. 1998). Dementsprechend ist in der Regel von gemischt rezeptiv-expressiven Störungen auszugehen.

◘ Tab. 3.1 gibt einen Überblick über mögliche von einer SES betroffenen Bereiche und ordnet die Sprach- und Sprechauffälligkeiten grob zu.

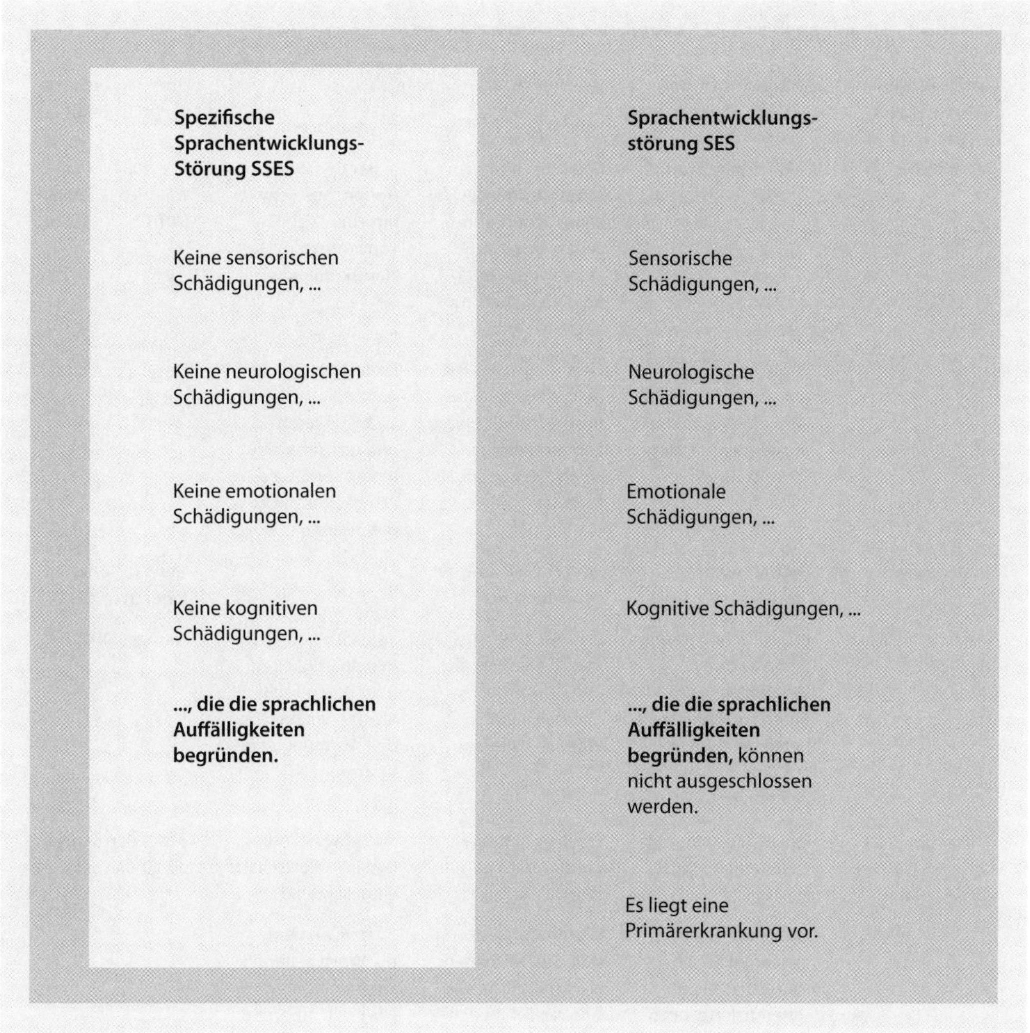
Spezifische Sprachentwicklungs-Störung SSES
Keine sensorischen Schädigungen, ...
Keine neurologischen Schädigungen, ...
Keine emotionalen Schädigungen, ...
Keine kognitiven Schädigungen, ...
..., die die sprachlichen Auffälligkeiten begründen.
Sprachentwicklungs-störung SES
Sensorische Schädigungen, ...
Neurologische Schädigungen, ...
Emotionale Schädigungen, ...
Kognitive Schädigungen, ...
..., die die sprachlichen Auffälligkeiten begründen, können nicht ausgeschlossen werden.
Es liegt eine Primärerkrankung vor.

Abb. 3.1 Sprachliche Auffälligkeiten

Synchrones oder asynchrones Störungsprofil

Kauschke (1998, 2000) schlägt vor, das Störungsprofil der SES als synchron oder asynchron zu beschreiben (Abb. 3.2).

Bei einem synchronen Störungsprofil sind alle sprachlichen Ebenen in ähnlichem Ausmaß betroffen. Ein asynchrones Störungsprofil zeichnet sich durch eine isolierte oder selektive Störung aus, d. h., es ist ausschließlich eine sprachliche Ebene gestört, und die anderen sprachlichen Ebenen entwickeln sich altersadäquat, oder es handelt sich um eine übergreifende Störung, bei der mehrere Ebenen in unterschiedlichem Ausmaß beeinträchtigt sind.

Der semantisch-lexikalische Bereich kann, muss aber nicht zwingend bei einer SSES betroffen sein.

Zusammenfassend kann die Beschreibung einer Sprachentwicklungsstörung auf Basis unterschiedlicher Aspekte erfolgen:

◘ Tab. 3.1 Mögliche von einer SES betroffene sprachliche Bereiche

Sprachlich-lingu-istische Ebene	Mögliche Störung	Beispielhafte Symptome		Grundlagenlitera-tur (Beispiele)
		Produktion	Rezeption	
Aussprache	Phonetische Störung	Korrektes motori-sches Lautmuster kann nicht produ-ziert werden, z. B. Sigmatismus inter-dentalis, Schetismus lateralis	In der Regel nicht be-troffen, ggf. Schwie-rigkeiten, Fehllaut von korrektem Laut zu diskriminieren	Fox (2004) Weinrich u. Zehner (2011)
	Phonologische Stö-rung/phonologische Verzögerung/inkon-sequente phonologi-sche Störung	Phonologisches Re-gelsystem der Mut-tersprache wird nicht korrekt erworben → phonologische Prozesse	Rezeptives phonematisches Diskriminieren und ggf. rezeptive metaphonologische Fähigkeiten sind ein-geschränkt	
	Dyspraktische Störung	Störung willkürlicher Bewegungen	–	Lauer u. Birner – Janusch (2007)
Aussprache/Wort-schatz	Prosodische Störung (kann auch zu Problemen in an-deren sprachlichen Bereichen führen, z. B. Aussprache oder Grammatik)	Verwaschene Aus-sprache, untypische Betonungsmuster, unzureichender Wortschatzaufbau	Keine Ableitung von Regelhaftigkeiten über prosodische Muster, unzureichen-de Erkennung von Wortgrenzen	Penner (2000)
Ebene des Wort-schatzes (Seman-tik–Lexikon)	Quantitativ ein-geschränkter Wort-schatz	Fehlbenennungen, geringer/armer Wortschatz	Sprachverständnis: passiver Wortschatz eingeschränkt	Bildet den Schwer-punkt dieses Buches
	Qualitativ ein-geschränkter Wortschatz → un-differenzierte, unzu-reichende Semantik/ Phonologie	Wortfindungsstörun-gen, Suchverhalten, Nachfragen, Satzab-brüche, Fehlbenen-nungen etc.	Sprachverständ-nis: Wortverstehen kann undifferen-ziert sein aufgrund unzureichender semantischer oder phonologischer Ausdifferenzierung, Rezeption deutlich besser als Produktion	
Ebene der Gram-matik (Morpho-logie–Syntax)	Morphologisch-syn-taktische Störung (Dysgrammatismus)	v. a. Fehler in Flexionsmorpho-logie und Kongruenz (Subjekt–Verb) und Syntax	Sprachverständnis: Fehlerhaftes/Nicht-verständnis von Phrasen und Satz-strukturen	Kruse (2007)
Ebene der Kom-munikation und Pragmatik	–	Blickkontakt, Turn-taking-Verhalten, Situati-ons- und Rollenverständnis, Fragen bei Nicht-verstehen, Reparationsverhalten auffällig		Zollinger (1994, 1997, 2008) Schmitz et al. (2012)

◩ **Tab. 3.1 Fortsetzung**

Sprachlich-lingu-istische Ebene	Mögliche Störung	Beispielhafte Symptome		Grundlagenlitera-tur (Beispiele)
		Produktion	Rezeption	
Ebene des Texts/narrative Fähig-keiten (Kohärenz und Kohäsion, Serialität)	Störung der narrati-ven Fähigkeit	Geschichten können nicht in zeitlich korrekter Sequenz erzählt werden, Zu-sammenhänge und elementare Inhalte werden unzurei-chend hergestellt	Sprachverständnis: Probleme auf Text-ebene	Weigl u. Redde-mann-Tschaikner (2009) Schelten-Cornish (2012)
Ebene der Schrift-sprache (PhB, metasprachliche Fähigkeiten und schriftsprachliche Fähigkeiten)	Störung der PhB, Lese-Rechtschreib-Schwäche	Probleme im Schrift-spracherwerb: Regel-fehler, Trennschärfe-/Durchgliederungs-fehler Auffälligkeiten in der PhB	Probleme beim Leseerwerb (Leseflüssigkeit/Lesesinnverständnis), Auffälligkeiten in der PhB: z. B. Lautidenti-fikation, -diskrimi-nation, -analyse eingeschränkt	Schnitzler (2008)

PhB phonologische Bewusstheit.

Synchrones Störungsprofil

Alle sprachlichen Ebenen sind in ähnlichem Ausmaß betroffen

Asynchrones Störungsprofil

Ausschließlich eine sprachliche Ebene ist betroffen

oder

Mehrere Ebenen sind unterschiedlich stark betroffen

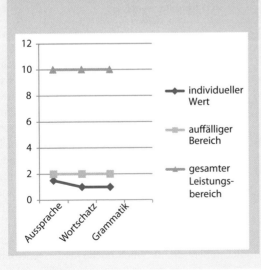
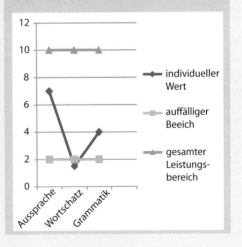
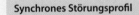

◩ **Abb. 3.2** Störungsprofile der SES

Kriterien für die Beschreibung einer Sprachentwicklungsstörung

- Spezifische Sprachentwicklungsstörung (Ausschlusskriterien) – Sprachentwicklungsstörung (im Rahmen von Primärerkrankungen)
- Beschreibung der sprachlichen Fähigkeiten auf den unterschiedlichen linguistischen Ebenen (Aussprache, Wortschatz, Grammatik, Pragmatik, Schriftsprache)
- Beschreibung der Modalität (rezeptiv – produktiv)
- Beschreibung des Störungsprofils (synchron – asynchron)

3.1.2 Merkmale und Verlauf der spezifischen Sprachentwicklungsstörung

Typischer Verlauf

Ein Kind mit einer SSES zeigt eine auffällige Sprachentwicklung, deren typischer Verlauf sich folgendermaßen beschreiben lässt: Das Kind fängt in der Regel spät zu sprechen an (▶ Abschn. 3.1.3). Dieser späte Sprechbeginn ist ein Marker, der zumeist Eltern auffällt und sie in der Regel zu einem sehr frühen Zeitpunkt beunruhigt. Neuere Untersuchungen haben gezeigt, dass bereits qualitative Abweichungen in den Lallphasen der betroffenen Kinder festzustellen sind. Dies wird darauf zurückgeführt, dass die Kinder nicht ausreichend in der Lage sind, die sprachspezifischen prosodischen Merkmale der Muttersprache abzuleiten (Höhle 2003; Penner 2000). Es zeigt sich ein verlangsamter Spracherwerb, insbesondere wächst der Wortschatz langsamer an als im Normalfall (Leonard 1988, 1998). Das frühe Lexikon umfasst weniger Wortarten, dafür mehr Passepartout-Wörter (z. B. *tut/machen/Dings*). Zudem sind Auffälligkeiten in den Bereichen Grammatik und Phonologie zu beobachten.

Vor Schulbeginn verlagern sich die Auffälligkeiten zunehmend auf die formalen Aspekte der Sprache (Paul 2000), beispielsweise indem die betroffenen Kinder Schwierigkeiten in der phonologischen Bewusstheit, der metasprachlichen Bewusstheit und im Schriftspracherwerb zeigen. Auch während der Schulzeit haben sie meist weiterhin sprachliche Probleme (s. hierzu z. B. Tomblin et al. 2003).

Mögliche Folgen Die schwerwiegenden Folgen einer sprachlichen Auffälligkeit in der weiteren Gesamtentwicklung, insbesondere im sozial-kommunikativen Bereich des Kindes, erörtert beispielsweise Grimm anhand empirischer Befunde (Grimm 1999, 2003a). Von den Kindern, bei welchen im Vorschulalter eine SSES diagnostiziert wurde, zeigen 40–80% persistierende sprachliche Auffälligkeiten in Laut- und/oder Schriftsprache (Kiese-Himmel u. Kruse 1998; Grimm 1999). Auch der berufliche Werdegang kann negativ beeinflusst werden, und es offenbart sich ein erhöhtes Risiko für Aufmerksamkeits- und psychiatrische Störungen.

Veränderungen der Symptomatik im Verlauf sind typisch Eine SSES kann bezüglich der Symptomatik sehr unterschiedlich verlaufen und sich im Laufe der Zeit auch hinsichtlich des Störungsschwerpunkts und des Profils verändern.

> ❯ Veränderungen der Symptomatik im Verlauf einer SSES können individuell sehr verschieden sein, das Störungsprofil kann sich ändern, und eine Sprachentwicklungsstörung kann schwerwiegende langfristige Folgen für den Betroffenen im Rahmen seiner Gesamtentwicklung nach sich ziehen.

Häufigkeit, Verbreitung und Ätiologie

Von einer SSES sind ca. 5–8% der Kinder eines Jahrgangs betroffen (Prävalenz 5–8%) (Tomblin et al. 1997; Suchodoletz 2003). Jungen sind in einem Verhältnis von 3:1 häufiger betroffen als Mädchen (Tallal et al. 2001). Die Ätiologie, also die Ursache der sprachlichen Probleme der Kinder, kann nicht kausal auf sensorische, motorische, psychische oder kognitive Beeinträchtigungen oder auf eine anregungsarme Umwelt zurückgeführt werden (Ausschlusskriterien). Das heißt, ein Kind mit einer SSES entwickelt sich in allen Bereichen »normal« und unauffällig (Normalitätsannahme) – außer im sprachlichen Bereich. Als Hauptursache werden genetische Faktoren angenommen, die sich in Zwillingsstudien und in Studien zur familiären Häufung zeigten (Tallal et al. 2001; Tomblin u. Buckwalter 1998).

Zusammenfassende Darstellung

Eine Zusammenstellung der wichtigsten Fakten zur SSES findet sich in der nachstehenden Übersicht.

> **Fakten zur SSES**
>
> **Verlauf:**
> - Es gibt frühe Hinweise auf eine SSES (Late-Talker-Profil).
> - Der Verlauf einer SSES kann sehr unterschiedlich sein.
> - Es können verschiedene linguistische Ebenen betroffen sein und diese wiederum unterschiedlich schwer.
> - Das Störungsprofil und der Störungsschwerpunkt können sich im Laufe der Entwicklung verändern.
> - 40–80% der Kinder, die im Vorschulalter eine SSES aufweisen, haben persistierende sprachliche Probleme in Laut- und/oder Schriftsprache.
>
> **Erkrankungsrate/Prävalenz:**
> - Es sind ca. 5–8% der Kinder eines Jahrgangs von einer SSES betroffen.
> - Das Verhältnis Jungen:Mädchen liegt bei 3:1.
>
> **Ursache/Ätiologie:**
> - Eine SSES kann **nicht** auf sensorische, motorische, psychische oder kognitive Beeinträchtigungen sowie auf eine anregungsarme Umwelt zurückgeführt werden.
> - Wahrscheinlich entwickelt sich eine SSES durch eine entsprechende Veranlagung.

SSES und semantisch-lexikalische Entwicklungsstörungen

Bezogen auf den Schwerpunkt des Wortschatzes zeigte beispielsweise Rothweiler (1999) in ihrer Studie, dass Kinder mit einer SSES (Alter der untersuchten Kinder 4;11–7;11 Jahre) zwar Wortschatzprobleme haben können, dies jedoch nicht zwingend der Fall sein muss.

Außerdem zeigen Studien v. a. in Gruppenvergleichen (z. B. Kiese-Himmel u. Kruse 1994), dass Kinder mit einer Sprachentwicklungsstörung

- häufiger Fehlbenennungen produzieren,
- ein langsameres Benenntempo haben,
- bei Tests zum aktiven Wortschatz schlechter abschneiden.

> ❯ Es kann von einem häufig assoziierten Auftreten von semantisch-lexikalischen Entwicklungsauffälligkeiten im Rahmen einer SSES ausgegangen werden – aber der semantisch-lexikalische Bereich muss nicht zwingend betroffen sein.

3.1.3 Häufiges Initialsymptom einer spezifischen Sprachentwicklungsstörung: Late-Talker-Profil

Aus dem groben und typischen Verlauf einer SSES wird deutlich, dass bei den betroffenen Kindern der Bereich des Wortschatzes zu einem frühen Zeitpunkt auffällt, unabhängig der weiteren Entwicklung der Störung im Kindergarten- oder Schulalter.

Sprachgesunde Kinder produzieren in der Regel um den 1. Geburtstag die ersten Wörter und haben mit ca. 18 Monaten einen Wortschatz, der auf etwa 50 Wörter, die das Kind aktiv verwendet, angewachsen ist. Daraufhin treten sie typischerweise in den Vokabelspurt ein (▶ Abschn. 2.2, insbesondere ▶ Abschn. 2.2.3). Zu diesem Zeitpunkt beginnen sie, Wörter zu kombinieren und produzieren die sog. Zweiwortäußerungen.

Von Kindern mit einer SSES ist bekannt, dass sie diesen typischen Verlauf meist nicht gezeigt haben (retrospektiv/im Rückblick gesehen), d. h., sie beginnen spät zu sprechen, haben mit 24 Monaten noch keine 50 aktiv zu verwendenden Wörter und produzieren keine Zweiwortkombinationen. Dies wird als **Late-Talker-Profil** bezeichnet. Locke (1997) nennt diese frühe lexikalische Auffälligkeit deshalb **Initialsymptom einer spezifischen Sprachentwicklungsstörung**.

> ❯ Das Late-Talker-Profil stellt häufig das Initialsymptom einer spezifischen Sprachentwicklungsstörung dar.

Late-Talker – haben mit 24 Monaten < 50 Wörter im aktiven Wortschatz und/oder zeigen keine/kaum Wortkombinationen.

Late-Bloomer – zeigen mit 24 Monaten ein Late-Talker-Profil und holen den Sprachentwicklungsrückstand bis zum 36. Lebensmonat auf.

Allerdings bilden nicht alle als Late-Talker klassifizierten Kinder eine spezifische Sprachentwicklungsstörung aus, sondern »nur« ungefähr die Hälfte von ihnen. Die andere Hälfte holt den Sprachentwicklungsrückstand bis zum 3. Geburtstag auf. Dies sind die sog. **Late-Bloomer**, bei denen wiederum z. T. eine unauffällige Weiterentwicklung zu beobachten ist. Jedoch treten bei einigen dieser Kinder zu einem späteren Zeitpunkt, meistens im Schulalter, wieder Defizite auf. Es handelt sich also bei einem bestimmten Teil dieser Kinder um ein »illusionäres Aufholen« (*illusory recovery*). Nach Sachse und Suchodoletz (2009) sind bei zwei Dritteln der Late-Talker mit 36 Monaten Sprachschwächen festzustellen.

> **❯** Nicht jedes Kind mit Late-Talker-Profil entwickelt eine SSES.

Das Verhältnis Late-Talker–Late-Bloomer und die entsprechenden Verläufe werden in **▪** Abb. 3.3 veranschaulicht.

- **Prädiktoren**
Als prognostische Faktoren, ob sich das Kind eher als Aufholer (Late-Bloomer) entwickelt oder eine SSES ausbildet, werden mehrere Risikofaktoren diskutiert. Allerdings wurde bislang noch kein isolierter Faktor gefunden, der eine zuverlässige Prognose erlaubt (Weismer et al. 2000; Ellis u. Thal 2008; Rescorla et al. 1997, 2000; Kauschke 2000). Wahrscheinlich ist eher von einem Zusammenwirken mehrerer Faktoren auszugehen, die sich negativ auf die Prognose auswirken:

- Störung im Wortverständnis: ist bei einem Kind mit Late-Talker-Profil auch das Sprachverständnis betroffen, kann dies als früher Hinweis interpretiert werden, dass das Kind eine SSES ausbilden wird,
- positive Familienanamnese (es gibt weitere Familienmitglieder mit sprachlichen Auffälligkeiten oder Lernschwächen),

- negativer Verlauf: produzieren Kinder mit 30 Monaten weniger als 100 Wörter und ist zwischen dem 24. und dem 30. Lebensmonat kein deutliches Aufholen zu beobachten, wird die Wahrscheinlichkeit des Aufholens geringer,
- Auffälligkeiten im Bereich der Prosodie,
- Auffälligkeiten in der symbolischen Entwicklung,
- wenig/kein Einsatz symbolischer und kommunikativer Gesten,
- pragmatische Auffälligkeiten, z. B. wenig Blickkontakt,
- niedriger sozioökonomischer Status.

> **❶ Cave**
> Da bislang kein Faktor eine klare Prognose erlaubt, bleibt festzuhalten, dass das Late-Talker-Profil ein früher und wichtiger Hinweis auf eine mögliche (Sprach-)Entwicklungsstörung ist.

Fazit: Sprachentwicklungsstörung
- Kinder mit einer SSES haben keine sensorischen, neurologischen, emotionalen oder kognitiven Beeinträchtigungen, die die Störung erklären könnten.
- Sprachentwicklungsstörungen (SES) können auch im Rahmen oder als Folge von anderen Erkrankungen auftreten.
- Als Initialsymptom einer Sprachentwicklungsstörung zeigt sich bei einem typischen Verlauf das Late-Talker-Profil mit 24 Monaten.
- Ein Teil (50%) der Late-Talker holt den Sprachentwicklungsrückstand bis zum 3. Geburtstag auf (Late-Bloomer), der andere Teil bildet persistierende Störungen aus.
- Bei einem Teil der Late-Bloomer erfolgt ein illusionäres Aufholen.
- Eine semantisch-lexikalische Störung kann im Rahmen einer SSES auftreten.

3.2   Semantisch-lexikalische Entwicklungsstörung

Die semantisch-lexikalische Entwicklungsstörung kann, muss jedoch nicht zwingend im Rahmen einer spezifischen Sprachentwicklungsstörung als

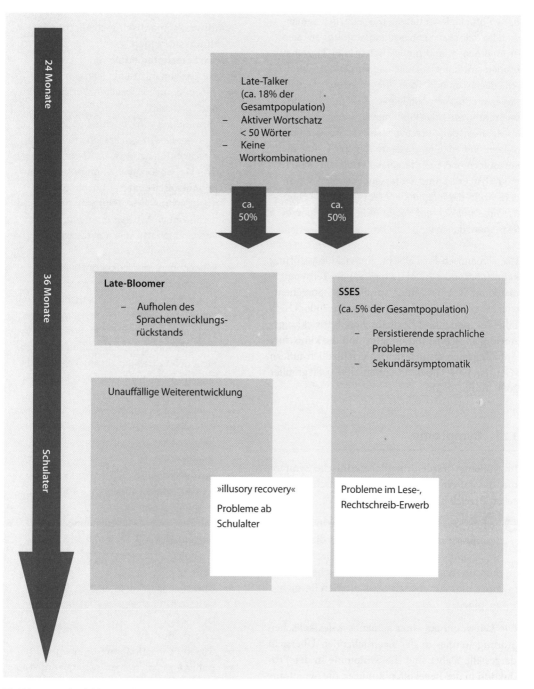

Abb. 3.3 Schaubild Late-Talker. (Mod. nach Kauschke 2003)

Teilsymptomatik auftreten. Das Bild der semantisch-lexikalischen Entwicklungsstörung an sich ist inhomogen, und die klinischen Auffälligkeiten können sich unterschiedlich äußern, sodass unterschiedliche Subgruppen beschrieben werden. Neben produktiven Auffälligkeiten können bei dieser Störung rezeptive Probleme auftreten, die auch im Rahmen der Sprachverstehensstörung einzuordnen sind. Für eine effiziente Therapie sollten die Ressourcen und Defizite eines betroffenen Kindes möglichst exakt und umfassend betrachtet werden, wofür die *International Classification of Functioning, Disability and Health* (ICF) ein geeignetes Instrument darstellt.

Die semantisch-lexikalische Entwicklungsstörung kann (aber muss nicht zwingend) als Teilsymptomatik im Rahmen einer spezifischen Sprachentwicklungsstörung auftreten (Kauschke 2006a). Das Bild der semantisch-lexikalischen Entwicklungsstörung an sich ist inhomogen, und die klinischen Auffälligkeiten können sich unterschiedlich äußern (German 1994; Glück 2000; Kauschke u. Siegmüller 2000; Rupp 2008).

3.2.1   Symptome

Im Weiteren werden mögliche klinische Symptome, die auf eine Störung im semantisch-lexikalischen Bereich hindeuten, vorgestellt.

❯ Treten entsprechende Symptome in der Spontansprache auf oder werden diese im Anamnesegespräch von den Eltern beschrieben, sollte eine ausführliche Diagnostik im semantisch-lexikalischen Bereich erfolgen.

Die Leitsymptome einer semantisch-lexikalischen Störung werden in der nachstehenden Übersicht dargestellt. Dabei sind die Symptome in der Produktion in der Regel offenkundiger, die Symptome in der Rezeption zeigen sich hingegen deutlich subtiler.

Symptome semantisch-lexikalischer Entwicklungsstörungen

Bereich Sprachproduktion

- Das Lexikon wächst nur langsam
- Verwendung von wenigen Wörtern (geringer Wortschatz)
- Verwendung von Umschreibungen
- Häufiger Einsatz von Passepartout-/Vielzweckwörtern (z. B. *des da, Dings*) oder GAP-Verben (**G**eneral-**a**ll-**p**urpose-Verben: phonologisch einfache, hochfrequente, multifunktionale und semantisch unspezifische Verben, z. B. *tun/machen*)
- Verwendung von vielen unspezifischen Oberbegriffen
- Verwendung von Neologismen/Wortneuschöpfungen (Komposition/Derivation, ▶ Abschn. 2.2.4, Wortneuschöpfungen)
- Verwendung von vielen Floskeln, Phrasen und Stereotypen
- Geringe Wortschatzvielfalt: Kind kann sich nicht richtig/treffend ausdrücken, braucht lange zum Erzählen, kommt nicht auf den Punkt
- Suchverhalten und Wortfindungsprobleme
- Schwierigkeiten beim schnellen Wortabruf/beim Wortabruf in angespannter Situation
- Fluktuierender Abruf (Das Wort x kann zum Zeitpunkt a abgerufen werden, zum Zeitpunkt b nicht)
- Substitutionen/Fehlbenennungen durch semantische (z. B. *Tisch* statt *Stuhl*) oder phonologische Paraphasien (z. B. *Netz* statt *Nest*)
- Einsatz von Cueing-Strategien (Cue = Hinweis), z. B. durch eigene Vorgabe des Anlauts o. ä.
- Selbstkorrekturen
- Satzabbrüche, Umformulierungen
- Hoher Anteil an Nomen, geringer Anteil an Verben, Adjektiven und Funktionswörtern (nichtaltersgemäße Zusammensetzung der Wortarten)
- Einsatz von Metakommentaren, z. B. *des weiß ich nicht genau* oder *wie heißt des nochmal?*

- Perseverationen (Wiederholungen)
- Vermehrter Gesteneinsatz, z. B. Zeigen statt Benennen
- Häufige und lange gefüllte (z. B. *ähm-ähm*) oder nichtgefüllte Pausen (Stille)
- Kind spricht und erzählt nicht gerne/sehr wenig
- Themenvermeidung/Themenwechsel im Gespräch/Kommunikationsabbrüche

Bereich Rezeption
- Verständnisprobleme: Kind versteht häufig nicht richtig oder führt Aufforderungen nicht/falsch/unerwartet aus
- Es wirkt, als höre das Kind nicht richtig zu
- Ablenkendes Verhalten bei Verstehensanforderungen
- Antwort auf Fragen auffallend ist häufig *ja* oder *ich weiß nicht*
- Erkennt keine Sinnwidrigkeiten z. B. bei Aufforderungen (»Schließe bitte die Türe«, bei geschlossener Türe – die Türe wird vom Kind geöffnet)
- Wiederholung von Wörtern/Sätzen oder Satzteilen des zuvor Gesagten (echolalisches Verhalten)
- Verwendung v. a. von Schlüsselwortstrategie und Situationsverständnis (▶ Abschn. 3.2.5)

Wenn ein Kind sich nicht altersentsprechend ausdrücken oder verstehen kann, kann dies erhebliche Konsequenzen und weitere Probleme, die über die rein sprachlichen hinausreichen, nach sich ziehen. Diese entstehenden Symptome werden **Sekundärsymptome** genannt und betreffen in der Regel insbesondere die sozial-kommunikative Ebene.

Sekundärsymptome einer semantisch-lexikalischen Entwicklungsstörung
- Rückzug
- Aggression
- Frustration
- Vermeidung von Kommunikationssituationen

- Gesprächsabbrüche
- Verlust der Sprechfreude
- Probleme in Kita, Kindergarten oder Schule
- Veränderungen im Kontakt-/Spielverhalten
- Probleme in Selbstbewusstsein und Selbstwertgefühl

3.2.2 Ursachen

Die vermuteten Ursachen einer SSES und auch die der semantisch-lexikalischen Entwicklungsstörung sind vielfältig (▶ Abschn. 3.1.2). Je nachdem, welches theoretische Modell der Sprachentwicklung zugrunde gelegt wird, sind bestimmte Entstehungsfaktoren und Ursachen denkbar oder ausgeschlossen. Daraus ergeben sich umfassende und spannende wissenschaftliche Diskussionen und Debatten über die Theorien der Sprachentwicklung. Beispielsweise fasst Zollinger (1994, 1997, 2008) die Sprachentwicklung als Teil der Gesamtentwicklung eines Kindes auf und sieht starke Bezüge und Abhängigkeiten zwischen nichtsprachlichen und sprachlichen Entwicklungsbereichen. Im Gegensatz dazu betrachtet der patholinguistische Ansatz (Kauschke u. Siegmüller 2000, 2002, 2010 die Sprachentwicklung als nahezu abgekoppelt von anderen außersprachlichen Entwicklungsbereichen. (Die Therapieansätze und deren Grundlagen werden in ▶ Kap. 6 beschrieben.)

Diese Diskussion soll hier jedoch nicht Hauptthema sein, sondern es werden die einzelnen Faktoren, welchen eine verursachende oder eine mitverursachende Wirkung zugesprochen wird, pragmatisch und relativ unabhängig vom zugrundeliegenden Modell vorgestellt.

In der Literatur findet sich eine unklare Abgrenzung zwischen den Definitionen von Risikofaktoren, Ursachen und Symptomen, sodass es zu Überschneidungen kommt.

Der Gedanke jedoch und die Fragestellung bei der Diagnostik, was bei diesem Kind die Störung verursacht, sind letztendlich bei der individuellen Therapieplanung und der entsprechenden Methodenwahl entscheidend. Unter dieser Prämisse werden die einzelnen Faktoren im Folgenden beleuchtet.

Präverbale und nichtsprachliche Fähigkeiten

- **Verzögerung beim Aufbau von Symbolverständnis und Objektpermanenz**

Unter **Objektpermanenz** (▶ Abschn. 2.2.1) wird »das Wissen, dass Objekte auch außerhalb der eigenen Wahrnehmung und Tätigkeit Realität haben« verstanden (Szagun 2000, S. 73). Diese Fähigkeit wird als Grundlage betrachtet, die es dem Kind ermöglicht, innere Bilder bzw. mentale Repräsentationen seiner Umwelt aufzubauen und abzuspeichern. Dies ist elementar beim Wortlernen, da sich Wörter nicht primär auf reale Gegenstände oder Gegebenheiten der unmittelbaren Wahrnehmung beziehen, sondern auf mentale Repräsentationen und Konzepte, die im Gehirn multimodal abgespeichert sind (▶ Kap. 1). Ebenso wird dem **Symbolverständnis** (Zollinger 1997) eine wichtige und grundlegende Rolle beim Spracherwerb zugeschrieben. Wörter sind Symbole, die sich auf etwas beziehen – die repräsentativ für etwas stehen. Die symbolische Funktion von Sprache muss nach Zollinger erfasst werden, damit der Einstieg in die Sprachentwicklung gelingen kann. Bei einer Studie von Rescorla und Goossens (1992) zeigten Kinder mit Late-Talker-Profil ein weniger ausgeprägtes und weniger komplexes Symbolspiel (▶ Abschn. 2.2.1, Warum das Spielen eine wichtige Rolle spielt – Exploration, Funktionsspiel und Symbolspiel).

Hat das Kind Probleme beim Erfassen der Objektpermanenz oder zeigt es eine verzögerte symbolische Entwicklung, kann dies bedingen, dass das Kind nicht altersadäquat in den Spracherwerb einsteigt (Kauschke 2006b) und Worte nicht entsprechend erwirbt. Beide Fähigkeiten sind kognitive Fähigkeiten (▶ Kap. 2), die sich physiologisch präverbal bzw. zum Zeitpunkt der ersten Wörter entwickeln.

- **Nichterfassen der kommunikativen Funktion von Sprache**

Nach Zollinger (1994, 1997, 2008) ist die Erfassung der kommunikativen Funktion von Sprache (neben der Erfassung der symbolischen Funktion von Sprache) ein entscheidender Motor der Sprachentwicklung. Wenn ein Kind begreift, wie viel es mit Sprache bewegen kann, dass es auf momentan nicht sichtbare Dinge hinweisen und sich somit über das Hier und Jetzt hinwegsetzen kann, eröffnet sich ihm eine neue Welt. Es begreift Sprache als effizientes Kommunikationsmittel. Die kommunikative Funktion von Sprache geht über das symbolisch-referenzielle Einsetzen von Wörtern hinaus (s. hierzu auch den Unterschied von Benennen und Einwortsätzen und der kommunikativen und repräsentativen Funktion von Sprache, ▶ Abschn. 2.1.3, Übersicht: Benennen, Einwort- und Zweiwortäußerungen, Exkurs: Die Entdeckung der Sprache). Sprache richtet sich an jemanden und soll etwas bewirken.

Erfasst ein Kind diese Funktion von Sprache nicht, kann dies zur Stagnation in der Sprachentwicklung führen, oder anders formuliert, es fällt ein entscheidender »Motor« für die weitere Sprachentwicklung weg.

- **Verzögerungen im Konzeptaufbau**

Wörter beziehen sich auf Konzepte. Um Konzepte aufbauen zu können, bedarf es der Erfahrung mit der Umwelt. So werden z. B. durch Exploration (Ausprobieren) und Funktionsspiel (Imitation der Funktion von Gegenständen) (Zollinger 1997; ▶ Abschn. 2.2.1, Warum das Spielen eine wichtige Rolle spielt – Exploration, Funktionsspiel und Symbolspiel) sinnliche Erfahrungen gemacht: z. B. wie schwer etwas ist, wie es aussieht, was man damit machen kann, wo und wie es verwendet wird usw. In der physiologischen Entwicklung werden diese sinnlichen Erfahrungen (alle Sinne: Hören, Riechen, Schmecken, Fühlen, Sehen) entsprechend abgespeichert und zu multimodalen Konzepten, also Konzepten, die sich aus den Speicherungen der Erfahrungen in allen Sinnesmodalitäten zusammensetzen, zusammengeführt (▶ Kap. 1). Weist ein Kind Schwierigkeiten beim Aufbau von Konzepten und deren Vernetzung auf, hat dies wiederum Auswirkungen auf die lexikalische Entwicklung (▶ Abschn. 3.3.2).

Einschränkungen im phonologischen Bereich

- **Eingeschränktes phonologisches Arbeitsgedächtnis**

Lernt ein Kind ein neues Wort, muss es dieses abspeichern, damit es das Wort wiedererkennen und letztendlich auch benutzen kann. Bevor das Wort, also die phonologische Wortform, im Langzeitgedächtnis zur Verfügung steht, muss diese das phonologische Arbeitsgedächtnis passieren. Bates (1997) beschreibt Einschränkungen im verbalen Arbeitsgedächtnis und in der auditiven Verarbeitung bei Kindern mit einer SSES. Gathercole und Baddeley (1993) gehen davon aus, dass das Problem von Wortschatzdefiziten bei Kindern mit SSES u. a. durch Verarbeitungsprobleme im phonologischen Arbeitsspeicher bedingt ist. Das heißt, die Kinder sind nicht in der Lage, sich phonologische Wortformen kurzfristig adäquat zu merken, sodass nur wenige Wörter in das Langzeitgedächtnis aufgenommen werden.

■ **Eingeschränkte phonologische Fähigkeiten**
Late-Talker zeigen häufig ein kleines Phoneminventar und sprechen unverständlicher als sprachlich altersadäquat entwickelte Kinder, indem sie beispielsweise Silbenstrukturen reduzieren und wenige Finalkonsonanten produzieren (Mirak u. Rescorla 1998).

Bei Kindern mit Wortfindungsstörungen wird vermutet, dass sie grundsätzliche Schwierigkeiten in der phonologischen Verarbeitung haben (wie dies beispielsweise auch bei Kindern mit einer Lese-Rechtschreib-Schwäche der Fall ist) und nicht in ausreichendem Maße in der Lage sind, exakte phonologische Wortformen zu speichern und abzurufen. Dies beschreibt die phonologische **Repräsentationenhypothese** (Stanovich 1988; Snowling 2000). Die ungenauen Repräsentationen können zu Abrufproblemen führen (Glück 2005).

■ **Eingeschränkte prosodische Fähigkeiten**
Penner (2002, 2006) geht davon aus, dass ein früher Schritt in der Sprach- und Wortschatzentwicklung darin liegt, prosodische Muster der Sprache zu erfassen. Dies ermöglicht, Wortgrenzen abzuleiten und Wörter zu erwerben. Gelingt es einem Kind nicht, diese prosodischen Elemente zu nutzen, wird es Schwierigkeiten beim Lexikonerwerb und in der gesamten Sprachentwicklung ausbilden. Demnach können auch prosodische Schwierigkeiten als ursächlich bei Wortschatzproblemen gesehen werden.

Starres Verharren auf constraints
Constraints sind Lernbarkeitsbeschränkungen, die dem Kind ein effizientes *mapping* (▶ Abschn. 2.2.3, *Fast mapping*), d. h. eine schnelle Zuordnung von phonologischer Wortform zum passenden Referenten, ermöglichen (▶ Abschn. 2.2.3). Dabei interagieren die *constraints* flexibel miteinander und werden mit dem wachsenden Lexikon zunehmend aufgeweicht und abgebaut. Rothweiler (2001) vermutet, dass Kinder mit einer SSES Schwierigkeiten haben, *constraints* flexibel zu nutzen und starr auf bestimmten *constraints* verharren, sodass der weitere Worterwerb darüber blockiert werden kann. Der Wortschatzspurt wird durch diese mangelnde Flexibilität weniger unterstützt als in der physiologischen Entwicklung. Zum Beispiel beschreibt die Autorin das strikte Verharren am *constraint* der *mutual exclusivity assumption* (Markman 1994), der besagt, dass ein Referent ausschließlich eine Bedeutung hat. Dieser *constraint* wird in der physiologischen Entwicklung zunehmend und mit wachsendem Lexikon aufgeweicht, und das Kind kann nun mehrere Wörter für ein Objekt erlernen (z. B. *Hund – Pudel – Tier* oder *Orange – Apfelsine*). Rothweiler beschreibt dementsprechend das starre Verharren als ursächlich.

Auffälligkeiten beim fast mapping
Fast mapping beschreibt das Phänomen des schnellen Abbildens einer Wortform auf einen Referenten (▶ Abschn. 2.2.3). Verschiedene Studien zeigten, dass Kinder mit einer SSES grundsätzlich zur schnellen Speicherung neuer unbekannter Wörter in der Lage sind, jedoch mehr Input, d. h. mehrere Darbietungen und Wiederholungen benötigen, um die Leistungen der sprachgesunden Kinder zu erreichen (Rice et al. 1994; Skerra 2009). In dieser schwächeren Leistung kann ein ursächlicher Faktor für die langsamere Wortschatzentwicklung gesehen werden. Dementsprechend ist nicht das *fast mapping* an sich gestört, sondern die Kinder mit und ohne SSES unterscheiden sich in der benötigten Anzahl an Wiederholungen.

■ **Ungenaue Erstrepräsentation des Worteintrages im mentalen Lexikon**
Rothweiler konnte in ihrer Studie (2001) zeigen, dass ältere Kinder neue Wörter schneller in das

bestehende Netzwerk im mentalen Lexikon integrieren und somit besser abspeichern konnten als jüngere. Die Kinder mit einer SSES konnten Wörter – ebenso wie sprachnormal entwickelte Kinder – zwar kurzfristig speichern und die Worte auch wiedererkennen, für eine dauerhafte Speicherung, die Aufnahme des Eintrags in das Lexikon und die aktive Verwendung reichten die Speicherungen der Kinder mit einer SSES jedoch nicht aus. Für die Produktion ist eine ausdifferenzierte und exakte Repräsentation jedoch notwendig. Vermutlich liegt der Grund in der Diskrepanz zwischen den Kindern mit einer SSES und den sprachgesunden Kindern darin, dass die Kinder mit einer SSES ungenauere Speicherungen vornehmen.

Das Problem der Kinder mit einer SSES sieht Rothweiler demnach in der Übernahme des Lexems in den Langzeitspeicher und in der dauerhaften Verfügbarkeit. Dies führt sie auf ungenauere Erstrepräsentationen zurück. Eine gelungene Abbildung durch das funktionierende *fast mapping* führt noch nicht automatisch zu einer ausreichenden Speicherung im Langzeitgedächtnis und zur Verfügbarkeit des Wortes.

❯ Zusammenfassend kann festgehalten werden, dass Kinder mit einer SSES zum *fast mapping* an sich in der Lage sind, jedoch Schwierigkeiten haben, differenzierte und genaue Erstpräsentationen zu erstellen. Außerdem benötigen sie mehrere Wiederholungen, um ein Wort in den Langzeitspeicher zu übernehmen.

Mangelnde semantische Vernetzung

Semantisches Netzwerk Hinsichtlich der ursächlichen Faktoren bei Wortschatzstörungen wird auch angenommen (Kail et al. 1984), dass Kinder mit einer SSES mit einem Wortschatzproblem zu wenige oder zu schwache semantische Vernetzungen zu neuen Einträgen herstellen und somit qualitativ die Einträge semantisch schlechter abspeichern als sprachgesunde Kinder. Diese qualitativ-semantische Problematik kann wiederum zu Wortfindungsproblemen führen (Glück 2005).

Verzögerte Fähigkeit der semantisch-taxonomischen Kategorisierung Eine weitere Vermutung liegt darin, dass das Kind mit einer SSES in einer thematisch-assoziativen Speicherungsstruktur verbleibt, indem es Wörter vorwiegend assoziativ miteinander verknüpft (z. B. *Hund* und *Knochen*). Im Laufe der Wortschatzentwicklung (Kauschke 2006b; Siegmüller 2006) müsste physiologisch jedoch die Speicherung auf abstrakter Ebene nach taxonomischen Kriterien zur thematisch-assoziativen Strategie hinzukommen (z. B. Über- und Unterbegriffe). Es wird angenommen, dass diese hierarchische Struktur zunehmend notwendig wird, um den Wortschatz »effizient zu verwalten«, neue Einträge schnell hinzuzufügen, einzuordnen und entsprechend wiederfinden zu können. Wird diese Ordnungsstruktur unzureichend ausgebildet, kann dies zu Problemen in der Wortschatzorganisation führen und die Integration und das Hinzufügen neuer Einträge in das bestehende Lexikon erschweren. Demzufolge ist damit auch die Möglichkeit, Einträge effektiv wiederzufinden, reduziert.

Zusammenfassende Darstellung

Es lassen sich folgende Faktoren, die als möglicherweise ursächlich diskutiert werden, ableiten:

> **Mögliche ursächliche Faktoren für eine semantisch lexikalische Störung**
> ▬ Präverbale und nichtsprachliche Fähigkeiten wie Symbolfunktion und Objektpermanenz werden unzureichend erfasst, das Kind hat Schwierigkeiten, die kommunikative Funktion von Sprache zu erfassen oder zeigt Probleme beim Konzeptaufbau und der Vernetzung.
> ▬ Das phonologische Arbeitsgedächtnis ist eingeschränkt.
> ▬ Es gibt Schwierigkeiten bei der exakten phonologischen Verarbeitung.
> ▬ Die prosodischen Fähigkeiten sind defizitär.
> ▬ *Constraints* werden zu starr angewendet.
> ▬ *Fast mapping* an sich funktioniert auch bei Kindern mit einer SSES, es sind jedoch mehrere Wiederholungen notwendig.

- Die Erstrepräsentationen sind phonologisch und/oder semantisch ungenau.
- Die semantisch-taxonomische Strukturierung entwickelt sich unzureichend.

3.2.3 Mögliche Auswirkungen und Folgen und ICF-Sichtweise

Auswirkungen und mögliche Folgen einer SSES und einer semantisch-lexikalischen Störung

Kinder, die sprachliche Probleme haben, entwickeln häufig Sekundärsymptome (▶ Abschn. 3.2.1, Sekundärsymptome) im sozial-kommunikativen Bereich. »Die eingeschränkten positiven Kommunikationserfahrungen sprachverzögerter Kinder können die psychische und soziale Entwicklung beeinträchtigen« somit besteht eine »Wechselwirkung zwischen Sprachfähigkeiten und sozialen Kompetenzen« (Kauschke 2006a, S. 67). Grimm (1999, 2003a, b) sieht die Sprachentwicklung in engem Bezug zu allgemeinen kognitiven sowie zu sozialen Fähigkeiten. Störungen der Sprachentwicklung können demnach auch auf Störungen in nichtsprachlichen Bereichen hinweisen.

❯ Eine Sprachentwicklungsstörung birgt ein hohes Risiko für die Gesamtentwicklung eines Kindes, sie kann somit sowohl seine psychosoziale Entwicklung als auch die schulische Leistungsfähigkeit beeinträchtigen (▶ Abschn. 3.1.2; Grimm 2003; Grimm et al. 2010).

Semantisch-lexikalische Störungen aus Sicht der ICF

In Bezug auf Kinder mit sprachlichen Problemen stellt die ICF (*International Classification of Functioning, Disability and Health*; WHO 2005) ein geeignetes Instrument dar, um die Schwierigkeiten und die Ressourcen dieser Kinder sowie die Auswirkungen ihrer sprachlichen Probleme umfassend zu beschreiben. Dieser Sichtweise der ICF bzw. der

ICF-CY (Weiterführung der ICF, die sich speziell mit Krankheiten bei Kindern und Jugendlichen befasst, s. unten) soll im Anamnesegespräch, in Diagnostik und Beratung, Therapieplanung und -durchführung sowie bei der Evaluation des Therapieerfolgs Rechnung getragen werden.

Im Weiteren werden die Hauptaspekte, die der ICF zugrunde liegen, erklärt. Die ICF-Komponenten Körperfunktionen, Körperstrukturen, Aktivität und Partizipation, Umweltfaktoren und personenbezogene Faktoren werden dargestellt und bezüglich einer semantisch-lexikalischen Entwicklungsstörung diskutiert.

- **Grundzüge der ICF**
Die ICF stellt ein Konzept dar, in dem Krankheiten und Krankheitsfolgen beschrieben und klassifiziert werden können. Es werden sowohl biologische wie auch psychosoziale, personenbezogenindividuelle Faktoren als auch Kontextfaktoren berücksichtigt. Dabei werden Defizite, aber auch Ressourcen einer Person und ihres Umfelds beschrieben. Somit stellt die ICF nicht mehr Symptome einer Erkrankung in den Mittelpunkt, sondern den Patienten mit seinem psychosozialen Umfeld und Umgebungsfaktoren, seine psychosoziale Teilhabe und Aktivität.

Der Blick auf eine »Störung« oder Erkrankung wandelt sich im Sinne der ICF dahingehend, dass es v. a. um Aspekte der funktionalen Gesundheit (s. unten) geht und die zentrale Frage darauf abzielt, wie die betroffene Person in ihrem individuellen Alltag teilhaben kann.

Jedes Kind ist anders und reagiert entsprechend seiner persönlichen Art auf die sprachliche Problematik. Auch das soziale Umfeld eines jeden Kindes ist unterschiedlich und geht mit Problemen (z. B. den sprachlichen Schwierigkeiten des Kindes) anders um. Diese Sichtweise, die beleuchtet, was eine Störung für ein Kind bedeutet und welche Einschränkungen es erfährt, aber auch welche Ressourcen es mitbringt, versucht die ICF beschreibend zu erfassen.

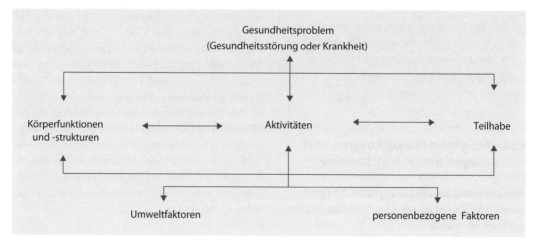

Abb. 3.4   ICF-Modell der biopsychosozialen Komponenten von Gesundheit und Krankheit. (Aus Ochsenkühn et al. 2010, mit freundlicher Genehmigung der WHO)

Funktionale Gesundheit im Sinne der ICF
- **Ebene der Funktion und Struktur:** Die körperlichen und psychischen Funktionen des betroffenen Menschen entsprechen denen eines gesunden Menschen.
- **Ebene der Aktivität:** Der betroffene Mensch kann im Alltag wie ein Mensch ohne Gesundheitsprobleme handeln.
- **Ebene der Partizipation:** Der betroffene Mensch kann sich in allen ihm wichtigen Lebensbereichen entfalten wie ein Mensch ohne Gesundheitsprobleme.

Daraus ergibt sich ein Behinderungs- und Krankheitsbegriff, der durch Funktionsaspekte in Wechselwirkung mit den Umgebungsbedingungen definiert wird.

Diese Sichtweise wird im ICF-Modell der biopsychosozialen Komponenten von Gesundheit und Krankheit veranschaulicht (◘ Abb. 3.4).

Bei einer erkrankten Person müssen nicht alle Aspekte von Körperfunktion und Struktur, Aktivität und Partizipation betroffen sein. Es können auch einzelne Bereiche eingeschränkt sein, jedoch müssen alle bei der Anamneseerhebung, Therapieplanung und letztendlich in der Evaluation Berücksichtigung finden.

Über das reine Klassifikationssystem hinaus hat die ICF zum Ziel, eine einheitliche Sprache zu schaffen, um den internationalen und interdisziplinären Austausch zu vereinfachen und zu präzisieren. Für die einzelnen Störungen werden sog. Core-Sets geschaffen, um Erkrankungen schnell und effizient mit den relevanten Aspekten zu beschreiben. Ein Core-Set mit der entsprechenden Kodierung zur Beschreibung der semantisch-lexikalischen Entwicklungsstörung im Rahmen der ICF existiert jedoch derzeit (noch) nicht.

Die ICF bezieht sich v. a. auf die Betrachtung von Erwachsenen. Die Version ICF-CY (*International Classification of Functioning, Disability and Health – Children and Youth*; WHO 2007/2011) legt einen Klassifikationsrahmen für Erkrankungen bei Kindern und Jugendlichen vor, der Entwicklungsaspekte und Verzögerungen in der kindlichen Entwicklung und in der kindlichen Lebens- und Entwicklungswelt berücksichtigt.

▪ Semantisch-lexikalische Entwicklungsstörung und ICF-Komponenten

Körperfunktionen Die Beschreibung der Körperfunktionen beinhaltet allgemeine und spezifische mentale Funktionen, z. B. das Lernverhalten, die Wahrnehmung, die Wahrnehmungsverarbeitung, die sprachlichen Fähigkeiten. Außerdem können jegliche Funktionen von Körpersystemen beschrieben werden, z. B. wie das Hörvermögen des Kindes entwickelt ist. Bei einer semantisch-lexikalischen Entwicklungsstörung liegen insbesondere eine sprachliche Funktionsstörung und eine Sprachverarbeitungsproblematik vor.

Körperstrukturen Unter Körperstrukturen sind generell alle anatomischen Teile des Körpers zu verstehen. Im Bereich einer sprachlichen Auffälligkeit sind dies alle am Sprech- und Hörvorgang beteiligten Strukturen. Diese sind bei einer SSES definitionsgemäß primär nicht betroffen.

Aktivität und Partizipation Die Komponenten Aktivität und Partizipation beinhalten den Bereich der Kommunikation, der bei Kindern mit einer semantisch-lexikalischen Entwicklungsstörung ausgesprochen relevant ist. Einige Kinder können trotz ihrer Beeinträchtigung gut im Alltag zurechtkommen, bei anderen zeigen sich deutliche Einschränkungen. Nicht-im-Alltag-Zurechtkommen kann sich in Rückzug oder Aggression äußern (Sekundärsymptome) und zu einer verminderten Lebensqualität und mangelnder sozialer Interaktion und Integration führen. Dadurch kann das weitere soziale Lernen, das Eingehen von Freundschaften und das Erhalten von Beziehungen beeinträchtigt werden (Clegg 2006). Darüber hinaus können sprachliche Einschränkungen im lexikalischen Bereich negative Auswirkungen auf den Schulerfolg und den weiteren Wissenserwerb haben. Schließlich können sich daraus gesellschaftliche Nachteile für die betroffenen Kinder ergeben (McLeod u. Threats 2008). Wie das jeweilige Kind die Schwierigkeiten löst und wie es diese Beeinträchtigung empfindet, kann im Gespräch mit den Eltern, durch Beobachtungen oder durch die Befragung des betroffenen Kindes selbst beschrieben und erfasst werden. Entsprechende systematische Verfahren, z. B. in Fragebogenform, liegen für das Deutsche bislang nicht vor.

Umweltfaktoren Bei den Umweltfaktoren könnte bei einem Kind mit einer semantisch-lexikalischen Entwicklungsstörung relevant sein, wie stabil die sozialen Beziehungen um das Kind sind, wie die Eltern als Bezugspersonen mit der sprachlichen Problematik umgehen, wie die Einstellungen zum Kind und zur sprachlichen Auffälligkeit sind und wie die sprachliche Anregung im häuslichen Umfeld einzuschätzen ist. Auch das weitere soziale Umfeld sollte mit in die Betrachtung eingehen. Mögliche Fragen diesbezüglich wären z. B., wie die Beziehungen im Kindergarten und in der Schule sind, ob Freundschaften existieren, wie das soziale Umfeld mit der Auffälligkeit umgeht, wie Erzieherinnen oder Lehrerinnen das Kind unterstützen etc. Auch kann es hilfreich sein zu erfassen, ob das Kind an Förder- oder Präventionsmaßnahmen teilnimmt. Die Umweltfaktoren können sich als störungsförderlich oder als Ressource im Sinne der Therapieunterstützung auswirken. Sowohl im Umgang mit der Störung an sich als auch gerade im semantisch-lexikalischen Bereich durch das konkrete Lernumfeld und den positiven Ausbau von Kommunikationserfahrungen haben Umweltfaktoren großen Einfluss.

Personenbezogene Faktoren Neben Geschlecht, Alter, Motivation, Frustrationstoleranz und Ausdauer kommt im Bereich der personenbezogenen Faktoren die individuelle Persönlichkeit des Kindes zum Tragen. Wie geht das Kind mit seinem sprachlichen Problem um, hat es Strategien, welche Auswirkungen hat das Defizit auf seine Persönlichkeit? Wie sind das Selbstbewusstsein und das Selbstwertgefühl des Individuums einzuschätzen?

> ❯ Die ICF bzw. die ICF-CY beschreiben weit mehr als eine Diagnose und ermöglichen demnach einen umfassenden Blick auf die Störung der jeweils betroffenen Person.

3.2.4 Wortschatzauffälligkeiten außerhalb einer SSES

Nicht jedes wortschatzschwache Kind hat eine SSES, und Wortschatzauffälligkeiten werden nicht ausschließlich im Kontext einer SSES beobachtet und beschrieben. Auch durch bestimmte Lebensbedingungen kann der Wortschatz eines Kindes eingeschränkt sein. Diese Bereiche werden nachfolgend skizziert (AWMF 2011, Interdisziplinäre S2k-Leitlinie).

Sprach-/Wortschatzauffälligkeiten durch anregungsarme Umwelt

Kinder, die in einer anregungsarmen Umwelt aufwachsen, häufig in sozial schwachem und bildungsfernem Milieu, weisen u. U. sprachliche Auffälligkeiten und einen kleinen Wortschatz auf. Diese Kinder, bei denen keine SSES vorliegt, die aber trotzdem im sprachlichen Bereich Auffälligkeiten zeigen, werden als sprach- oder **wortschatzschwache Kinder** bezeichnet. Sie benötigen Sprachförderung.

Liegt eine SSES bei einem Kind vor, das in einer anregungsarmen Umwelt aufwächst, kann die SSES dadurch deutlich sichtbar werden. Diese Kinder haben dringenden Therapiebedarf und profitieren nicht von einer Sprachförderung!

> **! Cave**
> Selbstverständlich gibt es auch Kinder mit einer SSES, die in einer anregungsarmen Umwelt aufwachsen. Das Vorhandensein oder der Ausschluss einer SSES muss zwingend differenzialdiagnostisch abgeklärt werden!

Sprachauffälligkeiten/kleiner Wortschatz bei mehrsprachig aufwachsenden Kindern

Gesunde Kinder sind bei ausreichendem Input und ausreichenden Möglichkeiten der Kommunikation problemlos in der Lage, zwei oder mehrere Sprachen zu erlernen. Im Rahmen einer mehrsprachigen Erziehung kann es jedoch (umgebungsbedingt) zu unterschiedlichen Leistungen in den zu erwerbenden Sprachen kommen. Dies ist zunächst ein völlig normales Phänomen und hängt von vielen Faktoren ab (z. B. welche Sprache das Kind momentan mehr verwendet, welche es lieber mag, in welcher mehr Input geboten wird, ab wann das Kind die Sprache überhaupt erst erlernt). Dementsprechend ist es denkbar, dass das Kind in seiner nichtdeutschen Erstsprache (L1) einen altersentsprechenden Wortschatz besitzt, in der Zweitsprache Deutsch (L2) jedoch noch nicht das altersadäquate Niveau erreicht hat, z. B. weil es wenig deutschsprachigen Input bekommt oder der Input auf Deutsch erst seit kürzerer Zeit erfolgt,

beispielsweise seit dem Eintritt in den Kindergarten. Auch Inferenzerscheinungen (Übertragung der Strukturen der einen Sprache auf die andere) können als vorübergehende Phänomene beobachtet werden. Kinder, die Unterstützung beim Zweitspracherwerb benötigen, bedürfen der Sprachförderung.

Die Prävalenz (▶ Abschn. 3.1.2) für eine Sprachentwicklungsstörung bei zwei-/mehrsprachig aufwachsenden Kindern liegt nicht höher als bei einsprachig aufwachsenden Kindern. Allerdings gibt es auch Kinder, die mehrsprachig aufwachsen **und** eine Sprachentwicklungsstörung zeigen. Diese betrifft dann alle Sprachen. Diese Kinder benötigen eine Sprachtherapie, die Sprachförderung hilft diesen Kindern nicht.

> **! Cave**
> Selbstverständlich gibt es auch Kinder mit einer SSES, die mehrsprachig aufwachsen. Dies muss zwingend differenzialdiagnostisch abgeklärt werden!

Sprach-/Wortschatzauffälligkeiten im Rahmen von allgemeinen Entwicklungsproblemen, Behinderungen und Komorbidität

Auch im Rahmen von Behinderungen, allgemeinen Entwicklungsproblemen oder Lernschwächen kann es zu sprachlichen Auffälligkeiten kommen, dementsprechend kann auch die semantisch-lexikalische Entwicklung betroffen sein. Eine entsprechende Auffälligkeit der Sprache im Rahmen einer primären Behinderung wird auch als Sprachentwicklungsbehinderung oder als Sprachentwicklungsstörung im Rahmen der jeweils primären Beeinträchtigung bezeichnet. Die Auffälligkeiten im sprachlichen Bereich zeigen sich ähnlich wie bei einer spezifischen Sprachentwicklungsstörung (▶ Abschn. 3.1). In der Regel werden diese Kinder sprachtherapeutisch und ggf. je nach Komorbidität (zusätzlich) sonderpädagogisch versorgt. Das therapeutische Vorgehen, die Therapieziele und die Prognose müssen an die Erkrankung des Kindes angepasst werden. Die interdisziplinäre Zusammenarbeit spielt bei der Behandlung dieser Kinder eine besondere Rolle.

3.2.5 Bezug der Sprachverstehensstörung zur semantisch-lexikalischen Entwicklungsstörung

Hat ein Kind Probleme im Lexikon, reicht es nicht aus, die produktive Seite zu betrachten, es muss auch die rezeptive Seite beleuchtet werden. In diesem Zusammenhang wird der Begriff der Sprachverständnisstörung erläutert und zergliedert, sodass es möglich wird, die lexikalische Ebene innerhalb des Sprachverstehens einzuordnen. Außerdem werden die Strategien erläutert, die ein Kind beim Sprachverstehen nutzen kann.

Es ist zu erwarten, dass ein Kind mit einem rezeptiven Wortschatz-Problem immer auch im aktiven Wortschatz Auffälligkeiten zeigt, da die Rezeption der Produktion grundsätzlich überlegen ist.

Sprachverständnis/Sprachverstehen

Sprachverständnis oder Sprachverstehen kann unterschiedlich definiert werden. Unterschieden wird den Definitionen entsprechend das Sprachverstehen im engeren Sinne, das sich direkt auf das Entschlüsseln rein sprachlicher Informationen bezieht, und das Sprachverstehen im weiteren Sinne, bei dem es um das Verständnis sprachlicher Strukturen eingebettet in natürliche Situationen geht, also auch nichtsprachliche, pragmatisch-situative Informationen (▶ Abschn. 2.1.2, Pragmatische Ebene) genutzt werden können (Müller 1996; Rausch 2003; Schrey-Dern 2006).

Sprachverstehen im engeren Sinne – Fähigkeit, den konkreten linguistischen Input semantisch zu verstehen.

Sprachverstehen im weiteren Sinne – Fähigkeit, Sprache in natürlichen Kommunikationssituationen unter Nutzung unterschiedlicher Kanäle zu verstehen.

Dies kann an folgendem Beispiel verdeutlicht werden (▶ Beispiel: Max geht einkaufen).

Beispiel: Max geht einkaufen

Max und seine Mutter befinden sich im Wohnzimmer. Die Mutter holt den Einkaufskorb, sucht ihre Schlüssel, legt ihre Jacke bereit und den Geldbeutel in den Einkaufskorb. Max beobachtet ihr Tun. Dann sagt die Mutter zu Max: »Mäxchen, hol mal deine Jacke, wir gehen jetzt einkaufen.« Max läuft zur Türe, zeigt auf seine Schuhe und nimmt seine Jacke von der Kindergarderobe.

Was kann das Beispiel zeigen? Max reagiert völlig adäquat. Er hat verstanden, was die Mutter möchte (Sprachverständnis im weiteren Sinne). Ob er allerdings den Satz und die darin enthaltenen Wörter linguistisch dekodiert und den Satz mit seinen einzelnen Elementen korrekt verstanden hat (Sprachverständnis im engeren Sinne), kann lässt sich anhand dieser Situation nicht ersehen und nicht beurteilen. Max konnte in der Situation unterschiedliche Strategien nutzen, um zu verstehen. Es kann sein, dass alleine das Verstehen der Situation durch sein Weltwissen dazu geführt hat, adäquat zu reagieren, das Interpretieren von Schlüsselwörtern oder das Verstehen aller sprachlichen und nichtsprachlichen Elemente.

> ❯ Es ist sinnvoll, das Wortverständnis (Verstehen einzelner Wörter/Lexeme), das Sprachverständnis im engeren Sinne (Entschlüsseln sprachlicher Strukturen auf Satz-/Textebene) und das Sprachverständnis im weiteren Sinne (situatives Sprachverständnis) differenziert zu betrachten.

■ **Welche Strategien nutzen Kinder, um zu verstehen? – Sprachverständnisstrategien**

Schlüsselwortstrategie Gemeint ist, dass das Kind innerhalb einer Äußerung einzelne Schlüsselwörter versteht, also deren Bedeutung kennt (Gebhard 2001). Im genannten Beispiel könnten dies die Wörter *Max*, *Jacke* und *Einkaufen* sein. Meist sind dies hochfrequente Inhaltswörter. Diese Strategie ist die erste, die Kinder nutzen, um sprachliche Äußerungen zu verstehen (± 12 Monate).

Pragmatische Strategie Das Kind interpretiert das Gehörte in den konkreten Situationen und nutzt und ergänzt durch seine Erfahrungen (Situationsverständnis) und sein Weltwissen den Sinn (Chapman 1978). Im genannten Beispiel könnte dies sein, dass das Bereitstellen des Einkaufskorbs, das Suchen von Schlüssel und Geldbeutel für ihn eine bekannte Situation darstellt, einzelne Wörter (Schlüsselwörter) hat er bereits verstanden und nutzt sein Wissen: Erfahrungsgemäß folgt für Max das Anziehen und dann das Einkaufen. Max würde allerdings gleich reagieren, wenn die Mutter gesagt hätte: »Wir gehen in einer Stunde einkaufen« oder »Wenn Papa nach Hause kommt, gehen wir einkaufen«. Die pragmatische Strategie setzen Kinder mit ca. 24 Monaten ein.

Nutzung der Wortreihenfolge Kinder nutzen zum Verstehen von Sätzen v. a. die Wortreihenfolge (Grimm u. Schöler 1975), indem sie z. B. das erste Nomen immer als Subjekt interpretieren. Dies hat zur Folge, dass Passivsätze nicht adäquat dekodiert werden können, da sie entsprechend der Wortreihenfolge im Aktivsatz interpretiert werden: *Der Mann fängt das Kind* (Aktivsatz: Subjekt-Verb-Objekt) → wird korrekt verstanden. *Der Mann wird vom Kind gefangen* wird gleich interpretiert wie der Aktivsatz und dementsprechend nicht korrekt dekodiert.

Grammatische Strategie Die grammatische Strategie besagt, dass die grammatischen Konstruktionen verstanden werden können und die Wortreihenfolgestrategie abgelöst wird. Passivsätze können demzufolge dekodiert werden (Gebhard 2001).

In aller Regel kombinieren Kinder die ihnen zur Verfügung stehenden Strategien miteinander, um so möglichst gut zu verstehen. Durch das Anwenden der Strategien lernen sie gleichzeitig wiederum neue Wörter. Insofern kann eine nichtaltersadäquate Anwendung der Strategien dazu führen, dass das Kind sein Wissen nicht im gleichen Maße erweitern kann wie sich sprachlich physiologisch entwickelnde Kinder.

Sprachverständnisstörung: Beschreibung auf den linguistischen Ebenen

Eine Sprachverständnisstörung kann sich auf unterschiedlichen sprachlichen Ebenen zeigen, daher muss eine systematische Abklärung erfolgen:

— **Ebene Wortschatz = Wortverständnis:** Es muss geklärt werden, ob der **rezeptive/passive Wortschatz** eingeschränkt ist, ob das Kind quantitativ über ein eingeschränktes Wortinventar verfügt und ob qualitative Probleme vorliegen.

— **Ebene Morphologie/Syntax:** Es muss ermittelt werden, ob Sätze und grammatische Markierungen und Strukturen verstanden werden.

— **Ebene Text und Pragmatik:** Es muss gefragt werden, ob Texte, Rollen und Elemente der Text- und Sinnverknüpfung (Kohärenz und Kohäsion) altersadäquat verstanden werden.

> ❯ Die Sprachverstehensstörung beschreibt eine rezeptive Sprachstörung, die unterschiedliche sprachliche Ebenen (Wort, Satz, Text) umfassen kann. Ist der rezeptive Wortschatz eingeschränkt, fällt dies als Auffälligkeit in den Bereich der semantisch-lexikalischen Entwicklungsstörung. Unter Umständen hat ein schwer betroffenes Kind bereits Schwierigkeiten, Schlüsselwörter zu verstehen, oder es verharrt auf der Schlüsselwortstrategie und im Situationsverständnis, da zu viele Einzelwörter nicht verstanden werden können*

Tipp: Literatur

Bei Zollinger (2008): *Kinder im Vorschulalter* findet sich ein Überblick zum Sprachverständnis von Mathieu.

Fazit: Semantisch-lexikalische Entwicklungsstörung

— Frühe Wortschatzauffälligkeiten sind ein später Sprechbeginn und die Ausbildung eines Late-Talker-Profils.

— Die semantisch-lexikalische Entwicklungsstörung zeigt Symptome in der Produktion (z. B. einen geringen Wortschatz, Suchverhalten oder Satzabbrüche). Die rezeptiven Symptome sind subtiler.

— Durch eine semantisch-lexikalische Entwicklungsstörung können sich Sekundärsymptome v. a. im sozial-kommunikativen Bereich entwickeln.

— Es gibt eine Vielzahl an Hypothesen zur Verursachung, jedoch ist keine ausreichend belegt und kann alle Auffälligkeiten und Ausprägungen umfassend erklären. Die individuelle Ursachen-

hypothese bei einem speziellen Kind kann aber einen Ansatz in der Therapieplanung liefern.
- Mithilfe der ICF bzw. der ICF-YC kann eine umfassende Beschreibung der Störung vorgenommen werden.
- Eine Wortschatzschwäche (Förderbedarf) muss von semantisch-lexikalischen Entwicklungsstörungen (Therapiebedarf) im Rahmen einer SSES abgegrenzt werden.
- Die Sprachverstehensstörung beschreibt eine rezeptive Sprachstörung, die unterschiedliche sprachliche Ebenen (Wort, Satz, Text) umfassen kann. Ist der rezeptive Wortschatz eingeschränkt, fällt dies als Auffälligkeit in den Bereich der semantisch-lexikalischen Entwicklungsstörung.

3.3 Einteilung semantisch-lexikalischer Entwicklungsstörungen und Suche nach dem Störungsschwerpunkt

In der Wissenschaft besteht weitgehend Einigkeit darüber, dass es sich bei semantisch-lexikalischen Störungen um ein inhomogenes Bild handelt. Die sprachlichen Probleme sind sehr verschieden, sie variieren in den Symptomen und haben vermutlich unterschiedliche Ursachen. Somit ist es sinnvoll, Subgruppen semantisch-lexikalischer Störungen zu beschreiben und den Störungsschwerpunkt zu ermitteln. Die Subgruppeneinteilung vereinfacht eine zielgerichtete, auf das Individuum abgestimmte therapeutische Intervention.

In der Literatur finden sich unterschiedliche Einteilungsmöglichkeiten von semantisch-lexikalischen Störungen, von denen folgende vorgestellt werden:
- die Einteilung gemäß verursachenden Hypothesen nach Glück (▶ Abschn. 3.3.1),
- die Klassifikation nach Kauschke und Siegmüller, die sich auf eine deskriptive Sichtweise über die Einteilung der jeweiligen Symptome stützt (▶ Abschn. 3.3.2),
- eine modellgeleitete Einteilung nach Rupp, die sich am interaktiven Modell nach Gary Dell orientiert (▶ Abschn. 3.3.3).

3.3.1 Funktionelle Ursacheneinteilung bei Wortfindungsstörungen nach Glück

Glück versteht unter Wortfindungsproblemen ausdrücklich Speicher- und Abrufprobleme. Wortfindungsstörungen definiert er als »... Sprachproduktionsstörung ..., bei der es dem Kind häufig und anhaltend nicht altersentsprechend gelingt, eine seiner Äußerungsintention adäquat lexikalische besetzte, sprachliche Form zu bilden« (Glück 2010, S. 124). Er stellt die Wortfindungsstörungen anhand unterschiedlicher Ursachenhypothesen dar. Diese setzt er in Beziehung zu den beiden Dimensionen des phonologischen und des semantisch-konzeptuellen Problems (◘ Abb. 3.5).

- **Entstehungshypothesen zu Wortfindungsstörungen**

Es gibt unterschiedliche Theorien und Hypothesen darüber, wie es zu Wortfindungsstörungen kommen kann: Zum einen wird davon ausgegangen, dass sie durch eine unzureichend differenzierte semantische Repräsentation hervorgerufen werden (**semantisches Problem**), zum anderen durch eine unzureichend differenzierte phonologische Form (**phonologisches Problem**).

> Wortfindungsstörungen entstehen im mentalen Lexikon durch
> - unzureichende semantische Repräsentation
> - unzureichende phonologische Repräsentation.

Eine weitere Überlegung besteht darin, dass Wortfindungsstörungen ein reines Abrufproblem sein können oder bereits in der Speicherung Schwierigkeiten auftreten und dadurch die Problematik verursacht wird.

Bei dieser Aufspaltung wurde jedoch in vielen Studien gezeigt, dass zwischen **Speicherung** und **Abruf** ein direkter Zusammenhang besteht. Somit liegt die Vermutung nahe, dass der Speicherung und dem Abruf ein gemeinsamer Verarbeitungsprozess zugrunde liegt (Bjork u. Bjork 1992; Dell u. O´Shaghdha 1991; Martin et al. 1996).

◻ Abb. 3.5 Hypothesenfeld zu den funktionalen Ursachen kindlicher Wortfindungsstörungen. (Mod. nach Glück 2010)

Glück beschreibt diesen Faktor, der die Speicherung und den Abruf beeinflusst, als **Tiefendimension** (◻ Abb. 3.5) und siedelt darin die Verarbeitungskapazität als ursächlich an (Überblick in Cowan 1996).

- **Hypothese der eingeschränkten Verarbeitungskapazität**

❯ Die Hypothese der eingeschränkten Verarbeitungskapazität besagt, dass die Speicherung und der Abruf elementar von der Verarbeitungskapazität abhängen.

Die Verarbeitungskapazität (Curtis u. Tallal 1991; Montgomery 1995) an sich ist keine sprachspezifische Fähigkeit und kann somit mehrere Leistungen beeinflussen. Im Rahmen dessen werden unterschiedliche Fähigkeiten bzw. eingeschränkte

Fähigkeiten diskutiert, die zu einer SSES und ggf. zu Wortfindungsstörungen führen können:

- phonologisches Arbeitsgedächtnis,
- zeitliche Verarbeitung,
- Automatisation,
- Strategiedefizit.

Im Folgenden werden diese Aspekte der eingeschränkten Verarbeitungskapazität erläutert:

■ ■   Phonologisches Arbeitsgedächtnis
In einigen Studien (Gathercole u. Baddeley 1990a, b; Gathercole 1993; Montgomery 1995) konnte gezeigt werden, dass Kinder mit einer SSES ein eingeschränktes phonologisches Arbeitsgedächtnis bzw. schlechtere Leistungen beim Nachsprechen von Nonsens-Wörtern aufweisen.

Die Hypothese begründet dies mit einer verminderten Kapazität oder defizitären Funktionsweise des phonologischen Arbeitsgedächtnisses als möglichem ursächlichem Faktor. Bezogen auf den Wortschatz wurden Zusammenhänge zwischen den Leistungen im phonologischen Arbeitsgedächtnis und dem Wortschatzumfang gefunden, d. h., je besser die Leistungen des phonologischen Arbeitsgedächtnisses waren, desto größer der Wortschatzumfang. Auch konnte gezeigt werden, dass Kinder mit guten Leistungen beim phonologischen Arbeitsgedächtnis in Experimentalsituationen mehr neue Wörter lernen konnten (Gathercole u. Baddeley 1990a, b).

Allerdings können die zugrundeliegenden Probleme in Studien mit Kindern mit einer SSES, die eine eingeschränkte phonologische Arbeitsgedächtnisleistung zeigen, unterschiedlich interpretiert und erklärt werden: Neben der Interpretation des in seiner Kapazität eingeschränkten phonologischen Arbeitsgedächtnisses könnten ebenso die Fähigkeiten in der **phonologischen Verarbeitung** die gefundenen Zusammenhänge erklären; gute phonologische Verarbeitung führt z. B. zu guten Nachsprechleistungen, zu einem umfangreichen Wortschatz oder zu erfolgreichem Wortlernen (Bowey 1996). Wird von der Existenz von Top-down-Verarbeitungsprozessen ausgegangen, d. h., bestehende Wissensbestände werden genutzt, können auch **lexikalische Effekte** großen Einfluss auf die Leistungen beim Nachsprechen von Nichtwörtern haben. Somit kann das Kind beim Nachsprechen auch von Nonsens-Wörtern Wortähnlichkeiten nutzen. Demzufolge kann der Zusammenhang auch darin bestehen, dass ein großes Lexikon zu guten Nachsprechleistungen führt.

Darüber hinaus wurden in den genannten Untersuchungen Kinder nicht mit Schwerpunkt auf Wortfindungsstörungen, sondern Kinder mit einer SSES untersucht, somit kann kein direkter Rückschluss auf die isolierte Fähigkeit des Wortabrufs gezogen werden. Allerdings ist offensichtlich, dass Wortformen, die in das Langzeitgedächtnis gelangen sollen, einer bestimmten Verarbeitung im phonologischen Arbeitsgedächtnis bedürfen und dort gehalten werden müssen. Daher hat die Diskussion um das phonologische Arbeitsgedächtnis sicherlich ihre Berechtigung. Glück geht davon aus, dass die Untersuchungen und Befunde zu den auffälligen phonologischen Arbeitsgedächtnisleistungen eine sinnvolle ätiologische Interpretation der Speicher- und Abrufprobleme sprachauffälliger Kinder sein können, »wenngleich es nicht gelungen ist, einen strikten Zusammenhang zwischen den auffälligen Gedächtnisleistungen sprachentwicklungsgestörter Kinder und eventuellen Wortfindungsproblemen zu belegen« (Glück 2010, S. 142, 143).

> **Wörter müssen das phonologische Arbeitsgedächtnis passieren, um im Langzeitgedächtnis abgelegt werden zu können.**

■ ■ **Zeitliche Verarbeitung**
Hinsichtlich der Hypothese zur zeitlichen Verarbeitung führten Katz et al. (1992) ein Experiment durch. Physiologisch sprachentwickelte Kinder und Kinder mit einer SSES sollten einen Schnellbenenntest absolvieren. Zusätzlich gab es eine nonverbale Aufgabe, bei der die Kinder mit einer Geste, ebenfalls so schnell wie möglich, reagieren sollten. Da die Kinder mit einer SSES sowohl in der verbalen als auch in der nonverbalen Aufgabe langsamer waren als die Kontrollgruppe, wurde hier eine generelle Problematik der zeitlichen Verarbeitung diskutiert.

■ ■ **Automatisation**
Eine weitere Vermutung und Erklärung für eine verzögerte oder gestörte Sprachentwicklung wird in der geringen Automatisation von Arbeitsprozessen gesucht. Der Wortabruf an sich ist ein hochautomatisierter Prozess. Bei gestörtem Wortabruf wird gemäß dieser Hypothese angenommen, dass zu wenig Verarbeitungsressourcen zur Verfügung gestellt werden können und somit Schwierigkeiten beim Abruf entstehen. Als Gründe für die mangelnde Automatisation beschreibt Glück zum einen den **späteren Einstieg** in den Spracherwerb bei Kindern mit einer SSES. Das heißt, den betroffenen Kindern fehlt es an »Gebrauchshäufigkeit«, die notwendig ist für die Ausbildung der Automatisation. Zum anderen ist bekannt, dass der Abrufprozess umso besser gelingt, je mehr **Verknüpfungen** und »Wege« das entsprechende Wort verbinden. Demgemäß führen unzureichende semantische und

phonologische Repräsentationen zu Schwierigkeiten beim automatisierten Abruf.

■■ **Strategiedefizit**

Als dritter Faktor, der den Wortabruf beeinflusst, wird der Einsatz von Strategien genannt. Die Verwendung (bewusster) Strategien kann dazu beitragen, dass das Wort abgerufen werden kann (z. B. Überlegungen, womit das Wort anfängt, oder das Herstellen semantischer Bezüge). Dementsprechend kann ein Strategiedefizit zu Problemen im Wortabruf führen bzw. Abrufprobleme können nicht »selbst gelöst« werden.

❯ **Ein automatisierter Wortabruf wird unterstützt durch:**
 — **qualitativ gute semantische und phonologische Repräsentationen und ausreichende Verknüpfungen,**
 — **die Anwendungshäufigkeit, d. h. den häufigen Gebrauch von Wörtern,**
 — **das Anwenden von Abrufstrategien.**

Letztendlich finden sich in der Zusammenfassung der Hypothesen durch Glück nicht ausschließlich Befunde von wortfindungsgestörten Kindern, sondern es werden Befunde von sprachentwicklungsgestörten Kindern zusammengetragen (▶ Abschn. 3.1.2 und ▶ Abschn. 3.2.2) und hinsichtlich der Bedeutung für Wortfindungsstörungen untersucht.

Das Modell in Anlehnung an Glück (2010) stellt eine übersichtliche Darstellung der Hypothesen dar und bietet die Möglichkeit, diese einzuordnen (◘ Abb. 3.5). Verdeutlicht werden die einzelnen Faktoren, die bei theoretischen Überlegungen und der Betrachtung empirischer Befunde zu Ursachen bei Wortfindungsproblemen berücksichtigt werden können: Das phonologische Problem gegenüber dem semantisch-konzeptuellen Problem und das Speicherproblem gegenüber dem Abrufproblem. Der genaue Zusammenhang zwischen den einzelnen möglichen betroffenen Bereichen und der eingeschränkten Verarbeitungskapazität bleibt dabei jedoch unklar.

❯ **Nach Glück (2010) kommen als ursächliche Faktoren kindlicher Wortfindungsstörungen vier Problembereiche infrage:**
 — **phonologische Probleme,**
 — **semantisch-konzeptuelle Probleme,**
 — **Probleme in der Speicherung,**
 — **Probleme beim Abruf.**

3.3.2 Subgruppeneinteilung nach Kauschke und Siegmüller

Kauschke und Siegmüller legen ihrer Einteilung kein Ursachen- oder Verarbeitungsmodell zugrunde, sondern gehen eher linguistisch-deskriptiv und zusammenfassend bei der Beschreibung vor. Ausgangspunkt sind dabei die klinischen Symptome des Kindes. Sie unterscheiden (Siegmüller u. Kauschke 2006, S. 79 ff):

»Störungen am Inventar von Wörtern und Wortbedeutungen« Hierbei beziehen sich die Autorinnen auf den quantitativen Aspekt des Wortschatzes (geringer Wortschatzumfang) und gleichzeitig auf den eingeschränkten Erwerb von Wortbedeutungen. Außerdem erweist sich das Lexikon hinsichtlich seiner Wortarten als nicht altersentsprechend entwickelt. Sie beschreiben bei der Symptomatik rezeptive und/oder »eher konstante Benenndefizite«, die sich z. B. in semantischen Fehlbenennungen zeigen. Darüber hinaus führen sie aus, dass semantische Benennhilfen positiv wirken.

»Störungen der Vernetzung und Strukturierung des mentalen Lexikons« Bei dieser Untergruppe liegt das Problem in der »unzureichenden Organisation und Vernetzung erworbener Wörter«. Es können rezeptive und/oder produktive Probleme vorhanden sein. Die Begriffsklassifikation gelingt den Kindern nur mangelhaft. Es gibt nur geringe Primingeffekte (Anwärmeffekte), und die Abrufgeschwindigkeit kann verlangsamt sein. Als Fehlertypen werden semantische Paraphasien (Fehlbenennungen) und taxonomische Fehler (▶ Abschn. 1.2.1) beschrieben wie auch das vermehrte Einsetzen von Umschreibungen und Gesten.

»Störungen in der Speicherung und im Zugriff auf Wortformen« Als ursächliches Problem der Kinder wird eine instabile phonologische Repräsentation oder das Abrufproblem an sich genannt. Die Störungsform wird als rein expressiv beschrieben. Symptomatisch sind ggf. Probleme bei Aufgaben zum lexikalischen Entscheiden (zwischen Wort–Nichtwort) vorhanden sowie eine fluktuierende Benennleistung und eine auffällige Abrufgeschwindigkeit festzustellen. Weitere Symptome dieser Subgruppe sind phonologische Fehlbenennungen, Annäherungen an das Zielwort, Suchverhalten und metasprachliche Kommentare wie: *Wie heißt das nochmal?* Der Einsatz phonologischer Hilfen »wirkt sich förderlich aus«. Für Wortfindungsstörungen werden im patholinguistischen Ansatz dementsprechend instabile phonologische Wortformen angenommen (das Problem, dass jedoch auch Abrufschwierigkeiten durch die unzureichende semantische Repräsentation oder die mangelhafte semantische Organisation zustande kommen, wird nicht verneint [Siegmüller u. Kauschke 2006, S. 77], findet sich jedoch in dieser Zusammenstellung der Subgruppen nicht wieder).

Kauschke und Siegmüller betonen, kein einzelnes Merkmal reiche alleine für eine Störungszuweisung aus, die Beschreibung der Symptome und Subgruppen biete jedoch eine Hilfestellung für die Hypothesenaufstellung über die zugrundeliegenden Problematik und sei damit hilfreich für die gezielte Therapieplanung (► Abschn. 6.1.2).

Kritisch bei dieser Einteilung ist anzumerken, dass es kein theoretisches Konstrukt gibt, auf welchem diese Einteilung basiert, und diese somit schwerlich verifiziert werden kann. Auch werden keine empirischen Belege beschrieben, die diese Strukturierung untermauern.

Allerdings ermöglicht die exakte Beschreibung der Symptome unstrittig Hinweise und Begründungen für die spezifische Therapieplanung. Dabei wird die Entwicklungschronologie berücksichtigt. Kauschke und Siegmüller verweisen in ihrem Ansatz auf den jeweiligen Therapieeinstieg auf Basis der vorliegenden Symptomatik (► Kap. 6, Siegmüller u. Kauschke 2006, S. 84).

3.3.3 Modellgeleitetes Vorgehen

Eine weitere Möglichkeit der Einteilung bietet ein modellgeleitetes Vorgehen. In diesem Zusammenhang ist die Bedeutung der Einteilungsmöglichkeiten der Symptome von besonderem Interesse (Vorschlag zur Subgruppeneinteilung anhand eines interaktiven Modells im ► Abschnitt: Subgruppeneinteilung nach Rupp im interaktiven Lexikonmodell nach Dell).

Da das modellgeleitete Vorgehen auch Ausführungen in weiteren Kapiteln zugrunde liegt, wird es im Folgenden ausführlich dargestellt.

Sprachverarbeitungsmodelle (► Abschn. 1.5) können helfen, die Sprachverarbeitung besser zu verstehen und zu erforschen. Im Einzelfall bieten sie die Option der strukturierten Erfassung der Symptome und die modelltheoretische Erklärung. Daraus ergeben sich Möglichkeiten der Klassifikation (Einteilung) und schließlich ein diagnostischer und therapeutischer Nutzen. Interaktive Modelle (► Abschn. 1.5.3) eignen sich besonders im lexikalischen Bereich, da sie eine Vielzahl bekannter und beobachtbarer empirischer Phänomene (► Abschn. 1.6) erklären können.

Im Bereich der semantisch-lexikalischen Störungen wird eine Klassifikationsmöglichkeit auf der Grundlage eines interaktiven Modells vorgestellt. Die darauf aufbauenden diagnostischen und therapeutischen Ableitungen finden sich in ► Kap. 5 und ► Kap. 7.

Vorteile eines modellgeleiteten Vorgehens

Während das modellgeleitete Vorgehen bei zentralen Sprachstörungen wie z. B. der Aphasie inzwischen etabliert ist, befindet es sich in Bezug auf die Kindersprache noch eher in den Anfängen. Aber auch im Bereich der Kindersprache ermöglicht ein modellgeleitetes Vorgehen viele Optionen wie modellgeleitetes Diagnostizieren, Einordnen der Symptome und letztendlich die gezielte Therapieplanung.

Modelle liefern über den Vergleich gestörter mit physiologischer Sprache Erklärungen und Hinweise darauf, wie **Sprachverarbeitung** »funktioniert«. Dieses Wissen hilft, physiologische wie auch pathologische Phänomene der Sprachrezeption und -produktion zu verstehen. Über diesen Abgleich werden Sprachverarbeitungsmodelle verifiziert und überprüft. Auf Basis der Modelle können dann einzelne Symptome klassifiziert und begründet werden. Aufgrund dieser Klassifikationsmöglichkeiten können Einteilungen von Symptomen zu Subgruppen basierend auf der Modelltheorie vorgenommen werden, die sich wiederum empirisch überprüfen lassen (s. unten).

Gerade im Bereich der semantisch-lexikalischen Störung führt das Einteilen nach Syndromen oder »starren Subgruppen« zu Schwierigkeiten, da sich die Symptomatik häufig sehr komplex, überlappend und interindividuell unterschiedlich zeigt. Dies spricht für ein begründetes und systematisches Vorgehen bei der Einzelfalldiagnostik. Genau hierbei kann die Orientierung am Modell helfen. Im sog. **Einzelfallansatz** geht es weniger darum, die festgestellten Symptome Syndromen (Symptombündel) zuzuordnen als vielmehr darum, die individuelle Symptomatik zu erfassen. Aufbauend darauf werden die entsprechenden Therapieinhalte begründet abgeleitet.

Schließlich kann festgehalten werden, dass ein modellgeleitetes Vorgehen viele Vorteile bietet.

Vorteile des modellgeleiteten Vorgehens
Sprachverarbeitung:
- Der Vergleich pathologischer und physiologischer Sprachverarbeitung erweitert das Wissen über die Mechanismen der Sprachverarbeitung.
- Symptome können modelltheoretisch begründet und zusammengefasst werden.
- Das Modell erlaubt begründbare Klassifikationen.

Einzelfallansatz:
- Modelle können Erklärungen und Interpretationsmöglichkeiten für die individuellen Symptome eines sprachauffälligen Kindes liefern.
- Dies ermöglicht eine individuelle und modelltheoretisch begründete Therapieplanung.

Vorteile eines interaktiven Modells bei der Betrachtung der lexikalischen Verarbeitung

Warum kann es nun sinnvoll sein, ausgerechnet ein interaktives Modell (▶ Abschn. 1.6) im Zusammenhang mit semantisch-lexikalischen Entwicklungsstörungen zu verwenden? Die Vorteile liegen im Verständnis von Aufbau und Funktionsweise des mentalen Lexikons (▶ Abschn. 1.5) und der lexikalischen Verarbeitung im Modell. Interaktive Modelle können eine Vielzahl lexikalischer Phänomene erklären. Dies spricht für die Verifizierung des Modells im Rahmen der lexikalischen Verarbeitung (▶ Abschn. 1.6, Lexikalische Effekte).

- **Lexikalische Phänomene und Erklärungen im interaktiven Modell**

Fluktuierender Abruf Der beobachtbare fluktuierende Wortabruf, der bei Wortfindungsstörungen auftritt, kann über die Spreading-activation-Theorie (▶ Abschn. 1.5.1 und ▶ Abschn. 1.6) erklärt werden. Je nachdem, wie hoch und wie »gut« die Aktivierung sich ausbreitet und ob sie sich in die richtige Richtung ausbreitet, kann ein Item (Wort) abgerufen werden oder nicht.

Zuverlässiger, automatisierter und schneller Abruf Je besser ein Eintrag vernetzt ist und je »dicker« die Verbindungsstärken (Frequenzeffekte) sind, desto schneller und zuverlässiger kann er abgerufen werden, da die notwenige Aktivierungsschwelle überschritten wird.

Frequenzeffekte Durch den häufigen Abruf eines Items werden die Verbindungen gestärkt und der zu erreichende Wert beim Abruf herabgesetzt, somit können hochfrequente Wörter zuverlässiger und schneller abgerufen werden als niederfrequente.

Fehlbenennungen Auch Fehlbenennungen, semantische und phonologische Paraphasien, werden erklärbar, indem auf benachbarte, assoziierte und konkurrierende Einträge zugegriffen wird. Dies wird insbesondere bei »unscharfen« Repräsentationen erwartet.

Priming (»Anwärmung/Voraktivierung«) Werden in Experimenten zum schnellen Wortabruf (oder

der schnellen Worterkennung) vor der eigentlichen Aufgabe Wörter aus demselben semantischen Feld oder phonologisch ähnliche Wörter vorgegeben, erfolgt der Abruf von Wörtern aus diesem semantischen Feld bzw. dem Feld der phonologisch ähnlichen Wörter schneller. Dieses Phänomen lässt sich durch eine »Vorwärmung« der entsprechend für den Abruf notwendigen Strukturen, z. B. das entsprechende semantische Feld oder die entsprechenden phonologischen Gestalten, erklären. Dieses Phänomen zeigt auch die Top-down-Verarbeitung im Modell.

Top-down-Verarbeitung Das Priming und auch Ähnlichkeitseffekte, z. B. die bessere Nachsprechleistung bei Neologismen, die wortähnlich sind, lassen sich über die Top-down-Verarbeitung im Modell erklären, indem vorhandene Wissensbestände genutzt werden. Es finden parallel Top-down- und Bottom-up-Verarbeitungsprozesse statt.

Wirksamkeit phonologischer/semantischer Hilfen Der Effekt von Hinweisreizen kann in seiner Wirkungsweise wie das Priming erklärt werden. Hinweisreize verstärken die Aktivierung bezüglich des Zielitems und können somit zum Abruf führen. Es können semantisch-konzeptuelle oder phonologische Hinweisreize sein.

Diskrepanz rezeptiver und produktiver Leistungen Diese Diskrepanz kann erklärt werden, da für die Rezeption weniger Aktivierung benötigt wird als für die Produktion.

Speicherung und Abruf In der Argumentation von Saffran und Martin (Martin et al. 1996) wird nicht zwischen Speicherung und Abruf unterschieden, sondern es werden die Verarbeitungsprozesse an sich simuliert. Damit ist theoretisch ein impliziter direkter Zusammenhang zwischen Speicher- und Abrufproblemen gegeben. Eine unzureichende Speicherung führt dementsprechend zu Abrufproblemen, die wiederum in der unzureichenden Speicherung begründet sind. Die ungenauen Repräsentationen können für die Rezeption ausreichend sein, nicht jedoch für die Produktion, bzw. können unzureichende Repräsentationen zur fluktuierenden Abrufleistung führen.

Grenzen Selbstverständlich ergeben sich auch Grenzen bei der modelltheoretischen Betrachtung. Jedes Modell bezieht sich ausschließlich auf einen Ausschnitt der Sprachverarbeitung, und es können bei Weitem nicht alle Phänomene und Zusammenhänge erklärt werden. Jedoch bieten sie in diesem Rahmen eine anschauliche Idee, sie können verifiziert werden, strukturiertes Betrachten ermöglichen und ein begründetes Vorgehen untermauern.

Subgruppeneinteilung nach Rupp im interaktiven Lexikonmodell nach Dell

Die Subgruppeneinteilung von Rupp (2008) basiert insbesondere auf den Beschreibungen semantisch-lexikalischer Störungen von German (1992, 1994), die auf dem klinischen Erscheinungsbild und den Klassifikationen und Grundüberlegungen von Klofenbach (2000) und Glück (2000) beruhen.

Die Einteilungsmöglichkeit wurde im Rahmen eines kleinen Forschungsprojektes erstellt und untersucht (Rupp 2005).

Die erste Überlegung bei der Untersuchung von Rupp war, welche Subgruppen theoretisch im Dell-Modell (▶ Abschn. 1.6) denkbar sind. Dies wurde mit den vorhandenen Beschreibungen (German 1992, 1994; Klofenbach 2000; Glück 200) abgeglichen und eine empirische Untersuchung dazu durchgeführt, in der herausgefunden werden sollte, ob diese Subgruppeneiteilung in der »Realität« auch tatsächlich zu finden ist. Die Existenz dieser Subgruppen hat sich innerhalb der untersuchten kleinen Probandengruppe bestätigt (Rupp 2008).

Tipp: Literatur

Für interessierte Leser ist die gesamte Untersuchung ausführlich in Rupp (2008) *Modellgeleitete Diagnostik bei kindlichen lexikalischen Störungen* beschrieben. Ein Artikel mit der Kurzbeschreibung findet sich auf http://www.dbl-ev.de/fileadmin/Inhalte/FL_Archiv/2007/5/fl2007_5_rupp.pdf, die Zusatzmaterialien der Untersuchung auf http://www.schulz-kirchner.de (> Logopädie > »Service« > Gratis-Downloads: »Publikationen Zusatzmaterial – Rupp«; 5.1.2012).

Die modellgeleitete Sichtweise bietet den Vorteil, auf einem fundierten Modell der Sprachverarbeitung den Störungsschwerpunkt einer semantisch-lexikalischen Entwicklungsstörung zu beschreiben und zu ermitteln, um gezielte therapeutische Maßnahmen ableiten zu können.

> ❯ Durch eine fundierte modelltheoretische Sichtweise werden Störungen besser verständlich und diagnostisch beschreibbar, Schwerpunkte der Störung lassen sich ermitteln, und es lassen sich entsprechende therapeutische Maßnahmen begründet ableiten.

Häufig werden in der Realität Mischformen und unklare Abgrenzungen zu finden sein. Diese sind durch den Aufbau und die Arbeitsweise des Modells jedoch auch zu erwarten. Dennoch sind die Grundüberlegungen zu möglichen Abgrenzungen von Subgruppen essenziell, um den Störungsschwerpunkt oder die -schwerpunkte zu beschreiben und letztendlich diagnostisch feststellen zu können. Auf dieser Basis lassen sich die entsprechenden Therapieinhalte gezielt und begründet ableiten.

Die Subgruppen werden im Folgenden zunächst beschrieben und abschließend in einem tabellarischen Überblick dargestellt.

■ **Konzeptuell-semantische Störung**
Es handelt sich um eine supramodale (übergeordnete) Störung, bei der die Semantik direkt, d. h. das Weltwissen bzw. der Aufbau und/oder die Vernetzung der nonverbalen Konzepte, betroffen ist. Die Störung wird als supramodal bezeichnet, da sie sich auf eine Modalität »über« der lexikalischen Ebene bezieht. Die sprachfreie Semantik selbst und damit die nonverbale Begriffsbildung sind betroffen. Das heißt, das Kind hat Schwierigkeiten, semantische Repräsentationen und Konzepte aufzubauen.

Diese Problematik zieht zwangsläufig sekundäre lexikalische Probleme nach sich. Wenn ein Kind nicht in der Lage ist, semantische Repräsentationen und Konzepte aufzubauen, kann dem jeweiligen Konzept auch keine entsprechende lexikalische Form zugeordnet werden (*mapping*). Sekundär, also nachfolgend, sind demnach immer auch lexikalische Auffälligkeiten bei diesen Kindern zu erwarten.

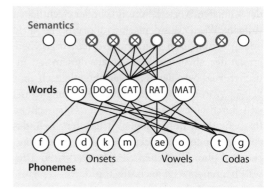

■ **Abb. 3.6** Konzeptuell-semantische Störung im Dell-Modell. *Blau*: gestörte Bereiche

Die pragmatische Sprachverständnisstrategie, bei der das Kind sein Situations- und Weltwissen einsetzt, um zu verstehen, kann nicht ausreichend angewandt werden. Demzufolge sind schwerwiegende Probleme im Sprachverständnis im weiteren wie auch im engeren Sinne (durch die nachfolgenden Probleme im Wortschatz) und in der Sprachproduktion zu erwarten (▶ Abschn. 3.2.5). Sprachverstehensstrategien tragen normalerweise dazu bei, dass ein Kind über Kontextinformationen weiteres sprachliches Wissen erlernt, indem es sich Zusammenhänge und Inhalte erschließt. Sind diese Strategien mitbetroffen, kann auch hierin ein Problem bestehen, weiteren Wortschatz aufzubauen.

> **Konzeptuell-semantische Störung →**
> **sekundäre lexikalische Probleme**
> ▬ Das konzeptuelle Weltwissen der Kinder ist betroffen. Dies kann zum einen die semantischen Merkmale an sich betreffen, zum anderen das Bündeln der semantischen Merkmale zu multimodalen Konzepten.
> ▬ Die Kinder zeigen häufig Auffälligkeiten bereits in der pragmatischen Sprachverständnisstrategie und im Situationsverständnis.
> ▬ Der Wortschatz ist rezeptiv und produktiv auffällig. Die Kinder sind (sekundär) sprachlich schwer betroffen.

Im Modell lässt sich die Störung schematisch veranschaulichen (■ Abb. 3.6, Rupp 2008).

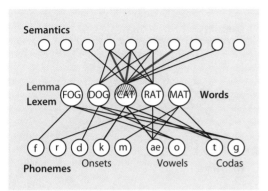

Abb. 3.7 Wortbedeutungsstörung im Dell-Modell. *Blau*: gestörte Bereiche

- **Qualitativ eingeschränkter Wortschatz und Wortfindungsstörungen**

Eine weitere Gruppe von Kindern mit semantisch-lexikalischen Entwicklungsstörungen zeigt qualitative Probleme im Wortschatzaufbau. Daraus resultiert eine erschwerte Wortfindung (Glück 2000).

> Eine gute, automatisierte und schnelle Wortfindung ist zu erwarten bei differenzierten semantischen Repräsentationen und einer guten semantischen Vernetzung sowie bei differenzierten phonologischen Repräsentationen und einer guten phonologischen Vernetzung. Dementsprechend können qualitativ unzureichende Repräsentationen und Vernetzungen zu Problemen in der Wortfindung führen (Wortfindungsstörungen).

Die qualitativen Probleme können auf semantisch-lexikalischer oder auf phonologisch-lexikalischer Ebene bzw. jeweils durch ungenaue oder »verschwommene« Repräsentationen oder durch die mangelnde Verknüpfung der Einträge untereinander bedingt sein.

▪▪ **Wortbedeutungsstörung**

Die Kinder haben Schwierigkeiten beim Aufbau von Wortbedeutungen oder der Vernetzung von Wortbedeutungen:
- undifferenzierte Wortbedeutungen (semantische Repräsentationen),

- nichtprototypische Bedeutungen,
- zu wenige, falsche oder unspezifische semantische Merkmale,
- mangelnde Verknüpfung der Einträge untereinander und somit ein defizitär ausgebautes semantisches Netzwerk.

Daraus können folgende Symptome hervorgehen:
- Wortfindungsprobleme, inkonsistente Benennleistung,
- Rezeption besser als Produktion,
- Schwierigkeiten bei der Abgrenzung bedeutungsähnlicher Begriffe,
- v. a. semantische Fehlbenennungen,
- Wahl semantisch naher Ablenker in der Rezeption.

Im Modell lässt sich die Wortbedeutungsstörung wie in ◘ Abb. 3.7 schematisch darstellen (Rupp 2008).

▪▪ **Wortformstörung**

Die Kinder haben Probleme beim Aufbau exakter phonologischer Wortformen oder bei der Vernetzung der Wortformen:
- undifferenzierte phonologische Lautgestalten (phonologische Repräsentationen),
- defizitär ausgebautes phonologisches Netzwerk.

Daraus können folgende Symptome hervorgehen:
- Wortfindungsprobleme, inkonsistente Benennleistung,
- Rezeption besser als Produktion,
- nicht zwingend: Fehler bei der phonologischen Differenzierung von Minimalpaaren (z. B. *Tisch – Fisch*, *Stab – Stall*), da hier die semantische Strategie genutzt werden kann,
- Schwierigkeiten bei der Speicherung, der Produktion und der Differenzierung komplexer phonologischer Wortformen,
- v. a. phonologische Paraphasien,
- Probleme in der phonologischen Bewusstheit.

Eine schematische Darstellung der Wortformstörung zeigt ◘ Abb. 3.8 (Rupp 2008).

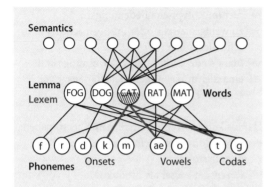

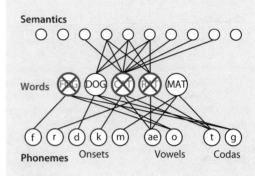

■ **Abb. 3.8** Wortformstörung im Dell-Modell. *Blau:* gestörte Bereiche

■ **Abb. 3.9** Quantitativ eingeschränkter Wortschatz. *Blau:* gestörte Bereiche

❯ **Qualitative Probleme auf Wortform- oder Wortbedeutungsebene bedingen Wortfindungsprobleme und eine inkonsistente Benennleistung. Die rezeptive Leistung ist besser als die produktive.**

Anmerkung: Es ist zu erwarten, dass die intraindividuelle rezeptive Leistung immer besser ist als die produktive. Es muss jeweils die Leistung im Vergleich zur Altersnorm betrachtet werden.

▪ **Zu wenige Wörter – quantitativ eingeschränkter Wortschatz**
Betroffene Kinder zeichnen sich dadurch aus, dass sowohl der rezeptive als auch der produktive Wortschatz deutlich unter der Norm liegen. Wörter werden passiv/rezeptiv und aktiv/produktiv nicht beherrscht. Es werden zu wenige Worteinträge erworben. Daraus folgt, dass sich bei diesen Kindern deutliche **Probleme im Sprachverständnis (Wortverständnis) und in der Sprachproduktion (zu wenige Wörter)** zeigen. Darüber hinaus können die Kinder die Schlüsselwortstrategie als frühe Sprachverständnisstrategie u. U. nicht ausreichend nutzen.

❯ **Kein Worteintrag vorhanden → sowohl Rezeption als auch Produktion sind betroffen.**

Im Modell lässt sich der eingeschränkte Wortschatz, der sich durch zu wenige angelegte *mappings* auszeichnet, schematisch darstellen (■ Abb. 3.9, Rupp 2008).

Tabellarischer Überblick
Die Subgruppen werden abschließend in einem tabellarischen Überblick dargestellt (■ Tab. 3.2). Um diesen Praxisüberblick zu komplettieren, findet sich im ▶ Serviceteil eine weitere Darstellung der Subgruppen, in der die Gruppe der Late-Talker (▶ Abschn. 3.1.3) zusätzlich aufgeführt ist (auch auf ▶ http://extras.springer.com nach Eingabe der ISBN-Nummer 978-3-642-38018-1 als Download verfügbar).

Fazit: Modellgeleitetes Vorgehen
— Die Entwicklung und die Verifizierung von Sprachverarbeitungsmodellen ermöglichen einen Erkenntnisgewinn bezüglich der Sprachverarbeitung.
— Das Vorgehen am Modell bietet die Möglichkeit, die Einzelfalldiagnostik zu planen, Symptome zu beschreiben und zu erklären und einen individuellen Therapieansatz abzuleiten und zu begründen.
— Interaktive Modelle berücksichtigen die Top-down-Verarbeitung und können lexikalische Phänomene (z. B. Priming-, Frequenzeffekte etc.) erklären.
— Die Subgruppeneinteilung am interaktiv-konnektionistischen Modell beschreibt folgende Störungsschwerpunkte:
  — die konzeptuell-semantische Störung (supramodale Störung),
  — den quantitativ eingeschränkten Wortschatz (rezeptiver **und** produktiver Wortschatz sind eingeschränkt),

◻ Tab. 3.2   Subgruppen semantisch-lexikalischer Störungen im interaktiven Modell

Subgruppe semantisch-lexikalischer Störungen	Art des Defizits	Leitsymptome
Konzeptuell-semantische Störung	Supramodales Problem	Nonverbales Weltwissen ist defizitär Geringer Wortschatz und Probleme im Sprachverständnis im weiten und engen Sinne sind die Folge Unzureichendes Nutzen der pragmatischen Sprachverständnisstrategie Nonverbale semantische Repräsentationen sind unzureichend aufgebaut, vernetzt und differenziert
Wortbedeutungsstörung: Störung beim Aufbau von Wortbedeutungen und/deren Vernetzung	Qualitatives Wortschatzproblem	Wenige/falsche semantische Merkmale Unzureichend prototypische Merkmale Unzureichende semantische Vernetzung und Abgrenzung Keine/zu wenige bedeutungsunterscheidende Merkmale Rezeption deutlich besser als Produktion Wortfindungsprobleme
Wortformstörung: Störung beim Aufbau von Wortformen und/deren Vernetzung		Undifferenziert gespeicherte Wortform Schwierigkeiten in der phonologischen Verarbeitung Undifferenzierte phonologische Repräsentationen Unsystematische phonologische Aussprachefehler Rezeption deutlich besser als Produktion Wortfindungsprobleme
Quantitativ eingeschränkter Wortschatz	Quantitativ lexikalisches Problem	Zu wenige Worteinträge vorhanden Rezeption **und** Produktion sind eingeschränkt ggf. unzureichendes Nutzen der Schlüsselwortstrategie

- den qualitativ eingeschränkten Wortschatz in Form einer Wortform- oder einer Wortbedeutungsstörung
- Die Ermittlung des individuellen Störungsschwerpunkts bzw. der individuellen Störungsschwerpunkte ist elementar für die individuelle Therapieplanung.

Literatur

AWMF (Arbeitsgemeinschaft der Wissenschaftlichen Medizinischen Fachgesellschaften) (2011) Diagnostik von Sprachentwicklungsstörungen (SES), unter Berücksichtigung umschriebener Sprachentwicklungsstörungen (USES) (Synonym: Spezifische Sprachentwicklungsstörungen (SSES). Interdisziplinäre S2k-Leitlinie. http://www.awmf.org/uploads/tx_szleitlinien/049-006l_S2k_Sprachentwicklungsstoerungen_Diagnostik_2012.pdf. (zuletzt aufgerufen 03.06.2013).

Bates, E. (1997). Origins of Language Disorder: A Comarative Approach. In: Reily, J. / Thal, D. (Eds.) Special Issue: Origins of Language Disorders. *Developmental Neuropsychology*, *13*(3), 447–476

Bjork, R. A. / Bjork, E. L. (1992). A New Theory of Disuse and an Old Theory of Stimulus Fluctuation. In: Healy, A. F. / Kosslyn, S. M. / Shiffrin, R. M. (Eds.): *From Learning Process to Cognitive Process: Essays in Honor of William K. Estes* (pp. 2, 35–67). Hillsdale, NJ: Lawrence Erlbaum.

Bowey, J. A. (1996). On the Association between Phonological Memory and Receptive Vocabulary in Fife-Year-Olds. *Journal of Experimental Child Psychology*, *63*, 44–78.

Chapman, R. (1978). Comprehension Strategies in Children. In: Kavanagh, J. F. / Strange, W. (Eds.): *Speech and Language Laboratory, School and Clinic* (pp. 307–327). Cambridge, MA: MIT Press.

Clegg, J. (2006). Childhood Speech and Language Difficulties and Later Life Chances. In: Clegg, J. / Ginsborg, J. (Eds.): *Language and Social Disadvantage: Theory into Practice* (pp. 59–73). London: Wiley.

Cowan, N. (1996). Short-Term Memory Working Memory and their Importance in Language Processing. *Topics in Language Disorders*, *17*, 1–18.

Curtis, S. / Tallal, P. (1991). On the Nature of the Impairment in Language Impaired Children. In: Miller, J. (Ed.): *Research on Child Language Disorders: A Decade of Progress*. Austin, TX: Pro-Ed.

Dell, G. S. / O´Sheaghda, P. (1991). Mediated and Convergent Lexical Priming in Language production: A Comment on Levelt et al. (1991). *Psychological Review*, *42*, 287–314.

Ellis, E. M. / Thal, D. J. (2008). Early Language Delay and Risk for Language Impairment. *Language Learning and Education*, 15(3), 93–100.

Fox, A. V. (2004). *Kindliche Aussprachestörungen*. Idstein: Schulz-Kirchner.

Gathercole, S. E. (1993). Word Learning in Language-Impaired Children. *Child Language Teaching and Therapy*, 9, 187–199.

Gathercole, S. E. / Baddeley, A. D. (1990a). Phonological Memory Deficits in Language Disordered Children: Is there a Causal Connection? *Journal of Memory and Language*, 29, 336–360.

Gathercole, S. E. / Baddeley, A. D. (1990b). The Role of Phonological Memory in Vocabulary Acquisition. *British Journal of Psychology*, 81, 429–454.

Gathercole, S. E. / Baddeley, A. D. (1993). *Working Memory and Language*. East Sussex, UK: Erlbaum.

German, D. J. (1992). Word Finding Intervention Program. *Topics in Language Disorders*, 13, 33–50.

German, D. J. (1994). Word Finding Difficulties in Children and Adolescents. In: Wallach, C. / Butler, K. (Eds.): *Language-Learning Disabilities in School-Age Children* (pp. 323–347). Baltimore, MD: Williams & Wilkins.

Glück, C. W. (2000). *Kindliche Wortfindungsstörungen. Ein Bericht des aktuellen Erkenntnisstandes zu Grundlagen, Diagnostik und Therapie*. Frankfurt am Main: Peter Lang.

Glück, C. W. (2005). *Kindliche Wortfindungsstörungen. Ein Bericht des aktuellen Erkenntnisstandes zu Grundlagen, Diagnostik und Therapie*. Frankfurt am Main: Peter Lang.

Glück, C. W. (2010). *Kindliche Wortfindungsstörungen*. Frankfurt am Main: Peter Lang.

Grimm, H. (1999). *Störungen der Sprachentwicklung*. Göttingen: Hogrefe.

Grimm, H. (2003a). *Störungen der Sprachentwicklung: Grundlagen-Ursachen-Diagnose-Intervention-Prävention*. Göttingen: Hogrefe.

Grimm, H. (2003b). *SSV Sprachscreening für das Vorschulalter. Kurzform des SETK 3-5*. Göttingen: Hogrefe.

Grimm, H. / Schöler, H. (1975). Erlauben-Befehlen-Lassen: Wie gut verstehen kleine Kinder kausativierende Beziehungen? In: Grimm, H. / Schöler, H. / Wintermantel, M. (Hrsg.) *Zur Entwicklung sprachlicher Strukturformen bei Kindern*. Weinheim: Beltz.

Grimm, H. / Aktas, M. / Frevert, S. (2010). *SETK 3-5 Sprachentwicklungstest für drei- bis fünfjährige Kinder (3;0-5;11 Jahre). Diagnose von Sprachverarbeitungsfähigkeiten und auditiven Gedächtnisleistungen*. Göttingen: Hogrefe.

Höhle, B. (2003). Sprachwahrnehmung und Spracherwerb im ersten Lebensjahr. *Sprache-Stimme-Gehör*, 27, 1–6.

Kail, R. et al. (1984). Lexical Storage and Retrieval in Language-impaired Children. *Applied Psycholinguistics*, 5, 37–49.

Katz, W. F. / Curtis, S. / Tallal, P. (1992). Rapid Automatized Naming and Gesture by Normal and Language-Impaired Children. *Brain & Language*, 43, 623–641.

Kauschke, C. (1998). Zur Terminologie und Klassifikation bei Sprachentwicklungsstörungen. *Die Sprachheilarbeit*, 4(98), 183–189.

Kauschke, C. (2000). *Der Erwerb des frühkindlichen Lexikons*. Tübingen: Gunter Narr.

Kauschke, C. (2003). Sprachtherapie bei Kindern zwischen 2 und 4 Jahren – ein Überblick über Ansätze und Methoden. In: de Langen-Müller, U. / Iven, C. / Maihack, V. (Hrsg.): *Früh genug, zu früh, zu spät?* (S. 152–175). Köln: Prolog.

Kauschke, C. (2006a). Sprachentwicklungsstörungen. In: Siegmüller, J. / Bartels, H. (Hrsg.): *Leitfaden Sprecher-Sprechen-Stimme-Schlucken* (S. 51–68). München: Urban & Fischer.

Kauschke, C. (2006b). Late Talker. In: Siegmüller, J. / Bartels, H. (Hrsg.): *Leitfaden Sprache-Sprechen-Schlucken-Stimme* (S. 65–68). München: Elsevier.

Kauschke, C. / Siegmüller, J. (2000). *Spezifische Sprachentwicklungsstörungen aus patholinguistischer Sicht. Anleitung zur Diagnostik und Therapie*. Potsdam: Universität, Institut für Patholinguistik.

Kauschke, C. / Siegmüller, J. (2002). *Patholinguistische Diagnostik bei Sprachentwicklungsstörungen (PDSS)*. München: Elsevier.

Kauschke, C. / Siegmüller, J. (2010). *Patholinguistische Diagnostik bei Sprachentwicklungsstörungen (PDSS)*. München: Elsevier.

Kiese-Himmel, C. / Kruse, E. (1994). Haptische Exploration im ersten Lebensjahr. Ein Schlüssel zum Verständnis abweichender Sprachentwicklung im frühen Kindesalter? *Kindheit und Entwicklung*, 3: 94–100.

Kiese-Himmel, C. / Kruse, E. (1998). A Follow-Up Report of German Kindergarten Children and Prescoolers with Expressive Developmental Language Disorders. *Logopedics, Phoniatrics, Vocology*, 23, 69–77.

Klofenbach, K. (2000). *Modellorientierte Diagnostik lexikalischer Spracherwerbsstörungen. Vorschläge zur Modifikation des Aktiven Wortschatztests (AWST)*. Diplomarbeit, RWTH Aachen.

Kruse, S. (2007). *Kindlicher Grammatikerwerb und Dysgrammatismus: Verstehen –Erkennen – Behandeln*. Bern: Haupt.

Lauer, N. / Birner-Janusch, B. (2007). *Sprechapraxie im Kindes- und Erwachsenenalter*. Stuttgart: Thieme.

Leonard, L. B. (1988). Lexical Development and Processing in Specific Language Impairment. In: Schiefelbusch, R. / Lloyd, L. (Eds.): *Language Perspectives. Acquisition, Retardation, and Intervention* (pp. 69–87). Austin, TX: PRO–ED.

Leonard. (1998). *Children with Specific Language Impairment*. Cambridge, MA: MIT Press.

Locke, J. L. (1997). A Theory of Neurolinguistic Development. *Brain and Language*, 58, 265–326.

Markman, E. M. (1994). Constraints on Word Meaning in Early Language. In: Gleitman, L. / Landau, B. (Eds.): *The Acquisition of the Lexicon* (pp. 199–227). Cambridge, MA: MIT Press.

Martin, N. / Saffran, E. / Dell, G. (1996). Recovery in Deep Dysphasia: Evidence for a Relation between Auditory-Verbal STM Capacity and Lexical Errors in Repetition. *Brain and Language*, 52, 83–113.

McLeod, S. / Threats, T. T. (2008). The ICF-CY and Children with Communication Disabilities. *International Journal of Speech-Language Pathology, 10*, 92–109.

Mirak, J. / Rescorla, L. (1998). Phonetic Skills and Vocabulary Size in Late Talkers: Concurrent and Predictive Relationships. *Applied Psycholinguistics, 19*, 1–17.

Montgomery, J. W. (1995). Sentence Comprehension in Children with Specific Language Impairment: The Role of Phonological Working Memory. *Journal of Speech and Hearing Research, 38*, 177–189.

Müller, M. (1996). Vorschläge zur Diagnose des frühen Sprachverständnisses. Stand der Theorie und Realität der Diagnostik. Diplomarbeit, RWTH Aachen, Medizinische Fakultät.

Ochsenkühn, C. / Thiel, M. M. / Ewerbeck, C. (2010). *Stottern bei Kindern und Jugendlichen*. Berlin: Springer.

Paul, R. (2000). Predicting Outcomes of Early Expressive Language Delay: Ethical Implications. In: Bishop, D. / Leonard, L. B. (Eds.): *Speech and Language impairments in children* (pp. 195–210). Hove: Psychology Press.

Penner, Z. (2000). Phonologische Entwicklung. Eine Übersicht. In: Grimm, H. (Hrsg.): *Sprachentwicklung. Enzyklopädie der Psychologie. Sprache. Bd. 3* (S. 105–140). Göttingen: Hogrefe.

Penner, Z. (2003). *Forschung für die Praxis. Neue Wege der sprachlichen Förderung von Migrantenkindern*. Frauenfeld: Kon-Lab GmbH.

Penner, Z. (2006). *Auf dem Weg zur Sprachkompetenz. Neue Perspektiven der sprachlichen Frühförderung bei Migrantenkindern. Ein Arbeitsbuch*. Frauenfeld: konlab.com.

Rausch, M. (2003). *Linguistische Gesprächsanalyse*. Idstein: Schulz-Kirchner.

Rescorla, L. / Goossens, L. (1992). Symbolic Play Development in Toddlers with Expressive Specific Language Impairment (SLI-E). *Journal of Speech and Hearing Research, 35*(6), 1290–1302.

Rescorla, L. / Dahlgaard, K. / Roberts, J. (1997). Late Talker at 2: Outcome at Age 3. *Journal of Speech, Language and Hearing Research, 40*, 556–566.

Rescorla, L. / Mirak, J. / Singh, L. (2000). Vocabulary Gowth in Late Talkers: Lexical Development from 2;0 to 3;0. *Journal of Child Language, 27*, 293–-311.

Rice, M. L. et al. (1994). Frequency of Input Effects on Word Comprehension of Children with Specific Language Impairment. *Journal of Speech and Hearing Research, 37*, 106–122.

Rothweiler, M. (1999). Neue Ergebnisse zum fast mapping bei sprachnormalen und sprachentwicklungsgestörten Kindern. In: Meibauer, J. / Rothweiler, M. (Hrsg.): *Das Lexikon im Spracherwerb* (S. 252–277). München: UTB Francke.

Rothweiler, M. (2001). *Wortschatz und Störungen des lexikalischen Erwerbs bei spezifisch sprachentwicklungsgestörten Kindern*. Heidelberg: Winter.

Rupp, S. (2005). *Modellgeleitete Diagnostik bei kindlichen lexikalischen Störungen. Eine Testkonzeption in Ergän-

zung zum AWST*. RWTH Aachen: Medizinische Fakultät/ Neurolinguistik.

Rupp, S. (2008). *Modellgeleitete Diagnostik bei kindlichen lexikalischen Störungen*. (Deutscher Bundesverband für Logopädie e. V., Hrsg.) Idstein: Schulz-Kirchner.

Sachse, S. / Suchodoletz, W. (2009). Prognose und Möglichkeit der Vorhersage der Sprachentwicklung bei Late Talkers. *Kinderärztliche Praxis, 80*(5), 318–328.

Schelten-Cornish, S. (2012). Frühes Erzählen. Erfassung und therapeutische Begleitung zur Weiterentwicklung der Erzählfähigkeit (Weide-Konzept). *Logos Interdisziplinär, 20*(1), 32–39.

Schmitz, P. et al. (2012). Erfassung von Sprachverstehenskontrollprozessen. *Forum Logopädie, 1*(26), 6–12.

Schnitzler, C. (2008). *Phonologische Bewusstheit und Schriftspracherwerb*. Stuttgart: Thieme.

Schöler, H. / Fromm, W. / Kany, W. (1998). *Spezifische Sprachentwicklungsstörung und Sprachlernen. Erscheinungsformen, Verlauf, Folgerungen für Diagnostik und Therapie*. Heidelberg: Edition Schindele Universitätsverlag C. Winter.

Schrey-Dern, D. (2006). *Sprachentwicklungsstörungen*. Stuttgart: Thieme.

Siegmüller, J. (2006). Sprachentwicklungsstörungen. Lexikalische Störungen. In: Siegmüller, J. / Bartels, H. (Hrsg.): *Sprache-Sprechen-Stimme-Schlucken* (S. 69–85). München: Elsevier.

Siegmüller, J. / Kauschke, C. (2006). *Patholinguistische Therapie bei Sprachentwicklungsstörungen*. München: Elsevier.

Skerra, A. (2009). *Fast Mapping: Störung und Diagnostik. Eine Studie mit SSES-Kindern*. Idstein: Schulz-Kirchner.

Snowling, M. J. (2000). *Dyslexia*. Oxford: Blackwell.

Stanovich, K. E. (1988). Explaining the Differences between the Dyslectic and the Garden-Variety Poor Reader: The Phonological-Core variable-Difference Model. *Journal of Educational Psychology, 86*, 1–30.

Suchodoletz, W. (2003). Umschriebene Sprachentwicklungsstörungen. *Monatsschrift Kinderheilkunde, 151*, 31–37.

Szagun, G. (2000). *Sprachentwicklung beim Kind*. Weinheim: Beltz.

Tallal, P. et al. (2001). Familial Aggregation in Specific Language Impairment. *Journal of Speech, Language, and Hearing Research, 44*, 1172–1182.

Tomblin, J. B. / Buckwalter, P. R. (1998). Heritability of Poor Language Achievement among Twins. *Journal of Spreech, Language, and Hearing Research, 41*, 188–199.

Tomblin, J. / Smith, W. / Zhanf, X. (1997). Epidemiology of Specific Language Impairment. Prenatal and Perinatal Risk Factors. *Journal of Communication Disorders, 30*, 325–342.

Tomblin, B. / Buckwalter, P. / O´Brian, M. (2003). The Stability of Primary Language Disorder: Four Years after Kindergarden Diagnosis. *Journal of Speech, Language and Hearing Research, 46*, 1283–1296.

Weigl, I. / Reddemann-Tschaikner, M. (2009). *HOT – ein handlungsorientierter Therapieansatz. Für Kinder mit Sprachentwicklungsstörungen*. Stuttgart: Thieme.

Weinrich, M. / Zehner, H. (2011). *Phonetische und Phonologische Störungen bei Kindern: Dyslalietherapie in Bewegung*. Berlin: Springer.

Weismer, S. E. et al. (2000). Nonword Repetition Performance in School-Age Children with and without Language Impairment. *Journal of Speech, Language, and Hearing Research, 43*, 865–878.

WHO (2005). *International Classification of Functioning, Disability and Health (ICF)*; deutschsprachige Übersetzung (Internationale Klassifikation der Funktionsfähigkeit, Behinderung und Gesundheit, Stand Oktober 2005) bei DIMDI online: *http://www.dimdi.de/dynamic/de/klassi/downloadcenter/icf/endfassung/icf_endfassung-2005-10-01.pdf* (zuletzt abgerufen am 09. 06 2013).

WHO (2007/2011). ICF-CY *Internationale Klassifikation der Funktionsfähigkeit, Behinderung und Gesundheit bei Kindern und Jugendlichen*. Bern: Huber.

Zollinger, B. (1994). *Spracherwerbsstörungen. Grundlagen zur Früherfassung und Frühtherapie*. Bern: Haupt.

Zollinger, B. (1997). *Die Entdeckung der Sprache*. Bern: Haupt.

Zollinger, B. (2008). Das Störungsbewusstsein in der logopädischen Praxis: Was Kinder über ihre sprachlichen Probleme wissen. *Logos Interdisziplinär, 16(3)*, 204–210.

Anamnese

Anamnese – Der Begriff leitet sich von dem griechischen Wort *anamnesis* (die Erinnerung) ab. Synonym zu Anamnese wird auch der deutsche Ausdruck Krankheitsgeschichte verwendet. In der Medizin wird die Anamnese erhoben, um Informationen zur Vorgeschichte und zur aktuellen Problematik bezüglich der vorliegenden Erkrankung zu erhalten. Die Befragung des Patienten erfolgt in der Regel vor weiteren diagnostischen Untersuchungen und ist somit der erste Schritt im diagnostischen Prozess.

In der Regel ist der Ausgangspunkt der Anamneseerhebung im sprachtherapeutischen Bereich die Vermutung einer vorliegenden Sprachentwicklungsstörung, die mehrere Ebenen umfassen kann (▶ Kap. 3). In diesem Kapitel werden zunächst die unterschiedlichen Zielsetzungen des Anamnesegesprächs beschrieben (▶ Abschn. 4.1), Gestaltungsmöglichkeiten des Anamnesegesprächs vorgestellt (▶ Abschn. 4.2) sowie inhaltliche Aspekte erläutert (▶ Abschn. 4.3). Schließlich wird auf semantisch-lexikalische Probleme im Speziellen eingegangen (▶ Abschn. 4.4).

4.1   Ziele des Anamnesegesprächs

Bei der Befragung des Patienten zu seiner Krankheitsgeschichte werden mehrere Ziele verfolgt: Zum einen werden persönlich-formale Daten erfragt wie Wohnort, Alter, Erreichbarkeit, zum anderen sollen Informationen gewonnen werden, die Hinweise auf eine mögliche Erkrankung liefern und somit eine gezielte Diagnostik ermöglichen. Ein weiterer wichtiger Punkt ist die Erfassung seiner persönlich-sozialen Situation. Außerdem soll beim Erstkontakt ein gutes Vertrauensverhältnis geschaffen werden, um eine möglichst tragfähige Kooperationsbereitschaft im Therapieverlauf zu sichern.

4.1.1   Ziel: Informationsbeschaffung und Datenerhebung

Ein Anamnesegespräch findet in der Regel zu Beginn einer sprachtherapeutischen Therapie, meist im Erstkontakt, statt. Es werden neben persönlichen Daten Informationen abgefragt, die Hinweise auf eine mögliche Störung liefern sollen, z. B. zu Ursachen und Risikofaktoren (Schöler 1999). Durch diese Informationen wird es möglich, Hypothesen zu bilden und eine erste Verdachtsdiagnose abzuleiten (Schrey-Dern 2006). Dies wiederum dient dazu, im Anschluss gezielte Diagnostikverfahren anzuwenden, die Verdachtsdiagnose zu bestätigen oder zu verwerfen. Außerdem kann es bereits im Gespräch Hinweise auf eine differenzialdiagnostische Fragestellung geben (▶ Beispiel: Klara I – Hypothesen und mögliche Ableitungen).

Beispiel: Klara I – Hypothesen und mögliche Ableitungen

Klara ist 4½ Jahre alt und wird bei einer Logopädin vorgestellt. Im Anamnesegespräch berichtet die Mutter bei der Frage nach der Sprachentwicklung, dass Klara im Vergleich zu ihrem älteren Bruder, der mit einem Jahr angefangen hat, erste Wörter zu sagen, viel später zu sprechen begonnen habe. Auch Sätze habe sie erst sehr spät gesprochen. An einen schnellen Wortschatzzuwachs zu einem bestimmten Zeitpunkt könne sie sich nicht erinnern. Sie habe sich bei Klara schon sehr früh um die Sprachentwicklung Sorgen gemacht.

→ Anhand dieser Aussage ist es möglich, eine Hypothese aufzustellen: Wahrscheinlich war Klara ein Late-Talker (▶ Abschn. 3.1.3). Dies ist ein Risikofaktor für eine spezifische Sprachentwicklungsstörung (SSES).

Des Weiteren berichtet die Mutter, Klara wisse sehr gut, was sie wolle, könne dies jedoch nur schwer ausdrücken. Ihr erscheine es manchmal so, als fielen Klara die Worte nicht ein. Sie sei sich aber sicher, dass Klara die Wörter eigentlich kennt. Sie habe sich auch schon gefragt, ob Klara vielleicht stottere, weil die Gespräche manchmal stockten und sie »hängenbleibe«.

→ Diese Aussage beschreibt die Symptomatik einer Wortfindungsstörung. Klaras »Hängenbleiben« könnte jedoch auch Ausdruck einer Stottersymptomatik sein. Daraus ergibt sich eine differenzialdiagnostische Fragestellung, die ggf. durch die weitere Diagnostik abgeklärt werden muss: Handelt es sich um eine Wortfindungsstörung oder um eine Stottersymptomatik?

Auf die Frage, wie Klara in Situationen reagiere, in denen sie sich nicht verständlich ausdrücken könne, beschreibt die Mutter zwei Phänomene: Zum einen ziehe sich Klara dann manchmal zurück, sie breche das Gespräch ab und suche sich eine andere Beschäftigung. Sie habe aber das Gefühl, dass Klara dann sehr frustriert und auch traurig sei. Zum anderen beobachte sie auch, dass Klara zunehmend aggressiv reagiere und sehr wütend werde, wenn sie nicht verstanden wird. Dies sei auch im Kindergarten zu beobachten.

→ Diese Beschreibung gibt deutliche Hinweise auf die Sekundärsymptomatik bei der vorliegenden Problematik (▶ Abschn. 3.2.1, Sekundärsymptome, ▶ Übersicht: Sekundärsymptome einer semantisch-lexikalischen Entwicklungsstörung). Die Problemstellung bezieht sich nicht alleine auf die rein sprachliche, sondern auf die kommunikativ-soziale Ebene. Dieser Faktor sollte im Weiteren in die Elternberatung und die Therapie einfließen. Auch ein interdisziplinärer Austausch mit der Erzieherin sollte in Absprache mit den Eltern in Erwägung gezogen werden.

4.1.2 Ziel: Erfassung der persönlichen Gesamtsituation des sprachauffälligen Kindes

Darüber hinaus ist es wichtig zu erfahren, wie die Familie oder das Kind selbst die Probleme und Schwierigkeiten erlebt. Dieser Aspekt wird bei der ICF-Sichtweise in besonderem Maße berücksichtigt (▶ Abschn. 5.1 und ▶ Abschn. 5.2). Im Anamnesegespräch soll demnach erfragt werden, wie sich die persönliche Situation des Kindes gestaltet, wie die persönlichen Bedürfnisse des Kindes oder der Familie sind und auf welche Ressourcen beim betroffenen Kind und innerhalb des sozialen Umfelds zurückgegriffen werden kann (Grötzbach u. Iven 2009) (▶ Beispiel: Klara II – Hypothesen und mögliche Ableitungen).

Beispiel: Klara II – Hypothesen und mögliche Ableitungen
Nach Rückfrage der Logopädin, wie Klara im Kindergarten zurechtkomme, beschreibt die Mutter Folgendes:

Eigentlich spiele Klara sehr gerne und ausdauernd mit anderen Kindern. Dies gestalte sich jedoch zunehmend schwierig. Wie die Mutter vermutet, komme dies daher, dass Klara sich mit Worten nicht zu Wehr setzen könne und die anderen Kinder ein-

fach »besser« sprechen könnten als sie. Klara reagiere zunehmend wütend, schmeiße auch schon einmal ein Spielbrett vom Tisch. Die Erzieherinnen berichten, dass Klara sich immer mehr zurückziehe und derzeit zunehmend alleine spiele. Klaras Bezugserzieherin sei sehr nett, die Familie habe regelmäßigen Kontakt zu ihr. Ihr seien Klaras Probleme auch schon früh aufgefallen, und sie habe die Sorgen der Mutter sehr ernst genommen. Grundsätzlich fühle sich die Familie »gut aufgehoben« in diesem Kindergarten.

→ Aus dem Gesprächsteil lässt sich die Problematik in Klaras sozialem Umfeld ableiten. Im Kindergarten kann sie aufgrund ihrer sprachlichen Problematik nicht uneingeschränkt partizipieren (▶ Abschn. 3.2.3).

→ Als Ressource (▶ Abschn. 3.2.3) lässt sich die Kooperation mit der Erzieherin ableiten, zu der seitens der Familie ein Vertrauensverhältnis besteht. Die Erzieherin hat nach Angaben der Mutter ein Problembewusstsein und ist an Lösungsansätzen und Unterstützung interessiert.

4.1.3 Ziel: Beziehungsaufbau

Neben dem Informationsaspekt und der Erfassung der persönlichen Situation des Kindes gibt es weitere Ziele des Anamnesegesprächs (Segerer 2007). Das Anamnesegespräch findet in der Regel zu Beginn der Therapie statt und ist demnach der erste direkte Kontakt zwischen Familien und Therapierenden. Zu diesem Zeitpunkt ist der Aspekt der Vertrauensbildung von elementarer Bedeutung, da ein solides Vertrauensverhältnis die Basis einer guten und funktionierenden Zusammenarbeit darstellt. Für die sprachtherapeutische Therapie ist eine belastbare und vertrauensvolle Beziehung zwischen Therapeutin und Kind sowie im besten Fall auch zur Familie besonders wichtig, denn sie bildet eine gute Grundlage zur Beratung und zum Aufbau von Kooperationsbereitschaft. Diese wiederum schafft ideale Bedingungen für die Therapieunterstützung und für Transferleistungen (z. B. Beratung der Familie im Umgang mit den sprachlichen oder darüber hinausgehenden Problemen, Anleitung und Durchführung von häuslichen Übungen [Hausaufgaben] etc.). Auch wirkt sich ein gutes Verhältnis

Exkurs: Was schafft Vertrauen? – Brainstorming im Klassenzimmer

Im Unterricht zum Thema Anamnese werden die Studierenden häufig in einer Art Brainstorming gefragt, ob und wo sie schon einmal ein Anamnesegespräch erlebt haben (bei einem Arztbesuch, einem Klinikaufenthalt etc.) und welche Aspekte im Gespräch Vertrauen schaffen bzw. ihnen gut gefallen haben. Die Ergebnisse des Brainstormings lassen sich folgendermaßen zusammenfassen:

Vertrauen schafft, wenn die Therapierenden
- freundlich und klar auftreten,
- sich kompetent zeigen,
- sich Zeit nehmen und sich für mich und mein Problem interessieren,
- mich ernst nehmen und mir auf Augenhöhe begegnen,
- mich nicht bewerten,
- mir das Gefühl geben, verstanden zu werden,

- für ein gutes, angenehmes Ambiente sorgen.

Somit spielen Gesprächstechniken eine entscheidende Rolle (▶ Abschn. 4.2 und ▶ Abschn. 4.2.3). Diese können im Rahmen der Ausbildung und in Weiterbildungen erlernt sowie in der kritischen Selbstreflexion (z. B. über Video- und Tonbandanalysen), durch Hospitationen und Supervisionen verfeinert und ausgebaut werden.

zwischen Eltern und Therapeutin meist positiv auf das Verhältnis zwischen Therapeutin und Kind aus (▶ Exkurs: Was schafft Vertrauen? – Brainstorming im Klassenzimmer).

Fazit: Ziele des Anamnesegesprächs
- Beschaffung von Informationen über:
  - eine/die mögliche Störung (→ Hypothesenbildung/Verdachtsdiagnose),
  - differenzialdiagnostische Fragestellungen,
  - Ursachen und Risikofaktoren.
- Erfassung der persönlichen Gesamtsituation des sprachauffälligen Kindes:
  - Kennenlernen der Bedürfnisse des Kindes und seiner Umwelt,
  - Erfassen der Art des Umgangs von Kind und sozialem Umfeld mit der Krankheit,
  - Ermitteln vorhandener Ressourcen des Kindes und seiner Umwelt.
- Weitere therapeutische Zielsetzungen:
  - Aufbau eines stabilen Vertrauensverhältnisses,
  - Herstellung von Kooperationsbereitschaft.

4.2 Wie kann das Anamnesegespräch geführt und gestaltet werden?

Grundsätzlich gibt es viele Arten, ein Anamnesegespräch zu gestalten und zu führen. Die folgenden Fragen veranschaulichen dies: Soll das Kind beim Gespräch dabei sein oder nicht? Soll ein freies Gespräch geführt werden oder ist die Orientierung an einem Fragebogen günstiger? Sollen die Eltern einen Fragebogen ausfüllen oder werden die Fragen besser persönlich gestellt? Es ist sinnvoll, die unterschiedlichen Möglichkeiten und deren Vor- und Nachteile zu kennen und zu reflektieren, um sich bei der eigenen Wahl über diese bewusst zu sein und ein individuell passendes Vorgehen entwickeln zu können.

4.2.1 Anamnesegespräch im Beisein des Kindes?

Grundsätzlich soll das Anamnesegespräch mit dem betroffenen Patienten geführt werden. Dies ist in der Therapie mit Kindern jedoch nur eingeschränkt möglich, da Angaben von den erziehungsberechtigten Personen nötig sind, weil die Kinder je nach Alter die entsprechenden Fragen nicht beantworten könnten und dies teilweise auch nicht sinnvoll wäre.

Zunächst ist es vorteilhaft, das Gespräch in einer angenehmen und ruhigen Atmosphäre zu führen, um so auch durch äußere Faktoren das Gelingen des Gesprächs zu unterstützen.

In der Regel ist das betroffene **Kind anwesend**, grundsätzlich ist es aber auch möglich, das Gespräch **ohne das Kind** zu führen. Beide Varianten bergen Vor- und Nachteile.

Vorteilhaft am Beisein des Kindes ist sicherlich, dass
- der Erstkontakt zu Eltern und Kind hergestellt werden kann,

— auch das Befragen des Kindes (je nach Alter) möglich ist, um dessen Sichtweise kennenzulernen,

— erste Beobachtungen der Eltern-Kind-Interaktion angestellt werden können.

Nachteilig kann sein, dass
— das Kind hört, wie die Eltern über es sprechen,
— ggf. für das Kind unangenehme Problembereiche angesprochen werden, was zu einer sehr unangenehmen Situation für das Kind und auch für die Eltern führen kann,
— die Eltern möglicherweise sehr abgelenkt sind durch die Anwesenheit des Kindes, entweder weil sie vor dem Kind manche Punkte nicht ansprechen wollen oder weil das Kind die Aufmerksamkeit der Eltern einfordert und sie zum gemeinsamen Spiel auffordert.

Wenn das Kind dabei ist und der Schwerpunkt nicht auf seiner direkten Befragung liegt, sollte es in der Zeit die Möglichkeit bekommen, sich selbstständig zu beschäftigen (vorbereitete Spielsachen, Möglichkeit zu malen etc.). Andererseits sollte sich das Kind auch jederzeit am Gespräch beteiligen dürfen.

Ebenso ist es möglich, **einen Elternteil** oder explizit **beide Elternteile** zum Gespräch einzuladen. Die Anwesenheit von Vater und Mutter scheitert häufig an organisatorischen und zeittechnischen Gründen. Aufgrund der Vorteile, mehrere Einschätzungen zu hören und somit auch die Situation des Kindes und der Familie umfangreicher erfassen zu können, bietet sich inhaltlich ein Termin mit beiden Elternteilen auf alle Fälle im Rahmen der Beratungsgespräche an.

❯ **Wichtige Entscheidung beim Setting: Wird das Gespräch im Beisein oder in Abwesenheit des betroffenen Kindes geführt?**

4.2.2 Freies Gespräch oder Fragebogen?

Es gibt unterschiedliche Arten, ein Anamnesegespräch hinsichtlich der **vorgegebenen Strukturiertheit** zu gestalten. Ein stark vorstrukturiertes Verfahren ist die Verwendung eines standardisierten Anamnesefragebogens, der **schriftlich** von den Eltern ausgefüllt werden muss. Dies stellt sicherlich ein zeitökonomisches und einheitliches Vorgehen dar. Es birgt jedoch Nachteile, da es sehr unpersönlich ist, sich weitestgehend auf den Informationsaspekt beschränkt und die anderen wichtigen Funktionen des Anamnesegesprächs, nämlich die Schaffung eines Vertrauens- und Kooperationsverhältnisses, weitgehend außer Acht lässt. Das andere Extrem, das die meisten Freiheiten im Gespräch lässt, ist ein **qualitatives Interview**, das frei gestaltet wird.

Gumpert et al. (2010) schlagen einen Mittelweg vor und befürworten das Vorgehen anhand eines **Anamneseleitfadens**, was eine mäßig vorstrukturierte Variante darstellt. Der Anamneseleitfaden bezieht sich auf die Erfassung bei einer Sprachentwicklungsstörung und dementsprechend auf die unterschiedlichen Ebenen der Sprach- und Sprechentwicklung. Die Fragestellungen des Leitfadens sind an der ICF-Sichtweise orientiert. Er verfolgt neben der strukturierten Informationsbeschaffung das Ziel, auch die Aspekte des Beziehungsaufbaus und der Kooperation einzubeziehen.

In der sprachtherapeutischen Praxis finden sich etliche selbst erstellte Anamnesebögen. Auch in einigen Fachbüchern sind Vorschläge zur Anamnese zu finden.

Vorstrukturiertheit des Anamnesegesprächs

Ein Anamnesegespräch kann unterschiedlich stark durch Strukturen vorgegeben sein oder sehr frei geführt werden. Möglichkeiten sind hier beispielsweise
— für ein **stark vorstrukturiertes Gespräch** der Einsatz eines Fragebogens, der schriftlich von den Eltern auszufüllen ist oder von den Therapierenden während der Befragung der Eltern ausgefüllt wird.
— für ein **mäßig vorstrukturiertes Gespräch** der Einsatz eines Anamneseleitfadens, der zwar Themen vorgibt, jedoch auch Möglichkeiten der offenen Gesprächsführung bietet.
— für ein **nicht oder kaum vorstrukturiertes Vorgehen** das qualitative, freie Interview.

Alle Varianten der Strukturiertheit bieten Vor- und Nachteile. Ein Leitfaden scheint dabei der goldene Mittelweg zu sein, er bietet genug Struktur, um das Gespräch leiten zu können und keine Themen auszulassen, und gleichzeitig die Möglichkeit des freien Gesprächs mit offenen Fragestellungen.

4.2.3 Gelungene Gesprächsführung

Transparenz, Klarheit und Struktur als Hilfe bei der Gesprächsführung
Zu Beginn und während eines Gesprächs ist es sinnvoll und auch erforderlich, bei der Gesprächsführung den roten Faden im Auge zu behalten. Ein gelungener Gesprächsein- und -ausstieg prägen ein Gespräch maßgeblich, daher ist es sinnvoll, sich auf diese Klammer um das Gespräch vorzubereiten.

Schon zu Beginn kann es gewinnbringend sein, die jeweiligen Gesprächspartner über die Rahmenbedingungen zu informieren, z. B. wie viel **Zeit** vorgesehen ist, **warum** das Gespräch geführt wird und **welche Inhalte** (grob) besprochen werden sollen. Das Abstecken der Rahmenbedingungen kann darüber hinaus hilfreich sein, damit das Gespräch auch »im Rahmen bleibt«. Um dies zu erreichen, kann beschrieben werden, was in der jeweils vorgesehenen zeitlichen Einheit alles geschehen soll (ca. 20 Minuten Gespräch, 20 Minuten Freispiel und Spontansprachaufnahme des Kindes zu diagnostischen Zwecken). Dies stellt Transparenz her, schafft Vertrauen, macht klar, dass die Therapeutin weiß, was sie tun will. Außerdem kann sich ggf. im Gesprächsverlauf auf die Aussagen berufen werden, was wiederum bei der Gesprächsführung helfen kann.

Die eigene Klarheit beim Vorgehen (▶ Abschn. 4.3.2) ist entscheidend dafür, bestimmt aufzutreten, die Gesprächsführung zu behalten und Sicherheit sowie Transparenz zu vermitteln.

Roter Faden Häufig kommen Eltern mit einem »Sorgenpaket« und haben auch über das aktuelle Thema, die Sprachentwicklungsstörung ihres Kindes, noch weiteren Redebedarf. So kann es möglicherweise sein, dass die Eltern zusätzlich von den Lese- und Rechtschreibproblemen des älteren Bruders und von der momentan im Krankenhaus liegenden Oma erzählen. Auch diese Punkte sind sehr wichtig, um die Situation des Kindes und der Familie zu erfassen, jedoch muss im Auge behalten werden, dass das Gespräch nicht in eine völlig andere Richtung läuft und der zeitliche und inhaltliche Rahmen nicht gesprengt wird. Aufgabe bei der Gesprächsführung ist es dann, zum roten Faden zurückzufinden und das Gespräch zu **führen** (▶ Beispiel: Roter Faden).

Beispiel: Roter Faden
Sophie ist 4½ Jahre alt und kommt gemeinsam mit ihrer Mutter zum Anamnesegespräch. Die Mutter wird zur aktuellen Sprachsymptomatik ihrer Tochter befragt und berichtet, Sophie habe spät angefangen zu sprechen, sie habe sehr undeutlich gesprochen …, aber bei ihrem Sohn, dem Alex, sei das eigentlich noch viel schlimmer. Den habe man fast gar nicht verstanden, und der habe jetzt auch Probleme in der Schule. »Ich sag´s Ihnen, das ist momentan echt schlimm, jetzt hat die Lehrerin gesagt, dass wir zum Gespräch kommen müssen, das kann was werden …«

Therapeutin: »Ok, ich verstehe, also Alex hat auch Schwierigkeiten im Spracherwerb gehabt und nun auch schulische Probleme. Das ist natürlich sehr belastend. Gerne können wir das Thema an anderer Stelle auch noch ausführlicher besprechen, heute möchte ich jedoch speziell die Situation von Sophie besser verstehen.«

Mutter: »Ja, meinen Sie denn, dass der Alex vielleicht so eine Legasthenie hat? Oder vielleicht ja auch ADHS, das hat ein anderer Junge aus der Klasse? Oh, wenn der jetzt von der Schule fliegt …«

Therapeutin: »Ich höre momentan sehr große Sorge bei Ihnen über die Situation von Alex. Das kann ich gut verstehen. Wenn Ihnen das Sorgen macht, müsste man die entsprechenden Punkte abklären. Das können wir wie gesagt auch noch ausführlich besprechen, wenn Sie das möchten. Das sind aber recht komplizierte und wichtige Fragestellungen, die ich dann in einem extra Termin mit Ihnen besprechen möchte. Ich würde vorschlagen, dass wir am Ende des Gesprächs nochmal kurz überlegen, ob ich als Logopädin (Sprachtherapeutin) Ihnen mit den Sorgen über die Entwicklung von Alex überhaupt weiterhelfen kann oder welche aktuellen Schritte jetzt anstehen. Jetzt sollten wir jedoch zu Sophie zurückkommen.«

Am Ende des Gesprächs fasst die Therapeutin die wichtigsten Punkte zusammen und greift nochmals kurz das Thema »Alex« auf: »Jetzt haben wir noch ungefähr 5 Minuten Zeit. Im Gespräch haben Sie mehrere Male angesprochen, dass Ihnen die Schulsituation von Alex große Sorgen bereitet. Kann ich Ihnen dabei momentan helfen?«

Mutter: »Ach, vielleicht warte ich jetzt erst mal das Gespräch mit der Lehrerin ab, dann sehen wir weiter. Der Alex ist halt immer so unkonzentriert.«

Therapeutin: »Ok, das ist sicherlich sinnvoll. Wenn es dann weiteren Abklärungsbedarf gibt, sollten Sie den Kontakt zu Ihrem Kinderarzt suchen, der die entsprechenden Schritte einleiten kann. Eine Lese-Rechtschreib-Diagnostik könnte z. B. auch hier im Hause erfolgen, wenn diese dann notwendig erscheint.«

Mutter: »Das ist gut zu wissen, aber jetzt spreche ich doch lieber erst mal mit der Lehrerin«.

Therapeutin: »Gut, dann bedanke ich mich für das offene erste Gespräch. Der nächste Termin ist dann am kommenden Freitag, das habe ich Ihnen hier auf dem Zettel notiert.«

Ausstieg aus dem Gespräch Auch der klare Ausstieg aus dem Gespräch gibt Sicherheit auf beiden Seiten und trägt zum Gelingen der Kommunikation bei (▶ Abschn. 4.3.2). Das Anamnesegespräch kann damit geschlossen werden, dass die Therapierenden das Ende des Gesprächs signalisieren, dann nochmals die wichtigsten Punkte nach ihrem Verständnis zusammenfassen. Dies bietet gleichzeitig die Möglichkeit, eventuell entstandene Missverständnisse aufzuklären.

> **Tipp: Literatur**
>
> Büttner, Quindel (2013): *Gesprächsführung und Beratung. Sicherheit und Kompetenz im Therapiegespräch*

Gesprächstechniken

Gesprächstechniken bezeichnen sprachliche Verhaltensweisen, die zu einem erfolgreichen Gespräch führen sollen. Gesprächstechnik ist jedoch nicht gleich Gesprächstechnik. Es ist wichtig, diese nach den entsprechenden Zielen und Settings auszuwählen. Ein Chef, der ein klärendes Gespräch mit seinem Mitarbeiter wegen dessen Unzuverlässigkeit führen möchte, wird sich anderer Gesprächstechniken bedienen als derer, die in einem therapeutischen Setting zum Vertrauensaufbau und für vertrauliche, persönliche Gespräche genutzt werden sollen.

Gesprächstechniken sind als Hilfestellungen zu verstehen, um die definierten Ziele im Gespräch zu erreichen. Die Ziele eines Anamnesegesprächs wurden bereits in ▶ Abschn. 4.1 erläutert. Die Bewusstheit über diese Ziele ist bezüglich der grundlegenden Haltung im Gespräch entscheidend wichtig (s. unten).

Aktives Zuhören Der Begriff stammt aus der klientenzentrierten Psychotherapie und wurde von Carl Rogers geprägt. Inzwischen ist aktives Zuhören ein gängiger Begriff in der Gesprächsführung. Im Allgemeinen ist damit gemeint, das Berichtete (und evtl. die dahinter vermuteten Gefühle) in eigenen Worten immer wieder zusammenzufassen, um so das Verständnis des Gesagten widerzuspiegeln und dem Gegenüber bei Missverständnissen die Möglichkeit der Intervention zu geben. Aktives Zuhören übermittelt die Botschaft: »Ich höre Dir zu, ich bin bei Dir und interessiere mich für das, was Du sagst.«

Die richtigen Fragen stellen Es gibt viele Möglichkeiten, Fragen zu formulieren. Offene und neutrale Fragen sollen den Gesprächspartner dazu animieren, frei zu berichten. Sie können meist nicht mit einem Wort beantwortet werden und laden so zu weiteren Ausführungen ein (Gegenteil: geschlossene Fragen). Je nach Zielsetzung des Gesprächs und abhängig von den Gesprächspartnern und der Situation können die entsprechenden Frageformen unterstützend eingesetzt werden.

Pausen Pausen sind ein wichtiges Element in der Gesprächsführung, da sie dem Gegenüber ermöglichen, eigeninitiativ Beiträge und Gedanken zu äußern. Darüber hinaus ermöglichen Pausen es beiden Gesprächsparteien, sich zu sammeln, zu strukturieren und sich weitergehende Gedanken zu machen, die dann ggf. auch Gesprächsthema werden können.

Blickkontakt Blickkontakt ist ein wichtiger Bestandteil der Kontaktaufnahme und signalisiert dem Gegenüber Interesse und Aufmerksamkeit.

Körperhaltung Die eigene Körperhaltung sendet Botschaften wie Offenheit, Verschlossenheit, Abgewandtheit etc. Darum ist es wichtig, sich im Gespräch seiner eigenen (Körper-)Haltung bewusst zu sein und zu reflektieren, ob diese das wiederspiegelt, was man gerne zeigen möchte. Zum Beispiel signalisiert eine zugewandte, offene Körperhaltung Interesse und echtes Zuhören. Im Gegensatz dazu bieten verschränkte Arme und eine abweisende Körperhaltung wenige Möglichkeiten, Offenheit und Neugier zu markieren.

Grundhaltung

Die bloße Anwendung der Techniken (s. oben) an sich, die formale Ausführung der Technik, ist sicherlich nicht zielführend. Entscheidend ist die Haltung gegenüber dem Gesprächspartner, die sich in der Art des Miteinander-Redens zeigt. Stimmt die innere Haltung der Therapierenden (akzeptierend, annehmend, neugierig und offen), müssen die Gesprächstechniken nicht statisch angewendet werden. Grundsätzlich spielt dabei die Empathie (s. unten) eine große Rolle.

In die anschließende Erläuterung wichtiger Aspekte der Grundhaltung im therapeutischen Gespräch fließen Elemente der klientenzentrierten (Rogers 1993, 1994a, b) sowie der systemischen Überzeugungen mit ein.

Neugier und Akzeptanz bzw. positive Wertschätzung »Neugier wie Akzeptanz müssen vorhanden sein, sonst gelingt das Fragen nicht. Menschen haben ein untrügliches Gespür dafür, ob bei einer Frage Neugier oder Akzeptanz fehlen. Dann schließen sie ihre Tür und lassen niemanden herein. Neugier signalisiert dem Befragten: ,Du bist jemandem

wichtig.' Akzeptanz sagt ihm: ,Du kannst ehrlich sein. Du wirst so angenommen, wie du bist.' Das Erste wertet auf, das Zweite entspannt« (Weidenmann 2006, S. 17). Dieses Zitat spiegelt sehr gut die einfache Wirkungsweise wieder, die in Gesprächen zu finden ist. Positive Wertschätzung/Akzeptanz bedeutet in der klientenzentrierten Gesprächsführung, die rat- und hilfesuchende Person mit ihren Eigenheiten und Schwierigkeiten anzunehmen und wertzuschätzen.

Allparteilichkeit Alle am Gespräch beteiligten Personen werden möglichst gleichverteilt am Gespräch beteiligt, d. h., dass z. B. Fragen jeweils an beide Elternteile gerichtet werden und dass alle Seiten Verständnis und Gehör finden. Allparteilichkeit schließt aus, dass die Therapierenden auf »eine Seite schlagen« und einer Seite mehr »recht geben« als der anderen. Im Gespräch ist die allparteiliche Haltung Voraussetzung dafür, von beiden oder von allen Seiten eine möglichst ehrliche und umfassende Einschätzung zu bekommen.

Empathie Empathie beschreibt das Einfühlungsvermögen in das Gegenüber, in seine Sicht der Dinge und in seine Probleme – unabhängig von Sympathie oder Antipathie. Im therapeutischen Bezug bedeutet empathische Haltung eine annehmende und einfühlende Grundeinstellung der Therapierenden gegenüber ihren Patienten. Diese empathische Grundhaltung wird in der Regel als Basis des therapeutischen Handelns verstanden und ist dementsprechend auch im Anamnesegespräch elementar wichtig.

Kongruenz und Echtheit Die Aspekte der Kongruenz und der Echtheit bedeuten, dass die Therapierenden den Klienten wahrhaftig gegenübertreten und die Haltungen »echt« gelebt und nicht gespielt werden. Somit kann maximale Offenheit für das Gegenüber erreicht werden.

> **Basis eines gelungenen Gesprächs ist die therapeutische Grundhaltung gegenüber dem Patienten. Diese hat sehr viel mit eigenen Ängsten, Vorurteilen, sozialer Prägung etc. zu tun, sodass die Arbeit daran**

zentraler Bestandteil der logopädischen/ sprachtherapeutischen Ausbildung oder des Studiums ist. Supervisionen thematisieren dies regelmäßig. Auch während der Berufsausübung kann es sehr hilfreich sein, die Grundhaltung immer wieder zu hinterfragen, v. a. wenn Schwierigkeiten im Patientenkontakt auftreten. Dies kann zum einen in selbstreflektierenden Prozessen, zum anderen in kollegialer Beratung oder Supervisionen erfolgen.

Fazit: Anamnesegespräch
Ziele:
- Informationsbeschaffung,
- Erfassung der persönlichen Situation des Patienten,
- Beziehungsaufbau.

Arten und Settings:
- das Gespräch kann mit oder ohne das betroffene Kind stattfinden,
- es kann unterschiedlich stark vorstrukturiert sein (Fragebogen, freies Interview, Leitfaden).

Erfolgsfaktoren:
- Transparenz und Struktur geben Patienten und Therapierenden Sicherheit,
- die therapeutische Grundhaltung gegenüber dem Patienten soll gegeben sein, um Vertrauen zu schaffen und möglichst große Offenheit zu erzielen,
- Gesprächstechniken helfen beim Vermitteln der therapeutischen Grundhaltung und beim Gesprächsablauf,
- die Gesprächsleitung und -führung soll stets bei den Therapierenden liegen, der rote Faden darf nicht verloren gehen.

4.3 Wer wird befragt, was wird erfragt?

Die anamnestische Befragung richtet sich in der Regel an den Patienten selbst, um seine subjektiv erlebte Krankheitsgeschichte zu erfassen (Eigenanamnese). Sie kann sich jedoch auch an Personen aus seinem sozialen Umfeld richten (Fremdanamnese), um deren Sichtweise kennenzulernen oder wenn dies aufgrund des Alters des Patienten oder seiner kommunikativen Möglichkeiten erforderlich ist. Neben der Krankheitsgeschichte selbst werden Krankheiten im familiären Umfeld und die soziale Einbindung des Patienten erfasst.

Nachfolgend wird ein Überblick über wichtige Themenbereiche gegeben, die in der Anamnese abgehandelt werden sollen. Die Darstellung der Themenbereiche orientiert sich an gängigen Anamnesefragebögen und dem Anamneseleitfaden (Gumpert et al. 2010). Grundsätzlich sollte das Gespräch Interaktionscharakter haben und nicht ein bloßes Abfragen nach einer vorgegebenen Reihenfolge darstellen. Dies verlangt eine gute und geschulte Gesprächsführung (▶ Abschn. 4.2.3) sowie die Vorbereitung (▶ Abschn. 4.3.2) des Gesprächs.

4.3.1 Formen der Anamnese

In der Literatur finden sich zum Aufbau eines Anamnesegesprächs vorwiegend Einordnungen, die beleuchten, wer befragt und wonach gefragt wird. Die Befragung kann mit dem Patienten selbst (Eigenanamnese) durchgeführt werden. Dies ist bei Kindern in Abhängigkeit vom Alter nur bedingt möglich. Die Befragung des Umfelds (bei Kindern meist die Befragung der Eltern oder darüber hinaus z. B. der Erzieherin oder Lehrerin) wird Fremdanamnese genannt.

In der Familienanamnese wird nach der familiären und in der Sozialanamnese nach der sozialen Einbettung des Patienten gefragt.

Eigenanamnese Der Patient selbst wird befragt. Im Bereich der Kindersprache ist dies aufgrund des Alters der Kinder häufig nicht oder nur zum Teil möglich. Grundsätzlich soll jedoch versucht werden, die subjektive Sichtweise des Patienten zu erfassen (Kubinger u. Deegener 2001; Kubinger 2006; Zollinger 2008).

Fremdanamnese Personen aus dem persönlichen Umfeld des Patienten werden zu dessen Krankheitsgeschichte befragt. Im Bereich der Kindersprache sind dies in der Regel die Eltern, da die Kinder für die Beantwortung der Fragen noch zu klein sind. Es spricht aber nichts dagegen, auch die Kinder bei bestimmten Fragen einzubinden – im Gegenteil, dies zeigt ihnen, dass ihre Antworten wichtig sind.

Familienanamnese Es werden Fragen zu weiteren Auffälligkeiten oder Erkrankungen im familiären Umfeld gestellt, z. B. ob es innerhalb der Familie noch weitere Sprach-, Sprech-, Hör-, Stimm- oder Schluckstörungen gibt/gab oder ob bereits andere Familienmitglieder eine logopädische Therapie erhalten haben (Schrey-Dern 2006). Dies kann Hinweise auf erbliche Faktoren oder Erbkrankheiten geben.

Sozialanamnese Es wird erfragt, wie die Person sozial eingebettet ist (z. B. Familienstatus, Beruf, Religion). Im Bereich der Kindersprache sind dies Fragen nach dem Kita-/Kindergartenbesuch, ob das Kind in Vereinen ist, wie es in der Schule eingebunden ist, ob es Geschwister gibt, welche Personen zusammenleben etc. (▶ Abschn. 3.2.3, Sichtweise der ICF).

4.3.2 Zeitliche Struktur und Themenbereiche des Anamnesegesprächs

Vorbereitung auf das Anamnesegespräch

Um ein Anamnesegespräch möglichst erfolgreich und gewinnbringend zu führen, ist es sinnvoll, sich darauf vorzubereiten. Der Anamnesebogen oder -leitfaden muss bekannt und vertraut sein, damit die Protokollierung umgehend und problemlos erfolgen kann, auch wenn das Gespräch nicht stringent der Reihenfolge des Bogens folgt. Die Formulierungen der Fragen müssen durchdacht sein. Empathie zur Familie muss hergestellt werden. Die organisatorische Vorbereitung versteht sich von selbst: Anlegen der Akte, ggf. Zimmerbuchung, Kopie des Anamnesebogens, Vorbereiten des Zimmers, Klarheit des Settings (Wer sitzt wo?)

und Vorbereitung der altersentsprechenden Spielmaterialien für das Kind.

Einstieg in das Gespräch

Die Begrüßung und der Gesprächseinstieg stellen den ersten Kontakt zur Familie und zum Kind her und sollen deshalb durchdacht sein. Es empfiehlt sich v. a. für Berufseinsteiger, sich zu überlegen, wie die Familie empfangen werden soll und wie in das Anamnesegespräch eingeführt werden kann. Eine solche Strukturierung schafft Transparenz und Sicherheit auf beiden Seiten. Auflockernd und »aufwärmend« (Warm-up) wirkt ein kurzer Smalltalk zu Beginn des Gesprächs, z. B. die Frage, ob die Familie gut zur Praxis gefunden hat (▶ Beispiel: Begrüßung und kurzer Smalltalk). Diesem Gesprächseinstieg gehen selbstverständlich die Vorstellung der eigenen Person und die Begrüßung voraus. Auch durch das klare Zuteilen der Plätze (Setting) im Therapiezimmer kann Sicherheit vermittelt werden.

Beispiel: Begrüßung und kurzer Smalltalk

(Bei Abholung im Wartezimmer) »Hallo Frau Laier, hallo Vivian, ich bin Frau Immer. Wir hatten letzte Woche telefoniert. Schön, dass Sie heute zusammen hierhergekommen sind. Haben Sie die Praxis gut gefunden?« (Kurzes Gespräch auf dem Weg zum Therapiezimmer).

...

(Im Raum angekommen) »Nehmen Sie Platz – für Vivian habe ich hier unten auf dem Boden Spielsachen vorbereitet.«

(Zu Vivian) »Ich habe mir gedacht, während ich mich mit deiner Mama etwas unterhalte, kannst du ja hier spielen, damit es für dich nicht so langweilig ist. Später schau ich mit dir dann noch ein Bilderbuch an.« (Therapeutin zeigt Vivian die Spielsachen). »So jetzt setz ich mich zu deiner Mama.«

»Frau Laier, Sie haben mir ja am Telefon schon kurz geschildert, worum es geht. Heute haben wir Zeit, etwas ausführlicher darüber zu sprechen. Ich möchte zuerst mit Ihnen ein Anamnesegespräch führen, durch das ich die Situation von Vivian und ihrer Familie besser erfassen kann. Dazu mache ich mir ein paar Notizen und werde immer wieder Fragen zu Vivians sprachlicher Entwicklung, aber auch zu anderen Entwicklungsbereichen stellen. Für das Gespräch habe ich ca. 20 Minuten vorgesehen. Im Anschluss möchte ich gerne mit Vivian noch ein Bilderbuch anschauen, um einen ersten Eindruck zu erhalten. Wahrscheinlich haben Sie auch einige Fragen. Diese können wir gerne im Gespräch oder am Ende klären. Manchmal ist es jedoch auch sinnvoll, die Fragen in einem späteren Elterngespräch zu klären, wenn ich mir ein ausführlicheres Bild gemacht habe. Das sehen und besprechen wir dann.«

Möglicher Einstieg in das Anamnesegespräch

- Begrüßung
- Vorstellung der eigenen Person
- Kurzer Smalltalk als Warm-up
- Zuteilen der Plätze – Setting
- Kurzer Überblick und Informationen über das Gespräch
    - zeitlicher Umfang
    - kurze Begründung für das Gespräch
    - Inhalte des Gesprächs
- Zum Schluss: Zusammenfassung

Themenbereiche des Anamnesegesprächs

Die Themenbereiche im Anamnesegespräch müssen nicht in der genannten Reihenfolge bearbeitet werden. Es empfiehlt sich jedoch, eine Struktur einzuhalten bzw. immer wieder auf diese zurückzukommen und sich an dieser zu orientieren.

Persönliche Daten Dazu gehören Angaben zu Name, Alter, Adresse, Telefonnummer, Versicherung etc. Diese Daten sind wichtig für die Aktenführung, um den Patienten eindeutig zuordnen und auch ggf. telefonisch erreichen zu können.

Grund der Anmeldung Dieser ist meist kurz während der telefonischen Terminabsprache genannt worden. Es empfiehlt sich, diesen Punkt nochmals im Gespräch aufzugreifen und gezielt danach zu fragen, wie die aktuelle Symptomatik aussieht und wie sich das momentane Problem darstellt. Wich-

tig sind hierbei auch Rückfragen zum Umgang des Kindes mit der Symptomatik und Fragen zu den Reaktionen der Umwelt.

Sprachliche Entwicklung Zu diesem wichtigsten Bereich in der Anamnese bei sprachauffälligen Kindern soll erfragt werden, wie der Verlauf der sprachlichen Entwicklung war, ob es zu bestimmten Zeitpunkten Probleme gab und wie die aktuelle sprachliche und kommunikative Situation aussieht. Wichtig ist darüber hinaus das Erfragen, wie das persönliche Umfeld des Kindes mit der aktuellen Problematik umgeht.

Sprache in der Familie Es soll erfragt werden, ob das Kind zwei- oder mehrsprachig aufwächst. Ist dies der Fall, bekommt das Anamnesegespräch weiteres diagnostisches Gewicht, und bestimmte Teile der Anamnese müssen ausführlicher gefasst werden (Scharff-Rethfeldt 2005, 2010).

Orofaziale Entwicklung Erfragt wird, ob das Kind gestillt wurde, ob es Probleme mit dem Schlucken hat oder hatte und ob es bestimmte Nahrungskonsistenzen bevorzugt bzw. ablehnt. Außerdem soll erfragt werden, wie die Zahnstellung ist, ob bereits ein Zahnarztbesuch stattgefunden hat, ob das Kind orale Habits (orale Angewohnheiten, z. B. Schnuller, am Tuch nuckeln) aufweist, wie der Mundschluss ist oder ob Missbildungen oder Dysfunktionen vorhanden sind.

Spielentwicklung und Spielverhalten Die Auskünfte über die Spielentwicklung, Vorlieben oder Abneigungen erlauben Hypothesen über Stärken und Schwächen des Kindes. Über die Angaben zu Spielen, die das Kind mag, kann die Therapeutin Ideen für die Therapie ableiten, wie das Kind motiviert und zur Mitarbeit angeregt werden kann. Außerdem können über das Spielverhalten Parallelen zur Sprachentwicklung hergestellt werden (spielt das Kind symbolisch, funktional, oder sind Rollenspiele zu beobachten). Auch ist es wichtig, die Ausdauer bei unterschiedlichen Beschäftigungen zu erfragen, da dies Hinweise auf die Konzentrationsspanne liefert.

Motorische Entwicklung Im Hinblick auf die Motorik wird z. B. erfragt, ob und wann das Kind gerobbt, gekrabbelt ist, wann es zu laufen begonnen hat, wie das Gleichgewicht eingeschätzt wird, wie die Feinmotorik und wie die Händigkeit ist.

Schwangerschaft und Geburtsverlauf Hier werden Fragen danach gestellt, ob es Komplikationen während der Schwangerschaft, der Geburt oder postnatal gab, ob das Kind ggf. vor dem errechneten Geburtstermin zur Welt kam (Frühchen).

Hals-Nasen-Ohren-Bereich und Erkrankungen Es wird erfragt, wie das Hören aktuell beurteilt wurde (aktuelles Audiogramm), ob es Erkrankungen im HNO-Bereich gab oder gibt, ob stimmliche Probleme zu beobachten sind, chronische Erkrankungen, Allergien etc. vorliegen, und ob es längere Krankenhausaufenthalte gab.

Psychosoziale Situation des Kindes Hier soll erfasst werden, wie das familiäre, soziale und institutionelle Umfeld des Kindes aussieht, z. B. ob und wie lange das Kind in die Krippe, den Kindergarten bzw. die Schule geht, ob es dort gut integriert ist, ob es Freunde in der Nachbarschaft hat, ob es einem Verein angehört etc.

Medien Es wird erfasst, wie und ob der Umgang mit Medien im häuslichen Umfeld geregelt ist. Wie lange darf das Kind am Tag fernsehen? Werden Bücher angeschaut oder vorgelesen? Wie ist der Umgang mit dem Computer? Wann und wie lange läuft das Radio? Informationen dazu geben Auskunft darüber, welche sprachfördernden (z. B. gemeinsames Bilderbuch anschauen) und welche sprachlernhemmenden Bedingungen (z. B. Radio oder Fernsehapparat laufen den ganzen Tag und schaffen ein ständiges Nebengeräusch) vorzufinden sind.

Bisherige Therapien Um das Gesamtbild zu komplettieren und um ggf. Kooperationsmöglichkeiten zu schaffen, ist auch wichtig zu erfragen, ob das Kind bislang an anderen Therapiemaßnahmen (Physiotherapie, Ergotherapie, vorangegangene sprachtherapeutische Behandlung) teilgenommen hat, ob es in der Kita oder im Kindergarten be-

sondere Fördermaßnahmen gibt, und ob es daran teilnimmt. Diese Befragung kann die Basis zum interdisziplinären Austausch darstellen.

Erwartungen der Eltern an die Therapie Die Frage nach den elterlichen Erwartungen an die Therapie ist eine sehr wichtige, um in Gesprächen gemeinsame Ziele erarbeiten zu können und realistische Erwartungen zu schaffen. Dies vermeidet Frust und bildet die gemeinsame Basis für die Therapie.

Gesprächsschluss

Genau wie der Gesprächseinstieg ist auch der Gesprächsausstieg elementar wichtig. Ein- und Ausstieg machen das Gespräch »rund« und bilden eine Klammer um die besprochenen Inhalte (s. oben). Somit ist es auch hier – insbesondere für Therapierende mit wenig Erfahrung im Bereich Gesprächsführung – im Vorfeld lohnend, sich Gedanken zu machen, wie das Gespräch geschlossen werden soll, z. B. mit einer kurzen Zusammenfassung der wichtigsten Punkte und dem Dank für die Mitarbeit und die entgegengebrachte Offenheit (▶ Beispiel: Gesprächsausstieg).

Beispiel: Gesprächsausstieg

»Frau Laier, dann habe ich nun meine wichtigsten Fragen gestellt. Ich fasse die entscheidenden Aspekte nochmal zusammen. Ich hab Sie so verstanden, dass Sie die sprachliche Problematik von Vivian am meisten beunruhigt. Die Probleme im Kindergarten führen Sie auch auf die sprachlichen Probleme zurück. Die anderen Entwicklungsbereiche haben Sie als normal eingeschätzt, und Ihr Kinderarzt hat das bei den U-Untersuchungen bestätigt.« (Gesprächspause: Zeit für die Mutter, um ggf. zu intervenieren) »Dann möchte ich mich für das offene und vertrauensvolle Gespräch bei Ihnen bedanken. Sie dürfen gerne hier im Raum sitzen bleiben, ich werde jetzt mit Vivian etwas spielen, und dann schauen wir noch das Bilderbuch an.«

 Cave

Nicht alle Anamnesegespräche verlaufen gleich. Auch nicht alle Bereiche im Anamnesegespräch sind bei jedem Störungsbild gleich wichtig. Die Dauer des Gesprächs und die Intensität der Befragung richten

sich nach der Komplexität der Störung des Kindes und nach der Gesprächsbereitschaft und dem Bedürfnis der Eltern. Es müssen auch nicht unbedingt alle Bereiche und Teilfragen in dem ersten Gespräch abgehandelt werden. Auch im Verlauf der Therapie können und sollten weitere Gespräche stattfinden.

Meist findet die sprachtherapeutische Behandlung in Einheiten, die 45 Minuten dauern, statt. Wird ein persönliches Anamnesegespräch innerhalb einer Sitzung geplant, könnte das Setting für diese Einheit so aussehen wie in ◪ Tab. 4.1 dargestellt. Bei diesem Beispiel liegt der Schwerpunkt klar auf dem Anamnesegespräch. Selbstverständlich kann in 15 Minuten kaum eine ausführliche Diagnostik stattfinden, aber es kann mit der Diagnostik und mit dem Beziehungsaufbau zum Kind begonnen werden. Denkbar ist hier eine Freispielsituation, die sehr viele Möglichkeiten der freien Interaktion bietet, mit anschließender Spontansprachanalyse. '

4.3.3 Fragen der Eltern

Häufig kommen Eltern mit zahlreichen Fragen zur ersten Therapieeinheit. Diese Fragen sind sehr wichtig und müssen von den Therapierenden in Form von Aufklärungs- und Beratungsarbeit beantwortet werden. Allerdings ist es oft nicht möglich, alle Fragen im Erstkontakt zu beantworten, da noch nicht genug diagnostische Befunde und weiterführende Informationen gesammelt wurden, die eine entsprechende Beratung erlauben.

■ **Erstes Eltern-/Beratungsgespräch**
In aller Regel kommen Eltern zum ersten Termin mit vielen Fragen: »Was hat mein Kind?« – »Wie kann man das behandeln?« – »Wer oder was ist, schuld' an dem Problem?« – »Wie lange dauert das?« – »Hat es Konsequenzen im Hinblick auf die Einschulung?« Diese und viele weitere Fragen beschäftigen Eltern. Und diese Fragen sind enorm wichtig für die Eltern, für das Kind und letztendlich für den Therapieverlauf. Die Therapierenden müssen diese Fragen sehr ernst nehmen und kompetente Beratungs- und Aufklärungsarbeit leisten.

◪ Tab. 4.1 Möglicher Aufbau einer Therapieeinheit mit ausführlichem Anamnesegespräch und Diagnostik	
Dauer (Minuten)[a]	Planung/Inhalt
2,5	Begrüßung, Warm-up
20	Anamnesegespräch
2,5	Gesprächsschluss und weiteres Vorgehen
15	Beziehungsaufbau und Einstieg in die Diagnostik mit dem Kind
5	Weiteres Vorgehen, neue Termine Verabschiedung
[a] Ungefähre Angaben.	

Das erste Beratungsgespräch ist jedoch nicht zwingend im Anamnesegespräch zu führen. Häufig, v. a. bei komplexen Störungsbildern, ist das nicht sinnvoll.

❭ Zur fundierten Beratung gehören fundierte diagnostische Befunde, welche im Anamnesegespräch meist noch nicht vorliegen.

Prinzipiell können Beratungselemente schon während der Anamneseerhebung einfließen, jedoch muss man sich darüber im Klaren sein, dass in aller Regel während des Anamnesegesprächs die Diagnostikergebnisse noch nicht vorliegen. Die erste Beratung kann **allgemeine Aussagen zur Erkrankung, Ursache und Prognose** enthalten. Aussagen bezüglich des individuellen Störungsprofils des Kindes können in aller Regel erst später getroffen werden. Wie und in welchem Umfang auf einzelne Fragen im ersten Gespräch eingegangen werden kann, ist individuell zu entscheiden.

Elterngespräche
- Beratungsgespräche sind enorm wichtig (▶ Abschn. 8.6).
- Die Fragen und Sorgen der Eltern können und müssen aufgegriffen und ernst genommen werden.

- Beratungsgespräche tragen zum Gelingen einer Therapiemaßnahme bei.
- Bei komplexen Störungsbildern ist das regelmäßige Führen »großer« Elterngespräche (▶ Abschn. 8.6.3) sinnvoll.
- Das erste Beratungsgespräch kann nur bedingt im Erstkontakt stattfinden.

Auftragsklärung Die Definition gemeinsamer Ziele und das Finden eines gemeinsamen Weges zu Beginn der Therapie – aber auf ggf. im weiteren Verlauf – sind wichtig, um die Kooperation bei der Therapie zu sichern.

Fazit: Wer wird befragt, was wird erfragt?
- Es gibt unterschiedliche Formen des Anamnesegesprächs (Eigenanamnese, Fremdanamnese, Familienanamnese, Sozialanamnese).
- Es gibt unterschiedliche Möglichkeiten, ein Anamnesegespräch aufzubauen.
- Es muss eine sorgfältige Vorbereitung erfolgen.
- Der Einstieg in das Gespräch soll gut durchdacht sein (Begrüßung, Warm-up, Setting, Schaffen von Transparenz).
- Im Gespräch werden etliche Themenbereiche strukturiert erfasst: z. B. persönliche Daten, Grund der Anmeldung, sprachliche Entwicklung etc.
- Ein durchdachter Gesprächsabschluss macht das Gespräch »rund« und gehört zur Vorbereitung und Durchführung immer dazu.
- Die Fragen der Eltern müssen ernst genommen werden und sollten in Eltern-/Beratungsgesprächen ausführlich besprochen werden.

4.4   Hinweise auf semantisch-lexikalische Probleme im Anamnesegespräch

Im Anamnesegespräch lassen sich oft Hinweise auf Probleme im semantisch-lexikalischen Bereich finden. Diese sind jedoch häufig unspezifisch. Die Aufgabe der Diagnostizierenden ist dementsprechend gezieltes weiteres Nachfragen und genaues Hinhören sowie im weiteren Verlauf die diagnostische Abklärung.

Durch die Befragung im Anamnesegespräch erhalten die Therapierenden Hinweise auf die Symptomatik des Kindes. Diese Hinweise können je nach Beobachtungs- und Ausdrucksvermögen der Eltern sehr klar oder sehr indirekt sein. Auch ist es eine Tatsache, dass sich Wortschatz- oder Wortfindungsprobleme häufig sehr unspezifisch zeigen. Dies macht die Beschreibung der Symptomatik für die Eltern oft schwierig. Kinder mit Sprachverständnisproblemen fallen oft spät oder gar nicht auf, da sie z. B. das Sprachverständnis im weiteren Sinne (▶ Abschn. 3.2.5) nutzen und pragmatisch korrekt antworten (auf eine Frage kommt eine Antwort, ob jedoch jedes Wort verstanden wurde, ist unklar).

> ❱❱ Wortschatzauffälligkeiten sind oftmals nicht augenscheinlich und direkt wahrzunehmen. Eltern können die Symptomatik des Kindes dadurch oft schwer beschreiben. Es ist Aufgabe der Diagnostizierenden genaue Fragen zu stellen, geschult hinzuhören und Hinweise auf Probleme im Bereich des Wortschatzes abzuleiten. Dies betrifft in besonderem Maße auch das Sprachverständnis.

Eltern verwenden häufig Formulierungen, die auf ein Problem im semantisch-lexikalischen Bereich hinweisen, oder sie beschreiben anhand unspezifischer Angaben wie »ist irgendwie zu faul zum Sprechen« das sprachliche Problem des Kindes. Mögliche Aussagen, die auf semantisch-lexikalische Probleme hinweisen können, sind in ◻ Tab. 4.2 zusammengefasst. Die Diagnostizierenden sollten auf alle Fälle gezielte Nachfragen stellen wie: »Können Sie mir mal eine solche Situation genauer beschreiben? Wie reagieren Sie? Wie reagiert das Kind?« – »Haben Sie den Eindruck, dass es ihm auf einmal nicht mehr so wichtig ist, es zu erzählen? Oder ist ihm zu anstrengend, weil es nicht richtig klappt?«

Bezogen auf das Sprachverständnis äußern Eltern oft, das Kind »wisse« alles und »verstehe« alles. Hier kann es ebenfalls hilfreich sein, noch-

Tab. 4.2 Mögliche Formulierungen durch Eltern

Formulierung	Mögliche Nachfragen der Therapierenden	Sprachliche Modalität
»Irgendwie kann er/sie sich nicht richtig ausdrücken.«	»Können Sie mal ein konkretes Beispiel der letzten Tage nennen?«	Sprachproduktion
»Er/sie drückt sich kompliziert aus, ich versteh oft nicht, was er/sie mir (genau) sagen will.«	»Können Sie beschreiben, wie so ein Gespräch dann aussieht?«	
»Er/sie spricht stockend, manchmal fallen ihm/ihr Wörter nicht ein, obwohl er/sie das eigentlich weiß.«	»Sind das bestimmte Wörter (z. B. besonders lange, komplexe Wörter oder eher abstrakte Begriffe)? Können Sie sich an Wörter erinnern, bei denen das passiert ist?«	
»Manchmal frage ich mich, ob er/sie vielleicht auch stottert.«	»Wie äußert sich das? In welchen Situationen haben Sie das gedacht? Beobachten Sie dann besondere Anspannung (Sekundärsymptome)? Wie sehen die Wiederholungen aus? Entstehen Pausen?«	
»Er/sie wirkt unkonzentriert beim Sprechen.«	»Können Sie die Unkonzentriertheit genauer beschreiben? Gibt es Gespräche, in denen Sie ihn/sie als sehr konzentriert empfinden?«	
»… spricht einfach nicht gerne/hört mittendrin auf zu sprechen.«	»Wann hört er/sie auf zu sprechen, erinnern Sie sich an eine konkrete Situation? Können Sie die beschreiben? Gibt es Situationen, in denen er/sie gerne spricht?«	
»Er will was erzählen und wechselt dann das Thema, manchmal weiß ich gar nicht, um was es eigentlich geht.«	»Haben Sie den Eindruck, dass die Themenwechsel bewusst vorgenommen werden? Wann passiert das?«	
»Sie will einfach nicht.«	»Woran merken Sie, dass sie nicht möchte?«	
»Eigentlich kann er/sie alles, ist aber irgendwie zu faul zum Sprechen.«	»Was denken Sie strengt ihn/sie so an?«	
»Ich bin manchmal selbst ganz verzweifelt, weil es irgendwie nicht klappt, wenn er mir was erzählen möchte.«	»Wie reagieren Sie/das Kind?«	
»… hört nicht richtig zu.«	»Woran merken Sie das? Können Sie eine Situation beschreiben?«	Sprachrezeption
»… will manchmal einfach nicht hören.«	»Wie können Sie das erkennen? Können Sie mir die letzte Situation beschreiben, in der Sie diesen Eindruck hatten?«	
»Ich hab mir schon Gedanken gemacht, ob das Hören nicht in Ordnung ist, aber der HNO-Arzt hat es gemessen. Da ist alles ok«.	»Können Sie eine Situation beschreiben, in der es Ihnen so ging?«	
»Er/sie versteht eigentlich alles.«	»Woran merken Sie das? Können Sie ein paar Beispiele nennen? Wie ist es, wenn er/sie Sie nicht sieht?«	

mals genau nachzufragen, ob es auch zu Missverständnissen kommt, ob das Kind es versteht, wenn die Mutter z. B. in der Küche etwas ihm sagt, während es im Wohnzimmer spielt (wenn sich also beide nicht sehen können; Sprachverständnis außerhalb des Kontexts). Auch kommen typische Formulierungen vor, die beispielhaft in ◘ Tab. 4.2 aufgeschlüsselt sind. Es gibt allerdings auch Eltern, die die Symptomatik sehr genau beschreiben können und selbst schon viele differenzierte Beobachtungen gemacht haben. In diesem Fall erhalten die Diagnostizierenden direktere Hinweise auf die betroffenen Bereiche.

Mögliche (unspezifische) Formulierungen von Eltern und mögliche Reaktionen von Therapierenden darauf werden in ◘ Tab. 4.2 zusammengefasst.

Eltern berichten in der Regel nicht direkt, dass der Wortschatz eingeschränkt sei, sondern sie berichten von einem anstrengenden, nicht gut funktionierenden Kommunikationsverhalten und ggf. den emotionalen Konsequenzen (»das Kind ist frustriert/ich bin genervt«). Es lässt sich aus der Beschreibung nicht zwingend die betroffene linguistische Ebene ableiten. Auch dies muss im Rahmen der Diagnostik einer Sprachentwicklungsstörung (SES) erfolgen.

> ❯ Üblicherweise sprechen Eltern nicht konkret von einem eingeschränkten Wortschatz bei ihrem Kind. Meist gibt es jedoch klare Hinweise auf ein unzureichend funktionierendes Kommunikationsverhalten.

Aufgabe der Diagnostizierenden ist es, diese beschriebenen Symptome nicht zu bewerten (!), sondern sie zuzuordnen und diagnostisch abzuklären sowie aus den Formulierungen einen empathischen Zugang zu den Eltern und ihrer Sichtweise zu entwickeln.

> ❯ Die Aussagen der Eltern werden therapeutisch nicht bewertet! Es können ggf. Konsequenzen für die Aufklärung und Beratung abgeleitet werden. Es wird ein empathischer Zugang zu den Eltern gesucht.

Es kann durchaus sinnvoll sein, die Formulierungen der Eltern im Gespräch aufzuschreiben. Die Eltern wissen oftmals wenig von oder über Sprach-

entwicklungsstörungen und semantisch-lexikalische Entwicklungsstörungen. Sie versuchen, sich das beobachtete Verhalten bei ihrem Kind irgendwie zu erklären. Dies führt oftmals dazu, dass Erklärungen im Bereich des allgemeinen Verhaltens gesucht werden. Daraus lassen sich für die Therapierenden Themen wie Beratung und Aufklärung über die Störung und Umgang mit der Symptomatik ableiten. Die Beratung sollte den Therapieprozess begleiten (▶ Abschn. 8.6).

Fazit: Hinweise auf semantisch-lexikalische Probleme im Anamnesegespräch

- Die Hinweise sind in der Regel eher unspezifisch.
- Die Diagnostizierenden müssen genau hinhören, entsprechende Nachfragen stellen und die Sichtweise der Eltern erfassen.
- Zudem muss der Beratungs- und Aufklärungsbedarf ermittelt und der empathische Zugang geschaffen werden.

Literatur

Büttner, Quindel (2013): *Gesprächsführung und Beratung. Sicherheit und Kompetenz im Therapiegespräch*, 2. Aufl. Berlin Heidelberg New York: Springer

Grötzbach, H. /Iven, C. (2009). Einführung in die ICF. In: Grötzbach, C. I. H. (Hrsg.): *ICF in der Sprachtherapie* (S. 9–21). Idstein: Schulz-Kirchner.

Gumpert, M. /Korntheuer, P. /Vogt, S. (2010). Der Anamneseleitfaden zum Sprach- und Sprecherwerb – Ein Instrument für die Kindersprachtherapie. *Forum Logopädie*, 5(24), 14–19.

Kubinger, K. D. (2006). *Psychologische Diagnostik. Theorie und Praxis psychologischen Diagnostizierens*. Göttingen: Hogrefe.

Kubinger, K. D. /Deegener, G. (2001). *Psychologische Anamnese bei Kindern und Jugendlichen*. Göttingen: Hogrefe.

Rogers, C. (1993). *Die klientenzentrierte Gesprächspsychotherapie*. Frankfurt am Main: Fischer TB.

Rogers, C. R. (1994a). *Die nicht-direktive Beratung*. Frankfurt am Main: Fischer.

Rogers, C. R. (1994b). *Therapeut und Klient. Grundlagen der Gesprächspsychotherapie*. Frankfurt am Main: Fischer.

Segerer, H. (2007). Pädiatrische Untersuchungstechniken. In: Grüne, J. S. S. (Hrsg.): *Anamnese, Untersuchung, Diagnostik* (S. 179–316). Heidelberg: Springer.

Scharff-Rethfeld, W. (2005). Das »Bilinguale Patientenprofil« als Basis einer logopädischen Intervention. *Forum Logopädie*, 3, 6–11.

Scharff-Rethfeld, W. (2010). *Sonderpädagogische Feststellung der Sprachkompetenz mehrsprachiger Kinder vor dem Hintergrund ihrer persönlichen Lebenssituation und der schulischen Anforderung.* Idstein: Schulz-Kirchner.

Schrey-Dern, D. (2006). *Sprachentwicklungsstörungen.* Stuttgart: Thieme.

Weidenmann, B. (2006). *Gesprächs- und Vortragstechnik - Für alle Trainer, Lehrer, Kursleiter und Dozenten.* Weinheim: Beltz.

Zollinger, B. (2008). Das Störungsbewusstsein in der logopädischen Praxis: Was Kinder über ihre sprachlichen Probleme wissen. *Logos Interdisziplinär, 16,* 204–210.

Diagnostik

In der Diagnostik werden Befunde und Symptome einem Krankheitsbegriff zugeordnet. Das heißt, die Diagnostizierenden müssen Befunde, Symptome, typische und untypische Verläufe genau kennen, um aus den anamnestischen Daten und aus den Ergebnissen der Untersuchungen zu erkennen, welches Störungsbild vorliegt. Meist muss ein Mosaik aus Einzelteilen zusammengesetzt werden, um ein Gesamtbild zu erhalten.

> **Diagnostik** – »Diagnostik meint die Fähigkeit, Krankheiten zu erkennen. Gemeint ist damit auch die genaue Zuordnung von Befunden, also von Untersuchungsergebnissen, zu einem Krankheitsbegriff. Logopädische Diagnostik kann als Zusammenschau verschiedener sprachlicher Befunde verstanden werden, die zu einer Indikation führt. Eine differenzierte logopädische Diagnostik ist unverzichtbare Voraussetzung für eine störungsspezifische und zielorientierte logopädische Behandlung.« (http://www.dbl-ev.de/der-dbl/qualitaetsmanagement/qualitaetssicherung-in-diagnostik-und-therapie/diagnostikstandards-des-dbl.html, zuletzt aufgerufen 14.06.2013)

Die Diagnostik im semantisch-lexikalischen Bereich ist eine Herausforderung. Dies hat mehrere Gründe. Ein Grund liegt sicherlich darin, dass sich eine Vielzahl von kognitiven Verarbeitungsmechanismen z. T. altersabhängig überlagern und gegenseitig beeinflussen, zum einen sprachliche und nichtsprachliche Fähigkeiten wie die Objektpermanenz und das Symbolverständnis, zum anderen allgemeine kognitive Fähigkeiten wie das Weltwissen des Kindes, die Wahrnehmung und die Kategorisierungsfähigkeit. Auch hinsichtlich der verbalen Verarbeitung gibt es ursächliche Hypothesen, sodass der Zugangsweg zum Wortschatzaufbau eingeschränkt sein kann. Dementsprechend spielen beispielsweise die Bereiche der Prosodie, der Fähigkeit zum *mapping*, die phonologische Verarbeitung und die semantische Strukturierung eine Rolle (▶ Kap. 1, ▶ Kap. 2 und ▶ Kap. 3).

Ein weiterer wesentlicher Grund, der die Diagnostik schwierig macht, liegt im Störungsbild selbst, da sich dieses als inhomogen darstellt, d. h., Kinder mit semantisch-lexikalischen Auffälligkeiten zeigen unterschiedliche Symptome und Verarbeitungsprobleme.

Auch das Themengebiet »Wortschatz« selbst ist schwer fassbar, da es sich quasi um ein »offenes Feld« handelt und es keine klaren Grenzen gibt.

(Wann ist der Wortschatzaufbau ausreichend? Wie viele und welche Wörter sollte ein Kind in welchem Alter kennen? …). Darüber hinaus ist die semantisch-lexikalische Auffälligkeit häufig eingebettet in eine umfassende Sprachentwicklungsstörung, sodass weitere psycholinguistische Ebenen betroffen sein können und auch hier Wechselwirkungen bestehen.

Materialien, die eine umfassende und systematische Diagnostik semantisch-lexikalischer Störungen und eine genaue Subgruppenzuordnung mit entsprechenden Therapieableitungen erlauben, gibt es kaum.

Genau diese vielen Zusammenhänge zur exakten und umfassenden Diagnostik sollten jedoch dazu anspornen, das individuelle Störungsprofil und Verursachungsmechanismen bei dem betroffenen Kind herauszufinden und so eine abgestimmte spezifische Therapie planen zu können.

5.1   Diagnostik: Klärung der Therapiebedürftigkeit (Indikation) und Basis der Therapieplanung

Die Erstdiagnostik ist die Basis der Therapieplanung. Über die Anamneseerhebung, geeignete Tests und Beobachtungen wird zunächst die Behandlungsbedürftigkeit eines sprachauffälligen Kindes ermittelt. Liegt die Indikation einer Sprachstörung vor, so werden seine sprachlichen Leistungen im Rahmen des diagnostischen Vorgehens mit entsprechenden Verfahren erfasst. Übergeordnete diagnostische Fragestellungen weisen hierbei den Weg. Diagnostik wird im anschließenden Therapieprozess zur Verlaufskontrolle eingesetzt und gibt Auskunft über den Therapieerfolg.

5.1.1   Ziele der Erstdiagnostik

Der erste Teil der Diagnostik ist die Anamnese (▶ Kap. 4). Ein Ziel des Anamnesegesprächs ist es, Informationen zu erhalten, die es ermöglichen, Hypothesen darüber aufzustellen, welche Störung das Kind haben könnte, welche linguistischen Bereiche betroffen sind, welche Störungsschwerpunkte vorliegen und was ursächliche Faktoren sein könnten (liegt vermutlich ein qualitatives Wortschatzproblem vor, oder möglicherweise das Kind hat rezeptive und produktive Wortschatzprobleme etc.). Diese auf Basis des Anamnesegesprächs abgeleiteten Hypothesen müssen dann mittels der Diagnostik überprüft, bestätigt oder verworfen werden.

Vor dem Einsatz eines umfassenden Testverfahrens kann es sinnvoll sein, Situationen zu schaffen, in denen sich die Therapierenden einen Spontanspracheindruck verschaffen können, um gezielt die diagnostischen Maßnahmen ableiten zu können. Aus der Zusammenfassung der anamnestischen und diagnostischen Ergebnisse werden in einem weiteren Schritt sachlogisch die Therapiebereiche, die Therapieziele und die für die betreffende Störung geeignete Therapiemethode geplant (▶ Kap. 6 und ▶ Kap. 7).

Die Erstdiagnostik hat das Ziel, die Symptome eines sprachauffälligen Kindes zu identifizieren, zu klassifizieren, zu benennen und zu bewerten, um die Behandlungsbedürftigkeit (Indikation) festzustellen. Ein weiteres Ziel ist es, die Sprachentwicklung des Kindes qualitativ möglichst genau zu erfassen, um eine individuelle und spezifische Therapieplanung ableiten zu können.

> ❯ Hauptziele der Erstdiagnostik:
> - **Klassifikation der Symptome zu einer Diagnose (einem Krankheitsbegriff)**,
> - **Feststellung der Indikation/Behandlungsbedürftigkeit und Erfassung der funktionalen Gesundheit,**
> - **qualitative Erfassung der Sprachentwicklung und differenzierte linguistische Beschreibung der sprachlichen Leistungen,**
> - **Ableitung der individuellen spezifischen Therapieplanung.**

Die Behandlungsbedürftigkeit wird klassischerweise primär anhand **quantitativer Kriterien** festgesetzt (z. B. erreicht das Kind in einem Wortschatztest den Prozentrang 10). Dies geschieht in der Regel mit Tests (▶ Abschn. 5.4), die Normen festlegen und behandlungsbedürftige Leistungen im Sinne einer deutlichen Abweichung von der Norm kennzeichnen. Allerdings sieht die ICF (*International Classification of Functioning, Disability and Health*; ▶ Abschn. 3.2.3, WHO 2005) auch weitere

zu betrachtende Bereiche vor, sodass die Behandlungsbedürftigkeit von unterschiedlichen und weitreichenderen Kriterien abhängen kann. Dies sind im sprachlichen Bereich meist **Aktivität und Partizipation** sowie umweltbezogene und personenbezogene Faktoren (z. B. vom Leidensdruck des Kindes und seiner individuellen Krankheitswahrnehmung). Tests alleine sind in der Regel nicht ausreichend, um die gezielten spezifischen und individuellen Therapiemaßnahmen abzuleiten. Um den Sprachentwicklungsstand und die Symptome des Kindes differenziert beschreiben zu können, bedarf es meist einer Ergänzung durch eine ausführliche **qualitative Diagnostik**, klinische Beobachtungen, der Analyse der Spontansprache und dem Einsatz qualitativer und informeller Untersuchungsverfahren (▶ Abschn. 5.2 und ▶ Abschn. 5.3).

Ziele der Erstdiagnostik
Feststellung der Behandlungsbedürftigkeit:
- Anhand von quantitativen Daten (z. B. über die Ermittlung von Prozenträngen und T-Werten/Abweichungen von der Norm)
- Nach ICF (z. B. durch die Erfassung der Aktivitäten und Partizipation »Einbezogensein in eine Lebenssituation«, der Lebenswelten und Umweltfaktoren und der personenbezogenen Faktoren)
- Durch qualitative und ausführliche Erfassung des Störungsprofils des Kindes anhand qualitativer Analysen, die eine gezielte Therapieplanung ermöglichen

Möglichkeiten der Erfassung in der Diagnostik:
- Standardisierte Tests, z. B. um quantitative Abweichungen festzustellen
- Qualitative Untersuchungsverfahren, z. B. zur spezifischen Therapieplanung
- Befragung des Patienten/des persönlichen Umfelds, z. B. zur Erfassung von Sekundärsymptomatik, situationsabhängigen Symptomen (Aktivität und Partizipation, Umweltfaktoren, personenbezogene Faktoren)
- Klinische Beobachtungen
- Interdisziplinärer Austausch (z. B. Gespräch mit Kindergarten/Schule)

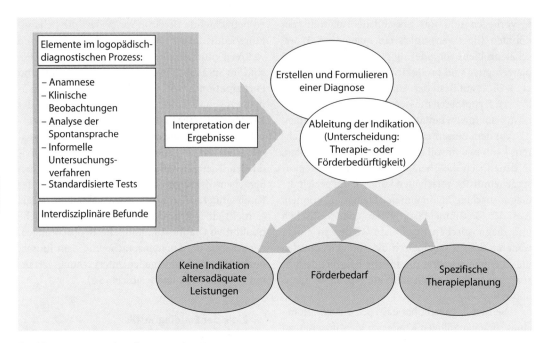

Abb. 5.1   Diagnostik im therapeutischen Prozess

5.1.2   Diagnostischer Prozess

Zur Diagnostik im Sinne der ICF gehört auch die Erfassung der Auswirkungen der vorliegenden Symptomatik auf die individuelle Lebenswelt des betroffenen Kindes (► Abschn. 5.1.1). Entsprechendes Ziel nach der ICF ist es, die funktionale Gesundheit zu messen und zu erfassen. Somit müssen auch z. B. Sekundärsymptome, das persönliche Krankheitsempfinden, Bewältigungsstrategien, Partizipation und Teilhabe erfasst werden (► Abschn. 3.2.3).

Die Diagnostik selbst ist als Prozess zu verstehen, der in einzelne Teilprozesse aufgespalten werden kann (☐ Abb. 5.1).

Im ersten diagnostischen Teilprozess werden die Informationen aus (ICF-orientierter) Anamnese, informellen Beobachtungen und Testergebnissen zusammengetragen. Auch interdisziplinäre Befunde sind zu berücksichtigen. Die vorliegenden Ergebnisse werden auf dieser Datenbasis interpretiert und eine Diagnose abgeleitet. Ausgehend von der Diagnose kann dann die entsprechende Indikation gefunden werden (Förderbedarf/Thera-

piebedarf) – außer das Kind weist altersadäquate Leistungen auf, und es ist keine Intervention nötig.

Dies wird in ☐ Abb. 5.2 an einem konkreten Fallbeispiel verdeutlicht. Die Vorlage für das Dokument zur Zusammenfassung diagnostischer Informationen bei Sprachentwicklungsstörungen findet sich im ► Serviceteil und ist auch auf ► http://extras.springer.com nach Eingabe der ISBN-Nummer 978-3-642-38018-1 als Download verfügbar. Eine solche Zusammenfassung kann als Basis für den Diagnostikbericht genutzt werden.

■   **Leitlinien**

Um komplexe Vorgehensweisen bei komplexen Sachverhalten zu beschreiben und vorzugeben, werden Leitlinien entwickelt. Leitlinien haben das Ziel, Standards sicherzustellen, sodass sie zur Qualitätssicherung beitragen. Eine sehr ausführliche Leitlinie im Bereich der logopädisch-sprachtherapeutischen Diagnostik ist die S2k-Leitlinie (Interdisziplinäre S2k-Leitlinie vom 16.12.2011, AWMF 2011), die in Zusammenarbeit unterschiedlicher Fach- und Berufsverbände konsensbasiert erstellt

Zusammenfassung diagnostischer Informationen bei Sprachentwicklungsstörungen   Heutiges Datum:_01.10.2012_____

Name des Patienten:___Lars_____ Alter des Patienten:_____3;11_____

Informationen aus der Anamnese	Informationen zur Spontansprache/ klinische Beobachtungen	Informationen aus informellen Untersuchungen/ Beobachtungen	Ergebnisse der durchgeführten Tests	Interdisziplinäre Befunde
Gespräch (17.09.2012) *– positive Familienanamnese (Vater hat LRS)* *– später Sprechbeginn* *– Probleme im Kindergarten, Streit mit anderen Kindern* *– Eltern machen sich Sorgen*	*– spricht wenig* *– geringe Sprechfreude* *Spontan beobachtbare Symptome* *– Wortfindungsprobleme* *– Einsatz unspezifischer Oberbegriffe* *– GAP-Verben* *– Undeutliche Aussprache (phonologische Prozesse, Interdentalität)*	*– Silbenklatschen: sehr unsicher!* *– Reime beurteilen: unsicher* *– Reime bilden: nicht möglich* *– rezeptives Wortverstehen (Bilderbuch/Wimmelbild): gut*	*– AWST-R (20.09.2012): PR 18!* *Teile aus PDSS* *– Wortverständnis +, außer Präpositionen* *– Begriffsklassifikation: nonverbal unsicher, Oberbegriffe nennen –* *PLAKSS (24.09.2012)* *– VV /k/, /g/→ /t/, /d/* *RKV* *TUS!* *TFK!* *Interdentalität*	*– HNO Hörtest o. B.* *– Zahnärztliche Untersuchung im Kindergarten o. B.* *– U-Untersuchungen alle durchgeführt, alle Bereiche außer Sprache! o. B.*
Interpretation der Ergebnisse und Diagnose	*SSES mit Auffälligkeiten in folgenden Bereichen:* *Semantisch-lexikalischer Bereich* *– WFS (Probleme in semantischer Organisation, undifferenzierte semantische und phonologische Repräsentationen)* *– Phonologische Verzögerung* *(Weitere Untersuchungen geplant: Test der phonologischen Bewusstheit, Spontansprachanalyse)*		**Sekundärsymptome/ICF** *– Verlust von Sprechfreude* *– Probleme im Kindergarten*	
Ableitung der Indikation	XO Logopädische Therapie	O Förderbedarf und Beratung	O Altersentsprechende Sprachentwicklung und Beratung	

Abb. 5.2 Zusammenfassung diagnostischer Informationen bei Sprachentwicklungsstörungen am Fallbeispiel von Lars. *LRS* Lese-Rechtschreib-Schwäche, *AWST-R* aktiver Wortschatztest für 3- bis 6-jährige Kinder (Revision), *PDSS* patholinguistische Diagnostik bei Sprachentwicklungsstörungen, *PLAKSS* psycholinguistische Analyse kindlicher Sprechstörungen, *RKV* Reduktion von Konsonantenverbindungen, *TUS* Tilgung unbetonter Silben, *TFK* Tilgung finaler Konsonanten, *SSES* spezifische Sprachentwicklungsstörung, *WFS* Wortfindungsstörung

wurde. Darin enthalten sind auch die oben beschriebenen Teilprozesse beim diagnostischen Prozess.

Um die entsprechende sprachtherapeutische Indikation zu finden, kann entsprechend der S2k-Leitlinie (AWMF 2011) folgende Klassifikationen vorgenommen werden:

- Sprachentwicklungsverzögerung (SEV) (bis zum 36. Lebensmonat): Abweichung der Sprachentwicklung von mindestens 6 Monaten
  - → Late-Talker-Risikoklassifikation (um 24. Lebensmonat),
- Sprachentwicklungsstörung (SES) (ab dem 36. Lebensmonat)
  - → SES im Rahmen einer Primärerkrankung oder assoziiert mit Komorbidität,
  - → spezifische Sprachentwicklungsstörung (SSES)/umschriebene Sprachentwicklungsstörung,

- davon abzugrenzen sind:
  - umgebungsbedingte Sprachauffälligkeit durch anregungsarme Umwelt,
  - Sprachauffälligkeiten beim Zweitspracherwerb bei mehrsprachig aufwachsenden Kindern.

(Bei umgebungsbedingten Sprachauffälligkeiten besteht zunächst keine Therapieindikation, sondern der Bedarf einer Sprachförderung, ebenso bei mehrsprachig aufwachsenden Kindern mit Schwierigkeiten beim Zweitspracherwerb.)

Darüber hinaus wird in den Leitlinien explizit auf eine obligatorisch durchzuführende Hörprüfung bei Sprachentwicklungsauffälligkeiten (HNO-ärztlich, audiologisch, phoniatrisch oder kinderärztlich) vor der sprachtherapeutischen Diagnostik/Befundung hingewiesen.

Cave

Bei Kindern in anregungsarmer Umwelt und bei Kindern, die mehrsprachig aufwachsen, muss allerdings bei der Zuordnung einer Fördermaßnahme eine SSES ausgeschlossen werden. Es gibt Kinder, die in einer anregungsarmen Umwelt oder auch mehrsprachig aufwachsen und eine SSES haben – diese Kinder haben dringenden Therapiebedarf und profitieren nicht oder nicht in ausreichendem Maße von einer Fördermaßnahme!

5.1.3 Weg durch den Dschungel – Ableitung diagnostischer Fragestellungen

Es besteht häufig, insbesondere bei Novizen, im Bereich der Abklärung von Sprachentwicklungsstörungen und/oder von semantisch-lexikalischen Störungen große Verunsicherung darüber, welche Diagnostikmaterialien zu verwenden sind. Oft hemmt auch der Gedanke, dass kein Diagnostikinstrument in der Lage ist, umfassend zu diagnostizieren – das ist in der Tat so.

Die Diagnostizierenden müssen befähigt sein, ihr Fachwissen und das Vorwissen über die jeweilige Symptomatik mit diagnostischen Fragestellungen zu verknüpfen, um diese weder »über«- noch »unterzudiagnostizieren«. Es dürfen weder wichtige Informationen fehlen noch dürfen Patienten unnötig durch etliche diagnostische Untersuchungen belastet werden. Das heißt, die Diagnostik soll möglichst **zielorientiert** und **hypothesengeleitet** erfolgen, um effizient Informationen zu erhalten, die dann auch für die Therapieplanung relevant sind.

Um sich der Vielzahl der diagnostischen Fragen bewusst zu werden und um diese zielführend zu bündeln, werden mögliche Fragestellungen in der nachstehenden Übersicht exemplarisch zusammengefasst, entsprechende Maßnahmen der Abklärung bzw. die diagnostischen Hauptinformationsquellen werden diesen Fragen zugeordnet. Dabei werden Fragen zur Sprachentwicklungsstörung an sich und insbesondere Fragen zum semantisch-lexikalischen Bereich berücksichtigt.

Diagnostische Fragestellungen

Ist das Kind ein Late-Talker? Hat es ein Risiko, eine Sprachentwicklungsstörung auszubilden?
- Alter des Kindes 24 bis maximal 36 Monate
- Hat es begonnen zu sprechen?
- Liegt der aktive Wortschatz über oder unter 50 Wörtern?
- Bildet das Kind Zweiwortkombinationen?

→ Anamnesegespräch (▶ Kap. 4), Late-Talker-Diagnostik (▶ Abschn. 5.4.1)

Hat das Kind eine Sprachentwicklungsverzögerung?
- Alter des Kindes < 36 Monate
- Ist die Sprachentwicklung 6 Monate hinter der Altersnorm?

→ Anamnesegespräch (▶ Kap. 4), Late-Talker-Diagnostik (▶ Abschn. 5.4.1), informelle, klinische Beobachtung (▶ Abschn. 5.3.5)

Bestehen Auffälligkeiten im präverbalen oder im pragmatischen Bereich?
- Zeigt das Kind Auffälligkeiten in weiteren Entwicklungsbereichen, z. B. Motorik, Aufmerksamkeit oder Wahrnehmung?
- Wie sind die pragmatischen Fähigkeiten?
- Stellt es Blickkontakt her, zeigt es Triangulierung?
- Zeigt es erste aktive Spracherwerbsstrategien durch »Geben« und »Zeigen« von Gegenständen?
- Wie spielt das Kind (funktional/symbolisch)?
- Setzt das Kind Gesten ein (individuelle/konventionelle)?
- Kann es nonverbal Absichten ausdrücken (z. B. durch Gestik, Mimik, Geräusche)?
- Objektpermanenz? (Fremdelt das Kind? Sucht es nach Gegenständen, die gerade nicht da sind? Wie reagiert es, wenn ein Gegenstand aus seinem Blickfeld genommen wird?)
- Hat es die repräsentative Funktion von Sprache verstanden? Benennt das Kind Bilder oder Gegenstände? Benennt es ausschließlich Dinge in seiner unmittelbaren

Umgebung oder auch Dinge, die es gerade nicht sieht?

- Hat es die kommunikative Funktion von Sprache verstanden? (Haben Einwortsätze Satzcharakter, d. h., kann das Kind seine Absichten und Bedürfnisse ausdrücken?)
- Zeigt es ein kommunikatives Bedürfnis? Nimmt es aktiv Kontakt auf?
- Wie ist das Sprachverständnis im weiteren und im engeren Sinne?
- Wie ist die Interaktion zwischen Eltern und Kind?
- Wenden die Eltern Sprachlehrstrategien an? Ist das Niveau der Sprachlehrstrategien passend?

→ Daten aus dem Anamnesegespräch (► Kap. 4), informelle klinische Beobachtung, Entwicklungsprofil nach Zollinger, Late-Talker-Diagnostik (► Abschn. 5.3.5)

Wie sind die Lern-/Umweltbedingungen des Kindes?
- Anregungsarme Bedingungen/anregungsreiches Umfeld?
- Gibt es Routinen/Rituale in der Familie, z. B. Vorlesen, Lieder singen vor dem Einschlafen?
- Wie interagieren die Eltern mit dem Kind (gemeinsames Spiel? Kontaktverhalten? Bilderbücher? Sprachlehrstrategien?)
- Wächst das Kind mehrsprachig auf?
- Hat das Kind Geschwister? Wie ist die Geschwisterreihenfolge?
- Mit wem spielt das Kind?
- Wie ist der Umgang mit Medien (TV, Radio etc.)?

→ Anamnesegespräch (► Kap. 4), informelle, klinische Beobachtung/Interaktionsanalyse (► Abschn. 5.3.5)

Liegt eine spezifische Sprachentwicklungsstörung vor?
- Sind die Ausschlusskriterien erfüllt? Wie ist die Allgemeinentwicklung einzuschätzen?
- Gibt es Komorbidität (zusätzliche Erkrankungen) oder Primärerkrankungen (Erkrankungen, die die Sprachentwick-

lungsprobleme erklären können, z. B. eine Hörstörung)?
- Wie ist das Lernumfeld? Wächst das Kind mehrsprachig auf? Gibt es Anzeichen von Wahrnehmungsproblemen? Können diese Aspekte die sprachliche Problematik erklären?
- Wie ist die Sprachentwicklung des Kindes einzuschätzen?

→ Anamnesegespräch (► Kap. 4), interdisziplinäre Befunde; standardisierte Tests

In welchen linguistischen Bereichen zeigt das Kind Auffälligkeiten?
- Prosodie, Phonetik-Phonologie, Semantik-Lexikon, Morphologie-Syntax, Pragmatik?
- In welchen Bereichen gibt es Entwicklungstendenzen?

→ Anamnesegespräch (► Kap. 4), informelle klinische Beobachtung, Spontansprachanalyse, informelle Untersuchungsverfahren, qualitative Analysen, standardisierte Tests

Zeigt das Kind Sekundärsymptomatik
- Wie ist die Sprechfreude des Kindes?
- Zeigt das Kind Störungsbewusstsein?
- Wie geht das Kind mit der sprachlichen Problematik um?

→ Anamnesegespräch (► Kap. 4), informelle, klinische Beobachtung, interdisziplinäre Befunde, Befragung des Kindes/Umfeldes im Sinne der ICF

Wie zeigt sich die Symptomatik im Bereich Semantik–Lexikon? Liegt eher ein quantitatives oder ein qualitatives (semantisches und/oder phonologisches) Problem vor? Hat das Kind eher Schwierigkeiten im semantischen oder im phonologischen Bereich?
- Zeigt das Kind Wortfindungsprobleme?
- Kann es Wörter schnell abrufen?
- Zeigt es Suchverhalten?
- Kann es Wörter genau abrufen/sich treffend ausdrücken?
- Kann es gut und treffend umschreiben?
- Wie ist der rezeptive Wortschatz/das Sprachverständnis im engeren Sinne?

- Welche Umschreibungs-/Vermeidungsstrategien wendet das Kind an?
- Gibt es Anzeichen für phonologische Verarbeitungsschwierigkeiten?
- Zeigt das Kind generelle Schwierigkeiten im semantisch-konzeptuellen Bereich?
  - Kann es sein Weltwissen in bestimmten Situationen nutzen?
  - Wie ist das Sprachverständnis im weiteren Sinne, zeigt es Situationsverständnis?
- Exploriert das Kind im Spiel, und wie exploriert das Kind im Spiel? (Macht es mit allen Gegenständen das Gleiche/bestimmt der Gegenstand die Handlung?)
- Wie sind die präverbalen und pragmatischen Fähigkeiten einzuschätzen (s. oben)?
- Zeigt das Kind prosodische Auffälligkeiten (allgemein verwaschenes Sprechen, untypische Betonungsmuster, Schwabetonung am Ende des Wortes)?
- Gibt es Anzeichen für Probleme in der phonologischen Verarbeitung?
  - Zeigt das Kind Schwierigkeiten bei komplexen/langen Wörtern?
  - Zeigt es unsystematische phonologische Auffälligkeiten/verwaschenes Sprechen?
  - Wie sind die Fähigkeiten im Bereich der phonologischen Bewusstheit im weiteren Sinne? Kann es Reime bilden oder Silben klatschen?
  - Wie sind die Fähigkeiten der phonologischen Bewusstheit im engeren Sinne (Phonemebene)?
  - Wie ist die Leistung des phonologischen Arbeitsgedächtnisses?

→ Anamnesegespräch (▶ Kap. 4), informelle, klinische Beobachtung, Spontansprachanalyse, informelle Untersuchungsverfahren, qualitative Analysen, standardisierte Tests (▶ Abschn. 5.4.2, ▶ Abschn. 5.4.3)

5.1.4 Ein weiteres Ziel der Diagnostik – Verlaufskontrolle

Ein weiteres grundsätzliches Ziel des Diagnostizierens ist die Überprüfung und das Erbringen eines Nachweises über den Therapieerfolg (Beushausen u. Grötzbach 2011) Dies gewinnt im Sinne des **evidenzbasierten Arbeitens** immer mehr an Bedeutung. Dementsprechend findet vor Beginn der Therapie eine Diagnostik statt, der sog. Prätest, und nach einer definierten Therapiephase ein weiterer, der sog. Posttest (Rediagnostik), um die Veränderungen messen zu können. Eine Nachkontrolle nach einem therapiefreien Intervall kann die Stabilität des Therapieerfolgs prüfen. Dies wird schematisch in ◘ Abb. 5.3 dargestellt. Die Überprüfung kann mit Tests, aber auch mit informellen, jedoch möglichst standardisiert durchgeführten Verfahren vorgenommen werden und muss einzelfallstatistisch ausgewertet werden.

Ein weiterer wichtiger Aspekt ist die Anpassung der Therapieinhalte und Ziele an die Veränderungen der Leistungen der behandelten Person. Eine Rediagnostik kann zum einen die Verbesserungen zeigen, zum anderen die Überarbeitung und Anpassung der Therapieziele ermöglichen.

> ❯ Wichtige Ziele der Verlaufskontrolle sind der Nachweis des Therapieerfolgs und die aktuelle Erfassung des Leistungsniveaus der behandelten Person, um die Therapieinhalte und -ziele adäquat anzupassen.

Fazit: Diagnostik Klärung der Therapiebedürftigkeit (Indikation) und Basis der Therapieplanung
- Die Erstdiagnostik ist die Basis für die Therapieplanung.
- Ziele der Erstdiagnostik sind die Identifikation und die Klassifikation der Symptome und das Erstellen einer Diagnose, die Feststellung der Therapieindikation und die qualitative Beschreibung der Problematik, um eine spezifische Therapieplanung ableiten zu können.
- Die Diagnostik ist als Prozess zu verstehen. Hypothesen über die ggf. vorliegende Problematik und das Stellen diagnostischer Fragestellungen sind die Grundlage für die Wahl der entsprechenden Diagnostikmaterialien.

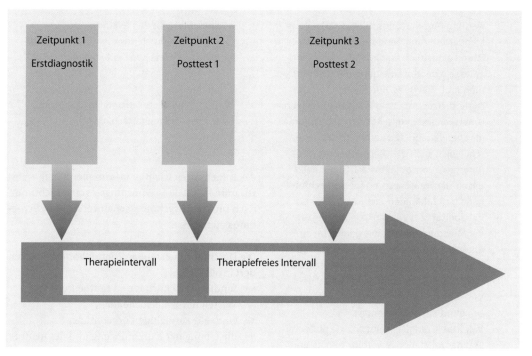

Zeitpunkt 1	Zeitpunkt 2	Zeitpunkt 3
Erstdiagnostik	Posttest 1	Posttest 2

Therapieintervall   Therapiefreies Intervall

Abb. 5.3   Vereinfachte Darstellung der Messung von Therapieerfolg

— Diagnostische Verlaufskontrollen ermöglichen im Sinne einer evidenzbasierten Therapie den Nachweis über die in der Therapie erreichten Veränderungen und ermöglichen die Anpassung der Therapieinhalte und -ziele an das aktuelle Leistungsniveau.

5.2   Wie gut ist das Messinstrument? – Exkurs zur Testgüte

Die Begriffe »Test« und »testen« werden umgangssprachlich für viele unterschiedliche Dinge und Gegebenheiten benutzt. Man testet, ob der Kuchen im Backofen gar ist, es werden Tests in Mathe geschrieben etc. In der Psychologie wird der Begriff »Test« nur unter bestimmten Voraussetzungen verwendet. Hier spielt die Testgüte eine entscheidende Rolle, die Auskunft darüber gibt, wie »gut« ein Test ist. Sie beschreibt, wie zuverlässig (Reliabilität), objektiv (Objektivität) und wie gültig (Validität) die Testergebnisse sind.

■   **Testgütekriterien**

In der Psychologie wird nur unter ganz besonderen Voraussetzungen von einem »Test« gesprochen, nämlich dann, wenn ein Test psychometrisch untersucht und hinsichtlich der Testgüte geprüft wurde – und die entsprechenden Kriterien der Testgüte in ausreichendem Maße erfüllt. Dementsprechend durchlaufen diese Verfahren vor der Veröffentlichung eine Prüfung ihrer selbst. Dabei muss bewiesen werden, dass der Test sich für eine bestimmte Messung eignet, dass er das zu messende Merkmal zuverlässig und genau misst und dass die Testergebnisse von den Untersuchenden unabhängig sind. Diese Faktoren werden als Testgütekriterien (s. unten) bezeichnet (Zimbardo 1992; ▶ Exkurs: Statistische Kennwerte: Maße der zentralen Tendenz).

> **Testgütekriterien**
> — **Objektivität** (Unabhängigkeit von Untersuchenden und Auswertenden) setzt eine standardisierte Durchführungs- (Durchführungsobjektivität) und Auswertungsan-

weisung (Auswertungsobjektivität) voraus. Standardisierung bedeutet, dass das Verfahren einheitlich durchgeführt wird und es Regeln der Rückmeldung und der Anleitung gibt. Ziel ist es, durch einen Test objektiv, d. h. unabhängig von den jeweiligen Untersuchenden und Auswertenden, zum gleichen Ergebnis zu kommen, das dann schließlich auch gleich interpretiert wird (Interpretationsobjektivität). Objektivität gilt als die Voraussetzung für die nachfolgend beschriebenen Testgütekriterien.

— **Reliabilität** (Zuverlässigkeit/Genauigkeit der Messung) gibt an, wie genau das zu untersuchende Merkmal gemessen wird bzw. wie hoch die Messfehler des Instruments sind. Folgerichtig kann eine Aussage darüber getroffen werden, wie nutzbringend das Instrument ist.

— **Validität** (Gültigkeit) gibt an, wie gut ein Test das misst, was er vorgibt zu messen. Dementsprechend ist die Validität das Maß, welches für Vergleichbarkeit enormen Stellenwert besitzt.

Nicht alle sprachtherapeutischen Untersuchungsmaterialien sind demzufolge Tests. Erfüllen die Verfahren die Testgütekriterien nicht bzw. sind sie diesbezüglich nicht untersucht, werden sie **informelle Untersuchungsverfahren** genannt.

▪ **Screening**
Ein Screening hat die Funktion, zwischen »auffällig« und »nicht auffällig« zu trennen und nicht das gesamte Leistungsspektrum eines Merkmals abzudecken. Die psychometrisch wichtigsten Maße eines Screenings sind die Sensitivität und die Spezifität.

Wichtigste Maße eines Screenings
— **Sensitivität** gibt den relativen Anteil der durch das Screening als korrekt positiv Identifizierten an (gemessen an dem Anteil aller als positiv Klassifizierten), z. B. wie viele Kinder, die im Screening als sprachauffällig klassifiziert werden, haben tatsächlich sprachliche Probleme.

— **Spezifität** gibt den relativen Anteil der tatsächlich durch das Screening als unauffällig klassifizierten Kinder an (gemessen am Anteil aller als unauffällig klassifizierten Kinder), z. B. wie viele Kinder, die im Test als nicht sprachauffällig klassifiziert wurden, zeigen tatsächlich keine Auffälligkeiten.

Auch hier ist es wichtig, **informelle**, häufig selbst zusammengestellte »Screenings« von **psychometrisch und testpsychologisch untersuchten Screenings** zu trennen.

Die Durchführung standardisierter Verfahren erfordert in aller Regel
▬ fundiertes fachliches und testtheoretisches Wissen der Untersuchenden,
▬ eine sehr sorgfältige Vorbereitung,
▬ die Übung der Durchführung und der neutralen bzw. vorgegebenen Reaktionen der Untersuchenden, um eine souveräne Testdurchführung zu gewährleisten,
▬ die Durchführung nach den vorgegebenen Kriterien der Handanweisung mit ggf. vorgegebenen Hilfestellungen oder Abbruchkriterien,
▬ die Auswertung und Interpretation nach den beschriebenen Auswertungskriterien.

Ein Test erlaubt in aller Regel
▬ die Zuordnung zu T-Werten oder Prozenträngen, sodass die Leistung des untersuchten Kindes mit einer Normgruppe verglichen werden kann,
▬ eine objektive, reliable und valide Leistungseinschätzung des gemessenen Merkmals.
▬ Ein Test bildet in der Regel alle Merkmalsausprägungen ab, d. h., mit einem Test müssen die schwächsten, aber auch die besten Leistungen erfasst werden können (Normalverteilung). Ein Screening erlaubt in der Regel die Zuordnung zu »auffällig« oder »nicht auffällig« bzw. die Zuordnung zu einem Risikowert, bildet also ausschließlich den »unteren« Teil der Leistungsverteilung ab.

Exkurs: Statistische Kennwerte: Maße der zentralen Tendenz

Um Verteilungen zu beschreiben, werden unterschiedliche Maße eingesetzt. Häufig verwendete Maße sind:

- Arithmetisches Mittel (AM oder x̄): Die Summe aller Werte wird durch die Anzahl aller Werte dividiert.
- Modalwert: Wert, der unter den gemessenen Werten am häufigsten vorkommt.
- Medianwert: Wert, von dem alle anderen Werte im Durchschnitt am wenigsten abweichen, d. h., über dem Wert liegen genauso viele Fälle wie unter dem Wert.

Normalverteilung und Standardabweichung

Standardisierte Tests beruhen meist auf einer Normalverteilung. Die Standardabweichung ist ein Maß der Streuung um das arithmetische Mittel. Bei der Normalverteilung gilt, dass im Bereich des arithmetischen Mittels (x̄) ± 1 Standardabweichung ca. zwei Drittel aller Fälle liegen. Bei ± 2 Standardabweichungen sind es 95% der Fälle (◻ Abb. 5.4).

Rohwert und Prozentrang

In der Regel wird bei der Durchführung eines standardisierten Tests ein Rohwert durch die Summe der erreichten Punkte berechnet. Dieser Rohwert kann dann mit den Werten der Normgruppe verglichen werden, indem er in Tabellen (meist altersabhängig) einem anderen Wert zugeordnet werden kann.

Dies geschieht häufig über den Prozentrang, den T- oder den z-Wert.

Der Prozentrang gibt an, wie viele Personen kleinere Werte oder den gleichen Wert erreicht haben. Ein Prozentrang von 10 gibt z. B. an, dass 10% einen kleineren oder denselben Wert im Test erreicht haben. Auch bei der Wortschatzdiagnostik wird die Leistung des Kindes im Test in der Regel über den Prozentrang eingeschätzt (z. B. AWST-R, ▶ Abschn. 5.4). Auch der T- oder der z-Wert ermöglicht den Vergleich mit der Norm. Die Normskalen sind dabei unterschiedlich definiert und legen den Mittelwert und die Standardabweichung unterschiedlich fest.

Tipp: Literatur

Bortz (2010): *Statistik für Human- und Sozialwissenschaftler* (Lehrbuch mit Online-Materialien)

- **Tests, ICF und die »ganzheitliche Sichtweise« – (k)ein Widerspruch?**

Kinder sind im Therapieprozess in aller Regel auf die Unterstützung der Eltern angewiesen, Sprache fällt in den sozial-kommunikativen Bereich oder stellt den Kern des sozial-kommunikativen Bereichs dar. Allein diese beiden Faktoren zeigen beispielsweise die Wichtigkeit, Aspekte von Ressourcen und Themen der Teilhabe zu erfassen. Ressourcen und Interessen müssen therapeutisch genutzt werden, indem z. B. Stärken eingebunden werden, um Motivation zu schaffen. Die Einbindung des Umfelds soll erfolgen, um die Therapie organisatorisch und inhaltlich zu unterstützen. Im Bereich des Wortschatzes ist bei der Auswahl des Wortmaterials die Anwendungsbezogenheit ein entscheidender Faktor. Diese kann nur gewährleistet sein, wenn Interessen und mögliche Anwendungsfelder der Patienten bekannt sind, um die Therapieinhalte zum

einen aus motivationalen, zum anderen aus anwendungsbezogenen Gründen darauf abzustimmen.

Ein Test jedoch untersucht in der Regel ein Merkmal (z. B. misst er die aktive Wortschatzleistung oder die morphologische Regelanwendung) und gibt somit Informationen über die Leistung in genau einem definierten Bereich. Zeigt das Kind Auffälligkeiten, gibt er Auskunft über das Ausmaß des Defizits im Vergleich zur Normgruppe im untersuchten Bereich. Die ICF (▶ Abschn. 3.2.3, WHO 2005) fordert ein ganzheitliches Erfassen eines Patienten, seines Umfeldes und seiner Lebensbedingungen, seiner Teilhabe, Stärken und Schwächen sowie seiner Ressourcen.

Auf den ersten Blick kann der Eindruck eines Widerspruchs entstehen. Vergegenwärtigt man sich nun aber, dass eine Diagnose immer aus dem Gesamtbild abgeleitet wird, hebt sich jeglicher Widerspruch auf.

> **Tests sind lediglich ein wichtiger und elementarer Bestandteil, um zu einer zuverlässigen, möglichst unabhängigen Diagnose zu gelangen. Die Ergebnisse eines Tests können nie alleine stehen, sondern**

◻ Abb. 5.4   Streuungsbereiche in der Normalverteilung.
(Aus Bortz 2010)

müssen immer in den Gesamtbefund eingebettet und auf der Basis aller vorliegenden Informationen interpretiert werden.

Im Sinne der ICF wäre es wünschenswert, standardisierte Verfahren zu entwickeln, die die in der ICF
vorgegebenen Bereiche zuverlässig erfassen können. Untersuchungsverfahren zur Ergänzung der
»klassischen« logopädisch-sprachtherapeutischen
Diagnostik, die gezielt und zuverlässig z. B. Informationen zu Ressourcen oder Teilhabe abfragen,
liegen zum jetzigen Zeitpunkt (noch) nicht vor.
Im individuellen Fall müssen diese Informationen
über Befragungen sowie klinische Beobachtungen
gewonnen werden.

> ❯ Im diagnostischen Prozess müssen sich
> verschiedene Blickwinkel auf den Patien-
> ten vereinen, um schließlich zu einer Diag-
> nose zu gelangen, eine Entscheidung über
> die Behandlungsbedürftigkeit zu treffen
> und die passende therapeutische Maßnah-
> me abzuleiten.

**Fazit: Wie gut ist das Messinstrument? – Exkurs
zur Testgüte**
- Informelle Verfahren und Tests sind voneinander zu unterscheiden.
- Standardisierte Tests sind psychometrisch
  untersucht und weisen die Testgütekriterien
  (Objektivität, Reliabilität, Validität) nach.
- Tests bilden das gesamte Leistungsspektrum
  eines Merkmals ab (Normalverteilung).

- Informelle Verfahren sind wichtige Informationsquellen und liefern qualitative Informationen, die für die Therapieplanung in der Regel
  notwendig und relevant sind.
- Tests und informelle Verfahren ergänzen sich.
- Screenings teilen in »auffällig« und »nicht auffällig« ein bzw. definieren kritische Werte oder
  nehmen eine Risikoklassifikation vor.
- Im Sinne der ICF sind Testverfahren **ein** einzu-
  setzender Teil bei der Diagnostik. Dieser Teil
  bietet v. a. die Möglichkeit der quantitativen
  Einschätzung und des Bezugs zur Norm.
- Es müssen unterschiedliche Blickwinkel in der
  Diagnostik eingenommen werden, um eine
  gezielte patientenspezifisch zugeschnittene
  Therapieplanung ableiten zu können.

5.3   Diagnostikmethoden im Bereich Semantik–Lexikon – und was lässt sich ableiten?

Es gibt unterschiedliche Methoden, den Wortschatz zu überprüfen. Es ist sinnvoll, sich mit den
Methoden auseinanderzusetzen, um zu verstehen,
welche Leistung oder welchen kognitiven Prozess
des Kindes die jeweilige Methode erfordert. Diese
Sensibilität und das fachliche Wissen darüber sind
die Grundlage einer sinnvollen Interpretation der
Diagnostikergebnisse.

Die Methoden im semantisch-lexikalischen Bereich
sind vielfältig. Hier wird eine Auswahl möglicher
und häufig im Zusammenhang mit Wortschatzauffälligkeiten beschriebener Methoden vorgestellt.
Zur Veranschaulichung werden beispielhaft und
ohne Anspruch auf Vollständigkeit Hinweise gegeben, in welchen Verfahren (▶ Abschn. 5.4.1) die
Methoden Anwendung finden.

5.3.1   Untersuchung des rezeptiven Wortschatzes

Zeigen Die gängigste Methode im Bereich der Rezeption, die das Wortverstehen prüft, ist das Zeigen auf eine Bildauswahl nach verbaler Vorgabe

eines Wortes. Dabei sind die Ablenker (Distraktoren) je nach Aufgabe unterschiedlich konstruiert, sodass phonologische und semantische Ablenker jeweils in unterschiedlicher Nähe zum Zielitem denkbar sind. Meist werden vier Bilder vorgelegt: ein Zielbild (Zielitem) und drei Ablenkerbilder (z. B. Ziel: *Hund*, semantischer Ablenker: *Katze* (Kohyponym zu Tier), assoziativ-thematischer Ablenker: *Knochen*, phonologischer Ablenker: *Mund*). Diese Menge ist gut handhabbar und bewährt sich in dem Spannungsfeld, die Ratewahrscheinlichkeit ist möglichst gering zu halten und das Kind durch zu viel Bildmaterial nicht zu überfordern.

Satzplausibilität Auch mit der Vorgabe einfacher Sätze, die plausible und nichtplausible Aussagen enthalten, kann ermittelt werden, ob das Kind die Semantik erfasst hat. Beispiel: *Stimmt das? – Die Kuh macht miau* oder *Können Bäume fliegen?* Die Unplausibilitäten können unterschiedlich schwierig gestaltet sein. Jedoch muss man sich darüber im Klaren sein, dass hier nicht mehr auf der Einzelwort-, sondern auf der Satzebene getestet, d. h. das Verstehen der jeweiligen Frage und die entsprechende Antwort gefordert wird. Es handelt sich also um eine weitaus komplexere Anforderung, die keine spezifischen Aussagen zulässt, auf welcher Ebene Probleme anzusiedeln sind.

5.3.2 Untersuchung des aktiven/ produktiven Wortschatzes

Bildbenennung

Die Bildbenennung ist die klassische Untersuchungsmethode, um den aktiven Wortschatz zu überprüfen. Dem Kind werden Bilder vorgelegt, und es hat die Aufgabe, diese zu benennen. Die Benennung kann auch anhand von Realgegenständen gefordert werden. Dies ist aufgrund der Konkretheit etwas einfacher (z. B. *SETK-2*, ▶ Abschn. 5.4).

Das Bildbenennverfahren hat den Vorteil, dass das zugrunde liegende linguistische Material – in diesem Fall die zu benennenden Wörter – gut kontrolliert werden kann, es einfach durchzuführen ist und einer Aufgabe entspricht, die Kinder in aller Regel gerne machen und die sich auch in ihrem Alltag wiederfindet (z. B. beim Bilderbuchanschauen). Einschränkend ist jedoch, dass alle Items bildlich darstellbar sein müssen und es evtl. Mehrdeutigkeiten gibt.

Hat ein Kind Schwierigkeiten bei der Bildbenennung und zeigt es bei Bildbenennverfahren auffällige Leistungen, ist dies zwar maßgeblich für die Therapieindikation (quantitativer Aspekt), kann jedoch mehrere und unterschiedliche Gründe haben:

- Das Kind kennt das nonverbale Konzept nicht (Weltwissen).
- Das Kind kennt das Wort nicht (rezeptiv und produktiv: quantitativer Wortschatz).
- Das Kind kann das Wort nicht abrufen (qualitativer Wortschatz ist betroffen semantisch/phonologisch, Wortfindungsstörung).
- (Auch schlechtes, schwer erkennbares Bildmaterial oder Mehrdeutigkeiten können für eine Nicht- oder Falschbenennung verantwortlich sein. Diese Gründe sollten jedoch bei gutem Testmaterial und geübten Testleitenden ausgeschlossen sein.)

Aus diesem Grund ist es sinnvoll, Bildbenennverfahren auf unterschiedliche Weise auszuwerten:

- **Quantitative Auswertung**
Bei der quantitativen Auswertung geht es in aller Regel darum, die korrekt benannten Items zu zählen. Darüber kann eine Aussage getroffen werden, ob das Kind Schwierigkeiten im semantisch-lexikalischen Bereich aufweist. Dies ist eine wichtige Aussage hinsichtlich der Behandlungsindikation und basiert in der Regel auf dem Vergleich der individuellen Benennleistung des Kindes mit der Altersnorm (▶ Abschn. 5.2). Diese Aussage ist jedoch nicht ausreichend für die individuelle Therapieplanung. Um spezifisch therapieren zu können, müssen zusätzlich qualitative Analysen erfolgen.

> ❯ Die quantitative Auswertung ist in der Regel wichtig zur Festlegung der Behandlungsbedürftigkeit, jedoch für die Therapieplanung alleine nicht ausreichend. Es muss zusätzlich eine qualitative Auswertung erfolgen.

5

■   Qualitative Auswertung

Bei der qualitativen Analyse geht es darum, anhand der Art der Fehler, die das Kind macht, abzuleiten, was das Kind kann und was ihm Schwierigkeiten bereitet. Es können bei der qualitativen Analyse bei Benennverfahren unterschiedliche Parameter erfasst und ausgewertet werden:

Fehlermuster/Benenngenauigkeit Die Benenngenauigkeit zeigt, ob dem Kind der exakte Begriff zur Verfügung steht oder wie weit die Fehlbenennung abweicht. Auch lässt sich ermitteln, ob das Kind treffend beschreiben und umschreiben kann. Es kann weiter analysiert werden, ob das Kind häufig unspezifische Oberbegriffe verwendet, ob es nahe oder weit entfernte semantische Fehlbenennungen (semantische Paraphasien) macht oder ob es phonologisch ähnliche, aber falsche Wörter abruft (phonologische Paraphasien).

Strategien Kann ein Kind einen Begriff nicht nennen, sind unterschiedliche Strategien zu beobachten (► Kap. 3).

Wirksamkeit von Abrufhilfen Wenn das Kind Schwierigkeiten beim Benennen hat, kann der Blick darauf gerichtet werden, welche Hilfen dem Kind tatsächlich nutzen, z. B. semantische oder phonologische Hilfen. Ein Untertest speziell zu Wirksamkeit von Abrufhilfen findet sich beispielsweise im *WWTexpressiv* (► Abschn. 5.4).

🛑 **Cave**
> Bei (Bild-)Benennaufgaben ist zu beachten, dass es sich hier um eine sprachliche Leistung auf Einzelwortniveau handelt. Das heißt, das Kind braucht wenige kognitive Ressourcen, z. B. um das Wort in einen syntaktischen Rahmen einzubetten oder die entsprechende Flexion vorzunehmen. Die linguistische Komplexität ist gering. Dies kann v. a. bei Kindern mit Wortfindungsproblemen zu deutlichen Leistungsunterschieden führen, beispielsweise wenn die Benennleistung mit der Spontansprachleistung verglichen wird.

Schnellbenennverfahren

Beim Schnellbenennverfahren (*rapid naming*) hat das Kind ebenfalls die Aufgabe, zu benennen, jedoch explizit mit der Aufforderung, dies möglichst schnell zu tun. Es können beispielsweise Reihen mit semantisch oder phonologisch ähnlichen/unähnlichen Begriffen konstruiert werden, die das Kind so schnell wie möglich benennen soll.

Über das schnelle Benennen kann überprüft werden, wie zügig der Abruf gelingt. Auch hier lassen sich Rückschlüsse auf die Abrufbarkeit und generell über die **Benenngeschwindigkeit** ziehen. Die Aufgaben können nach semantischen und nach phonologischen Kriterien kontrolliert sein (z. B. *TASB*, ► Abschn. 5.4, Glück 2001: *TASB Test zur automatisierten Schnellbenennung.* München: unveröffentlichte Experimentalversion). Durch diese hohe Anforderung werden Fehler provoziert, sodass auch hinsichtlich der **Abrufgenauigkeit** im Bereich der Semantik und der Phonologie eine Auswertung erfolgen kann. Der *WWT* bietet beispielsweise in der PC-Version eine Möglichkeit zur Messung der Benenngeschwindigkeit, beim *TASB* besteht die Aufgabe des Kindes explizit in der schnellen Benennung von Reihen.

Kinder mit einer Wortfindungsstörung zeigen häufig auffällig lange Benennlatenzen. Hier wird die Zeit gemessen, die bis zur Benennung, meist nach Vorgabe eines visuellen Stimulus, vergeht. Allerdings ist es ohne akustische Analyse sehr schwierig, den »Beginn« oder das »Ende« des benannten Items genau zu erfassen.

🛑 **Cave**
> Ohne exakte akustische Analyse ist es sehr schwierig, die genauen Benennlatenzen zu ermitteln.

Doppeltes Benennen – Benennkonsistenz

Das Kardinalsymptom einer Wortfindungsstörung ist der fluktuierende Wortabruf, d. h., zu einem Zeitpunkt fällt dem Kind das Wort x ein, das nächste Mal nicht. Dieser fluktuierende Abruf kann diagnostisch durch das doppelte Benennen überprüft werden. Dazu wird ein Benenntest zu zwei Zeitpunkten durchgeführt und hinsichtlich der

Fluktuation (bzw. der Abrufstabilität) ausgewertet. Diese Möglichkeit bietet z. B. der *WWT* im Untertest *WWTexpressiv – Wiederholung*.

Die Testdurchführung des doppelten Benennens wurde von Fried-Oken (1987) entwickelt. Hierbei wird ein hierarchisches Vorgehen vorgeschlagen: Die Durchführung eines Benenntests, der unmittelbar ein zweites Mal durchgeführt wird, gefolgt von einer quantitativen (bei wie vielen Items zeigten sich fluktuierende Leistungen?) und qualitativen Fehleranalyse (welche Fehlbenennungen/ Strategien treten auf?). Die Wörter mit Doppelbenennfehlern werden dann ein weiteres Mal überprüft, und es werden hierarchisch Hilfestellungen zum Wortabruf gegeben. Darauf folgen eine weitere Analyse und die Auswertung der Wirksamkeit der Abrufhilfen.

Benennen nach Vorgabe einer Definition, Benennen von Gegensätzen oder Synonymen

Ein anderer Aufgabentyp erfordert das Benennen nach der Vorgabe einer Definition, z. B. *Das ist ein großes Tier, es steht auch auf einer Wiese, kann galoppieren und wiehert.* Auch hier können die Hinweisreize gezielt und gestaffelt eingesetzt werden. Auch das Fordern der Benennung von Gegensätzen wie *kalt – heiß* oder von Andersbenennungen durch Synonyme erfordert das Abrufen der lexikalischen Form ausgehend von der Semantik. Die Leistung des Kindes ist dementsprechend das Abrufen eines Wortes auf Basis des vorgegebenen semantischen Inhalts.

Insbesondere die Aufgabenstellung, Synonyme zu benennen, ist jedoch sehr schwierig. Sie entspricht in aller Regel keiner natürlichen Leistung, da das Gehirn sich bei der Produktion normalerweise für ein passendes Wort »entscheidet«. Die Aktivierung des Synonyms kann das Abrufen des anderen Wortes ggf. sogar blockieren.

Benennen nach phonologischen Vorgaben

Eine ähnliche Aufgabe, jedoch im phonologischen Bereich, ist das Benennen ähnlicher Wörter, das Finden von Reimen, von Wörtern mit gleichem Anlaut oder gleicher Silbenzahl. Die systematische Überprüfung dieser Fähigkeiten kann spezifisch und systematisch mit Tests zur phonologischen Bewusstheit erfolgen (▶ Abschn. 5.4.3).

Sätze ergänzen

Der Wortabruf kann auch durch einen vorgegebenen Satz provoziert werden, z. B. *Heute scheint die …* Beim Lückensatz muss das zu ergänzende Wort am Ende des Satzes stehen. Der vorgesprochene Satz enthält Hinweisreize (semantische und syntaktische Cues) auf das einzusetzende Wort. Ein starker semantischer Cue ist in diesem Beispiel *scheint*. Das Wort *scheint* steht in einer konnotativen und thematisch-assoziativen Beziehung zu Sonne: *Sonne – scheint*. Die zu besetzende Stelle muss mit einem Nomen ergänzt werden. Wenn der Artikel mit vorgegeben wird, ist auch dies ein starker lexikalischer Cue.

Die Lückensätze können entsprechend nach Hinweisreizen konstruiert werden. Dies bietet die Möglichkeit, gezielt zu überprüfen, welche Cues beim Abruf helfen. Getestet wird bei dieser Aufgabenstellung im Rahmen der Satzverarbeitung, nicht auf Einzelwortniveau.

Aufgaben zur taxonomischen Organisation

Die taxonomische Organisation von Begriffen wird in ▶ Kap. 1. genauer beschrieben.

- **Benennen des Oberbegriffs/verbale Kategorisierung**

Die Aufgabenstellungen zur Kategorisierung fordern in aller Regel das Benennen eines Oberbegriffs. Beispielsweise werden dem Kind viele Tiere vorgelegt, und es wird gefragt: *Was sind das alles?* oder *Wie heißen die alle zusammen?* Bei diesem Teil der Überprüfung kann ein Rückschluss auf den Wortschatz im Bereich der Oberbegriffe gezogen werden.

- **Nennen von Hyperonymen/Reihe von Kohyponymen**

Die Frage nach den Hyponymen und dem Kohyponym lautet dementsprechend: *Nenne mir ein Tier* oder *Nenne alle Tiere, die dir einfallen.*

Eine andere Möglichkeit besteht darin, eine Reihe wie *Apfel – Birne – Nudel – Erdbeere* vorzugeben mit der Frage: *Was passt nicht?* Ebenso, ist es möglich, dass das Kind Reihen ergänzen soll: *Affe, Hamster, Löwe … – fallen dir noch mehr ein?*

Sortieraufgaben können Aufschluss über die taxonomische Organisation geben, indem eine Zuordnung zu den Hierarchieebenen erfolgt oder zwei oder mehrere Kategorien »auseinandersortiert« und in sich geordnet werden müssen.

Diese Art der Aufgabenstellungen kann grundsätzlich rein verbal, verbal mit unterstützendem Bildmaterial oder nonverbal, ausschließlich unter Verwendung von Bildmaterial durchgeführt werden. Bei dieser Art der Aufgabenstellung sollten die Diagnostizierenden immer genau wissen, welche Leistung abverlangt wird und welche Wissensbestände das Kind dabei nutzen kann. Dementsprechend muss die Interpretation unterschiedlich erfolgen (nutzt das Kind primär nonverbal semantisch-konzeptuelles oder sprachliches Wissen). Wenn ein Kind Abrufprobleme hat, ist es besonders interessant, zu prüfen, ob die Aufgaben nonverbal besser gelöst werden können, um zu ermitteln, ob die Strukturen vorhanden sind und ob das Problem ein eher verbales oder bereits ein nonverbales ist. Im *PDSS* (▶ Abschn. 5.4) befindet sich beispielsweise ein Untertest zur Begriffsklassifikation.

Definieren

Bei einer Aufgabe, in der das Definieren verlangt wird, lassen sich viele Informationen darüber gewinnen, wie reichhaltig und wie prototypisch die Semantik hinter dem erfragten Begriff abgespeichert ist. Allerdings muss immer berücksichtigt werden, dass ein Kind mit Abrufproblemen ggf. die Merkmale hinterlegt hat, die Wörter dazu aber in der Definitionsaufgabe nicht abrufen kann. Gefordert ist hier außerdem eine komplexe sprachliche Leistung, die über das Einzelwortniveau hinausgeht.

Assoziationen (Anzahl/Geschwindigkeit)

Beim freien Assoziieren wird das Kind aufgefordert, so viele Wörter wie möglich zu einem bestimmten Thema (semantisch, z. B. *Nenne mir alles, was dir zu Zoo einfällt*) oder einer anderen Vorgabe (z. B. phonologisch) aufzuzählen. Grundsätzlich

kann die absolute Anzahl der genannten Einträge, die Anzahl in einem definierten Zeitraum, ausgewertet sowie die Benenngeschwindigkeit gemessen werden. Unterschieden wird das **semantische Assoziieren** vom **phonologischen Assoziieren**.

Beim semantischen Assoziieren wird das Kind aufgefordert, nach semantischen Kriterien zu assoziieren, z. B. *Nenne ganz viele Tiere* (Vorgabe eines Oberbegriffs), *Was fällt dir zum Thema Bauernhof ein?* (Vorgabe eines semantischen Feldes), *Nenne Farben* (Wortreihe).

Beim phonologischen Assoziieren wird die Produktion nach phonologischen Kriterien gefordert, z. B. *Nenne Wörter, die mit »t« beginnen* (Vorgabe des Anlauts), *Fallen dir Wörter ein, bei denen du zweimal klatschen kannst?* (Vorgabe der Silbenzahl), *Nenne Reimwörter zu Maus* (Reime).

Theoretisch können auch beide Formen miteinander gekoppelt werden, z. B. *Nenne Tiere, die mit »f« beginnen*. Über das Assoziieren kann ein Eindruck davon erhalten werden, wie gut die Einträge miteinander vernetzt sind, wie gut einzelne Einträge ausdifferenziert und nach diesen Kriterien abrufbar sind.

Worte vervollständigen

Bei diesem Aufgabentyp werden Wortteile vorgegeben, und das Kind soll das Wort finden, z. B. *Ga-el* (*Gabel*). Die Interpretation einer solchen Aufgabe ist jedoch schwierig, da das Kind zwar ausgehend von der Phonologie sucht, wie das Suchen jedoch abläuft, bleibt unklar. Das Kind kann auch über die Trial-and-Error-Methode (Versuch und Irrtum) Wortformen generieren und über den rezeptiven Weg und ausgehend von seinem semantisch-konzeptuellen Wissen eine Entscheidung fällen und das Wort als Zielwort abrufen.

Da diese Aufgabentypen schwer interpretierbar sind – zumal wenn bei einem Kind der Verdacht auf Schwierigkeiten bei der exakten phonologischen Abspeicherung und bei der phonologischen Vernetzung bestehen sollte – ist es sinnvoll, Diagnostikmaterialien hinzuziehen, die die phonologische Verarbeitung gezielt überprüfen und indirekte Rückschlüsse auf die zugrunde liegende Exaktheit der phonologischen Repräsentation zulassen, z. B. Tests zur phonologischen Bewusstheit (▶ Abschn. 5.4.3).

Vergleich von rezeptiver und produktiver Leistung

Der Vergleich von rezeptiven und produktiven Wortschatzleistungen kann in vielerlei Hinsicht sehr aufschlussreich über die Art der Störung sein.

Zum einen kann die **Schwere** der Störung beschrieben werden. Hat ein Kind auch im Bereich der Rezeption, die naturgemäß der Produktion immer weit überlegen ist, Defizite, ist die Störung grundsätzlich als schwerer zu beurteilen als wenn ausschließlich die Produktion betroffen ist.

Zum anderen kann durch den Vergleich produktiver und rezeptiver Leistungen ein Rückschluss gezogen werden, ob es sich bei dem vorliegenden Wortschatzdefizit um ein **quantitatives** (Rezeption und Produktion sind betroffen) oder eher um ein **qualitatives Problem** (v. a. die Produktion ist betroffen) handelt. Bei einem rein quantitativen Problem wäre davon auszugehen, dass ein Wort weder verstanden noch produziert werden kann. Bei einem qualitativen Defizit hingegen können die Kinder die Wörter meist verstehen, jedoch nicht produzieren, da für die Produktion deutlich differenziertere Repräsentationen notwendig sind. Erwartungsgemäß ist die rezeptive individuelle Leistung generell besser als die produktive Leistung. Dementsprechend muss der Vergleich jeweils mit der Altersnorm stattfinden. Hilfreich ist auch, jedes einzelne Item rezeptiv und produktiv zu überprüfen (itembasiertes Vorgehen), um Differenzen zu erkennen (▶ Kap. 5.4.3). Im *WWT* (Glück 2007) können produktiv nicht oder nicht korrekt benannte Items in einem zweiten Durchlauf rezeptiv überprüft werden. Bei der *PDSS* (Kauschke u. Siegmüller 2002, 2010) ist der Vergleich der rezeptiven und produktiven Leistungen möglich, bei Rupp (2008) findet sich ein ausführlicher Vorschlag zur itembasierten Analyse und zum Vergleich der rezeptiven, produktiven und nonverbal-semantischen Leistungen.

> Beim Vergleich von produktiver und rezeptiver Wortschatzleistung soll jeweils der Vergleich mit der Altersnorm und nicht nur der Vergleich der individuellen Leistung vorgenommen werden.

5.3.3 Spontansprachanalyse

Die Spontansprachanalyse bildet die sprachliche Fähigkeit im Alltag ab, was im Bereich des Wortschatzes einen großen diagnostischen Vorteil bietet. Einige Kinder haben in der Spontansprache deutliche Defizite, schneiden in Tests zum Wortschatz jedoch relativ gut ab. Woran kann das liegen? Veranschaulicht man sich die linguistische Komplexität, kann für die Differenz eine Erklärung gefunden werden. Bei Kindern mit Wortabrufproblemen kann es durchaus sein, dass ihnen der Abruf in Einzelwortaufgaben beim Benennen gut gelingt, sie jedoch Schwierigkeiten bekommen, wenn die linguistischen Anforderungen (**linguistische Komplexität**) steigen, z. B. auf Satz- oder Textebene oder wenn zusätzliche kognitive oder emotionale Aufgaben hinzukommen. Um das kommunikative Problem aufzuzeigen, das durch einen geringen Wortschatz oder durch Wortfindungsstörungen ausgelöst wird, kann eine Spontansprachanalyse helfen. Hinweise auf Wortfindungsstörungen können sein: Pausen, Suchverhalten, semantische oder phonologische Paraphasien, gemischte Paraphasien, Umschreibungen, Neologismen, Verwendung von unspezifischen Wörtern und Phrasen und Selbstkorrekturen. Auch die Strategien, die das Kind verwendet, können beschrieben werden (▶ Kap. 3).

> ❶ Cave
> Das Niveau der linguistischen und der Aufgabenkomplexität muss bei der Interpretation diagnostischer Ergebnisse unbedingt beachtet werden.

Die Spontansprachanalyse erfolgt in mehreren Einzelschritten:
- Zunächst wird eine vorstrukturierte Spiel- und Kommunikationssituation geschaffen.
- Es erfolgt das Spiel mit dem Kind, wobei die Kommunikationssituation per Video- oder Audioaufzeichnung dokumentiert wird.
- Die sprachlichen Äußerungen werden transkribiert und anschließend nach bestimmten zu analysierenden Kriterien ausgewertet (▶ Abschn. 5.4.3).

Neben der Betrachtung der linguistischen Parameter können pragmatische Fähigkeiten beobachtet werden. Die Spontansprachanalyse kann darüber hinaus kleine Veränderungen während des Therapieprozesses aufdecken und ist somit auch eine geeignete Methode bei der Verlaufskontrolle.

■ **Interaktionsanalyse**
Die Interaktionsanalyse bietet die Möglichkeit, zudem die kommunikativen Anteile zwischen Gesprächspartnern zu erfassen.

Dementsprechend bietet das freie Setting einer Spontansprachanalyse viele Vorteile, jedoch auch Nachteile, z. B. dass in dem Setting genau das Themengebiet mit dem Wortschatz angesprochen wird, das das Kind außerordentlich gut oder schlecht beherrscht und damit ggf. nicht repräsentativ für die Gesamtleistung ist. Außerdem sind alle sprachlichen Leistungen in einen Gesamtkontext eingebunden, der schwer kontrollierbar ist. Dies betrifft den linguistischen Bereich, z. B. die syntaktischen Strukturen, aber auch den nichtlinguistischen Bereich, z. B. die Anspannung durch unbekannte Untersuchende im Vergleich zu einer vertrauten Person, den Umgang mit vertrauten oder nichtvertrauten Themen etc. Ein weiterer Nachteil für die Untersuchenden ist die sehr aufwändige und meist zeitintensive Verschriftlichung der Tonband- oder Videoaufnahme, die der Auswertung und der Interpretation vorausgeht.

5.3.4 Nonverbale Aufgabenstellungen

■ **Nonverbales Kategorisieren**
Wie bereits in ▸ Abschn. 5.3.2 beschrieben, kann das Kategorisieren verbal und nonverbal durchgeführt werden (nonverbal: unter Verwendung des entsprechenden Bildmaterials und Demonstration der Aufgabe). Dabei können unterschiedlich nahe semantische Ablenker (thematisch-assoziativ/hierarchisch) eingesetzt werden. Somit können Informationen über die nichtsprachliche semantische Organisation und die Trennschärfe erhalten werden.

■ **Nonverbale Sortieraufgaben**
Nonverbale Sortieraufgaben anhand von Bildmaterial oder Realgegenständen können Aufschluss

über die semantische Organisation geben, indem eine Zuordnung zu den Hierarchieebenen erfolgt oder zwei oder mehrere Kategorien »auseinandersortiert« (*Kleidung – Spielzeuge*) und in sich geordnet werden müssen.

■ **Überprüfung des konzeptuellen Wissens**
Das konzeptuelle Wissen eines Kindes kann informell durch Beobachtung im Spiel eingeschätzt werden (Beispiel: Was macht das Kind mit dem Hammer? Wie zeigt sich das konzeptuelle Wissen im Spiel?) durch Beobachtung der pragmatischen Sprachverstehensstrategie (▸ Abschn. 3.2.5) oder anhand spezieller Zuordnungsaufgaben mit Bildmaterial (Beispiel: Was gehört zum Arzt? Spritze oder Spaten?). Eine entsprechende Aufgabenkonstruktion findet sich im Semantik-Screening nach Rupp (▸ Abschn. 5.4.1).

5.3.5 Sprachliche und nichtsprachliche Verhaltensbeobachtung

In freien, aber vorstrukturierten Spielsituationen lassen sich viele Elemente beobachten, z. B. welche Sprachverstehensstrategien (▸ Abschn. 3.2.5) das Kind einsetzt. Es lässt sich auch ermitteln, wie die präverbalen Fähigkeiten des Kindes sind, wie sein Imitationsverhalten aussieht, welche Persönlichkeitsmerkmale das Kind zeigt und über welche Ressourcen und Stärken es verfügt. Darüber hinaus lassen sich Beobachtungen machen über das allgemeine Kommunikationsverhalten, die Sprechfreude oder das entwickelte Störungsbewusstsein, Vermeidungsstrategien, den Umgang mit Frust etc. Diese sind wichtig, um die Aspekte der funktionalen Gesundheit im Sinne der ICF erfassen zu können.

Entsprechende Beobachtungsbögen, die eine möglichst objektive Einschätzung nach vorgegebenen Kriterien ermöglichen, liegen bislang nicht vor.

Fazit: Diagnostikmethoden im Bereich Semantik–Lexikon
— Im Bereich der Diagnostik semantisch-lexikalischer Störungen gibt es eine Vielzahl von Diagnostikmethoden.

- Die Methoden sollen entsprechend der diagnostischen Fragestellung eingesetzt werden.
- Grundsätzlich muss differenziert werden, welche Leistung welche Methode vom untersuchten Kind verlangt.
- Die Überprüfung der Rezeption, der Produktion und des nonverbalen Bereichs sind zu unterscheiden.
- Die Kombination unterschiedlicher Methoden ist bei komplexen diagnostischen Fragestellungen entscheidend.

5.4　Diagnostikverfahren

Diagnostikverfahren sind Testinstrumente, die ein bestimmtes Merkmal erfassen und bewerten sollen. Verfahren, die eingesetzt werden können, um semantisch-lexikalische Auffälligkeiten zu beschreiben und zu diagnostizieren, werden hier beschrieben. Dies sind Verfahren aus dem Bereich der Late-Talker-Diagnostik, zur Beurteilung einer Sprachentwicklungsstörung und zur speziellen Diagnostik im semantisch-lexikalischen Bereich.

Meist sind semantisch-lexikalische Störungen im Rahmen einer Sprachentwicklungsstörung zu finden. Gerade in der frühen Sprachentwicklung ist die Wortschatzentwicklung ein entscheidender Faktor und ein Hauptkriterium bei der **Late-Talker-Diagnostik** (Verwendet das Kind 50 Wörter aktiv? ► Abschn. 5.4.1). Bei **Tests zur Sprachentwicklung** wird der Wortschatz in der Regel mit Bildbenennverfahren überprüft (► Abschn. 5.4.2). Tests, die sich ausschließlich oder überwiegend mit der **semantisch-lexikalischen Entwicklung** beschäftigen, werden in ► Abschn. 5.4.3 vorgestellt.

Die Verfahren zur Abklärung einer Sprachentwicklungsstörung und zur Diagnostik im semantisch-lexikalischen Bereich sollen je nach diagnostischer Fragestellung, dem Alter des Kindes und der Hypothese zu den betroffenen linguistischen Ebenen oder zu Störungsschwerpunkten gezielt ausgewählt werden. Hilfestellung hierzu bieten tabellarische Übersichten am jeweiligen Abschnittsende.

Im Folgenden werden die Testverfahren gemäß den Aussagen der jeweiligen Autoren vorgestellt

und ggf. kommentiert. Eine kritische Auseinandersetzung mit der Vorhersage einer Sprachentwicklungsstörung durch unterschiedliche Verfahren findet sich beispielsweise in Sachse und Suchodoletz (2009), Sachse et al. (2007) und Ullrich und Suchodoletz (2011). Bei der Zusammenstellung besteht kein Anspruch auf Vollständigkeit. Es werden gängige Verfahren, die in der sprachtherapeutischen Praxis und Ausbildung angewandt werden, vorgestellt.

5.4.1　Hat das Kind ein Risiko für eine Sprachentwicklungsstörung? – Late-Talker-Diagnostik

Im Bereich der Late-Talker-Diagnostik werden vorwiegend zwei Diagnostikmethoden angewandt, zum einen **Elternfragebögen**, in welchen die Eltern zu den sprachlichen und zum Teil auch zu nichtsprachlichen Fähigkeiten befragt werden (indirekte Diagnostik), zum anderen spezielle **Tests**, die direkt mit dem Kind durchgeführt werden (direkte Diagnostik).

Die Late-Talker-Diagnostik kann bei Kindern ab 24 Monaten (Ausnahme: *ELFRA 1* für Kinder im Alter von 12 und 18 Monaten) durchgeführt werden. Elementarer Bestandteil der Diagnostik ist die Feststellung, ob das Kind einen aktiven Wortschatz über oder unter 50 Wörtern besitzt, ob es bereits in den Vokabelspurt eingetreten ist und ob es schon Zweiwortkombinationen bildet.

> Wird ein Kind als Late-Talker klassifiziert, bedeutet dies, dass seine Sprachentwicklung verzögert ist, und es kann eine Risikoaussage getroffen werden: 50% dieser Kinder entwickeln persistierende Sprachprobleme, 50% holen den Sprachentwicklungsrückstand bis zum 3. Geburtstag auf (► Abschn. 3.1.3).

Der Zusammenhang einer auffälligen frühen Sprachentwicklung mit späteren Sprachentwicklungsproblemen ist hinreichend bekannt. Das frühe Erfassen von Risikokindern soll somit präventiv wirken, um betroffene Kinder frühzeitig einer therapeutischen Maßnahme zuzuführen, damit Störungen ggf. vermieden oder positiv beeinflusst werden können. Allerdings muss man sich bei dieser frühen Klassifikation von Risikokindern auch damit auseinandersetzten, dass Eltern möglicherweise unnötig beunruhigt oder verunsichert werden, wenn ihre Kinder später zu den Aufholern zählen. Diesem Punkt soll in einem Aufklärungsgespräch Rechnung getragen werden. Ab dem 3. Geburtstag des Kindes kann die zuverlässige Abklärung einer Sprachentwicklungsstörung erfolgen. Die Verfahren hierfür werden in ▶ Abschn. 5.4.2 vorgestellt. (Bei sprachlich sehr schwachen Kindern > 3 Jahre können die Verfahren zur Late-Talker-Diagnostik ebenfalls informell [!] angewandt werden.)

Elternfragebögen

- ELFRA – Elternfragebögen für die Früherkennung von Risikokindern (Grimm u. Doil 2000)

Elternfragebögen dienen als Screening zur Erfassung von Risikokindern. Der jeweilige Bogen kann von den Eltern eigenständig durch Ankreuzen ausgefüllt werden. Die Instruktionen sind klar und einfach formuliert. Es existiert ein Bogen *ELFRA 1* für jüngere und ein Bogen *ELFRA 2* für ältere Kinder.

▪▪ ELFRA 1

Der Fragebogen ist für Kinder im Alter von 12 und 18 Monaten normiert und erfasst vier Bereiche: Sprachproduktion, Sprachverständnis, Gesten und Feinmotorik:

Sprachproduktion und Sprachverständnis Die Eltern kreuzen auf einer Wortliste, die insgesamt 164 Wörter in 13 unterschiedlichen semantischen Kategorien umfasst, an, welche der vorgegebenen Wörter das Kind bereits versteht oder versteht **und** produziert. Zusätzlich werden Fragen gestellt zum Umgang mit Musik oder Reimen und Versen, zum Imitationsverhalten (*Mein Kind macht Geräusche nach wie Husten, Telefonklingeln, Motorgeräusche usw.*), zur Lust des Kindes, mit Sprache zu experimentieren (*Mein Kind probiert für sich verschiedene Wörter aus, die es kennt*) und dazu, wie das Kind auf Sprache reagiert (*Mein Kind reagiert auf »nein, nein«, indem es das, was es gerade tut, unterbricht*).

Gesten Gesten sind Vorläufer von Wörtern und haben prognostische Validität. Weisen Kinder im Alter von 12 Monaten Defizite im Bereich der Gesten auf, sollte mit 18 Monaten eine weitere Untersuchung stattfinden. Im Fragebogen werden 30 Fragen zum Einsatz von Gesten gestellt.

Feinmotorik Die Feinmotorik bei kleinen Kindern gibt nach den Autorinnen Auskunft über den entwicklungsneurologischen Status des Kindes und wird mit 13 Fragen erfasst.

▪▪ ELFRA 2

Der Fragebogen ist für die Zeitpunkte 24 Monate und 36 Monate standardisiert und normiert und erfasst die Bereiche Sprachproduktion, Syntax und Morphologie:

Sprachproduktion Der produktive Wortschatz wird mittels einer Wortschatzliste erfragt, die aus den Items des *ELFRA 1* und weiteren 96 Wörtern besteht. Die Rezeption der Wörter wird nicht erfragt, lediglich die aktive Verwendung des jeweiligen Wortes durch das Kind. Produziert das Kind weniger als 50 Wörter, ist es als Risikokind einzustufen.

Syntax und Morphologie Die Fragen zur Syntax und Morphologie sind von den Eltern nur zu beantworten, wenn das Kind begonnen hat, Wörter miteinander zu kombinieren. Der Fragebogen gibt in dem Teil zur Syntax beispielhaft unterschiedliche Äußerungen vor, und die Bezugsperson soll ankreuzen, welche das Kind am ehesten verwendet (*Ist Vogel/Ist ein Vogel/Da ist ein Vogel/Mein Kind sagt so etwas noch nicht*). Nach der Morphologie wird ebenfalls anhand von Beispielen gefragt (*Verwendet Ihr Kind Vergangenheitsformen schon richtig, z. B. angebunden, geschrien, hingefallen, weggeflogen, kaputtgemacht? – ja/nein*).

Der *ELFRA* ist psychometrisch untersucht und erfüllt die Testgütekriterien. Für kinderärztliche Praxen gibt es jeweils Kurzfassungen. Die Auswertung erfolgt gemäß der Handanweisung durch Auszählen der Nennungen, die die Eltern durch Ankreuzen getätigt haben. Die errechneten Summenwerte werden dann mit den definierten kritischen Werten verglichen und interpretiert. Es sind Normen bis zum 24. Lebensmonat angegeben.

Als Risikokinder im *ELFRA 1* werden die Kinder eingestuft, die im Bereich der Sprachproduktion oder im Sprachverständnis den kritischen Wert unterschreiten. Kinder, die in beiden Skalen (Sprachverständnis und Sprachproduktion) den kritischen Wert unterschreiten, sind als besonders auffällig einzustufen. Werden auch in den anderen Bereichen die kritischen Werte unterschritten, ist das Kind als insgesamt sehr auffällig einzustufen, und es sollte eine weitergehende Abklärung in Erwägung gezogen werden. Im *ELFRA 2* ist das Kriterium für die Risikoklassifikation das Unterschreiten der 50-Wort-Grenze oder das Erreichen von weniger als 80 Wörtern und das Unterschreiten der kritischen Werte bei Syntax und Morphologie.

- FRAKIS – Fragebogen zur frühkindlichen Sprachentwicklung (Szagun et al. 2009)

Der Fragebogen ist für Kinder zwischen 18 und 30 Monaten geeignet. Er dient als Screening-Instrument zur Erfassung von Risikokindern. Es liegen Normtabellen in Einmonatsschritten vor. Es gibt eine Kurzversion des *FRAKIS*, die bei der U7 in der kinderärztlichen Praxis eingesetzt werden kann.

Der *FRAKIS* beinhaltet Fragen zu Wortschatz, Flexionsmorphologie und Satzkomplexität.

Im Bereich Wortschatz wird mittels einer Wortschatzliste, die aus 600 Items besteht, die 22 semantischen Feldern zugeordnet sind, erhoben, welche Wörter das Kind bereits produktiv benutzen kann. Ob das Kind bestimmte Flexionsformen oder Sätze produzieren kann, wird durch das Anstreichen von Beispielsätzen ermittelt.

- ELAN – Eltern Antworten (Bockmann u. Kiese-Himmel 2006)

Der Elternfragebogen zur Wortschatzentwicklung im frühen Kindesalter umfasst eine Wortschatzliste mit 250 Wörtern. Um Mehrwortäußerungen des Kindes zu erfassen, sollen die Eltern konkrete Beispiele aufschreiben.

Es liegen Normen in Halbjahresschritten für die Spanne zwischen dem 16. und 26. Lebensmonat vor. Die Testgütekriterien wurden nachgewiesen.

Sprachentwicklungstests

- SETK-2 – Sprachentwicklungstest für 2-jährige Kinder (Grimm et al. 2000)

Es handelt sich um einen Test, den die Untersuchenden direkt mit dem Kind durchführen. Im deutschsprachigen Raum ist dieser Test bislang das einzige normierte, standardisierte und direkte Untersuchungsverfahren für Kinder im Alter zwischen 24 und 35 Monaten. Der Test ist psychometrisch überprüft und weist die erforderlichen Testgütekriterien nach.

Ziel des Tests ist die Früherkennung von Risikokindern im Sinne eines Screenings. Es gibt zwei Normtabellen: für den Altersbereich 24–29 Monate und für den Altersbereich 30–35 Monate. Die genaue Durchführung und die Auswertung sind der ausführlichen Handanweisung zu entnehmen.

Im Bereich des Sprachverständnisses werden das **Wortverstehen** (Verstehen I) und das **Satzverstehen** (Verstehen II) getestet. Nach verbaler Vorgabe muss das Kind das passende Bild innerhalb einer Auswahl von meist drei Ablenkerbildern zeigen.

Im Bereich der Produktion soll das Kind vorgegebene **Realgegenstände** und **Bilder benennen** (Produktion I). Im 2. Teil soll das Kind nach Vorgabe eines Bildes **Sätze produzieren** (z. B. *das Baby schläft/der Mann putzt die Fenster*). Die Satzproduktion kann vereinfacht (zeitökonomische Variante) oder vollständig (Variante mit mehr qualitativer Aussagekraft) durchgeführt und ausgewertet werden.

Der Test gibt gute Hinweise auf die vorliegende Problematik bei kleinen Kindern, ist ansprechend gestaltet, und es können Hinweise für die Therapieplanung abgeleitet werden.

Informelle Verfahren

- Entwicklungsprofil nach Zollinger (1997)

Gerade bei kleinen Kindern steht häufig die Frage im Raum, warum sie nicht oder nicht ausreichend anfangen zu sprechen. Die therapeutische Richtung nach Zollinger nimmt an, dass die Kinder nicht ausreichend in der Lage sind, die Funktion von Sprache zu erfassen bzw. die Vorläuferfertigkeiten (► Abschn. 2.1.4 und ► Abschn. 2.2.1) nicht ausreichend entwickelt sind. Sprache wird in sehr engem

Zusammenhang zur Gesamtentwicklung des Kindes gesehen. Um diesen ganzheitlichen Blick auf das Kind zu richten, entwickelte Zollinger einen Beobachtungsbogen, mit dem ein Entwicklungsprofil des Kindes erstellt werden kann.

> ❯ Das Entwicklungsalter beschreibt den Bezug zum durchschnittlichen Leistungsniveau einer bestimmten Altersgruppe. Ein Kind, das beispielsweise 3;2 Jahre alt (chronologisches Alter) ist, gerade jedoch erst anfängt, Zweiwortkombinationen zu bilden und in den Vokabelspurt eintritt, hätte eine sprachliches Entwicklungsalter von ca. 18–24 Monaten.

Das Entwicklungsprofil nach Zollinger für Kinder mit einem Entwicklungsalter zwischen einem und 3 Jahren fußt auf einer Beobachtungssituation, die mittels eines Beobachtungsbogens dokumentiert wird. Der Bogen umfasst die vier Entwicklungsbereiche

- praktisch-gnostische Kompetenzen (Händigkeit, Greifen, Malen, Umgang mit Telefon/Haarbürste/Flasche/Formbox etc.),
- symbolische Kompetenzen (Einschätzung im Freispiel/bei der Bilderbuchbetrachtung),
- sozial-kommunikative Kompetenzen (Einschätzung der Individuation: Spiegelbild, Ich-Standards, referenzieller Blickkontakt, Geben, Zeigen, um Hilfe bitten etc.),
- sprachliche Kompetenzen (Sprachverständnis, Laut-, Wort-, Satzebene, sprachliche Kommunikation etc.).

Das Kind wird mithilfe des Bogens **im Freispiel** und in **vorstrukturierten Spielsituationen** beobachtet. Aufgabe des Untersuchers ist es, das Kind in den unterschiedlichen Bereichen teilnehmend und genau zu beobachten und die Verhaltensweisen zu dokumentieren. Die beobachtende Person ist gleichzeitig mit im Geschehen und am Spiel des Kindes beteiligt.

Den beobachteten Kompetenzen in den unterschiedlichen Bereichen kann in einem weiteren Schritt das Entwicklungsalter zugeordnet werden, sodass sich Auffälligkeiten bzw. Abweichungen vom chronologischen Alter darstellen lassen. Mithilfe des Profils kann abschließend festgestellt

werden, ob ein homogenes (gleichverteiltes, das Entwicklungsalter liegt z. B. in allen Bereichen bei 18–24 Monaten) oder ein heterogenes Profil vorliegt (das Entwicklungsalter ist in den verschiedenen Bereichen unterschiedlich). Außerdem kann eine Einschätzung vorgenommen werden, ob die Fähigkeiten als altersentsprechend, leicht verzögert oder mittel bis schwer verzögert einzustufen sind.

Das Entwicklungsprofil nach Zollinger bildet die diagnostische Basis zur Therapie nach Zollinger (▶ Abschn. 6.2.1). Es ist jedoch auch eine informelle Quelle, den außersprachlichen Bereich zu untersuchen, und kann so auch sprachsystematische Untersuchungen ergänzen. Über das Profil werden umfassende Beobachtungen zu Ressourcen und Defiziten des Kindes gemacht, die im Sinne der ICF (WHO 2005) ausgewertet, beschrieben und gewinnbringend in die Therapie (auch in die primär sprachsystematische Therapie) integriert werden können.

Einen Überblick über die beschriebenen Untersuchungsverfahren gibt ❏ Tab. 5.1.

5.4.2 Abklärung einer Sprachentwicklungsstörung

Ab dem 3. Geburtstag kann eine Sprachentwicklungsstörung relativ zuverlässig diagnostiziert werden. Dies soll mit einem standardisierten und normierten Test erfolgen, um eine entsprechend sichere, objektive und valide Aussage darüber zu erhalten, ob es sich um eine Sprachentwicklungsstörung handelt oder nicht. Eine Auswahl aktueller Tests wird im Folgenden beschrieben.

Für eine umfassende Therapieplanung und die Ableitung konkreter Therapieziele sind in der Regel weitere qualitative Untersuchungen nötig. Hilfreich ist es, die SES auf den unterschiedlichen linguistischen Ebenen möglichst genau zu beschreiben und ggf. die Ebenen weiter zu untersuchen. Dies kann z. B. durch ein modellgeleitetes Vorgehen (▶ Abschn. 5.5) geschehen oder anhand von Tests, die entsprechend dieser Aufgabe konzipiert sind (z. B. patholinguistische Diagnostik).

Die diagnostischen Möglichkeiten bezüglich des semantisch-lexikalischen Bereichs werden in ▶ Abschn. 5.4.3 näher erläutert. Die meisten

◘ Tab. 5.1 Überblick über Late-Talker-Diagnostikverfahren

Parameter	ELFRA 1	ELFRA 2	FRAKIS	ELAN	SETK-2	Entwicklungsprofil nach Zollinger
Alter	12 + 18 Monate	24 + 36 Monate	18–30 Monate (empfohlen eher ab 26. LM)	16–26 Monate	24–36 Monate	Entwicklungsalter 1–3 Jahre
Testart	Screening mit Risikoklassifikation				Test mit Risikoklassifikation	Informelles Verfahren
Testgütekriterien	Ja	Ja Normen bis zum 24. LM vorhanden	Normtabellen in Einmonatsschritten	Normtabellen in Halbjahresschritten (sehr grob)	2 Normtabellen (24.–29. LM und 30.–35. LM)	Keine Zuordnungen zum Entwicklungsalter
Direkt/indirekt	Indirektes Verfahren (Fragebogen)			Indirektes Verfahren (Fragebogen + Beispiele aufschreiben)	Direktes Testverfahren	Keine direkte Testsituation, findet im vorstrukturierten Freispiel statt
Besonderheit	Kurzfassung vorhanden			–	–	–
Sprachliche Bereiche	Wortproduktion Wortverständnis Umgang mit Musik und Reimen Zugang zur Sprache (experimentiert das Kind mit Sprache?) Reaktion auf Sprache	Wortproduktion Syntax Morphologie		Wortproduktion Syntax und Morphologie (Eltern schreiben Beispielsätze auf)	Wortproduktion (Benennen) Satzproduktion (Situationsbilder) Wortverständnis Satzverständnis	Sprachliche Kompetenzen Sozial-kommunikative Kompetenzen: Symbolische Kompetenzen Praktisch-gnostische Kompetenzen
Nichtsprachliche Bereiche	Gesten Feinmotorik	–	–	–	–	–

LM Lebensmonat.

Sprachentwicklungstests enthalten auch Subtests zur semantisch-lexikalischen Entwicklung, sodass hier ein erster diagnostischer Blick erfolgen kann.

- SETK 3-5 – Sprachentwicklungstest für 3- bis 5-jährige KinderDiagnose von Sprachverarbeitungsfähigkeiten und **auditiven Gedächtnisleistungen (Grimm et al. 2010)**

Das Ziel des Tests ist das **zuverlässige und genaue Diagnostizieren von Sprachentwicklungsauffälligkeiten** im Vorschulbereich und die Ableitung von Therapie- oder Fördermaßnahmen aus den Diagnostikergebnissen. Der Test ist konzipiert für

Kinder zwischen **3;0 und 5;11 Jahren** und laut Autorinnen auch für Kinder mit Deutsch als Zweitsprache und zur Einschätzung der sprachlichen Fähigkeiten bei Kindern mit geistiger Behinderung geeignet.

Um zu überprüfen, ob es sich um eine isolierte Sprachentwicklungsstörung handelt oder ob eine Sprachentwicklungsstörung im Rahmen einer allgemeinen Entwicklungsstörung zu sehen ist, muss der Test durch eine interdisziplinäre Diagnostik erweitert werden (z. B. durch anamnestische Daten, medizinische Befunde, Intelligenzmessung). Auch im Rahmen von Sprachstandserhebungen wird der *SETK 3-5* im Vorschulbereich eingesetzt, um Förderbedarf bei den Kindern zu erkennen.

Die genaue Durchführung und die Auswertung sind der Handanweisung zu entnehmen. Der Test nimmt eine Einstufung in therapie-/förderbedürftig und nicht förderbedürftig vor und bietet Normtabellen in Halbjahresschritten für 3- und 4-Jährige und eine Tabelle für 5;0–5;11 Jahre alte Kinder. Der Test ist psychometrisch bezüglich seiner Objektivität, der Reliabilität und der Validität untersucht. Er erfüllt die Testgütekriterien.

Im Folgenden werden die Untertests innerhalb der zu testenden Bereiche beschrieben.

▪ ▪ Sprachverstehen

Das Sprachverstehen wird folgendermaßen untersucht:

VS – Verstehen von Sätzen Das Verstehen von Sätzen erfordert die Rekodierung (Entschlüsselung) phonologischer, semantisch-lexikalischer und morphologisch-syntaktischer Informationen. Die Kinder (3-Jährige) müssen bei Vorlage einer Auswahl an Bildern auf das Bild zeigen, das den Inhalt des vorgegebenen Satzes wiederspiegelt (Methode: Bildauswahl). Andere Aufgaben erfordern das Ausagieren/Manipulieren vorgegebener Sätze mit entsprechendem Material (3-Jährige: *Lege die Knöpfe, die rot sind, in die Kiste.* 4- und 5-Jährige: *Bevor du mir den Sack gibst, hole alle Stifte heraus.*). Bei deutlich unterdurchschnittlichen Leistungen in diesem Untertest wird zusätzlich die Durchführung eines IQ-Tests empfohlen.

▪ ▪ Sprachproduktion

Die Sprachproduktion wird mit folgenden Untertests überprüft:

ESR – Enkodierung semantischer Relationen (nur bei 3-Jährigen durchzuführen) Ziel der Untersuchung ist es, zu messen, wie vollständig und wie genau es dem Kind gelingt, bildlich dargestellte Inhalte zu versprachlichen. Die Aufgabe des Kindes ist eine verbale Bildbeschreibung (*Die Kinder gehen über die Straße* oder *Die Schildkröte schwimmt in der Badewanne*).

MR – morphologische Regelbildung Die morphologische Regelbildung wird anhand der Pluralbildung getestet, indem das Kind bei Realwörtern und auch bei Neologismen den Plural (5 Pluraltypen) ergänzen soll (z. B. *Auto – Autos, Ribane – Ribanen*).

▪ ▪ Sprachgedächtnis

Außerdem wird das Sprachgedächtnis überprüft, da von einer engen Beziehung zwischen phonologischem Arbeitsgedächtnis und Sprachentwicklung ausgegangen wird, ebenso von einem stabilen Defizit der Leistungen im phonologischen Arbeitsgedächtnis bei spezifisch sprachentwicklungsgestörten Kindern:

PGN – phonologisches Arbeitsgedächtnis für Nichtwörter Der Untertest misst die Fähigkeit, phonologische Lautmuster (z. B. *Maluk, Ronterklabe*) kurzzeitig zu speichern und wiederzugeben. Die Aufgabe des Kindes ist das unmittelbare Nachsprechen der Neologismen. (Anmerkung: Hat das Kind jedoch eine phonologische Störung oder Verzögerung oder andere Auffälligkeiten im Bereich der Aussprache, muss die Interpretation entsprechend vorsichtig vorgenommen werden oder ist ggf. nicht möglich.)

GW – Gedächtnisspanne für Wortfolgen (nur bei 4- und 5-Jährigen) Den Kindern werden inhaltlich unverbundene Wortfolgen vorgesprochen, die sie unmittelbar nachsprechen sollen (z. B. *Kopf – Lied – Buch*).

SG – Satzgedächtnis Der Untertest soll messen, wie gut es den Kindern gelingt, ihr grammatisches Regelwissen zu nutzen, und welches Niveau sie in ihrer grammatischen Entwicklung erreicht haben (ab 4 Jahre). Den Kindern werden inhaltlich sinnvolle (*Der schmutzige Hund wird vom Vater in der Wanne gebadet.*) und unsinnige Sätze (*Anna bellt, nachdem sie getrunken wurde.*) vorgesprochen. Die Sätze umfassen 6–10 Wörter. Die Kinder sollen diese nachsprechen.

■■ **Bewertung**

Der Nutzen des Tests soll kurz im Hinblick auf die Therapieplanung im semantisch-lexikalischen Bereich diskutiert werden. Der *SETK* setzt im rezeptiven wie im produktiven Bereich auf Satzebene an. Der Wortschatz wird weder rezeptiv noch produktiv auf Einzelwortebene überprüft. Treten nun Schwierigkeiten in den Untertests *VS* und *ESR* auf, kann dies unterschiedliche Ursachen haben. Diese müssen weiter diagnostisch abgeklärt werden: indem beispielsweise nach der Testdurchführung informell überprüft wird, ob das Kind die in den Aufgaben gebrauchten Items auf Einzelwortebene rezeptiv versteht oder aktiv benennen kann. Das phonologische Arbeitsgedächtnis wird immer wieder im Zusammenhang mit Wortschatzproblemen gesehen (▶ Kap. 3). Diesbezüglich kann der Untertest (PGN) einen Hinweis liefern, allerdings gibt es unterschiedliche Interpretationen, z. B. das Kind kann sein lexikalisches Wissen schlecht nutzen und erzielt deshalb schwächere Leistungen, es können Probleme in der phonologischen Verarbeitung vorhanden sein oder eine phonologische Störung/Verzögerung überlagert die zu messende Leistung. Auch die Bewertung der Anwendung morphologischer Regeln muss vorsichtig vorgenommen werden, da es auch Argumentationen gibt, dass gerade die Pluralbildung im Deutschen eher zum lexikalischen Wissen gehört.

❯ Spezifischer Nutzen für die Wortschatzdiagnostik: es lassen sich für den semantisch-lexikalischen Bereich keine direkten Therapiemaßnahmen ableiten, wenn ausschließlich die Testergebnisse herangezogen werden, da der Test auf Satzebene ansetzt.

■ **SSV – Sprachscreening für das Vorschulalter – Kurzform des SETK 3-5 (Grimm 2003)**

Ziel des *SSV* ist das **ökonomische, schnelle und zuverlässige Erfassen von Kindern mit Spracherwerbsproblemen** und das Stellen einer **Risikodiagnose.** Das Verfahren kann mit Kindern zwischen 3 und 6 Jahren (3;0–5;1) durchgeführt werden. Die Dauer für die Durchführung beträgt ca. 10 Minuten. Es gibt zwei Versionen des *SSV*: eine für 3-jährige und eine für 4- bis 5-jährige Kinder.

Die Durchführung des Verfahrens wird u. a. zum Zeitpunkt der U8 und U9 auch für kinderärztliche Praxen empfohlen. Für die sprachtherapeutische Praxis wird bei Auffälligkeiten im *SSV* empfohlen, den *SETK 3-5* durchzuführen, um durch die ausführlicheren Ergebnisse Ableitungen für die Therapieinhalte und Ziele zu erhalten.

Die Durchführung des *SSV* muss gemäß der Anweisung erfolgen (es gibt eine Demo-CD, mithilfe derer das Vorsprechen geübt werden kann). Ebenso muss die Auswertung nach den entsprechenden Instruktionen des Manuals erfolgen.

■■ **Testteile**

Von den drei beschriebenen Testteilen werden, je nach Alter des Kindes, zwei durchgeführt (PGN plus SG oder MR):

PGN – phonologisches Arbeitsgedächtnis für Nichtwörter Es werden insgesamt 13 Nichtwörter bei der Version für 3-Jährige, 18 bei der Version für die älteren Kinder (4;0–5;11) vorgesprochen, und das Kind soll diese jeweils unmittelbar nachsprechen. Dieser Untertest misst, ob das Kind neue phonologische Lautmuster im Gedächtnis repräsentieren kann. (Anmerkung: Hat das Kind jedoch eine phonologische Störung oder Verzögerung oder andere Auffälligkeiten im Bereich der Aussprache, muss die Interpretation entsprechend vorsichtig vorgenommen werden oder ist ggf. nicht möglich.)

SG – Subtest zum Satzgedächtnis für Kinder ab 4;0 bis 5;11 Jahre Der Subtest umfasst 15 Aufgaben. Das Kind muss vorgegebene Sätze nachsprechen. Versteht das Kind die Aufgabe nicht, wird der Untertest abgebrochen. Der kritische Wert ist damit unterschritten.

MR – zur morphologischen Regelbildung bei jüngeren Kindern Der Untertest für Kinder zwischen 3;0 und 3;11 Jahren untersucht die morphologische Regelkompetenz der Kinder. Den Kindern werden Singularformen von 10 bekannten Objekten vorgegeben und bildlich vorgelegt. Die Kinder sollen dann die Pluralformen bilden, z. B. *Hier ist ein Auto. Hier sind 3 …*

❯❯ Für den Gesamttest gibt es kein Abbruchkriterium. Die Aufnahme der Untersuchung und die spätere Protokollierung werden empfohlen. Wenn die Leistung eines Kindes unter dem definierten kritischen Wert liegt, gilt es als Risikokind und sollte im Weiteren einer ausführlichen Sprachentwicklungsdiagnostik unterzogen werden. Die Sensitivität des Verfahrens ist mit 90%, die Spezifität mit 95% angegeben.

■ **MSVK – Marburger Sprachverständnistest für Kinder (Elben u. Lohaus 2000)**
Im *MSKV* werden **rezeptive Leistungen** isoliert, d. h. ohne produktiven Testanteil untersucht. Damit sollen die wichtigsten rezeptiven sprachlichen Bereiche erfasst werden.

Die Autoren beschreiben die Bedeutung des Sprachverständnisses für die schulische Entwicklung und den Leseerwerb und betonen die prognostische Berücksichtigung für Lese- und Leseverstehensschwierigkeiten. Sie weisen damit auf die Wichtigkeit der Diagnostik im rezeptiven Bereich hin.

Dementsprechend verfolgt der *MSVK* das Ziel, das Sprachverständnis von Kindern im Alter von **5–7 Jahren** zu erfassen. Er kann sowohl als Einzel- wie auch als Gruppentest durchgeführt werden und dauert zwischen 30 und 45 Minuten. Die Testinstruktionen werden den Kindern auditiv vorgegeben, das Kind kreuzt auf einem vorliegenden Bogen seine Lösungen an.

Durchführung, Auswertung und Interpretation erfolgen gemäß der Handanweisung. Der Test ist psychometrisch überprüft und weist die erforderlichen Testgütekriterien nach. Er bietet Normtabellen nach Geschlechtern getrennt für den Kindergartenbereich und die 1. Klasse.

Das Sprachverständnis wird im Bereich Semantik (passiver Wortschatz und Wortbedeutung), Syntax (Verstehen von Sätzen und Instruktionen) und Pragmatik (personen- und situationsbezogene Sprachzuordnung) mit jeweils zwei Untertests erfasst:

■■ **Semantik**
Die Semantik soll über folgende Untertests erfasst werden:

Passiver Wortschatz Es werden 16 Substantive, 6 Verben und 2 Adjektive abgefragt. Das Kind muss neben 3 Ablenkern das genannte Bild kennzeichnen. (Anmerkung: Der Untertest erfasst somit das Verstehen der vorgegebenen Wörter.)

Wortbedeutung Dieser Untertest erfasst die Wortbedeutung über das Abfragen von Ober- und Unterbegriffen. Die Kinder sollen nach Vorgabe des Oberbegriffs die Unterbegriffe einer Reihe kennzeichnen (z. B. *Geschirr, Schuhe etc.*). (Anmerkung: Der Untertest erfasst somit die Fähigkeit zur Kategorisierung und den Abruf und die Organisation von Kohyponymen.)

■■ **Syntax**
Syntaktische Fähigkeiten werden über zwei Subtests erfasst:

Satzverständnis Der Untertest gibt vor, das vorhandene syntaktische Regelwissen zu testen. Aufgabe des Kindes ist die Bildauswahl. Nach Vorgabe eines Satzes soll das Kind das entsprechende Bild kennzeichnen.

Instruktionsverständnis Aufgabe des Kindes ist es, Handlungen nach unterschiedlich komplexer Instruktion auszuführen, z. B. *Macht einen Kreis um den Hund und einen Kreis um das Baby.*

■■ **Pragmatik**
Die pragmatischen Fähigkeiten werden mit einem weiteren Untertest erfasst:

Personenbezogene Sprachzuordnung Der Subtest misst das Verständnis von Beziehungen zwischen verbalen Äußerungen und dem situativen und dem kommunikativen Kontext (*Welche Person auf dem Bild sagt:* »*Ich hätte gern eine Tasse Kaffee?*«). Die situationsbezogene Sprachzuordnung misst die pragmatische Kompetenz im situativen Sprachgebrauch. Die Kinder müssen jeweils das passende Bild ankreuzen, z. B: *Mach ein Kreuz auf das Bild, auf dem der Junge sagt:* »*Der sieht aber gefährlich aus*«.

▪▪ Bewertung

Der *MSVK* deckt somit diagnostisch das Sprachverständnis auf den unterschiedlichen sprachlichen Ebenen Wortschatz, Syntax und Pragmatik ab und erlaubt daher eine Aussage darüber, auf welchem Niveau im Sprachverständnis das Kind Schwierigkeiten hat. Bei Vorliegen von schweren Sprachverständnisproblemen kann es bereits bei der Testinstruktion zu Verständnisproblemen kommen. Dies muss entsprechend berücksichtigt werden.

Der Nutzen des Tests im Hinblick auf die Therapieplanung im semantisch-lexikalischen Bereich kann wie folgt abgewogen werden: Der Test erfasst grob die Leistung im passiven Wortschatz sowie zur Begriffsbildung, Organisation und den Abruf hinsichtlich der Ober- und Unterbegriffe. Diese Teilergebnisse können direkte Therapiehinweise im semantisch-lexikalischen Bereich liefern. Der im Test gewählte Begriff »Semantik« muss jedoch vorsichtig betrachtet werden, da durch die beiden Untertests schwerlich generelle Aussagen zur Semantik gemacht werden können. Der Untertest zur personenbezogenen Sprachzuordnung lässt Rückschlüsse auf die pragmatischen Fähigkeiten zu (allerdings ist das Sprachverständnis auf Satzebene die Voraussetzung, um Aussagen über die pragmatischen Fähigkeiten liefern zu können!).

> ❯ **Der Test erfasst grob die Leistung im passiven Wortschatz sowie zur Begriffsbildung, Organisation und zum Abruf hinsichtlich der Ober- und Unterbegriffe. Diese Teilergebnisse können direkte Therapiehinweise im semantisch-lexikalischen Bereich liefern.**

▪ SET 5-10 – Sprachstandserhebungstest für Kinder im Alter zwischen 5 und 10 Jahren (Petermann et al. 2010)

Der *SET* erhebt den Anspruch einer **umfassenden Sprachstandserhebung**. Er soll für Kinder mit Sprachentwicklungsstörungen und -verzögerungen, für Kinder mit Lernbehinderungen, für kindliche Aphasien und für Kinder mit Migrationshintergrund eingesetzt werden können.

Testdurchführung und Auswertung erfolgen gemäß Handbuch. Es gibt Normtabellen für 5;0–5;5 Jahre, 5;6–5;11 Jahre, 6;0–6;11 Jahre, 7;0–7;11 Jahre, 8;0–8;11 Jahre, 9;0–9;11 Jahre und 10;0–10;11 Jahre.

▪▪ Untertests

Der *SET 5-10* besteht aus 10 Untertests.

U1 – Bildbenennung Der produktive Wortschatz (Wortschatzumfang) wird mittels Bildbenennung überprüft. Es werden Substantive und Verben (z. B. *Reißverschluss, Ritter, Bergsteigen, Klavierspielen*) abgefragt.

U2 – Kategorienbildung Die Kategorienbildung und das Beherrschen semantischer Relationen sollen dadurch überprüft werden, dass den Kindern Abbildungen vorgelegt werden. Sie sollen das übergeordnete Konzept erkennen und entsprechend benennen (z. B. *Farben, Tiere, Möbel*).

U3 – Sternsuche Die Kinder haben die Aufgabe, im Rahmen einer festgelegten Zeitspanne innerhalb von Symbolreihen (*Sonne, Mond, Herz*) genannte Zielsymbole (*Stern*) durchzustreichen. Der Untertest soll Daten zur Verarbeitungsgeschwindigkeit und zur Aufmerksamkeitsleistung liefern.

U4 – Handlungssequenzen Das Satzverständnis wird überprüft, indem das Kind mit vorgegebenen Gegenständen und Spielfiguren (z. B. *Mädchen, Junge, Hund, Bank*) Aufträge und Sätze ausagieren soll (*Der Junge steht auf der Bank*).

U5 – Fragen zum Text Das Kind soll Fragen zu vorgelesenen Texten beantworten, um das Sprachverständnis auf Textebene zu überprüfen. Hierbei sind jeweils Antwortalternativen vorgegeben.

U6 – Bildergeschichte Das Kind hat die Aufgabe, eine vorgelegte, bereits geordnete Bildergeschichte mit eigenen Worten zu versprachlichen.

U7 – Satzbildung Das Kind soll aus vorgegebenen Wörtern einen Satz bilden. Dabei sollen die

Kenntnisse über Lexikon, Morphologie und Syntax überprüft werden. Vorgegebene Wörter sind z. B. *gelb – Banane, Katze – Karussell, Blumen – wachsen – Sonne.*

U8 – Singular-Plural-Bildung Das morphologische Regelwissen soll anhand von Pluralbildungsaufgaben überprüft werden. Dem Kind werden Realwörter und Neologismen vorgegeben, z. B. *Das ist ein Pferd. Das sind viele … oder Das ist ein Rall. Das sind viele …*

U9 – Erkennen/Korrektur inkorrekter Sätze Dem Kind werden grammatikalisch korrekte (*Ihr habt Glück gehabt*) und inkorrekte Sätze (*Ich habe aufgeesst*) vorgegeben. Das Kind hat die Aufgabe, diese zu bewerten (korrekt/inkorrekt bei 5- bis 6-jährigen Kindern) oder zu korrigieren, indem es diese korrekt wiedergibt (bei Kindern ab 7 Jahre).

U10 – Kunstwörter nachsprechen Das phonologische Arbeitsgedächtnis soll über das Nachsprechen von Neologismen (*fatong, zeunkerola*) überprüft werden. Die Autoren beschreiben, über diese Aufgabenstellung auch die artikulatorischen Fähigkeiten zu überprüfen. (Anmerkung: Hier mischen sich zwei Leistungsbereiche, sodass mit der Interpretation der Ergebnisse bei Kindern, die im Bereich der Aussprache Schwierigkeiten haben, vorsichtig umgegangen werden sollte.)

> Im Bereich des produktiven Wortschatzes werden Substantive und Verben anhand von Bildbenennung überprüft, die Kategorienbildung (Oberbegriffe sollen benannt werden) und das phonologische Arbeitsgedächtnis durch das Nachsprechen von Neologismen. Diese Teilergebnisse können bei der Therapieplanung im semantisch-lexikalischen Bereich genutzt werden.

- **PDSS – Patholinguistische Diagnostik bei Sprachentwicklungsstörungen (Siegmüller u. Kauschke 2002, 2010)**

Die patholinguistische Diagnostik nach Siegmüller und Kauschke ist ein **sprachsystematisches Erfassungsinstrument**. Sie umfasst die drei Diagnostikbände Phonologie, Lexikon/Semantik und Grammatik und kann bei Kindern mit einer SSES, aber auch bei Kindern mit Sprachentwicklungsauffälligkeiten im Rahmen einer Primärerkrankung eingesetzt werden. Über die Diagnostikbatterie kann ein **individuelles Störungsprofil** der sprachlichen Symptomatik des Kindes erstellt werden, welches eine individuelle Therapieplanung ermöglicht. Die Leistungen in den einzelnen Bereichen werden rezeptiv und produktiv erfasst.

Die Version 2002 ist kein standardisierter Test, jedoch wurden nach Veröffentlichung des Verfahrens »Normtabellen« nachgeliefert, die neben der qualitativen Beschreibung einen Altersvergleich ermöglichen sollen. Die Version 2010 ist standardisiert und normiert. Normtabellen liegen je nach Untertest in Einjahres- oder Halbjahresschritten für Kinder zwischen 2;0 und 6;11 Jahren vor. Wenn sich Probleme in einzelnen diagnostizierten linguistischen Bereichen bestätigen, sollten nach Aussage der Autorinnen ggf. weitere vertiefende Verfahren hinzugezogen werden.

Die patholinguistische Sichtweise betrachtet Sprache als eigenständigen Entwicklungsbereich. Hat ein Kind in anderen Bereichen Entwicklungsschwierigkeiten, ist ggf. eine interdisziplinäre Behandlung vorgesehen. Die Diagnostikbatterie beinhaltet quantitative (Anzahl der Richtig-/Falsch-Antworten) und qualitative Auswertungsmethoden (z. B. die Analyse der Wortartenverteilung im produktiven Lexikon). Sie wird hinsichtlich des Settings wie die anderen beschriebenen Tests direkt mit dem Kind durchgeführt. Die Auswertung kann manuell oder PC-gestützt erfolgen.

Die patholinguistische Diagnostik ermöglicht eine Auswertung im Vergleich zur Altersnorm (Altersspannenmodell) und die Analyse wichtiger Lernschritte bzw. der Stagnation im Lernverlauf (Lernschrittmodell). Im Lernschrittmodell wird davon ausgegangen, dass bestimmte Lernschritte vollzogen werden müssen, um den nächsten Lernschritt bewältigen zu können.

Die Diagnostikbände werden im Weiteren beschrieben.

■■   **Diagnostikband Phonologie**
Im ersten Diagnostikband wird ein Lautbefund angefertigt, und es sind Aufgaben zur Phonemdifferenzierung vorhanden. Außerdem gibt es einen

Teil, der die suprasegmentalen Strukturen erfassen soll, indem Wortbetonungen und Silbenstrukturen ausgewertet werden. Über den Teil, der die Mundmotorik überprüft, sollen auch Hinweise auf phonetische Schwierigkeiten und eine myofunktionelle Störung erfasst werden. Somit können mit diesem Diagnostikband Informationen über die Bereiche Phonetik, Phonologie und Mundmotorik erhalten werden.

▪▪ **Diagnostikband Lexikon/Semantik**
Dieser zweite Diagnostikband wird in ▶ Abschn. 5.4.3 ausführlicher beschrieben. Es werden im Bereich des Wortverständnisses Nomen, Verben, Adjektive und Farbadjektive sowie Präpositionen abgefragt. Außerdem gibt es einen Teil, der die semantische Organisation anhand von Aufgaben zur Begriffsklassifikation überprüft. Im Bereich des aktiven Wortschatzes werden Nomen (Körperteile), Verben, Adjektive und Farbadjektive sowie Präpositionen abgefragt.

▪▪ **Diagnostikband Grammatik**
In diesem Teil werden das Verständnis syntaktischer Strukturen und W-Fragen untersucht. Außerdem sollen die Kinder Sätze zu Situationsbildern bilden und eine Bildergeschichte erzählen. Darüber hinaus werden die Syntax und die Morphologie in Nominalphrasen (Einsatz des obligatorischen Artikels, Kasusmarkierungen, Pluralmarkierungen) überprüft.

Zu jedem Untertest gibt es Durchführungsanweisungen, Abbruchkriterien und Auswertungsprotokolle und -hinweise.

Vorteile des Diagnostizierens mit der patholinguistischen Diagnostik bei Sprachentwicklungsstörungen Es kann ein Störungsprofil erstellt werden, aus dem sich Störungsschwerpunkte ermitteln und konkrete therapeutische Handlungsweisen ableiten lassen. Hinsichtlich des semantisch-lexikalischen Bereichs ist hier nicht alleine der Diagnostikband zum Wortschatz interessant. Es sollten auch die Ergebnisse der Phonologie, insbesondere der Wortbetonung und der Wortstrukturen, Berücksichtigung finden. Liegen hier Probleme vor, kann das Hinweise auf die phonologische Verarbeitung oder auf defizitär abgespeicherte Wortformen liefern.

▪ **Zusammenfassende Darstellung der SES-Diagnostik-Verfahren**
Die Testverfahren werden im Überblick in ◨ Tab. 5.2 dargestellt. Die Bereiche, die für den semantisch-lexikalischen Bereich Hinweise liefern können, sind fett markiert. (Auch bei Problemen in »höheren« Bereichen, also z. B. Probleme im Sprachverständnis auf Textebene, können Wortschatzprobleme ursächlich sein, dies ist jedoch sehr unspezifisch, sodass die »unteren« Ebenen gezielt getestet werden müssen. Dies wird nicht markiert.)

Keinesfalls ist die ◨ Tab. 5.2 so zu verstehen, dass einzelne Bereiche für die Diagnostik im semantisch-lexikalischen Bereich herausgegriffen und neu zusammengestellt werden sollen. Dies würde die Standardisierung und die Normierung der Tests auch nicht zulassen. Die Tabelle soll vielmehr eine Hilfestellung bei der zielgerichteten Auswahl des Testverfahrens und bei der weiteren Hypothesenableitung bieten.

5.4.3 Spezielle Untersuchungsverfahren im semantisch-lexikalischen Bereich

Spezielle Tests für den semantisch-lexikalischen Bereich
Im Weiteren werden Untersuchungsverfahren vorgestellt, die den Bereich des Wortschatzes gezielt überprüfen.

▪ **PDSS – Lexikon/Semantik (Diagnostikband 2)**
Die patholinguistische Diagnostik bei Sprachentwicklungsstörungen (▶ Abschn. 5.4.2) erfasst die Sprachentwicklung in den Bereichen Phonologie, Semantik/Lexikon und Grammatik.

Der Bereich des **rezeptiven Wortschatzes** wird über Aufgaben zum Wortverständnis erfasst. Dem Kind wird ein Wort vorgesprochen, und es muss auf einer Bildkarte mit unterschiedlichen nahen semantischen Ablenkern auf das Genannte zeigen. Dies wird anhand eines Beispiels veranschaulicht und geübt. Es werden ein- oder zweisilbige monomorphematische Wörter vorgegeben.

Erfasst werden Nomen (konkrete Objektbegriffe), Verben (Handlungs- und Zustandsverben), Adjektive und Präpositionen. Die Auswertung erfolgt

□ Tab. 5.2   Überblick über SES-Diagnostikverfahren

Verfahren	Alter (Jahre)	Ziel	Rezeption	Produktion	Nonverbaler Bereich
SETK 3-5	3;0–5;11	Diagnostik einer SES Unterscheidet zw. Therapie-/Förderbedarf	Sprachverständnis für Sätze	Verbale Bildbeschreibung (Satzproduktion) Pluralbildung	**Phonologisches Arbeitsgedächtnis für Neologismen Gedächtnis für Wortfolgen** Satzgedächtnis
MSVK	5–7	Diagnostik rezeptiver Leistungen	**Rezeptiver Wortschatz Ober-/Unterbegriffe (Kategorisieren)** Satz- und Instruktionsverständnis Pragmatik (Personenbezogene Sprachverwendung)	–	–
SET 5-10	5;0–10;11	Umfassende Sprachstandserhebung	Satzverständnis durch Ausagieren Fragen zum Text Beurteilen inkorrekter Sätze	**Produktiver Wortschatz (Bildbenennung) Oberbegriffe nennen (Kategorisieren)** Textproduktion: Bildergeschichte erzählen Satzbildung **Pluralbildung**	Verarbeitungsgeschwindigkeit/Aufmerksamkeit anhand nonverbalvisueller Aufgabe **Phonologisches Arbeitsgedächtnis (Neologismen nachsprechen)**
PDSS	2;0–6;11	Sprachsystematische Erfassung Störungsprofil Ableitung konkreter Therapieziele	Phonemdifferenzierung **Wortbetonung und Wortstrukturen Wortverständnis Begriffsklassifikation (Oberbegriffe, verstehen)** Verständnis syntaktischer Strukturen/W-Fragen	Lautbefund **Oberbegriffe benennen Wortproduktion** Satzproduktion zu Situationsbildern Textproduktion (Bildergeschichte) Produktion obligat. Artikel/Kasusmarkierungen/Pluralmarkierungen	Mundmotorik **(Oberbegriffe klassifizieren bzw. weitere Exemplare suchen)**

SETK 3-5 Sprachentwicklungstest für 3- bis 5-jährige Kinder, *SET 5-10* Sprachstandserhebungstest für Kinder im Alter zwischen 5 und 10 Jahren, *MSVK* Marburger Sprachverständnistest für Kinder, *PDSS* patholinguistische Diagnostik bei Sprachentwicklungsstörungen.

quantitativ über das Auszählen der korrekten Items und qualitativ über den Vergleich der Leistungen in den Wortarten (Fehleranteil pro Wortart) und über die Analyse der Fehler (semantisch nahe oder ferne Ablenker).

Mit der **Begriffsklassifikation** soll die Fähigkeit der semantisch-taxonomischen Ordnung über-

prüft werden. Dies erfolgt in unterschiedlichen Aufgabentypen:

- Verstehen des Oberbegriffs: Das Kind soll den entsprechenden Oberbegriff nach Vorgabe der Therapeutin zeigen.
- Klassifizieren: Versteht das Kind die Oberbegriffe, werden ihm Fotos mit Begriffen einer

Kategorie (Kohyponyme bzw. Hyponyme des Oberbegriffs) vorgelegt, zudem semantische Ablenker aus semantisch nahen Feldern und thematisch-assoziativ nahe Begriffe. Das Kind soll nun alle Begriffe zu einer vorgegebenen Kategorie heraussuchen, z. B. *Gib mir alle Tiere.*

— Wenn das Kind die Oberbegriffe nicht versteht, kann alternativ die »nonverbale« Variante durchgeführt werden, indem die Therapeutin das erste Hyperonym heraussucht und sagt: *Das ist ein Tier, findest du noch mehr Tiere?* Diese Variante gibt Aufschluss über die nonverbale Leistung, zu kategorisieren.

— Benennen der Oberbegriffe.

Im Bereich der Begriffsklassifikation soll festgestellt werden, wie weit das Kind in seiner semantischen Entwicklung ist. Es wird gemessen, wie viele hochfrequente und wie viele niedrigfrequente Items es einer Kategorie zuordnet, wie viele semantisch-klassifikatorische und assoziativ-thematische Ablenker es wählt.

Daraus lässt sich ableiten, ob

— das Kind Kategorien ausreichend voneinander abgrenzt,

— vom Kind eine vorwiegend thematisch-assoziative Strategie benutzt wird,

— Über- oder Untergeneralisierungen zu finden sind,

— produktive oder bereits rezeptive Probleme im Bereich der Oberbegriffe vorhanden sind oder ob bereits auf nonverbaler Ebene Schwierigkeiten beim Klassifizieren auftreten.

Im Bereich der **Wortproduktion** werden die Benennleistungen bei unterschiedlichen Wortarten überprüft. Aufgabe des Kindes ist die Bildbenennung.

Es erfolgt eine Einschätzung, ob alle Wortarten betroffen zu sein scheinen oder nur einzelne. Zudem wird analysiert, welche Fehlbenennungen das Kind macht und welche Ersatzstrategien es anwendet.

❯ Die Menge der Items im Untertest der Wortproduktion ist zu gering, um eine zuverlässige Aussage darüber treffen zu

können, ob der produktive Wortschatz an sich eingeschränkt ist oder nicht. Allerdings erlaubt die Menge einen qualitativen Blick, der die Kompetenzen nach Wortarten aufschlüsselt. Für die Feststellung eines Defizits sollte ein umfassender Wortschatztest zurate gezogen werden.

■ **AWST 3-6 – Aktiver Wortschatztest für 3- bis 6-jährige Kinder (Kiese u. Kozielsky 1996) und AWST-R (Kiese-Himmel 2005)**

Der *AWST-R* ist eine völlig überarbeitete Neuauflage des *AWST 3-6* (s. unten) mit neuem Bild- (Fotografien) und Wortmaterial. Die Aufgabe der Kinder in der Testsituation ist das Benennen vorgelegter Bilder. Der Test ist für Kinder zwischen 3;0 und 5;5 Jahren geeignet, wobei Normwerte in Halbjahresschritten vorliegen. Er enthält 51 Nomen und 24 Verben und einen differenzierten Protokollbogen, auf dem die Antwortzeit grob (über oder unter 10 Sekunden) vermerkt werden kann, sowie die Spontanantwort und die Antwort auf Nachfrage. Die Durchführung beträgt ca. 15 Minuten. Über die rein quantitative Auswertung hinaus kann eine qualitative Analyse der Antwortmuster (Fehlermuster und Strategien) erfolgen, die hilfreich für die Therapieplanung ist.

Der Test ist psychometrisch untersucht, standardisiert und normiert. Durchführung und Auswertung erfolgen gemäß dem Testmanual.

❯ Der *AWST-R* erlaubt eine quantitative Einschätzung des Wortschatzes und bietet die Möglichkeit der zusätzlichen qualitativen Auswertung.

Auch der inzwischen etwas veraltete (erste Version 1979) *AWST 3-6* (Aktiver Wortschatztest für 3- bis 6-jährige Kinder; Kiese u. Kozielsky 1996) testet den aktiven Wortschatz über Bildbenennung. Der Test ist standardisiert und normiert und psychometrisch untersucht. Die Kinder sollen Schwarz-Weiß-Zeichnungen benennen. Nach der Summe der korrekt benannten Bilder werden Rückschlüsse auf den Umfang des aktiven Wortschatzes gezogen.

❶ Cave
Die Zeichnungen und Begriffe des *AWST 3-6* entsprechen z. T. nicht mehr der heuti-

gen Lebenswelt der Kinder, daher müssen die Normen des Tests vorsichtig interpretiert werden. Außerdem ist der *AWST 3-6* sehr nomenlastig. Die theoretische Konzeption des Tests geht lediglich von quantitativen Problemen im Wortschatz aus, also von Defiziten im Wortschatzumfang. Auch dies entspricht nicht mehr der aktuellen wissenschaftlichen Sichtweise. Der *AWST 3-6* gibt demnach nur bedingt Aufschluss über den quantitativen Wortschatz der Kinder. Durch eine ausführliche Protokollierung können weitere qualitativ-informelle Auswertungen erfolgen.

- WWT – Wortschatz- und Wortfindungstest für 6- bis 10-Jährige (Glück 2007)

Der *WWT* erfasst die semantisch-lexikalischen Fähigkeiten von Kindern im Alter von 5;6-10;11 Jahren. Es kann die ausführliche Variante (ca. 45 Minuten) oder die Kurzform (ca. 20 Minuten) gewählt werden. Der Test kann in der Papier- oder der PC-Version durchgeführt und ausgewertet werden. Für den expressiven und rezeptiven Teil liegen in neun Altersgruppen Normwerte vor, zusätzlich auch klassenstufenbezogene Normen für die Klassen 1–4. Ziel ist die Erfassung der Wortschatzleistung und die Analyse von Wortfindungsstörungen. Die Wortarten werden in ausgewogenem Verhältnis erfasst und sind nach Frequenz und Wortlänge kontrolliert.

Der Subtest *WWTexpressiv* ist das Kernstück des Tests und misst die **produktive Benennleistung**. Zusätzlich zur quantitativen Auswertung kann eine qualitative Analyse der **Antwortgenauigkeit** und der **Antwortgeschwindigkeit** (in PC-Version) durchgeführt werden. Außerdem kann eine Auswertung bezogen auf die **Wortarten** (Nomen, Verben, Adjektive und Adverbien, Kategorienbegriffe) erfolgen.

Im Untertest *WWTexpressiv – Wiederholung* wird der Benenntest erneut durchgeführt, um eine Aussage über die **Abrufstabilität** zu erhalten, im Untertest *WWTexpressiv – Abrufhilfen* werden die nichtbenannten Items vorgelegt, und es werden **Abrufhilfen** (allgemeiner Hinweis, semantischer Hinweis, phonologischer Hinweis) gegeben. Diese beiden Subtests werden zur differenzialdiagnostischen

Abklärung zwischen **generellem Wortschatzdefizit** und **Wortfindungsstörungen** hinzugezogen.

Produktiv nicht oder nicht korrekt benannte Items können in einem weiteren Schritt **rezeptiv** (*WWTrezeptiv*) durch die Aufgabe der Bildauswahl nach verbaler Vorgabe überprüft werden. Der Test kontrastiert das Zielitem mit einem unspezifischen, einem semantischen und einem phonologischen Ablenker.

> Der *WWT* stellt derzeit das umfassendste Testmaterial zum semantisch-lexikalischen Bereich dar. Dennoch gibt es Kritik bezüglich der Repräsentativität des Tests und bezogen auf die Validität einzelner Untertests. Auch im Hinblick auf die Erfassung der Antwortzeit gibt es kritische Meinungen, da dieses scheinbar objektive Maß ganz erheblich von der Bewertung der Untersuchenden abhängt (kritische Darstellung in Schummer u. Renner 2008).

- TASB – Test zur automatisierten Schnellbenennung (Glück 2001)

Der *TASB* (Glück, C. W., 2001, *TASB* Test zur automatisierten Schnellbenennung. München: unveröffentlichte Experimentalversion) umfasst unterschiedliche Aufgabentypen. Alle Aufgaben erfordern ausgehend vom Bildmaterial, das in Reihen dargeboten wird, eine schnelle Reaktion.

Im nonverbalen Bereich wird die Geschwindigkeit bei Gesten (z. B. *Geste für Trinken, Geste für Aufschließen, Geste für Telefonieren*) gemessen. Bei den verbalen Aufgaben ist die Schnellbenennung innerhalb eines Oberbegriffs (*Tiere: Bär, Fisch, Hund, Pferd, Maus*) gefordert. Zudem werden viersilbige Wörter (*Schokolade, Krankenwagen*), Alliterationen, Verben, Reimwörter und Einsilber ohne weiteren direkten semantischen oder phonologischen Bezug (z. B. *Ball, Hut, Kamm, Mund, Frosch*) abgefragt.

Die Auswertung erfolgt zum einen quantitativ, indem die Antwortgeschwindigkeit des jeweiligen Subtests insgesamt berechnet und daraus die mittlere Zeit pro Item abgeleitet wird, zum anderen qualitativ, indem der Antwortstil und die Antwortgenauigkeit ausgewertet werden. Für die Auswertung existieren Orientierungswerte. Der *TASB* liegt seit 1998 in der Pilotversion vor.

- **Teddy-Test (Friedrich 1998)**

Der Test soll die verbale Verfügbarkeit **semantischer Relationen** erfassen. Er untersucht die semantischen Relationen zwischen Begriffen (Aktor – Aktion: ... *Teddy malt*, Aktion – Objekt: ... *malt Bild*, Lokation: ... *geht in den Garten*, Instrument: ... *malt mit Stift*, Finalität/Kausalität: ..., *weil ihm kalt ist*). Es gibt jeweils zwei Anforderungen an das Kind: zum einen die unspezifische Aktivierung, bei der das Kind eine Geschichte zu vorgegebenen Bildern erzählen soll, zum anderen werden durch standardisierte Fragen verbale Antworten herausgefordert (elizitiert).

Der Test ist nach den Vorgaben des Testmanuals durchzuführen und auszuwerten. Es gibt Normwertbereiche für 6 Altersstufen für Kinder zwischen 3 und 6 Jahren, für »lernbehinderte« und für »sprachrückständige« Kinder.

Unspezifische Aktivierung Dem Kind werden 10 Bildkarten vorgelegt. Das Kind hat die Aufgabe, dazu eine Geschichte zu erzählen. Die Wörter werden ausgezählt, und es soll dadurch ein Maß für die **Sprechfreude** und -aktivität des Kindes erhalten werden. Niedrige Werte können zum einen ein Hinweis auf die Schüchternheit des Kindes sein, jedoch auch ein Indiz für einen Sprachrückstand darstellen.

Standardisierte Befragung Die 10 Bilder werden erneut einzeln betrachtet. Durch die Untersuchenden werden zu jedem Bild Fragen formuliert, die zum Verbalisieren der semantischen Relationen anregen sollen (Aktor – Aktion: *Was macht der Teddy?* Aktion – Objekt: *Was malt/isst ... der Teddy?* Lokation/Lokomotion: *Wo/Wohin ...?* Instrument/ Mittel: *Womit ...?* Finalität/Kausalität: *Warum ...?*).

- - **Bewertung**

Der Teddy-Test lässt eine eher unspezifische diagnostische Aussage zu. Die vom Kind erwarteten Antworten sind mindestens auf Satzebene anzusiedeln. Bei der standardisierten Befragung setzt die Art der Fragestellung beim Kind das Verständnis von W-Fragen voraus. Ist das Verständnis von W-Fragen gegeben, können über die Art der Fragestellungen bzw. über die Antworten des Kindes Rückschlüsse gezogen werden, ob das Kind bestimmte

semantische Bezüge besser versprachlichen kann als andere. Dies kann einen Therapiehinweis liefern.

Spontansprachanalyseverfahren

Auch in Spontansprachanalysen (▶ Abschn. 5.3.3) können Aufschlüsse über die semantisch-lexikalischen Fähigkeiten von Kindern gewonnen werden. Damit diese aussagekräftig sind, bedarf es einer standardisierten Vorgehensweise, definierter Auswertungsparameter sowie festgelegter Sprachkorpora (Anzahl der Äußerungen/Silben etc.).

❯ Die Spontansprachanalyse ist zu unterscheiden von einem subjektiven Spontanspracheindruck.

- **TTR – Type-token-Verhältnis**

Um den »Wortschatzreichtum« zu beurteilen, kann die Relation zwischen der Gesamtanzahl an Wörtern im Korpus und der Anzahl der verschiedenen Wörter genutzt werden. Dies geschieht über die Berechnung des sog. **Type-token-Verhältnisses** (*type-token ratio*, TTR). Dabei beschreiben die *types* die Anzahl der verschiedenen Wörter innerhalb des Korpus, die *tokens* die Anzahl aller geäußerten Wörter. Der Quotient aus beiden Werten wird *typetoken ratio* bezeichnet und als Maß für die Reichhaltigkeit des Wortschatzes angesehen (Pregel u. Rickheit 1987). Er gibt somit Aufschluss über die Wortschatzvariabilität. Dieser Wert ist am aussagekräftigsten, wenn die Auswertung nach **Wortarten** getrennt erfolgt (Glück 2010: niedrige Quotienten bei Verben deuten auf Vielzweckverben hin). Allerdings ist dieser Quotient stark von der Größe der Spontansprachstichprobe abhängig (Hess et al. 1986) und verändert sich bei Kindern zwischen 3 und 8 Jahren nicht stark (Long u. Hand 1996). Als grobe Orientierung kann der Normwert von 1,4–0,5 gewertet werden (Glück 2000). Die TTR bei Verben differenziert genauer zwischen auffälligen und unauffälligen Kindern (Watkins et al. 1995).

- **Prism (Crystal 1982) und SLP – Semantisch-Lexikalisches Profil (Glück 2002)**

Für den Bereich des Wortschatzes werden unterschiedliche Spontansprachanalyseverfahren beschrieben, beispielsweise das Verfahren *Prism* nach

Crystal, in dem 100 Äußerungen transkribiert werden, wobei *Prism–L* die Semantik und das Lexikon untersucht und *Prism-G* die Semantik und Grammatik in Form von satzsemantischen Beziehungen und thematischen Rollen. Das Verfahren *SLP* nach Glück basiert auf der Grundidee von *Prism-L*. Dabei werden allerdings 1000 Wörter transkribiert, Lexeme zweistufig kategorisiert und Wortarten und -klassen sowie Wortbildungsregeln nach bestimmten vorgegebenen Kriterien analysiert.

- **Qualitative Bewertungskriterien, u. a. SemLexKrit (Glück 2009)**

Glück schlägt hinsichtlich der Auswertung von Spontansprachkorpora eine qualitative Analyse anhand seines Bewertungsbogens *SemLexKrit* vor. Hier werden Bewältigungsstrategien, z. B. Umformulierungen, Selbstkorrekturen, Wortscheuschöpfungen, semantische Ersetzungen (Überordnung, Funktionsbezug, Teil–Ganzes) oder phonologische Ersetzungen (z. B. falsche Phonemfolge, Präfixauslassung) qualitativ erfasst und gezählt. Auch Lund und Duchan (1993) geben qualitative Kriterien vor, auf deren Grundlage der Spontansprachkorpus untersucht werden sollte: Über- und Untergeneralisierungen, die Häufigkeit von unbestimmten Wörtern oder Neologismen und die Auswertung der Häufigkeit der Wörter nach Wortarten.

- **PC-gestützte Spontansprachanalyse, u. a. ASPA – Aachener Spontansprach Analyse (Huber et al. 2005)**

Spontansprachanalysen sind in aller Regel sehr aufwändig und zeitintensiv. Eine Möglichkeit, diese auch im klinischen Alltag nutzen zu können, bietet die Hinzuziehung von PC-gestützten Programmen wie *ASPA*, bei dem z. B. die Anzahl der Wörter nach Wortarten getrennt und die Wortvariabilität (Type-token-Verhältnis, s. oben), sowie syntaktische Parameter automatisch berechnet werden können. Die Verfahren bieten den Vorteil, auch kleine Veränderungen in der Spontansprache abbilden zu können (Hußmann et al. 2006; Schrey-Dern 2006). Dies kann als Mittel zur Verlaufskontrolle dienen.

- **■ ■   Bewertung**

Die Durchführung einer Spontansprachanalyse im Bereich der Diagnostik von semantisch-lexikalischen Störungen ist in Kombination mit Tests sehr sinnvoll, da sich die Daten ergänzen. Eine Spontansprachanalyse zeigt die tatsächlich auftretenden Symptome, die eingesetzten Bewältigungsstrategien und Ressourcen auf. Dies sind wertvolle Hinweise für die gezielte Therapieplanung.

> ❯ Eine semantisch-lexikalische Störung kann am besten durch die Kombination aus gezielten Testverfahren, dem Einsatz informeller Verfahren und der Spontansprachanalyse erfasst werden.

Weitere und ergänzende Untersuchungsverfahren

- **Wortverständnis- und Semantik-Screening (Rupp 2010)**

Das Screening nach Rupp (2010) wurde im Rahmen einer Diplomarbeit (Rupp 2005) zum Zwecke der wissenschaftlichen Untersuchung erstellt und psychometrisch erprobt. Das Verfahren wurde für den Praxiseinsatz umgestaltet und steht zum kostenlosen Download als Screening inkl. Anleitung, Protokollbögen und Auswertungshinweisen zur Verfügung. Die Untersuchung wird am PC mit einer Power-Point-Vorlage durchgeführt und beinhaltet (nach der Überprüfung des aktiven Wortschatzes mit dem *AWST*) ein kurzes Screening des Wortverständnisses sowie ein Screening zur nonverbalen Semantik auf Basis der Items im *AWST*. Somit werden einzelne Items in den Modalitäten sprachfreie Semantik, Rezeption und Produktion erfassbar.

Die Durchführung der beiden ergänzenden Untersuchungen dauert maximal 10 Minuten.

> **Tipp: Download**
>
> Kostenloser Download der Materialien *Modellgeleitete Diagnostik bei kindlichen lexikalischen Störungen – Kurzanleitung Screening* unter:
> *http://www.schulz-kirchner.de*
> >Logopädie > »Service« > Gratis-Downloads: »Publikationen Zusatzmaterial – Rupp« (5.1.2012).

Die Teilergebnisse können modelltheoretisch (s. unten) interpretiert werden. Ziel ist die Klassifikation des Wortschatzproblems in quantitatives Wortschatzdefizit, qualitatives Wortschatzdefizit (semantisch oder phonologisch) oder semantisch-konzeptuelles Defizit, um den Störungsschwerpunkt zu ermitteln und entsprechend spezifische Therapieinhalte ableiten zu können.

▪▪ Bewertung
Die itembasierte Untersuchung der drei Modalitäten sprachfreie Semantik, Wortverständnis und Wortproduktion liefert qualitativ wichtige Hinweise zu möglichen Störungsschwerpunkten, da pro Item erfasst werden kann, ob es semantisch beherrscht wird, das Verständnis des Items vorhanden ist oder (bereits) die Produktion. Kritisch zu sehen ist jedoch, dass das Zusatzmaterial dem inzwischen veralteten *AWST 3-6* (s. oben) basiert.

▪ Untersuchung prosodischer Fähigkeiten
Die Prosodie kann beispielsweise mit dem neuen Verfahren *ProsA* (Walther et al. 2012) untersucht werden oder mit dem Screeningverfahren zur Prosodieentwicklung nach Penner (2012). Da die prosodischen Fähigkeiten als ein Schlüssel zum erfolgreichen Worterwerb gesehen werden können (▶ Kap.2 und ▶ Kap. 3), ist es sinnvoll, diese als mögliche Störungsursache von wortschatzauffälligen Kindern mit zu überprüfen.

▪ Untersuchung der phonologischen Bewusstheit
Hat ein Kind Schwierigkeiten in der Qualität des Wortschatzes, kann dies zu Wortfindungsstörungen führen. Es wird davon ausgegangen, dass die qualitativen Probleme zum einen auf der Ebene der Semantik, zum anderen auf der Ebene der Phonologie verankert sein können. Um der Abklärung von Wortfindungsstörungen Rechnung zu tragen, kann es sinnvoll sein, die phonologische Bewusstheit zu testen.

Bei der Untersuchung der phonologischen Bewusstheit bei Wortschatzproblemen geht es weniger um das Maß der Bewusstheit an sich als vielmehr um das Testen der Fähigkeit, phonologische Wortformen exakt abzuspeichern und zu gliedern. Hat ein Kind Schwierigkeiten im Bereich der phonologischen Abspeicherung und phonologischen Durchgliederung, wird es wahrscheinlich auch Schwierigkeiten beim Bearbeiten von Aufgaben zur phonologischen Bewusstheit zeigen. Daher ist es sinnvoll, den Bereich der phonologischen Bewusstheit zu untersuchen, um indirekte Hinweise auf die phonologische Wortgliederung und die phonologische Exaktheit der Repräsentation zu erhalten. Letztendlich soll in diesem Bereich der Diagnostik geklärt werden, inwieweit das Kind phonologisch exakte Repräsentationen aufbauen kann. Zur Untersuchung der phonologischen Bewusstheit liegen etablierte Tests vor, z. B. *BISC* (Jansen et al. 2002) oder *TPB* (Test für phonologische Bewusstheitsfähigkeiten) (Schäfer u. Fricke 2011).

Übersicht zu Diagnostikmöglichkeiten im semantisch-lexikalischen Bereich
◻ Tab. 5.3 stellt die Diagnostikmöglichkeiten im semantisch-lexikalischen Bereich übersichtlich dar. Es wird eine grobe Zuordnung zu den Aspekten aktiver/passiver Wortschatz, semantische Repräsentation und Vernetzung, phonologische Repräsentation und Vernetzung, Hinweise auf Wortfindungsstörungen (wobei die qualitativen Probleme in Semantik und Phonologie sowie qualitative Parameter beim Benennen bereits Hinweise darstellen) und ergänzend zum nonverbalen Bereich gegeben. Diese Einteilung entspricht dem modellgeleiteten Gedanken und der diesem zugrundeliegenden Klassifikation.

5.4.4 Differenzialdiagnostische Fragestellungen

Es gibt im Bereich der Wortschatzauffälligkeiten einige Überschneidungspunkte zu Auffälligkeiten in anderen sprachlichen Teilbereichen. Damit eine möglichst effiziente Therapie erfolgen kann, müssen an genau diesen Überschneidungsstellen Abklärungen stattfinden. Es muss sorgfältig geprüft werden, wodurch welches Symptom verursacht wird und auf welcher linguistischen Ebene dies einzuordnen ist.

Symptom: Schwierigkeiten im Sprachverständnis Es muss die Ebene der Auffälligkeit bestimmt werden. Versteht ein Kind im Alltag schlecht oder

□ Tab. 5.3 Spezielle Untersuchungsverfahren im semantisch-lexikalischen Bereich

Verfahren	Aktiver Wortschatz	Wortfindungsprobleme	Passiver Wortschatz	Semantische Repräsentation	Semantische Vernetzung	Phonologische Repräsentation	Phonologische Vernetzung	Nonverbaler Bereich
PDSS	Wortproduktion Benennen des Oberbegriffs (bei Begriffsklassifikation)	Beobachtungen beim Benennen (Suchverhalten, Pausen, Fehlermuster) Ggf. doppelte Durchführung → Abrufstabilität Vergleich von rezeptiver und produktiver Leistung	Rezeptiver Wortschatz Verstehen des Oberbegriffs (bei Begriffsklassifikation)	Qualitative Auswertung der Ablenker (Wortverständnis) Qualitative Analyse der Fehlbenennungen	Begriffsklassifikation Qualitative Auswertung der Ablenker (thematisch-assoziativ/klassifikatorisch)	(Band 1 Phonologie: Wortbetonung und Silbenstrukturen) Qualitative Analyse der Fehlbenennungen	–	Nonverbales Klassifizieren (Begriffsklassifikation)
AWST-R	Benennen	Beobachtungen beim Benennen (Suchverhalten, Pausen, Fehlermuster) Ggf. doppelte Durchführung → Abrufstabilität	–	Qualitative Auswertung: semantische Ersetzung	–	Qualitative Auswertung: phonologische Ersetzungen	–	Strategien
WWT	Produktive Benennleistung	Abrufstabilität Wirksamkeit von Abrufhilfen Antwortgeschwindigkeit Vergleich von rezeptiver und produktiver Leistung	Rezeptiver Wortschatz	Antwortgenauigkeit	–	–	–	–
TASB	–	Schnell-Benennung	–	Auswertung nach Untertests Qualitative Auswertung				»Schnellbenennung« mit Gesten Qualitative Auswertung
Screening nach Rupp	Wortproduktion	–	Wortverständnis	Semantischer Ablenker	–	(Phonologischer Ablenker)		Sprachfreie Semantik

□ Tab. 5.3 Fortsetzung

Verfahren	Aktiver Wortschatz	Wortfindungsprobleme	Passiver Wortschatz	Semantische Repräsentation	Semantische Vernetzung	Phonologische Repräsentation	Phonologische Vernetzung	Nonverbaler Bereich
Untersuchung prosodischer Fähigkeiten	–	–	–	–	–	x	–	–
Untersuchung der phonologischen Bewusstheit	–	–	–	–	–	x	x	–
Spontansprachanalyse	Ergänzende Beschreibung der Symptomatik (Realitätsnah) Quantitative Maße: Reichhaltigkeit des Wortschatzes (type-token-ratio/TTR) TTR Verben Umgang mit der Störung (Strategien/Sekundärsymptomatik/Ressourcen)	Beurteilung von Suchverhalten und Kompensationsstrategien	Einschätzung des Sprachverständnisses	Analyse semantischer und phonologischer Symptome und Strategien				Einschätzung pragmatischer Fähigkeiten

PDSS patholinguistische Diagnostik bei Sprachentwicklungsstörungen, *AWST-R* Aktiver Wortschatztest für 3- bis 6-jährige Kinder (Revision), *WWT* Wortschatz- und Wortfindungstest für 6- bis 10-Jährige, *TASB* Test zur automatisierten Schnellbenennung.
x gibt Hinweise auf.

gibt es häufig Schwierigkeiten, kann das Sprachverständnis betroffen sein. Es muss eine Abklärung erfolgen, ob das Kind bereits im situativen Sprachverständnis (**Weltwissen/nonverbale Semantik**) auf Wortebene (**rezeptiver Wortschatz**), auf Satzebene (Morphologie/Syntax) oder auf Textebene Probleme hat.

Symptom: Satzabbrüche Sie können Teilsymptom einer grammatisch-morphologischen (Satzebene) oder narrativen (Textebene) Störung sein, jedoch auch durch **quantitative Wortschatzdefizite** oder qualitative Wortschatzdefizite in Form von **Wortfindungsstörungen** auftreten. Es muss diagnostisch abgeklärt werden, ob die defizitäre Grammatik und/oder Defizite im Wortschatzbereich die Symptomatik verursachen.

Symptome: Wortbildungsschwierigkeiten, Auffälligkeiten in der Morphologie, bei der Pluralbildung und beim Einsatz von Artikeln Diese Bereiche fallen in den Grenzbereich zwischen Lexikon, Morphologie und Grammatik. Wird der Entwicklungsbereich der Grammatik und der Morphologie insbesondere über das Erlernen von Regelhaftigkeiten definiert, fallen alle unregelmäßigen Formen in den Bereich des lexikalischen Lernens, ebenso der Artikel. Jedoch ist die Zuordnung zu regelhaftem oder nichtregelhaftem Lernen nicht eindeutig zu treffen. Bei der Pluralbildung beispielsweise gibt es zwei Argumentationen: die Pluralzuordnung ist nicht regelhaft, sondern rein willkürlich und lässt sich semantisch keinesfalls herleiten. Das ist unbestritten so. Der Begriff *Mond* beispielsweise ist im Deutschen männlich, in anderen Sprachen weiblich. Allerdings gibt es prosodische Hinweise auf den Artikel, sodass auch hier eine Art Regel abgeleitet werden kann. Die jeweilige theoretische Annahme muss sich dann in der entsprechenden Therapiegestaltung wiederfinden.

Symptom: Unflüssigkeiten Spricht ein Kind unflüssig, stockend und/oder mit auffallenden Pausen, kann dies wiederum unterschiedliche Ursachen haben (s. oben, Satzabbrüche). Unter Umständen muss dementsprechend der Ausschluss einer Stot-ter-/Poltersymptomatik erfolgen (Ochsenkühn et al. 2010).

Fazit: Diagnostikverfahren
- Bei der Late-Talker-Diagnostik werden v. a. zwei Vorgehensweisen eingesetzt: Elternfragebögen oder Tests, die mit dem Kind durchgeführt werden. Die Tests haben eine Risikoklassifikation zum Ziel. Informelle Beobachtungsprofile beziehen die Vorläuferfertigkeiten und die nonverbalen Entwicklungsbereiche mit ein.
- Die Abklärung einer Sprachentwicklungsstörung kann ab einem Alter von 36 Monaten zuverlässig erfolgen. Bei den Untersuchungsverfahren werden unterschiedliche sprachliche Bereiche getestet und verschiedene Methoden eingesetzt.
- Es gibt spezielle Untersuchungsverfahren im Bereich Semantik–Lexikon, die bei Auffälligkeiten nähere Auskunft über die Symptomatik geben können.
- Für eine zielgerichtete Diagnostik und die Therapieplanung ist die Kombination unterschiedlicher Methoden und Verfahren sinnvoll.

5.5   Hilfestellung – Diagnostik am Modell

Die Diagnostik im semantisch-lexikalischen Bereich ist sehr komplex. Inzwischen stehen dafür einige geeignete Diagnostikverfahren und -methoden zur Verfügung. Schwierig bleibt jedoch die Frage, welches Instrument gewählt werden soll und wie daraus die richtigen Schlüsse für die Therapieplanung gezogen werden können. Dieser Prozess kann vereinfacht werden durch die Diagnostik am Modell. Eine Möglichkeit, die linguistischen Ebenen des Lexikons strukturiert zu erfassen, ist das Diagnostizieren auf Basis des Modells nach Dell und der daraus abgeleiteten Subgruppeneinteilung.

Modelle bieten die Möglichkeit, die einzelnen Ebenen und Prozesse der Sprachverarbeitung zu betrachten und diagnostische Maßnahmen zuzuordnen. Somit kann das geeignete Modell bei der

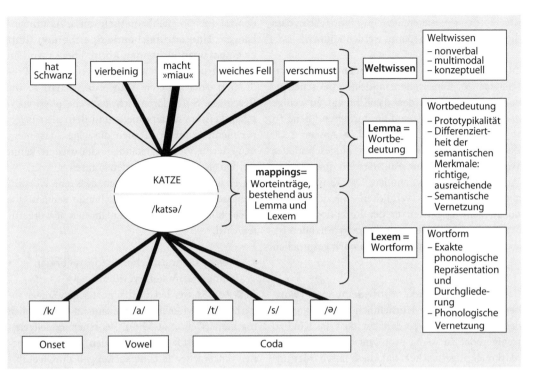

Abb. 5.5 Modellgeleitete Diagnostik

Zusammenstellung der diagnostischen Fragestellungen, der Auswahl des Materials sowie der Interpretation der Ergebnisse hilfreich sein. Dies wird in ▶ Abb. 5.5 veranschaulicht.

■ **Welche Ebene ist betroffen?**

Am Modell nach Dell, das in ▶ Abschn. 1.6 und ▶ Abb. 1.16 ausführlich besprochen wurde und das in diesem Fall zur schematischen Veranschaulichung dient, zeigen sich drei Ebenen: die nonverbal-konzeptuelle Ebene, auf der das **Weltwissen** in Form semantischer Merkmale abgespeichert ist, die phonologische Ebene, auf der die Phoneme und phonologische Strukturen gespeichert sind, und die mittlere Ebene. Diese mittlere Ebene verknüpft die phonologische Ebene mit semantischen Merkmalen, d. h., hier befinden sich die Worteinträge (*mappings*), die durch die Verknüpfung von der Semantik (**Lemma**) mit der Phonologie (**Lexem**), also aus Lemma und Lexem, bestehen.

Es kann nun angenommen werden, dass bei einem Kind, das Auffälligkeiten im semantisch-le-

xikalischen Bereich zeigt, unterschiedliche Ebenen (oder auch mehrere Ebenen) betroffen sein können (▶ Abschn. 3.4.3).

■ **Welche Subgruppen/Störungsschwerpunkte gibt es?**

Um zum diagnostischen Ziel, der Ermittlung des jeweiligen Störungsschwerpunkts, zu gelangen, müssen den Diagnostizierenden die denkbaren Subgruppen (▶ Abschn. 3.3.3) geläufig sein, weshalb sie hier nochmals beschrieben werden:

Nonverbal-konzeptuelle Probleme Es kann die nonverbal-konzeptuelle Ebene betroffen sein (▶ Abschn. 3.3.3, Konzeptuell-semantische Störung). In diesem Fall wäre das Weltwissen des Kindes nicht altersadäquat. Diese supramodale (übergeordnete) Problematik zieht zwangsläufig auch sprachliche Probleme nach sich. Wenn ein Kind nicht in der Lage ist, Wissen aufzubauen und

Konzepte zu generieren, ist schwer vorstellbar, dass diese entsprechend benannt werden können.

Zu geringe Anzahl an *mappings* (quantitatives Wortschatzdefizit) Eine weitere modelltheoretische Annahme besteht darin, dass das Kind ggf. zu wenige *mappings* aufbaut, also auf der mittleren Ebene zu wenige Einträge vorhanden sind (▶ Abschn. 3.3.3, Zu wenige Wörter – quantitativ eingeschränkter Wortschatz). In diesem Fall wäre ein quantitatives Wortschatzproblem zu finden. Das Kind hätte in ähnlichem Ausmaß (verglichen mit der Altersnorm) Schwierigkeiten in der Rezeption und in der Produktion. Wenn kein Eintrag vorhanden ist, kann ein Wort weder verstanden noch gesprochen werden.

Defizitärer Aufbau von Wortbedeutungen (Wortbedeutungsstörung) Hinsichtlich der Wortbedeutungen (Lemma) ist denkbar, dass das Kind zu wenige oder zu wenig prototypische semantische Merkmale abgespeichert hat, diese falsch oder unzureichend »gewichtet« hat und dass die Einträge zu wenig semantisch vernetzt sind. Eine unzureichende semantische Differenzierung und zu geringe Vernetzung können zu Wortfindungsstörungen führen. Diagnostisch wäre zu erwarten, dass die rezeptiven Leistungen deutlich besser als die produktiven Leistungen sind (▶ Abschn. 3.3.3, Wortbedeutungsstörung).

Defizitärer Aufbau von Wortformen (Wortformdefizit) Auch ist modelltheoretisch vorstellbar, dass die Wortformen (Lexem) zu ungenau erworben und unzureichend phonologisch vernetzt sind, sodass auch hier Wortfindungsprobleme auftreten können. Wie bei der Wortbedeutungsstörung sind deutlich bessere rezeptive als produktive Leistungen zu erwarten, da für die Rezeption ungenaue Repräsentationen ausreichen, hingegen zur Produktion exakte Repräsentationen benötigt werden (▶ Abschn. 3.3.3, Wortformstörung).

Umgang mit und Einordnung von Wortfindungsstörungen: Speicherung und Abruf Im Dell-Modell wird nicht in Speicher- und Abrufprobleme als isolierte oder unabhängige Phänomene unterschie-

den, da diese modelltheoretisch kausal zusammenhängen. **Eine unzureichende Speicherung führt zu einem unzureichenden Abruf**. Ebenso wird im Modell grundsätzlich angenommen, dass die Produktion einer höheren Aktivierung bedarf als die Rezeption. So erklären sich auch die physiologischen Leistungsunterschiede und Befunde aus Experimenten zum Wortlernen, die zeigen, dass mehr neu erlernte Worte verstanden oder wiedererkannt werden als produziert werden können.

Es wird davon ausgegangen, dass eine Wortfindungsstörung durch unzureichende semantische oder phonologische Repräsentationen hervorgerufen wird.

■ **Welche diagnostischen Fragestellungen können formuliert werden?**

In ◻ Abb. 5.6 werden die diagnostischen Fragen innerhalb des Modells veranschaulicht und farblich markiert (Dell et al. 1999). Bei einer modellgeleiteten Diagnostik müssen auf den jeweiligen Ebenen entsprechende Untersuchungen durchgeführt werden bzw. die Untersuchungsergebnisse müssen entsprechend zusammengetragen und den Ebenen zugeordnet werden. Die Fragen/Aussagen in diesem Schaubild sind jeweils so konstruiert, dass die Antwort *Ja* für eine Auffälligkeit in diesem Bereich spricht.

Auf der Grundlage dieses Modellgedankens kann durch die modellgeleitete Diagnostik eine **Subgruppenzuordnung** getroffen werden, und es lassen sich Störungsschwerpunkte feststellen (s. oben; ▶ Abschn. 3.3.3, Rupp 2008). Darüber hinaus werden auch entsprechende **Mischformen** gegeben sein.

Basierend auf dem Störungsschwerpunkt können direkt therapeutische Ziele abgeleitet werden. Die entsprechende Überführung in die **Therapie** findet sich in ▶ Kap. 7 und ▶ Kap. 8 wieder. Eine mögliche Darstellung und Übersicht umfassender Befunde (Zusammenfassung diagnostischer Informationen bei Sprachentwicklungsstörungen) befindet sich im ▶ Serviceteil und ist auch auf ▶ http://extras.springer.com nach Eingabe der ISBN-Nummer 978-3-642-38018-1 als Download verfügbar.

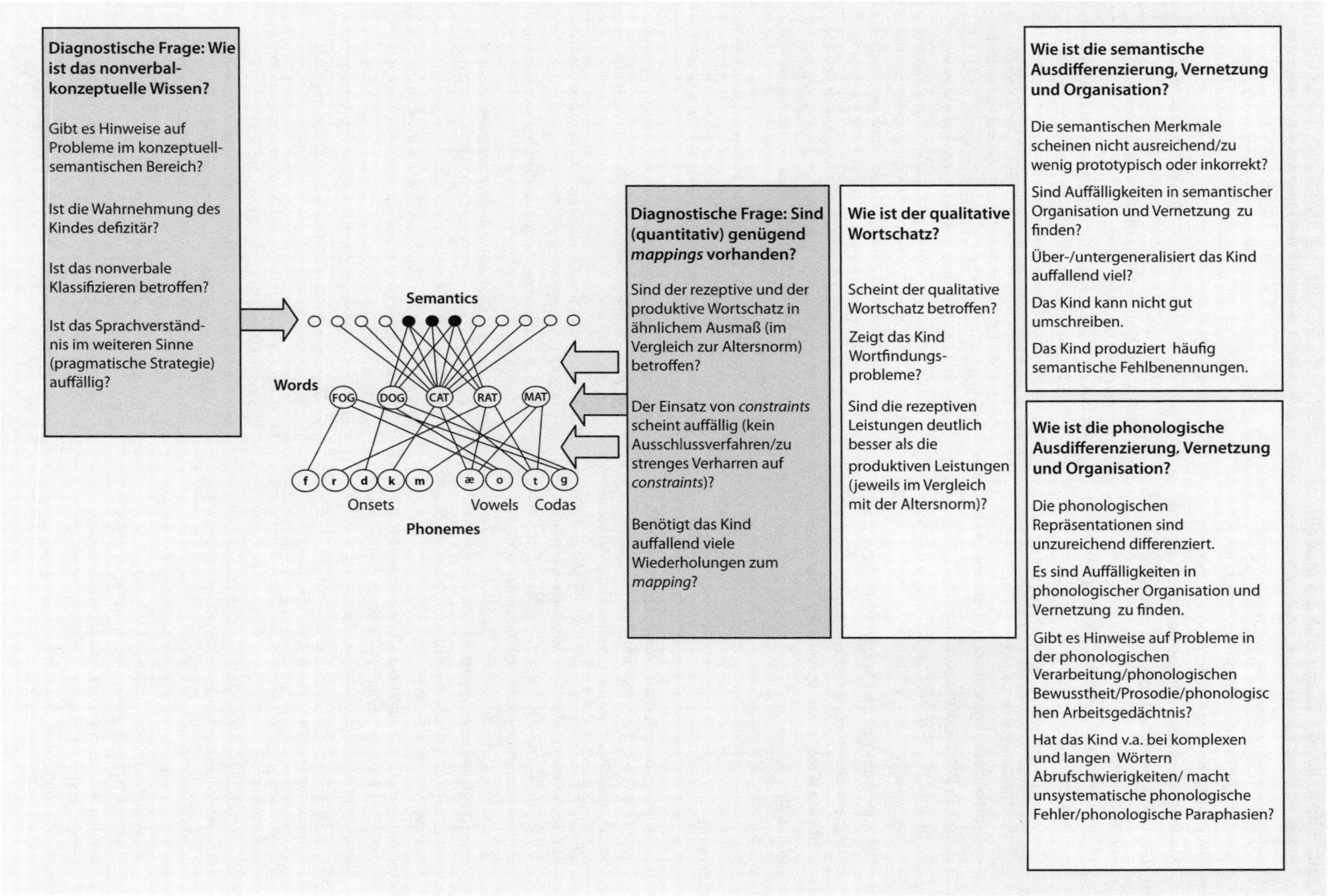

Wie ist die semantische Ausdifferenzierung, Vernetzung und Organisation?

Die semantischen Merkmale scheinen nicht ausreichend/zu wenig prototypisch oder inkorrekt?

Sind Auffälligkeiten in semantischer Organisation und Vernetzung zu finden?

Über-/untergeneralisiert das Kind auffallend viel?

Das Kind kann nicht gut umschreiben.

Das Kind produziert häufig semantische Fehlbenennungen.

Wie ist die phonologische Ausdifferenzierung, Vernetzung und Organisation?

Die phonologischen Repräsentationen sind unzureichend differenziert.

Es sind Auffälligkeiten in phonologischer Organisation und Vernetzung zu finden.

Gibt es Hinweise auf Probleme in der phonologischen Verarbeitung/phonologischen Bewusstheit/Prosodie/phonologischen Arbeitsgedächtnis?

Hat das Kind v.a. bei komplexen und langen Wörtern Abrufschwierigkeiten/ macht unsystematische phonologische Fehler/phonologische Paraphasien?

Wie ist der qualitative Wortschatz?

Scheint der qualitative Wortschatz betroffen?

Zeigt das Kind Wortfindungsprobleme?

Sind die rezeptiven Leistungen deutlich besser als die produktiven Leistungen (jeweils im Vergleich mit der Altersnorm)?

Diagnostische Frage: Sind (quantitativ) genügend *mappings* vorhanden?

Sind der rezeptive und der produktive Wortschatz in ähnlichem Ausmaß (im Vergleich zur Altersnorm) betroffen?

Der Einsatz von *constraints* scheint auffällig (kein Ausschlussverfahren/zu strenges Verharren auf *constraints*)?

Benötigt das Kind auffallend viele Wiederholungen zum *mapping*?

Diagnostische Frage: Wie ist das nonverbal-konzeptuelle Wissen?

Gibt es Hinweise auf Probleme im konzeptuell-semantischen Bereich?

Ist die Wahrnehmung des Kindes defizitär?

Ist das nonverbale Klassifizieren betroffen?

Ist das Sprachverständnis im weiteren Sinne (pragmatische Strategie) auffällig?

Semantics

Words — MAT · RAT · CAT · DOG · FOG

Onsets · Vowels · Codas

Phonemes — t · o · g · æ · m · d · k · r · f

◘ **Abb. 5.6** Modellgeleitete Diagnostik – Ableitung diagnostischer Fragestellungen

Fazit: Hilfestellung – Diagnostik am Modell

- Die Diagnostik am Modell bietet Struktur beim hypothesengeleiteten Vorgehen und eine Basis für die Interpretation der Ergebnisse.
- Diagnostische Fragestellungen können im Modell zugeordnet und interpretiert werden.
- Das Dell-Modell erlaubt die Zuordnung zu den Subgruppen
  - nonverbal-semantische Störung (supramodale Störung),
  - Wortformstörung (qualitatives Defizit → Wortfindungsstörungen),
  - Wortbedeutungsstörung (qualitatives Defizit → Wortfindungsstörungen),
  - quantitativ-lexikalische Störung (zu wenige *mappings*).
- Die Zuordnung zu den Subgruppen bzw. das Ermitteln des Störungsschwerpunkts ermöglicht eine direkte und spezifische Therapieplanung.

Literatur

AWMF (Arbeitsgemeinschaft der Wissenschaftlichen Medizinischen Fachgesellschaften) (2011) Diagnostik von Sprachentwicklungsstörungen (SES), unter Berücksichtigung umschriebener Sprachentwicklungsstörungen (USES) (Synonym: Spezifische Sprachentwicklungsstörungen (SSES). Interdisziplinäre S2k-Leitlinie. *http://www.awmf.org/uploads/tx_szleitlinien/049-006l_S2k_Sprachentwicklungsstoerungen_Diagnostik_2012.pdf.* (zuletzt aufgerufen 03.06.2013).

Beushausen, U. / Grötzbach, H. (2011). *Evidenzbasierte Sprachtherapie.* München: Elsevier.

Bockmann, A.-K. / Kiese-Himmel, C. (2006). *Elan – Eltern antworten. Elternfragebogen zur Wortschatzentwicklung im frühen Kindesalter.* Göttingen: Beltz.

Bortz J (2010) *Statistik: Für Human- und Sozialwissenschaftler,* 7. Aufl. Berlin Heidelberg New York: Springer.

Crystal, D. (1982). *Profiling Linguistic Disability.* London: Edward Arnold.

Dell, G. S. et al. (1999). Connectionist Models of Language Production: Lexical Access and Grammatical Encoding. *Cognitive Science, 23*(4). 517–542.

Elben, C. E. / Lohaus, A. (2000). *MSVK Marburger Sprachverständnistest für Kinder.* Göttingen: Hogrefe.

Fried-Oken, M. (1987). Qualitative Examination of Children's Naming Skills through Test Adaptations. *Language, Speech, and Hearing Services in Schools, 18,* 206–216.

Friedrich, G. (1998). *Teddy-Test.* Göttingen: Hogrefe.

Glück, C. W. (2000). *Kindliche Wortfindungsstörungen. Ein Bericht des aktuellen Erkenntnisstandes zu Grundlagen, Diagnostik und Therapie.* Frankfurt am Main: Peter Lang.

Glück, C. W. (2002). Methodenentwicklung in der Wortschatzdiagnostik bei Kindern im Grundschulalter. *Die Sprachheilarbeit, 47*(1), 29–34.

Glück, C. W. (2007). *Wortschatz und Wortfindungstest für 6-10-Jährige (WWt 6-10).* München: Elsevier.

Glück, C. W. (2010). *Kindliche Wortfindungsstörungen.* Frankfurt am Main: Peter Lang.

Glück, C. W. (2009) *SemLexKrit.* http://www.ph-heidelberg.de/fileadmin/user_upload/wp/glueck/Forschung_und_Publikationen/Diagnostik/Semlexkrit/semlexkrit-Febr09.pdf. (zuletzt aufgerufen am 18.12.2012 2009).

Grimm, H. (2003). *SSV Sprachscreening für das Vorschulalter. Kurzform des SETK 3-5.* Göttingen: Hogrefe.

Grimm, H. / Doil, H. (2000). *ELFRA Elternfragebögen für die Früherkennung von Risikokindern.* Göttingen: Hogrefe.

Grimm, H. / Aktas, M. / Frevert, S. (2000). *Sprachentwicklungstest für zweijährige Kinder (SETK-2).* Göttingen: Hogrefe.

Grimm, H. / Aktas, M. / Frevert, S. (2010). SETK 3-5 Sprachentwicklungstest für drei- bis fünfjährige Kinder (3;0-5;11 Jahre). Diagnose von Sprachverarbeitungsfähigkeiten und auditiven Gedächtnisleistungen. Göttingen: Hogrefe.

Hess, C. W. et al. (1986). Sample Size and Type-Token Ratios for Oral language of preschool children. *Journal of Speech and Hearing Research, 19*(1), 129 (27. Juni 2010). 134.

Huber, W., Grande, M., Springer, L. (2005). *Aachener Sprachanalyse. Handanweisung.* Vertrieb: Delta Systems, Aachen

Hußmann, K. et al. (2006). Aachener Spontansprachanalyse (ASPA): Computergestützte Analyse von Spontansprache anhand von linguistischen Basisparametern. *Sprache-Stimme-Gehör, 30,* 95–102.

Jansen, H. et al. (2002). *BISC – Bielefelder Screening zur Früherkennung von Lese-Rechtschreibschwierigkeiten.* Göttingen: Hogrefe.

Kauschke, C. / Siegmüller, J. (2002). *Patholinguistische Diagnostik bei Sprachentwicklungsstörungen (PDSS).* München: Elsevier.

Kauschke, C. / Siegmüller, J. (2010). *Patholinguistische Diagnostik bei Sprachentwicklungsstörungen (PDSS).* München: Elsevier.

Kiese, C. / Kozielski, P. (1996). *Aktiver Wortschatztest für 3-6 jährige Kinder (AWST 3-6).* Göttingen: Beltz.

Kiese-Himmel, C. (2005). *Aktiver Wortschatztest für 3- bis 5-jährige Kinder (AWST-R).* Göttingen: Beltz.

Long, S. H. / Hand, L. (1996). Acquisition of Lexical Semantic Fields: An Evaluation of the PRISM-L Procedure. *Child Language Teaching and Therapy, 12*(2), 206–229.

Lund, N. J. / Duchan, J. F. (1993). *Assessing Children´s Language Naturalistic Contexts.* Englewood Cliffs, NJ: Prentice-Hall.

Penner, Z. (2012). www.kon-lab.com. (05. Juni 2012)

Petermann, F. / Fröhlich, L. P. / Metz, D. (2010). SET 5-10 Sprachstandserhebungstest für Kinder im Alter zwischen 5 und 10 Jahren. Göttingen: Hogrefe.

Pregel, D. / Rickheit, G. (1987). *Der Wortschatz im Grundschulalter*. Hildesheim: Georg Olms.

Ochsenkühn, C. / Thiel, M. M. / Ewerbeck, C. (2010). *Stottern bei Kindern und Jugendlichen*. Berlin: Springer.

Rupp, S. (2005). *Modellgeleitete Diagnostik bei kindlichen lexikalischen Störungen. Eine Testkonzeption in Ergänzung zum AWST*. RWTH Aachen: Medizinische Fakultät/ Neurolinguistik.

Rupp, S. (2008). *Modellgeleitete Diagnostik bei kindlichen lexikalischen Störungen*. ((Deutscher Bundesverband für Logopädie e. V., Hrsg.) Idstein: Schulz-Kirchner.

Rupp, S. (2010) Publikationen Zusatzmaterial – Rupp. http:// www.schulz-kirchner.de/logopaedie/downloadsl.htm. (zuletzt aufgerufen am 18.12.1012 2010).

Sachse, S., von Suchodoletz, W. (2009). Prognose und Möglichkeit der Vorhersage der Sprachentwicklung bei Late Talkers. *Kinderärztliche Praxis, 80*(5), 318–328.

Sachse, S. / Pecha, A. / von Suchodoletz, W. (2007). Früherkennung von Sprachentwicklungsstörungen. Ist der ELFRA-2 für einen generellen Einsatz bei der U7 zu empfehlen? *Monatsschrift Kinderheilkunde, 2*, 140–145.

Schäfer, B. / Fricke, S. (2011). *Test für Phonologische Bewusstheitsfähigkeiten*. Idstein : Schulz-Kirchner.

Schrey-Dern, D. (2006). *Sprachentwicklungsstörungen*. Stuttgart: Thieme.

Schummer, H. / Renner, G. (2008). Der Wortschatz- und Wortfindungstest für 6-10-Jährige (WWt 6-10). *LOGOS Interdisziplinär, 16*(2), 127–131.

Szagun, G. / Stumper, B. / Schramm, A. S. (2009). *Fragebogen zur Kindlichen Sprachentwicklung: FRAKIS (Standardform) und FRAKIS-K (Kurzform)*. Frankfurt am Main: Pearson Assessment.

Ullrich, K. / von Suchodoletz, W. (2011). Früherkennung von Sprachentwicklungsstörungen bei der U7- Diagnostische Validität der Elternfragebögen SBE-2-Kt und ELFRA-2. *Monatsschrift Kinderheilkunde, 5*, 461–467.

Walther, W. / Schulz, K. / Otten, M. (2012). Die ProsA (Prosodie-Analyse). *Forum Logopädie, 1*(26), 28–35.

Watkins, R. V. et al. (1995). Measuring Children's Lexical Diversity: Differentiating Typical and Impaired Language Learners. *Journal of Speech and Hearing Research, 38*(6), 1349–1355.

WHO (2005). *International Classification of Functioning, Disability and Health (ICF)*; deutschsprachige Übersetzung (Internationale Klassifikation der Funktionsfähigkeit, Behinderung und Gesundheit, Stand Oktober 2005) bei DIMDI online: http://www.dimdi.de/dynamic/de/ klassi/downloadcenter/icf/endfassung/icf_endfassung-2005-10-01.pdf (zuletzt abgerufen am 09. 06 2013).

Zimbardo, P. G. (1992). *Psychologie*. Berlin: Springer.

Zollinger, B. (1997). *Die Entdeckung der Sprache*. Bern: Haupt.

Ausgewählte Therapieansätze und Elterntrainings

So unterschiedlich die theoretischen Annahmen der Verursachung von Sprachentwicklungsstörungen sind (► Kap. 3), so vielfältig sind auch die entsprechenden Therapieansätze. Dies betrifft auch den Bereich der semantisch-lexikalischen Entwicklungsstörungen.

Die Therapieansätze lassen sich auf Basis unterschiedlicher Kriterien einteilen: Es kann mit vorgegebenen Programmen oder individuell angepasst an das Störungsprofil des Kindes gearbeitet werden. Dabei kann methodisch direkt oder indirekt vorgegangen werden. Zudem können ausschließlich die sprachlichen Fähigkeiten des Kindes beleuchtet werden – oder es wird von übergeordneten oder sich wechselseitig beeinflussenden Fähigkeiten ausgegangen und eher ganzheitlich gearbeitet. Ganzheitliche Konzepte beziehen auch nichtsprachliche Faktoren in die Therapie ein. Bei einigen Therapieansätzen werden die Eltern explizit mit in die Therapie eingebunden, sie sehen Elternberatung vor, oder die Therapie findet über die Schulung der Eltern (indirekte Therapie) statt.

Im Weiteren wird eine Einteilung in sprachsystematische (sprachspezifische) und ganzheitliche Ansätze (Nierhaus 2010) vorgenommen. Grundannahme von sprachsystematischen Ansätzen ist, dass die Therapie direkt an den sprachlichen Fähigkeiten des Kindes ansetzen muss. Von Generalisierungen oder Transferleistungen nichtsprachlicher auf sprachliche Bereiche wird nicht ausgegangen. Dem stehen die ganzheitlichen Therapieansätze gegenüber, die eine Verbesserung der sprachlichen Symptomatik durch das therapeutische Wirken auch in anderen Entwicklungsbereichen erwarten.

Von beiden Vorgehensweisen unterscheiden sich Elterntrainings, bei welchen die Arbeit mit den Eltern im Vordergrund steht.

Die vorgestellte Auswahl beschränkt sich auf gängige, im deutschsprachigen Raum angewandte Therapieansätze und -konzepte, aber auch neue Therapieideen und -vorschläge werden kurz aufgeführt. Die folgende Darstellung gibt einen groben Überblick über aktuelle Methoden. Um diese jedoch konkret anwenden zu können, muss eine tiefere Auseinandersetzung mit den jeweiligen Konzepten (ggf. auch Weiterbildungen, wie beim Heidelberger Elterntraining) stattfinden.

Welches Konzept oder welche Methoden bzw. Methodenkombinationen gewählt werden, hängt von unterschiedlichen Kriterien ab. Dabei sind vielschichtige Überlegungen anzustellen und abzuwägen. Diese werden hier als Denkanstöße zusammengefasst:

- **Evidenzbasiertes Arbeiten:** Welche Methode kann welche Wirksamkeit nachweisen?
- **Diagnose des Kindes:** Welche Methode bezieht sich auf die Diagnose des Kindes bzw. auf sein Störungsprofil oder den momentan zu behandelnden Störungsschwerpunkt?
- **Individuelle Faktoren**, die das Kind selbst oder sein Umfeld betreffen: Wie ist das Störungsbewusstsein und der Umgang mit der sprachlichen Problematik (→ indirektes/direktes Vorgehen)? Welche Maßnahme kann die Familie wahrnehmen, welche möchte/kann die Familie unterstützen (Maß der Beteiligung der Eltern/Hausaufgaben/Elterntraining, ggf. eigenfinanziert etc.)?
- **Therapeutenabhängige Faktoren:** Welche Methoden können die Therapierenden anbieten? Welche persönliche Erfahrung gibt es mit der Methode oder dem Konzept?

Aus der Zusammenstellung wird ersichtlich, dass es sich bei der Methoden- oder Konzeptwahl nicht um eine triviale, sondern um eine komplexe Entscheidung handelt. Es bietet sich an, die Überlegungen im Elterngespräch zu thematisieren, die Familie zu beraten, sie aufzuklären und am Entscheidungsprozess teilhaben zu lassen (► Abschn. 8.6).

Im Folgenden werden einige etablierte methodische Gestaltungsmöglichkeiten in der Sprachtherapie vorgestellt (► Abschn. 6.1). Diese methodischen Vorgehensweisen finden sich in unterschiedlichen Therapiekonzepten, auf die in ► Abschn. 6.2 eingegangen wird, wieder.

6.1 Etablierte methodische Gestaltungsmöglichkeiten bei der semantisch-lexikalischen Therapie

Bei der sprachtherapeutischen Behandlung semantisch-lexikalischer Störungen gibt es etablierte methodische Gestaltungsmöglichkeiten, welche auf unterschiedlichen Grundideen aufbauen. Jeweils sind verschiedene Vor- und Nachteile zu verzeichnen. Das konkrete methodische Vorgehen kann mittels Beispielen oder der Darstellung konkreter Umsetzungsmöglichkeiten veranschaulicht werden.

6.1.1 Methode der Inputtherapie (indirektes Vorgehen)

Grundidee

Die Grundidee der Inputtherapie besteht darin, in den »normalen« Spracherwerbsprozess verändernd und optimierend einzugreifen (▶ Abschn. 6.2.3, Dannenbauer 2002, 2003a, b). Beschrieben wird ein indirektes, rein rezeptives Vorgehen, bei dem an das Kind direkt keine Anforderung gestellt wird (Dieses Vorgehen findet sich auch in den Modellierungstechniken nach Dannenbauer wieder, ▶ Abschn. 6.1.2, der kindlichen Äußerung vorausgehende Sprachmodelle). Der Input kann eher monologisch, beispielsweise in Form von Geschichten, Puppenspielen oder mit entsprechendem Bildmaterial, umgesetzt werden oder im gemeinsamen Spiel (z. B. in Freispielsituationen). Die patholinguistische Therapie unterscheidet in Inputsequenz und in interaktive Inputspezifizierung (▶ Abschn. 6.2.2).

Auf Äußerungen, die das Kind während des Freispiels produziert, reagiert die Therapeutin in der Regel mit Modellierungstechniken, die der kindlichen Äußerung nachgestellt sind (▶ Abschn. 6.1.2).

Somit sind die Grenze und der Übergang zwischen den Methoden im dialogischen Vorgehen fließend.

Aufbereitung des Inputs

Der Input selbst ist gemäß dem Therapieziel gestaltet (Wortschatzauswahl/Zielitems) und aufbereitet. Die Darbietung sollte möglichst natürlich und der Thematik sowie dem Interaktionsrahmen mit dem Kind entsprechen. Wichtig ist es, die Zielstrukturen in sehr **hoher Frequenz** darzubieten. Diese können sowohl stimmlich als auch durch die variable Darbietung betont werden. Dies wird im folgenden Beispiel veranschaulicht (▶ Beispiel: Der kleine Hund sucht seinen Knochen).

Beispiel: Der kleine Hund sucht seinen Knochen
Zielitems: *Hund, Knochen, fressen, suchen, finden*

Der **Hund sucht** seinen **Knochen** überall. Wo kann der **Knochen** nur sein? Der **Hund** würde den **Knochen** so gerne **fressen**, aber er kann den **Knochen** nirgends **finden**. Der **Hunde**magen knurrt ihm schon vor Hunger. Wo soll er den **Knochen** nur **suchen**? »**Knochen**, wo bist du?« ruft der kleine **Hund** verzweifelt. Er hat bereits die ganze Wiese **abgesucht**. Er **sucht** hinter den Büschen, nachdem er beim Traktor **gesucht hat**. »**Knochen**, ich hab Hunger! **Fressen** will ich dich!« sagt der kleine hungrige **Hund**, weil sein Magen immer mehr knurrt. »**Knochen** sind doch mein Lieblingsfresschen!« Aber wo er auch **sucht**, er **findet** ihn nicht …

Eingebettet ist diese Geschichte in die gesamte Therapieeinheit, die mit einem kleinen Stoffhund gestaltet wird. Im Anschluss an die Geschichte suchen Therapeutin und Kind gemeinsam einen Spielknochen und »füttern« den Hund. Auch in diesen Sequenzen werden die Zielitems dargeboten.

Bei dieser methodischen Vorgehensweise sollte die Aufmerksamkeit des Kindes nach Möglichkeit auf den Input gerichtet sein. Dies sollte über die therapeutische Anpassung an das Kind geschehen, indem seine Interessen berücksichtigt werden, die Zielitems nach Alltagstauglichkeit und Motivation ausgerichtet werden und der spielerische Rahmen jeweils individuell angepasst wird.

Vorteile der Inputtherapie

Bei der genaueren Betrachtung des Beispiels auf rein sprachlicher Ebene werden einige Vorteile der Methode deutlich. Die Wortformen werden in unterschiedlichen Wortkombinationen, im Rahmen von Haupt- und Nebensätzen, durch unterschiedliche Vorfeldbesetzungen, in unterschiedlichen thematischen Rollen und in Fragen dargeboten. Durch diese hochfrequente und **kontrastive Darbietung** (s. unten) (in unterschiedlichen syntaktischen Strukturen) heben sich die Zielitems für das Kind ab, sodass es Wortformen heraushören, die unterschiedlichen morphologischen Markierungen (Nomen: Numerus, Kasus, Genus) und grammatische Merkmale (z. B. die Wertigkeit von Verben) ableiten kann. Semantisch werden unterschiedliche thematische Bezüge (syntagmatische Bezüge) geschaffen und je nach Komplexität des Angebots Wissensstrukturen vermittelt. Auch hier kann semantisch kontrastiv (▶ Abschn. 6.1.3) gearbeitet werden (*Hat der Hund den Knochen gefunden? Nein, das ist ja nur ein Stock. Ein Stock ist kein Knochen. Den Stock kann der Hund ja nicht fressen. Der sieht auch ein bisschen anders aus …* Das Herausarbeiten semantischer Merkmale könnte sich hier anschließen).

Die Inputtherapie ist ein äußerst geeignetes Mittel, Wörter in der Wortschatztherapie einzuführen, *mapping* zu ermöglichen und semantische und syntaktisch-morphologische Strukturen zu den Zielitems zu liefern. Außerdem kann der Einstieg in das *slow mapping* und die qualitative Ausarbeitung der Items erfolgen.

Für die Therapierenden stellt die Inputtherapie eine oft unterschätzte Herausforderung dar. Es bedarf der sehr guten Vorbereitung und therapeutischen Reflexion über den eigenen sprachlichen Output und ggf. die Anpassung desselben.

6.1.2 Methode der Modellierung (indirektes Vorgehen)

Im natürlichen Spracherwerb wird davon ausgegangen, dass sich das Kind den Zielstrukturen allmählich annähert. Dies tut es über den Abgleich der eigenen Äußerung mit den Äußerungen und den Zielstrukturen, die es in seiner sprachlichen Umwelt wahrnimmt. Dannenbauer bezeichnet diese Annäherung auch als **Konvergenzprinzip** (Dannenbauer 2002, 2003a, b). Die Modellierung macht sich dieses Verhalten zunutze, indem sie der kindlichen Äußerung direkt ein sprachliches Zielmodell »nachschiebt« und implizit zum Abgleich auffordert. Das Prinzip orientiert sich direkt am natürlichen Umgang von Eltern mit Kindern. In Anlehnung an Dannenbauer (2002, S. 153, 154) werden die spezifisch für die Therapie abgeleiteten Techniken in ◘ Tab. 6.1 dargestellt. Die Modellierung soll auf das Therapieziel und die entsprechende Zielstruktur abgestimmt sein (Penner u. Kölliker Funk 1998), d. h., im Bereich der semantisch-lexikalischen Therapie werden semantisch-lexikalische Zielstrukturen fokussiert.

Unterschieden werden der kindlichen Äußerung **nachfolgende** und **vorhergehende Techniken** (die vorhergehenden Techniken sind auch bei der Inputtherapie wiederzufinden, ▶ Abschn. 6.1.1).

6.1.3 Methode der Kontrastierung

Grundidee

Unter Kontrastierung wird die Gegenüberstellung sprachlicher Strukturen verstanden. Diese Gegenüberstellung kann rezeptiv und produktiv erfolgen. Durch Kontrastierung wird die Bedeutung der Zielstruktur veranschaulicht und somit (implizit) ein Anreiz geschaffen, diese zu erlernen und zu verwenden. Dem Vorgehen kommt somit eine **entwicklungsauslösende Bedeutung** zu (Tracy 2007). Die Methode der Kontrastierung ist beschrieben für die phonologische Therapie (Minimalpaartherapie, beschrieben für das Deutsche z. B. in Jahn (2007) und für den Therapiebereich Grammatik (grammatische Minimalpaare nach Edith Schlag, gut veranschaulicht auf: http://www.edithschlag.de, zuletzt gesehen am 13.09.2013). Im Bereich des Wortschatzes finden sich wenige spezifische Beschreibungen. Dennoch ist die Methode der Kontrastierung in der semantisch-lexikalischen Therapie einsetzbar.

Umsetzung

Im Bereich des Wortschatzes können z. B. Bedeutungsgegensätze über Kontrastierung veranschaulicht werden (*suchen – finden, drinnen – draußen*), es können bedeutungsunterscheidende Merkmale dargestellt werden (*Was unterscheidet den Löwen vom Tiger?* – semantische Minimalpaare), oder es kann verdeutlicht werden, welche syntagmatischen Bezüge möglich sind (*Rieselt der Schnee oder rieselt der Regen?*). In der phonologischen Arbeit werden entsprechend phonologische Kontraste dargeboten (s. beispielsweise Therapieansätze zur phonologischen Bewusstheit [Schnitzler 2008]/Arbeit mit phonologischen oder prosodischen Minimalpaaren [Weinrich u. Zehner 2011; Jahn 2007]).

Im Bereich der Wortschatzarbeit können Kontrastierungseinheiten sinnvoll eingeplant werden. Allerdings wird die Kontrastierung in der seman-

◻ Tab. 6.1 Modellierungstechniken

Art der Modellierung	Bezeichnung	Beschreibung	Beispiel
Der kindlichen Äußerung nachfolgende Modellierung	Expansion	Vervollständigung und Erweiterung der kindlichen Äußerung z. B. durch Hinzufügen der Zielstruktur (von Adjektiven, passenden Verben oder weiteren Nomen)	K: »Der Traktor fährt da!« T: »Genau, der **grüne** Traktor fährt da, der fährt ganz schön **schnell**/ der hat einen **Anhänger** dran.«
	Umformung	Die kindliche Äußerung wird verändert unter Einbau der Zielstruktur (z. B. durch Topikalisierung oder Fragesatz)	K: »Und da gibt's noch Schweine!« T: »Echt, Schweine gibt's auch noch auf diesem Bauernhof? Wo sollen wir die Schweine denn hinstellen? – Ich stell das Schwein in den Stall. Das Schwein steht jetzt im Stall. Ist das jetzt der Schweinestall?«
	Korrektives Feedback (*corrective feedback*, CF)	Die kindliche Äußerung wird korrigiert und/oder vervollständigt wiedergegeben	K: »Schau, da sind die (zeigt)!« T: »Da sind **die Tiere.**«
	Metasprachlicher Kommentar	Der metasprachliche Kommentar kann als Erweiterung des CF eingesetzt werden, indem dem CF beispielsweise ein lobender, positiver Kommentar vorangestellt wird	K: »Mhh, die Tieren.« T: »**Genau**, richtig! Da sind die Tiere.«
	Modellierte Selbstkorrektur	Die kindlichen Fehler werden nachgeahmt und sofort korrigiert	K: »da is die güne Sonne.« T: »Da ist die grüne – äh, ich mein die gelbe Sonne!«
	Extension	Dialogische Reaktion auf die kindliche Äußerung unter Erweiterung mit der Zielstruktur	K: »Der Traktor fährt da!« T: »Genau, der grüne Traktor fährt da.« – »**Der fährt ganz schön schnell. Soll der jetzt wieder in die Scheune fahren, was meinst du?**«
Der kindlichen Äußerung vorausgehende Sprachmodelle	Präsentation	Hochfrequente Einführung der Zielstrukturen (des Wortschatzes)	▶ Abschn. 6.1.1, Inputtherapie
	Parallelsprechen	Versprachlichung der Intentionen des Kindes	T: »Ich glaube, du möchtest das große Flugzeug. Das ist toll, ja, das ganz große.«
	Linguistische Markierung	Im Rahmen der Wortschatzarbeit kann hier die Präsentation der Zielitems in unterschiedlichen grammatischen Formen und Rollen dargeboten werden	T: »**Der Traktor** fährt ganz **schnell. Schnell** fährt der **Traktor.** Fährt dein **Traktor** auch **schnell**? Ich sehe deinen **schnellen Traktor.**«
	Alternativfrage	Bei der Alternativfrage wird das Kind direkt zum Abgleich seiner Äußerung mit der korrigierten Zieläußerung aufgefordert, indem beide Varianten genannt werden und das Kind die korrekte auswählen soll	K: »Da geht die hin – zum Essen.« T: »Ah, die geht zum Futter hin? Wer geht denn zum Futter hin? **Die Kuh, oder das Pferd?**«

K Kind, *T* Therapeutin.

tisch-lexikalischen Therapie meist nicht isoliert, sondern im Rahmen von Inputtherapiesequenzen, Modellierungssequenzen, in Übungen oder auch als Hilfestellung aufgegriffen, um darüber bestimmte Strukturen bewusst zu machen.

6.1.4 Methode: Übung (direktes Vorgehen)

Grundidee

Übungen dienen dazu, ganz spezielle Aufgabenstellungen mit dem Kind zu bearbeiten, sie sind klar strukturiert, beziehen sich auf ein festgelegtes Schwierigkeitsniveau und stellen eine **direkte** und explizite **Anforderung** an das Kind. Dies fordert von den Therapierenden eine **klare Anleitung**.

Die therapeutische Arbeit mit Übungen

Übungen werden sehr genau an das jeweilige **Therapieziel angepasst**, dabei gehen rezeptive Übungen den produktiven Übungen grundsätzlich voraus. Produktive Übungen dienen dem Erproben der Zielstruktur und der Festigung des Erlernten. Sie sollen so konzipiert sein, dass sie vereinfacht werden können oder der Schwierigkeitsgrad gesteigert werden kann (**hierarchischer Aufbau/Steigerung der linguistischen Komplexität**). Außerdem müssen **Hilfen** eingeplant und entsprechend dem Leistungsniveau des Kindes eingesetzt werden, damit kein Frust entsteht und die Anforderungen vom Kind bewältigt werden können. Es sollte weder Unter- noch Überforderung für das Kind provoziert werden. Außerdem fordern Übungen ein spezifisches **Feedback**, sodass das Kind eine klare Rückmeldung darüber erhält, wie es die jeweilige Aufgabe gelöst hat.

In der quantitativen Wortschatzarbeit werden rezeptive Übungen zum Wortverständnis und produktive Übungen zur Wortproduktion durchgeführt. Items, die indirekt über die Inputtherapie und Modellierungstechniken erarbeitet wurden, werden durch Übungen gefestigt und weiter ausdifferenziert (Übergang zur qualitativen Wortschatzarbeit). Die erarbeiteten Items sind Gegenstand mehrerer Therapieeinheiten sowohl auf Ein-

zelwort- als auch auf Satz-, Text- und Gesprächsniveau.

Übungen können auch in der qualitativen Wortschatzarbeit sehr gut genutzt werden, indem das Kind Aufgaben zur phonologischen (z. B. Aufgaben aus dem Bereich der phonologischen Bewusstheit) und semantischen Ausarbeitung und Vernetzung (z. B. Sortieren nach bestimmten semantischen Merkmalen) bekommt.

Die Gestaltung der Übungen soll im Therapiekontext **spielerisch** erfolgen, sodass Motivation geschaffen wird. Gerade bei kleineren Kindern sollten Übungen so dargeboten werden, dass sie grundsätzlich als Spiel wahrgenommen werden.

> — Übungen werden in motivierende Spiele »verpackt« und müssen klar angeleitet werden.
> — Übungen stellen direkte Anforderungen an das Kind, somit muss ein Feedback erfolgen und entsprechend eingeplant werden.
> — Übungen müssen hierarchisch aufgebaut und dem Leistungsniveau des Kindes angepasst werden.
> — Entsprechende Hilfestellungen sind einzuplanen.

6.1.5 Methode: Einsatz von Metasprache und Strategietraining

Metasprache – das Sprechen über Sprache

Im konkreten therapeutischen Vorgehen können metasprachliche Kommentare zielführend eingesetzt werden, indem beispielsweise Verhaltensweisen verstärkt werden (Beispiel: Das Kind zeigt den Einsatz einer effektiven Self-Cueing-Strategie, und die Therapierenden verstärken dies positiv und versprachlichen nochmals, was das Kind gemacht hat).

Je nach Alter des Kindes kann es sinnvoll sein, über die Symptomatik und sprachliche Verhaltensweisen mit dem Kind zu sprechen. Dies ist meist die Grundlage für Strategietherapien, in denen es darum geht, mit dem Kind Strategien zu erarbeiten, sich eigeninitiativ Wortschatz anzueignen (▶ Abschn. 6.2.5) oder sich z. B. bei Abrufproblemen zu selbst helfen (▶ Abschn. 6.2.1).

❯❯ Bei jedem Kind ist abhängig von Alter, Störungsbewusstsein und Spielbedürfnis zu entscheiden, ob die Metasprache als explizites Auseinandersetzungsmedium eingesetzt wird oder ob ein impliziter Umgang mit der Symptomatik sinnvoll ist.

Fazit: Etablierte methodische Gestaltungsmöglichkeiten bei der semantisch-lexikalischen Therapie

- Zu den indirekten Vorgehensweisen zählen die Inputtherapie und die Modellierung.
- Die Methode der Kontrastierung kann genutzt werden, um Wortformen im Input kontrastiv darzustellen oder semantische oder phonologische Kontraste zu verdeutlichen.
- Übungen zählen zu den direkten Therapiemethoden. Sie bedürfen der spielerisch motivierenden Einbettung und eines hierarchischen Aufbaus, der die Anpassung an das Leistungsniveau des Kindes ermöglicht. Feedback an das Kind sowie passende Hilfestellungen müssen mitgeplant werden.
- Der Einsatz von Metasprache und das Ausmaß der direkten Anforderungen in der Therapie sind in Abhängigkeit vom Therapieziel, dem Alter des Kindes und seinem Störungsbewusstsein abzuwägen.

6.2 Sprachsystematische (sprachspezifische) Therapiekonzepte

Sprachsystematische Therapieformen setzen spezifisch an der Sprache an. Generalisierungseffekte durch die Förderung nichtsprachlicher Bereiche werden nicht erwartet. Entsprechende Therapieansätze weisen verschiedene Schwerpunkte hinsichtlich der sprachlichen Modalität, der Komplexität im Aufbau und im methodisch-therapeutischen Vorgehen auf.

6.2.1 Beschreibung und Einordnung unterschiedlicher sprachspezifischer Therapieformen nach Glück

Glück fasst in einem Artikel (2003) die »grundlegenden Orientierungen verschiedener Therapieformen« bei semantisch-lexikalischen Entwicklungsstörungen zusammen und arbeitet drei grundsätzliche Therapiemöglichkeiten heraus. Diese sind in Glück (2005, S. 231 ff.) ausführlich beschrieben und werden in diesem Abschnitt im Überblick dargestellt.

Es handelt sich dabei nicht um einen »eigenen« Therapieansatz, sondern um die systematische Zusammenstellung bereits vorhandener sprachsystematischer Therapieformen im Bereich der semantisch-lexikalischen Therapie, die im Folgenden beschrieben werden.

Elaborationstherapie

Die Elaborationstherapie hat zum Ziel, Worteinträge im Lexikon besser semantisch und/oder phonologisch auszuarbeiten und zu vernetzen. Dabei wird davon ausgegangen, dass über qualitative Verbesserungen indirekt ein besserer Wortabruf erzielt werden kann.

- **Semantische Elaborationstherapie**
Im Bereich der semantischen Elaboration sollen die Lemmata, also das semantisch-konzeptuelle Wissen, durch Ausdifferenzierung und Vernetzung ausgebaut werden. Dies kann erreicht werden, indem die semantischen Merkmale von Begriffen in der Therapie herausgearbeitet werden oder Begriffe über Gemeinsamkeiten und Unterschiede voneinander abgegrenzt oder in Sortieraufgaben einander zugeordnet werden.

Wie Glück betont, muss hier direkt Erlebbares und »Lernen mit allen Sinnen« (Horsch 1991) stattfinden, und zunächst gleichbleibende, später variable Kontexte sollen eingesetzt werden, damit eine kontextvariable Enkodierung stattfinden kann.

Zur methodischen Umsetzung bei der **Arbeit am Einzeleintrag** wird vorgeschlagen:
- Anregung zur inneren Imagination, z. B. durch zeichnerische Umsetzung von Konzepten (v. a. konkrete Nomina),

- Einsatz von handelndem Lernen durch motorische Umsetzung und Ausagieren, z. B. bei Verben,
- Verknüpfung neuer Wörter mit Gesten oder Handzeichen,
- intermodale Verknüpfung, indem Rezeption und Produktion berücksichtigt werden; somit sollen sprachliche Inhalte ausagiert oder imaginiert oder visuell und motorisch vorgegebene Konzepte benannt werden,
- multimodale Repräsentation soll durch vielfältige Erlebbarkeit mit allen Sinnen erreicht werden.

Die **Auswahl des Wortmaterials** soll sich nach folgenden Kriterien richten:
- Die Interessenslage des Kindes muss berücksichtigt werden.
- Der Wortschatz soll alltagstauglich sein.
- Der Abstraktionsgrad wird angepasst.
- Basiskategorien werden grundsätzlich vor Hypero- und Hyponymen erarbeitet.

Neben der Arbeit am Einzelworteintrag soll semantische Vernetzung geschaffen werden, indem das assoziative Netzwerk zwischen den einzelnen Einträgen ausgebaut wird, z. B. über situative, perzeptuelle, funktionelle oder syntaktische Unterschiede oder Gemeinsamkeiten sowie beispielsweise über die Arbeit an syntagmatischen und paradigmatischen Relationen.

> »Je reichhaltiger die Verbindungen eines Konzeptes sind, umso sicherer gelingt sein Abruf …« (Glück 2005, S. 243).

Die **methodische Umsetzung bei der Arbeit am semantischen Netzwerk** soll erfolgen durch:
- Arbeit an der Organisation des Lexikons durch »Aufräumarbeiten«, z. B. durch Wörtersammelbücher, in denen Fotos, Zeichnungen, Katalogbilder etc. systematisch nach syntagmatischen (thematischer Rahmen) oder paradigmatischen Kriterien sortiert werden. Damit soll eine Elaboration durch Verankerung zu semantischen und syntaktischen Bezügen geschaffen werden.
- Die Wortschatzarbeit soll themenorientiert durchgeführt werden und in bekannte Kontex-

te aus der Erlebniswelt des Kindes eingebettet sein, sodass das Kind genaue Vorstellungen aufbauen kann.
- Es werden Sortierspiele gemacht und themenzentrierte Wortfelder erstellt.
- Zur paradigmatischen Organisation werden ebenfalls Sortierspiele (Grundschulalter) durchgeführt. Hierzu wird bereits erarbeitetes Wortmaterial »neu« sortiert, aus den themenbezogenen Sortierungen gelöst und nach neuen, paradigmatischen Kriterien geordnet. Dies kann implizit oder explizit erfolgen. Die Schwierigkeit der Aufgaben wird durch die Auswahl der Ablenker bestimmt.
- Die Loci-Technik (Gedächtnis-/Lerntechnik, bei der bestimmten bekannten Strukturen, etwa den Zimmern der eigenen Wohnung oder einem bekannten Weg, bestimmte Inhalte zugeordnet werden, um sich diese besser merken zu können) wird angewandt auf Basis naheliegender Assoziationen, z. B. Memory-Spiel mit Paarbildung durch assoziativen Bezug.
- Es werden multimodale Repräsentationen aufgebaut, indem Gemeinsamkeiten und Unterschiede herausgearbeitet werden.
- Es wird mit Lückensätzen und Satzergänzungen gearbeitet, um syntaktische Kontexte herauszuarbeiten.
- Durch den spielerischen Umgang mit Sprache sollen Wortspiele durchgeführt werden, z. B. Wortklassenveränderungen: *hammern – Hammer*, Nomina-Komposita-Bildung/Wörterketten: *Türgriff – Grifffarbe – Farbspiel – Spiel …*

■ **Phonologische Elaborationstherapie**
Durch die phonologische Elaborationstherapie werden Speicherformate ausgearbeitet und ausdifferenziert (Ganzwort-, Silben-, subsilbische Gliederung) sowie deren Ordnungsstrukturen und Verknüpfungen untereinander verbessert. Phonologische Verknüpfungen können hergestellt werden, indem Wörter z. B. nach Silbenanzahl, Reimen oder Anlauten sortiert werden.

Es wird folgende **methodische Umsetzung** vorgeschlagen:
- Glück schlägt ein sprachliches Angebot durch die Therapierenden (Weismer 1996) vor, bei dem charakteristische Merkmale heraus-

gestellt, betont und zum Teil auch explizit angesprochen werden, z. B. *F-f-f-eile, das hört sich so an wie das Geräusch, das die Feile macht – F-f-f-, Feile.*

— Es sollen spielerische Kontexte mit entsprechendem Input durch die Therapierenden (Dannenbauer 2002) und die Möglichkeit zur Imitation gefunden werden (▶ Abschn. 6.1.1 und ▶ Abschn. 6.1.2).

— Glück verweist auf Gillam und van Kleeck (1996), bei welchen Wortsegmentation (Zerlegen einer Äußerung in Worte), Silbensegmentation, Onset-Reim-Zerlegung (Reime erkennen und bilden) und Phonemsegmentation als Gliederungseinheiten vorgeschlagen werden.

— In die Arbeit soll das Erkennen von Ähnlichkeiten und Unterschieden phonologischer Wortformen einfließen.

— Wörter können vervollständigt werden.

— Wörter können nach Anlauten sortiert werden.

Norbury und Chiat (2000) plädieren für eine grundsätzlich **gemischte Elaborationstherapie**, in der sowohl die semantische als auch die phonologische Elaboration zum Tragen kommt. Auch Glück leitet dieses Fazit aus der Auswertung der Therapiestudien ab, betont jedoch, dass sich die Therapieplanung auf eine differenzierte Diagnostik stützen muss (Glück 2003).

Abruftherapie

Der Wortabruf erfolgt beim »normalen« Sprechen sehr schnell. Diese hohe Abrufgeschwindigkeit ist nur über einen stark automatisierten Abruf erklärbar. Dies kann über die entsprechenden Verknüpfungen der Einträge erreicht werden. Demgemäß ist die Elaborationstherapie ein wesentlicher Bestandteil der Therapie zum Wortabruf.

Es wird folgende **methodische Umsetzung** vorgeschlagen:

— Eine verbesserte Abrufgenauigkeit wird durch die semantische und phonologische Elaborationstherapie (s. oben) erreicht.

— Die Abrufhäufigkeit erarbeiteter Wörter soll erhöht werden zur Verbesserung der Abrufgeschwindigkeit und zur Verbesserung des automatisierten Abrufs.

— Häufige Wiederholungen sollen in sinnvollen Kontexten stattfinden.

— Es werden Abruf-Cues im Kontext, orientiert an den Abrufhinweisen nach Wiegel-Crump und Dennis (1986), eingesetzt:
  — funktionaler Hinweis,
  — Bildhinweis,
  — Materialhinweis,
  — semantischer Hinweis,
  — gestischer Hinweis,
  — graphematischer Hinweis,
  — phonologischer Hinweis.

— Es werden Rätselspiele zum Wortabruf mit gestaffelten Hinweisreizen (s. oben) durchgeführt.

— Es werden Assoziations- und Schnellbenennspiele durchgeführt.

■ Kontrollierter Abruf

Auch kompetente Sprecher können durchaus hin und wieder Wortfindungsprobleme haben. In aller Regel können jedoch semantische wie auch phonologische Teilinformationen abgerufen werden. Diese Teilinformationen nutzen kompetente Sprecher automatisch bei der Suche nach dem Wort (z. B. dem Namen der Nachbarin: *Ach, wie heißt sie nochmal, das ist ein ganz kurzer Name, ich glaube, der fängt mit A an – gestern hab ich die Dame doch noch getroffen …*).

Diese Abrufhilfen zu nutzen, kann ebenfalls Teil der Therapie sein, indem gezielt Fragen nach phonologischen und semantischen Aspekten gestellt werden, z. B. in der Abrufsituation selbst, aber auch in Form von spielerischen Übungen, indem Wörter auf Basis von Teilinformationen (semantische Umschreibungen, phonologische Hinweise) gesucht werden müssen.

Metasprache und Strategietherapie

Ziel der Wortschatztherapie ist prinzipiell nicht das Erlernen einzelner Wörter im Therapiekontext. Nach Möglichkeit sollen möglichst große Generalisierungseffekte erzielt werden. Eine Möglichkeit zur Generalisierung ist es, die Strategien zur Wortspeicherung und zum Wortabruf verfügbar zu machen, sodass Kinder diese Strategien beim Abspeichern neuer Wörter nutzen können. Außerdem sollen sie dadurch lernen, sich beim Abruf bzw. bei Abrufschwierigkeiten selbst helfen zu können. Die Vermittlung kann zum einen über das Therapeutenmodell innerhalb der Therapie eher implizit geschehen, jedoch auch explizit durch Instruktion. Ineffektive Strategien, z. B. Starter, Füllsel, Wiederholungen, sinnleere Wörter, die vom Kind angewendet werden, sollen abgebaut und effektive Strategien beispielsweise über den Einsatz einer bewussten, reflektierenden Pause, durch den Einsatz von Synonymen, Oberbegriffen, Umschreibungen oder durch den Einsatz von Gestik eingesetzt werden. Ziel dabei ist die möglichst störungsfreie Kommunikation und das Erreichen einer effektiven Inhaltsübermittlung.

Die Kinder sollen lernen, sich selbst semantische und/oder phonologische und/oder nichtsprachliche Cues zu geben, damit der Wortabruf erfolgen kann. Die Summe der Hinweisreize kann sich dadurch positiv ergänzen.

Da im Bereich des Metawissens eine hohe kognitive Leistung erbracht werden muss, ist nach Glück der Einsatz der Metasprache und der Strategietherapie bei Schulkindern und älteren Jugendlichen angebracht, weniger bei Kindern im Vorschulalter. (Motsch stellt jedoch durch den »Wortschatzsammler« eine Art der Strategietherapie vor, die sich auch für den vorschulischen Bereich eignet, ▶ Abschn. 6.2.5).

Ressourcenallokation

Neben der Beschreibung des konkreten methodisch-therapeutischen Vorgehens beschreibt Glück die Ressourcenallokation als übergeordnetes Prinzip. Dies besagt, dass die Therapierenden den kognitiven Gesamtaufwand einer Aufgabenstellung abschätzen und in Bezug zu den Fähigkeiten und Ressourcen der Kinder stellen müssen. Es soll zunächst im therapeutischen Vorgehen möglichst viel Verarbeitungskapazität für die neuen, zu erarbeitenden Inhalte zur Verfügung stehen. Später soll die Komplexität der Aufgaben erhöht werden.

6.2.2 Patholinguistische Therapie nach Siegmüller und Kauschke – multimethodisches Vorgehen

Grundgedanke und Prinzipien

Die patholinguistische Therapie (Siegmüller u. Kauschke 2006) versteht sich als sprachsystematisches Therapieverfahren, das auf die Behandlung von Kindern mit einer spezifischen Sprachentwicklungsstörung (SSES) ausgerichtet ist. Der Basisgedanke dieser Therapieform ist es, dass das Kind mit einer SSES die notwendigen Inputinformationen nicht ausreichend nutzen kann. Darauf wird reagiert, indem die Frequenz der zu erarbeitenden Inhalte (z. B. Wörter bei der Wortschatzarbeit) und der entsprechende Input in der Therapie erhöht werden. Im Therapiesetting werden Informationsquellen geschaffen, die das Kind bisher nicht ausreichend genutzt hat, mit dem Ziel, dass das Kind Regularitäten im Input erkennen kann. In einem weiteren Schritt muss das Kind die neuen Formen mit seinem bisherigen System abgleichen, dieses modifizieren und reorganisieren (dies führt zunächst zu einer Instabilität des Systems) und zuletzt die neu erworbenen Strukturen anwenden und festigen. Dies erfordert eine individuelle Therapieplanung und somit Einzeltherapie. Die Inhalte und Ziele der Therapie werden entwicklungslogisch aufeinander aufgebaut. Nach der patholinguistischen Therapie können Aussprachestörungen, Störungen der Wortschatzentwicklung und grammatische Störungen behandelt werden.

> **❯** **Die patholinguistische Therapieform wählt bereits etablierte Methoden und Vorgehensweisen aus, modifiziert diese und setzt die Methoden und Techniken in einer Art Baukastensystem im Rahmen der patholinguistischen Sichtweise zueinander in Verbindung.**

Für die Therapieausrichtung werden **6 Prinzipien** formuliert:

- Prinzip der sprachspezifischen Intervention: Die sprachliche Symptomatik wird als Ausgangspunkt definiert. Die Therapie erfolgt spezifisch und ausschließlich sprachlich.

— Prinzip der Entwicklungsorientierung: Die Therapieziele werden nach der entwicklungs-chronologischen Reihenfolge im physiologischen Spracherwerb ausgerichtet.

— Prinzip der Aktivierung: Die Therapie soll Lernmechanismen beim Kind durch die Verbesserung von Lernbedingungen auslösen und aktivieren.

— Prinzip der dialogischen Einbettung: Der Kontext der Therapie soll motivierend gestaltet werden und dialogisch eingebettet sein. Das Kind soll so den kommunikativen Nutzen seiner sprachlichen Fähigkeiten und Fortschritte erkennen.

— Prinzip der Methodenvielfalt: Es werden unterschiedliche Methoden miteinander kombiniert und auf den Therapieinhalt und die individuellen Bedürfnisse des Kindes ausgerichtet.

— Prinzip der Flexibilisierung: Zielstrukturen sollen flexibel und variabel präsentiert werden.

Methoden

Grundsätzlich schlägt der patholinguistische Therapieansatz die Arbeit in semantischen Feldern vor. In der Therapiesequenz sollen unterschiedliche Wortarten verwendet werden. Zu Beginn werden insbesondere Objekte und Realsituationen fokussiert, um dem Kind reale und konkrete Erfahrungen und Wahrnehmungen zu ermöglichen.

Das Prinzip der Methodenvielfalt sieht im Rahmen der patholinguistischen Therapie folgende 5 Methoden vor:

Inputspezifizierung Bei der Inputspezifizierung wird dem Kind ein speziell aufbereiteter Input präsentiert. Hier unterscheidet die patholinguistische Therapie explizit zwei Methoden: die Inputsequenz und die interaktive Inputspezifizierung. Beide sind geeignet, den Wortschatz zu präsentieren.

— Inputsequenz: Bei der Inputsequenz werden dem Kind Geschichten vorgelesen oder Handlungen, z. B. mit Handpuppen, vorgeführt, die mit dem entsprechend aufbereiteten Input gestaltet und unterlegt sind. Das Kind ist während der Inputsequenz ausschließlich Zuhörer, jedoch stehen die Therapeutin und das Kind über die gemeinsame Aufmerksamkeitsaus-

richtung in kommunikativem Kontakt. Dieses Vorgehen entspricht der Inputtherapie nach Penner u. Kölliker Funk (1998).

— Interaktive Inputspezifizierung: Bei der interaktiven Inputspezifizierung handelt das Kind selbstständig im gemeinsamen Spiel. Es wird jedoch keine produktive sprachliche Leistung vom Kind »verlangt«. Die Inputsequenz eignet sich sehr gut, um z. B. die Bedeutung einzelner Verben zu veranschaulichen.

Modellierung Unter Modellierung wird das der kindlichen Äußerung nachfolgende oder vorhergehende Sprachmodell verstanden (▶ Abschn. 6.1.1).

Übungen Übungen (▶ Abschn. 6.1.4) werden im Rahmen der patholinguistischen Therapie sinnvoll in einen spielerischen Kontext pragmatisch integriert. Das Schwierigkeitsniveau der sprachlichen Anforderung wird durch die Variation hinsichtlich der Komplexität der Spielhandlung, der motorischen Anforderung, des Materials und durch nichtsprachliche zusätzliche Spielhandlungen angepasst. Die patholinguistische Therapie schlägt bezüglich der Wortschatzarbeit ein spezielles Vorgehen vor.

Kontrastierung Die Methode der Kontrastierung (▶ Abschn. 6.1.3) wird in der patholinguistischen Therapie punktuell eingesetzt, um den Lernprozess (z. B. das Wissen über semantische Merkmale) auszulösen. Das Ende einer Kontrastierungseinheit soll erreicht sein, wenn das Kind den entsprechenden Kontrast erkennt.

Metasprache Im patholinguistischen Therapieansatz wird Metasprache (▶ Abschn. 6.1.5) eingesetzt, um sprachliche Strukturen zu verdeutlichen: Mit dem Kind wird über Sprache, sprachliche Strukturen und Regeln gesprochen. Das Kind setzt sich somit explizit mit den Therapieinhalten auseinander und baut ein Bewusstsein über die Strukturen und auch über die eigene Störung oder Symptomatik auf. Dies kann be-, aber auch entlastend auf das Kind wirken. Eingesetzt werden können im Bereich der Metasprache Symbole, die bestimmte Strukturen (z. B. Ober-/Unterbegriffe, semantische Merkmale etc.) verdeutlichen sollen. Diese müssen in Anzahl und Abstraktheitsgrad an das Entwicklungsniveau des Kindes angepasst werden. Außerdem sollte der Einsatz der Metasprache immer zeitlich begrenzt, an andere Therapieeinheiten und an jeweils einen konkreten Therapieinhalt angebunden sein. Den kompensatorischen Einsatz der Metasprache, d. h., das Kind setzt Metasprache ein, um sich selbst zu helfen (Strategietherapie, ▶ Abschn. 6.1.5), sieht der patholinguistische Therapieansatz primär nicht vor.

6.2.3 Entwicklungsproximaler Ansatz nach Dannenbauer – inszenierter Spracherwerb

Grundgedanke

Der entwicklungsproximale Therapieansatz nach Dannenbauer hat zum Ziel, in den natürlichen Erwerbsprozess verändernd und optimierend einzugreifen (Dannenbauer 1994, 1998, 1999, 2003a, b). Grundprinzipien und Elemente des methodischen Vorgehens finden sich auch in Therapiekonzeptionen wie der patholinguistischen Therapie (▶ Abschn. 6.2.2) wieder.

Die entwicklungsproximale Therapie verändert und verbessert die Lernbedingungen im äußeren Lernumfeld des Kindes dahingehend, dass entsprechende Zielstrukturen optimiert dargeboten werden durch

- maximale Prägnanz der Zielstruktur im Input,
- erhöhte Frequenz der Zielstruktur im Input,
- Kontrastivität.

Dadurch soll es dem Kind ermöglicht werden, trotz der Einschränkungen im linguokognitiven System (so beschreibt Dannenbauer das Grundproblem einer SSES), relevante Merkmale der Zielstrukturen aufzunehmen. Dies soll in einem motivierenden Interaktionsgeschehen, in dem kindgerechte und lebensnahe Spielsituationen vorzufinden sind, stattfinden. Die Situationen müssen so vorstrukturiert sein, dass sie sich als offene Angebote an das Kind richten und eine möglichst optimale Kommunikation stattfinden kann (Dannenbauer 2002). Dabei werden natürliche Interaktionsformen genutzt, die in der natürlichen Lernsituation zwischen Mutter und Kind zu finden sind. Der Aufmerksamkeits-

fokus des Kindes und seine Interessen bestimmen das therapeutische Vorgehen.

Das Konzept wurde insbesondere für Kinder mit Schwierigkeiten im grammatischen Bereich entwickelt, dennoch sind die Prinzipien auch für die Therapie im semantisch-lexikalischen Bereich ableitbar und übertragbar. So werden diese auch im Ansatz der patholinguistischen Therapie und ausführlich bei Füssenich (2002) beschrieben.

Die Bestimmung von Therapiezielen erfolgt in Abhängigkeit von den Diagnostikergebnissen. Dabei sind Prioritäten zu setzten in den Bereichen, die »**in der Zone der nächsten Entwicklung**« liegen und in welchen das Kind bereits **Entwicklungstendenzen** zeigt.

Methode

Die wichtigste Methode des Ansatzes, der ein indirektes Vorgehen anstrebt, ist das Lernen am Modell, das **Modellieren** (Dannenbauer 1994, 2002, ▶ Abschn. 6.1.1 und ▶ Abschn. 6.1.2). Diese kann auch im Sinne der Methodenvielfalt zusammen mit anderen Therapieformen eingesetzt werden (Dannenbauer 2003). Das Sprachmodell kann den kindlichen Äußerungen vorausgehen oder ihnen nachfolgen.

6.2.4 Word-finding-intervention-Programm (WFIP) nach German

Grundgedanke

Das von German (1992) vorgeschlagene Programm, das v. a. für Kinder ab 6 Jahren konzipiert wurde, beinhaltet Elemente anderer Autoren und Forscher und gibt einen übergeordneten Rahmen zur Behandlung von Wortfindungsstörungen vor.

Das Therapieprogramm basiert auf diagnostischen Daten des jeweiligen Kindes. Ziel ist es, einen Generalisierungseffekt zu erreichen und die erarbeiteten Strategien in den Alltag zu transferieren. German beschreibt dementsprechend einige Aspekte, die sich positiv auf den Transfer und die Generalisierung auswirken (z. B. Übergang von der Einzel- zur Gruppentherapie). Sie betont die Wichtigkeit der Schaffung von Transfersituationen und der Alltagstauglichkeit des zu erarbeitenden Wortschatzes. Der Wortschatz muss im Diskurs und im Dialog verwendet und angewandt werden.

Behandlungsfelder

Das pädagogische Programm gibt drei Behandlungsfelder vor und beschreibt Kriterien und Leitlinien zur Materialauswahl und zur methodischen Umsetzung (insbesondere in Unterrichtssituationen):

Wortfindung
- Die zu behandelnden Inhalte müssen in der Realität und im Lebensumfeld des Kindes bedeutsam sein.
- Der Schwierigkeitsgrad und die linguistische Komplexität sollen vom isolierten Wortgebrauch bis zum Gespräch, zum Diskurs und zum Dialog hin gesteigert werden.
- Es müssen Transfersituationen geschaffen werden, damit das Kind die Worte, aber auch die erlernten Strategien außerhalb des Therapiezimmers anwenden kann.
- Die Abrufstärke von Zielwörtern soll erhöht werden durch
  - Einsatz verschiedener Abrufhilfen,
  - Trainieren von effektiven Strategien, z. B. über den Einsatz von Synonymen oder Umschreibungen,
  - bewussten Einsatz der Gedächtnisstrategie des *rehearsal* (lautes/»inneres« Wiederholen),
  - Einsatz der reflektierenden Pause (bewusstes Nutzen von Pausen beispielsweise durch den eigenen Einsatz einer erlernten Abrufstrategie/Self-Cueing),
  - Übungen zum Schnellbenennen,
  - Erhöhen der Abrufhäufigkeit, z. B. Wort 5-mal benennen, dann in 5 Sätze einbauen,
  - Stabilisierung der phonologischen Repräsentation, z. B. durch Silbenklatschen oder Silbenbögen beim Einsatz der Schriftsprache.

Selbstmanagement Die Selbstverantwortung sowie die Reflexion bezüglich der eigenen Stärken und Schwächen sollen gestärkt werden. Das betroffene Kind soll sich des Wortabrufs und seiner Schwierigkeiten bewusst werden und seine Stra-

tegien bewusst einsetzen, z. B. Abrufhilfen und *rehearsal*. Auch dies muss durch das Schaffen von Transfersituationen gesichert werden.

Kompensation In der Therapiesituation müssen die sprachlichen Anforderungen, die an das Kind gestellt werden, an sein individuelles Leistungsniveau angepasst werden. Somit soll mit linguistisch wenig komplexen Aufgaben begonnen werden, und die kognitive Anforderung soll allmählich ansteigen, sobald das Kind entsprechend »gestärkt« und selbstbewusst ist.

6.2.5 Wortschatzsammler nach Motsch – Strategietherapie bei Vorschulkindern

Grundgedanke

Mit dem Anspruch, möglichst große Generalisierungseffekte (Motsch u. Brüll 2009; Motsch u. Ulrich 2012) bei der Wortschatztherapie zu erzielen, wurde von Motsch (2008, unveröffentliches Handout, Universität zu Köln) das Therapieprogramm *Wortschatzsammler* für Vorschulkinder entwickelt, das v. a. für Kinder zwischen 4 und 5 Jahren geeignet ist (Zimmermann 2009).

Therapieinhalte des Programms:
- Im Bereich des Selbstmanagements sollen die Kinder ihre lexikalischen Lücken erkennen und darüber zum eigenaktiven Lernen angeregt werden.
- Es werden Fragestrategien zur semantischen und phonologischen Elaboration erarbeitet.
- Es werden Fragestrategien zur Kategorisierung erarbeitet.
- Auch das Erlernen und Anwenden von Abrufstrategien bei Abrufschwierigkeiten ist Teil der Therapie.
- Durch Elternarbeit soll die Übertragung der Strategien in den Alltag unterstützt werden.

Aufbau der Therapie

Die Therapie ist spielerisch aufgebaut. Die Kinder gehen gemeinsam mit einer Handpuppe auf »Schatzsuche« und suchen unbekannte Wörter. Das »Nichtwissen« von Wörtern ist dabei der Schlüssel zum Erfolg. Die Handpuppe fungiert dabei als Modell bei der Vermittlung der Strategien, indem diese entsprechende Fragen stellt. Aus einer »Schatztruhe« werden ausschließlich unbekannte Dinge bzw. Dinge, die nicht benannt werden können, genommen.

Es schließen sich 4 Phasen an: In **Phase 1** werden die Dinge erkundet und ausprobiert. In **Phase 2** fungiert die Handpuppe als Modell, indem sie Fragen stellt wie »Was ist das?« – »Wozu braucht man das?« – »Was kann man damit machen?« – »Wie heißt das?« Bei schwierigen Wörtern wendet die Handpuppe einen »Trick« an, um sie sich besser merken zu können. Sie wiederholt die Wörter mehrmals laut, langsam und deutlich. In **Phase 3** treffen das Kind und die Handpuppe auf einen Zauberer, der fragt, wie die gefundenen Dinge heißen. Wenn sie richtig benannt werden können, werden sie in Bilder verwandelt. In **Phase 4** werden die Bilder, die vom Zauberer ausgegeben wurden, in ein Schatzheft geklebt. Dabei werden unterschiedliche Kategorisierungen vorgenommen, beispielsweise das Kategorisieren nach semantischen Feldern oder semantischen Relationen.

6.2.6 Prosodie als Schlüssel zum Sprach- und Worterwerb

Kon-Lab-Ansatz von Penner

Der Therapieansatz von Penner (Penner 2002; Penner et al. 2006) sieht als Ursache von Spracherwerbsstörungen mangelnde prosodische Fähigkeiten der Kinder.

Es wird die »verwaschene Sprache« beschrieben, die durch mehrere Symptome gekennzeichnet ist: eine monotone, arrhythmische Sprechweise, falsche Betonungsmuster und die Realisation des unbetonten Schwa-Lauts durch einen Vollvokal. Diese verwaschene Sprache ist nach Penner et al. (2006, S. 3) häufig mit »Defiziten in der Wortbildung, der Flexion und der Grammatik« sowie mit Auffälligkeiten in der Phonologie durch phonologische Prozesse assoziiert.

Ziel des Therapieprogramms, das sich an Kinder zwischen 3 und 6 Jahren richtet, ist es, über die Prosodie den Zugang zu schaffen für die Einheit Wort, die Wortbildung und die Flexion, für Satz-

glieder und den Satz. Die Autoren sehen die prosodischen Fähigkeiten als »unerlässliche Voraussetzung« sowohl für den ungestörten Spracherwerb als auch für den gelingenden Schriftspracherwerb und darüber hinaus für die kognitive Entwicklung der Kinder.

Aus dieser Grundidee heraus wurde das **Therapieprogramm Kon-Lab** entwickelt, das sich auf den Ausbau der prosodischen Fähigkeiten stützt, die kognitive Entwicklung berücksichtigt und mitfördert (kombiniertes Modell der kognitiven und der Sprachentwicklung) und eine umfassende Möglichkeit zur Sprachförderung bieten soll. Es ist klar strukturiert und wird nach einer festgelegten Reihenfolge durchgeführt. Es umfasst die »Wortfabrik«, in welcher die Grundlagen der Wortbildung und Flexion geschaffen werden, die »Satzgliederfabrik«, in welcher die Semantik und die Grammatik des Artikels und der Präpositionen im Vordergrund stehen, und die »Satzfabrik«, in welcher die Rezeption und Produktion von Haupt- und Nebensätzen unterstützt wird. Die Inhalte sind entwicklungsproximal aufgebaut, d. h. orientiert an der physiologischen Entwicklung.

Nach den Autoren kann es als Einzel- oder Gruppenförderung bei Kindern zwischen 0 und 6 Jahren eingesetzt werden und ist für Kinder mit einer SSES, für sprachschwache Kinder durch anregungsarme Umwelt und für Kinder mit Migrationshintergrund (Penner 2003, 2006) zur Förderung der Zweitsprache (L2) empfohlen. Dementsprechend wird die individuelle Symptomatik eines Kindes kaum berücksichtigt, und es wird für alle Kinder das gleiche Programm durchgeführt. Dies kann durch Erzieherinnen oder Sprachtherapeutinnen erfolgen.

> **Die individuelle Symptomatik wird beim Kon-Lab-Programm kaum berücksichtigt, da das Vorgehen programmatisch für alle Kinder vorgegeben ist.**

Das Kon-Lab-Programm arbeitet mit festgelegten Materialien zu jedem Förderbereich. Bei Kindern mit einem kleinen Wortschatz wird das Material *LexPack* empfohlen. Die Materialien bestehen aus PC-Programmen und konventionellen Spielmaterialien mit rezeptiven und produktiven Übungen (*www.kon-lab.com*).

Prosodietherapie: Ideen nach Otten und Walter

Die Autorinnen Otten und Walter (2009, 2012) beschreiben, dass es durch Störungen in der Prosodieentwicklung sowohl zu Problemen in der Sprachrezeption als auch zu Störungen in der Sprachproduktion kommen kann. Eine intakte prosodische Verarbeitung sehen sie als essenziell für das Gelingen einer störungsfreien Kommunikation an und als elementare Hilfe beim Verarbeiten von Satz- und Wortstrukturen. Einen gezielten Ansatz zur Wortschatztherapie der Autorinnen gibt es bislang jedoch noch nicht.

Nach der Diagnostik im Bereich der Prosodie werden die Inhalte der Therapie diesbezüglich individuell ausgewählt. Je nach Störungsschwerpunkt wird dann rezeptiv und/oder produktiv an den ermittelten Schwierigkeiten gearbeitet.

Je nach Ergebnis der Diagnostik schlagen die Autorinnen folgende therapeutische Umsetzung vor:

- Diskriminationsübungen,
- Identifikationsübungen,
- stimmliche Übungen zur Tonhöhenvariation, Dynamikvariation, Pausensetzung,
- Produktion von prosodischen Parametern z. B. durch die Realisation von Fragen, Satzfokussierung und Grenzmarkierungen.

Methodisch kann die Umsetzung über Imitation des Kindes erfolgen, beispielsweise in Übungen, in welchen prosodische Minimalpaare kontrastiert werden.

6.2.7 Therapieansätze zur Verbesserung der phonologischen Bewusstheit

In der Regel besteht das Ziel dieser Therapieansätze darin, das Risiko einer Lese-Rechtschreib-Schwäche (LRS) zu minimieren bzw. den Schriftspracherwerb positiv zu beeinflussen, oder sie sind elementarer Bestandteil der LRS-Therapie. Dabei geht es darum, das bewusste Reflektieren über Sprache

auf den unterschiedlichen Durchgliederungsebenen zu verbessern.

> **Phonologische Bewusstheit** – metalinguistische Fähigkeit, die lautliche Struktur der gesprochenen Sprache zu analysieren und zu manipulieren, ohne auf die Bedeutung des zu analysierenden sprachlichen Materials einzugehen (Tunmer u. Hoover 1992, zitiert nach Schnitzler 2008, S. 5).

> **Maß der Bewusstheit** – Unterscheidung in implizite phonologische Bewusstheit/phonologische Bewusstheit im weiten Sinne (bezieht sich auf die Silben und Onset-Reim-Ebene) und explizite phonologische Bewusstheit/phonologische Bewusstheit im engeren Sinne (bezieht sich auf sublexikalische phonologische Einheiten = Phonemebene, ▶ Abschn. 1.4).

Die Bewusstheit an sich ist nicht direktes Ziel der therapeutischen Arbeit im semantisch-lexikalischen Bereich. Durch die phonologische Elaboration sollen jedoch ausdifferenzierte Wortformen generiert werden, damit ein zuverlässiger Abruf erfolgen kann.

Die Therapieansätze zur phonologischen Bewusstheit geben hier hilfreiche Übungen und Hierarchiestufen (Dimension der phonologischen Einheit und Dimension der Operation, Schnitzler 2008) vor, die im Bereich der Ausdifferenzierung der phonologischen Wortform bzw. im Bereich der phonologischen Elaboration genutzt werden können.

Beispielhaft werden 3 Programme zum Training der phonologischen Bewusstheit genannt:

- **Hören, lauschen, lernen – das Würzburger Trainingsprogramm:** Entwickelt von Küspert und Schneider (1999) ist es als Gruppenkonzept zur Prävention einer LRS konzipiert. Über mehrere Wochen werden vorgegebene Übungen zur phonologischen Bewusstheit mit den Kindern durch die Erzieherin durchgeführt. Übungen aus dem Programm können gut in die Einzeltherapie integriert werden.
- **Fördephon:** Das von Christiansen (2002) entwickelte Programm entspricht im Vorgehen und den Zielen weitgehend dem Würzburger Trainingsprogramm und enthält viele Spielvorschläge zur Umsetzung der Übungen.

— **Leichter Lesen und Schreiben lernen mit der Hexe Susi:** Dieses Trainingsprogramm (Förster u. Martschinke 2002) wurde konzipiert, um den Schriftspracherwerb innerhalb des 1. Schulhalbjahrs zu unterstützen und enthält ebenfalls Übungen zur phonologischen Bewusstheit, die in der Einzeltherapie ausgewählt genutzt werden können.

Die beschriebenen Therapieformen lassen sich in unterschiedlichen Therapiekonzeptionen wiederfinden:

> **Therapieformen und Therapieansätze – Ableitung und grobe Zuordnung**
> — Semantische Elaborationstherapie – Glück; Kauschke und Siegmüller
> — Phonologische Elaborationstherapie – Glück; Kauschke und Siegmüller
> — Phonologische Ausdifferenzierung – Ansätze zur phonologischen Bewusstheit
> — Strategietherapie – Glück; Motsch
> — Prosodietherapie – Penner; Otten und Gumpert
> — Inputtherapie – Kauschke und Siegmüller; Dannenbauer

Fazit: Sprachsystematische und sprachspezifische Therapieformen
— Es gibt unterschiedliche Vorschläge, die Therapie im semantisch-lexikalischen Bereich zu gestalten.
— Die grundsätzlichen Therapierichtungen wurden von einigen Autoren zusammengefasst.
— Diese unterscheiden sich in der Definition der Therapieziele und in der konkreten methodischen Umsetzung.
— Das jeweilige Therapiekonzept soll nach den diagnostischen Ergebnissen, den Zielsetzungen der Therapie, dem Alter und den Bedürfnissen des behandelten Kindes ausgewählt werden.
— Grundsätzlich ist es sinnvoll, unterschiedliche Methoden miteinander zu kombinieren und die Therapie spezifisch an das behandelte Kind anzupassen.

6.3 Ganzheitliche Therapieansätze

Bei ganzheitlichen Therapieansätzen wird davon ausgegangen, dass sprachliche und nichtsprachliche Entwicklungsbereiche stark miteinander verwoben sind, sich gegenseitig bedingen und sich wechselseitig beeinflussen. Als Konsequenz daraus werden unterschiedliche Entwicklungsbereiche in die Therapie mit einbezogen, um die sprachliche Symptomatik zu verbessern.

6.3.1 Ansatz nach Zollinger

Grundgedanken

Im Therapieansatz nach Zollinger (1994, 1997) werden Entwicklungsbereiche der Kognition, des Spielverhaltens, der Interaktion und Emotion sowie der eigenen Individuation im direkten Zusammenhang mit der Sprachentwicklung verstanden. Es wird dementsprechend nicht sprachspezifisch angesetzt, sondern explizit der Zugang zur Gesamtentwicklung des Kindes gesucht. Der Schlüssel zum Erfolg besteht in der Weiterentwicklung des Kindes, das durch die Therapie gestützt wird, die nächsten Entwicklungsschritte zu durchlaufen.

Ziel des Ansatzes und essenziell bei der Betrachtung der Sprachentwicklung ist nach Zollinger, dass das Kind **zwei Funktionen der Sprache** erfasst:
— die **repräsentative Funktion** von Sprache, d. h., dass Wörter eine Stellvertreterfunktion haben, etwas bedeuten und *sich auf etwas beziehen*.
— die **kommunikative Funktion** mit dem Verständnis darüber, dass sich Sprache an ein Gegenüber richtet und man mit Sprache und Wörtern *etwas bewirken* kann.

Das Kind lernt in seiner Entwicklung die **Welt der Personen** mit Gefühlen und Absichten und sich selbst in Abgrenzung zu anderen kennen. Daneben erfährt es die **Welt der Gegenstände** mit allen sinnlichen Erfahrungen, es baut Repräsentationen dieser auf und verknüpft diese beiden Welten über Sprache miteinander. Durch die Erfassung der repräsentativen und der kommunikativen Funktion von **Sprache** wird Sprache zu einer eigenen dritten Entwicklungslinie. Den Ursprung der Sprachentwicklung sieht Zollinger in der Triangulierung (▶ Abschn. 2.2). Daraus leitet sich ein wesentliches Therapieziel ab: dem Kind die **Entdeckung der Sprache** zu ermöglichen.

Zollinger teilt die Entwicklung des Kindes in vier Bereiche auf, die sich wechselseitig beeinflussen:

- praktisch-gnostische Entwicklung: Erwerb von Gebrauch und Handhabung von Alltagsgegenständen,
- symbolische Entwicklung: Erwerb symbolischer Kompetenzen,
- sozial-kommunikative Entwicklung: Auseinandersetzung mit anderen Personen,
- sprachliche Entwicklung: Verwendung von Wörtern und Sprache in repräsentativer und kommunikativer Funktion.

Da das Konzept der Zollinger-Therapie auf dem Grundverständnis basiert, das individuelle Kind in seiner Gesamtentwicklung zu erfassen und das Zusammenwirken aller Entwicklungsbereiche stets in die Therapie einbezogen wird, kann schwerlich eine verkürzte, allgemeine Darstellung der Therapieinhalte oder des methodischen Vorgehens erfolgen. Dennoch werden im Folgenden das Prinzip und die essenziellen Unterstützungspunkte der Therapie skizziert.

Therapeutisches Vorgehen

Die Grundlage bildet das Wissen von Entwicklungszusammenhängen, und zwar dahingehend, welche Bereiche sich gegenseitig beeinflussen und welche Grunderfahrungen das Kind braucht, um den nächsten Entwicklungsschritt gehen zu können. Die Basis der Therapieplanung ist das Entwicklungsprofil.

Während des gesamten Therapieprozesses werden Beobachtungen gemacht und interpretiert (s. unten, Entdeckung der Sprache). Aufgabe in der Therapie ist es, Situationen für die nächsten Entwicklungsschritte zu schaffen, sodass das Kind diese machen kann. Dies geschieht eingebettet in einen spielerischen und kommunikativen Rahmen. Das therapeutische Vorgehen ist dabei indirekt, es stützt sich auf gemeinsame Handlungen im spielerischen Kontext (Bruner, ▶ Abschn. 2.1.1) und orientiert sich an den Prozessen im physiologischen

Spracherwerb. Durch die Sichtweise, dass die Entwicklungslinien sich gegenseitig beeinflussen, werden in der Therapie alle Entwicklungslinien im Zusammenhang gesehen. Ziel ist es, ein homogenes Entwicklungsprofil zu erreichen. »Über den Gebrauch der gut entwickelten praktisch-gnostischen und psychomotorischen Fähigkeiten soll das Kind dazu geführt werden, sich auf Resultate seiner eigener Handlungen sowie der Handlungen anderer zu konzentrieren« (Zollinger 1994, S. 107).

Methodisch orientiert sich die Zollinger-Therapie am entwicklungsproximalen Ansatz nach Dannenbauer (▶ Abschn. 6.2.3). Grundsätzlich wird mit dem Kind nicht geübt, sondern gespielt.

Zu den Rahmenbedingungen der Therapiegestaltung wird eine Intensivtherapie in Kleingruppen vorgeschlagen, bei welchen die Therapiemaßnahme über 2–3 Monate täglich ca. 2 Stunden lang stattfindet.

▪ Entdeckung der Sprache

Dem **Funktionsspiel** kommt beispielsweise große Bedeutung zu. Durch die **Exploration** im Funktionsspiel (Handlung bestimmt das Spiel, Bilderbücher werden durchgeblättert, Blättern ist interessant) wird das Wiedererkennen von Gegenständen möglich und schließlich der Aufbau semantischer Repräsentationen. Dies wiederum ist die Grundlage dafür, den Objekten und Handlungen Worte zuzuordnen. Aufgabe der Therapeutin ist es, dem Kind die Zeit, die es dazu benötigt, zu geben und die Auseinandersetzung »zu variieren und zu erweitern« (Zollinger 1994, S. 104).

Der Aufbau der Repräsentationen ist eng verknüpft mit der Fähigkeit der **Objektpermanenz**, die durch Behälterspiele gefördert werden kann. Das **Symbolspiel** wird auf unterschiedlichen Stufen angeregt, um die symbolischen Kompetenzen zu stärken und um die Grundlage für den symbolischen Charakter von Sprache zu schaffen. Somit wird das Kind in der Therapiemaßnahme zum Symbolspiel animiert.

In der **Triangulierung** sieht Zollinger den eigentlichen Ursprung der Sprachentwicklung. Das Kind verknüpft die »Personen-« und die »Dingwelt«. Damit es dies kann, muss es auch das *Du* entdecken. **Zeigen** und **Geben** wird als erste aktive Spracherwerbsstrategie angesehen und therapeutisch verstärkt, **Turn-Taking** durch Ich-bin-dran-/ Du-bist-dran-Spiele gefördert.

Krabbeln und Gehen unterstützen den Prozess der **Individuation** und der Abgrenzung, ebenso das »**Neinsagen**« des Kindes. Das Kind lernt, dass es etwas **bewirken** kann in der Welt, und seine Handlung bekommt Bedeutung – wie auch mit Sprache etwas bewirkt werden kann und Worte Bedeutungen tragen. Durch die **kognitive Dezentrierung** kann das Kind Resultate betrachten und Vorstellungen aufbauen. Weitere symbolische Handlungen werden möglich (Bilderbuch → jetzt sind die Bilder interessant, nicht mehr das Blättern; beim Malen wird der hinterlassene Strich des Stiftes fokussiert). In der Therapiesituation werden Räume geschaffen, in welchen das Kind diese Erfahrungen machen und etablieren kann.

Durch die Triangulierung bei Bilderbuchbetrachtungen baut das Kind Vorstellungen auf, es erkennt Zusammenhänge zwischen Abbildung und Realität. Der weitere Prozess der Individuation ermöglicht dem Kind, **sich im Spiegel** zu **erkennen**. Viele Kinder nennen sich ab diesem Zeitpunkt **selbst beim Namen**. Somit ist die Aufgabe der Therapierenden das Vorstrukturieren und das Bereitstellen dieses Erfahrungsraums.

Zunehmend baut das Kind **Standards** auf, d. h., es entwickelt zunehmend Vorstellungen, wie die Welt um es herum zu sein hat, und reagiert auf Verletzungen dieser. Auch für sich selbst werden Standards entwickelt. Das Kind setzt sich Ziele und zeigt beim Erreichen dieser das sog. **Smile-of-mastery**. Es lernt seine Fähigkeiten und die der anderen einzuschätzen, wie beispielsweise durch das **Um-Hilfe-bitten** sichtbar wird. Zunehmend können Dinge, z. B. Spielhandlungen, miteinander geteilt werden. Die weitere kognitive Dezentrierung ermöglicht, nichtsituationale Aufforderungen zu verstehen und Verb und Subjekt im Satz zu entschlüsseln.

Das Kind kann nun die repräsentative und die kommunikative Funktion von Sprache entdecken, es erfasst die Wirkung von Sprache. Es werden Sätze gebildet, die sich kommunikativ an jemanden richten und etwas bewirken sollen. Aus den einfachen Benennungen werden Einwortsätze, und zunehmend werden im Weitern auch Zweiwortsätze gebildet.

■ **Die weitere (Sprach-)Entwicklung**
Eine wichtige Bedeutung kommt dem Symbolspiel zu. Zunächst spielt das Kind **linear symbolisch**, d. h., eine Handlung schließt an die nächste an. Wenn das Kind jedoch in der Lage ist, Ereignisse und Situationen im Gesamten zu erfassen, versieht es sein Spiel mit einem übergeordneten Plan, einer Spielidee, und spielt im **hierarchischen Symbolspiel**. Inhalte des Spielens sind alltägliche Gegebenheiten und Ereignisse, die das Kind im Spiel verarbeitet.

Gegenstände werden zunehmend als Werkzeuge und Instrumente benutzt, die wiederum andere Gegenstände verändern und manipulieren können. Es werden vermehrt Zusammengehörigkeitspaare gebraucht, z. B. Flasche und Deckel, Stift und Papier etc. Dazu werden meist beide Hände eingesetzt, und die Händigkeit bildet sich aus.

Das Wort *ich* wird als spezielles Wort erlernt, da dies nicht über die direkte Nachahmung erworben werden kann. Über Sprache kann sich das Kind zunehmend aus dem Hier und Jetzt lösen, innere Bilder und Szenen aufbauen und kleine Geschichten, Abläufe und Szenen verstehen. Dies zeigt sich auch dadurch, dass das Kind zunehmend Fragen stellt.

Zollinger sieht bei der weiteren Darstellung auch Zusammenhänge zwischen der folgenden kognitiven und sozialen Dezentrierung und der grammatikalischen Entwicklung, da sich das Kind zunehmend für Beziehungen zwischen Dingen und Personen interessiert. Es baut logische Verknüpfungen auf, beginnt W-Fragen zu stellen und nach Zukünftigem und Vergangenem zu fragen.

6.3.2 HOT – Handlungsorientierte Therapie

Grundgedanken
Der handlungsorientierte Therapieansatz (HOT) basiert auf der Grundannahme, dass »Handlung, Perzeption von Sprachmodellen, Sprachproduktion, Förderung von nichtsprachlichen Bereichen eine unzertrennbare Einheit bilden« (Weigl u. Reddemann-Tschaiker 2009, S. 3). Der Therapieansatz ist **fähigkeits- und ressourcenorientiert** und wird jeweils individuell aufgebaut.

Die Sprachentwicklung wird nach Aussagen der Autorinnen durch den Ansatz rezeptiv und produktiv auf allen linguistischen Ebenen (Lexikon, Semantik, Phonologie, Morphologie, Syntax) unterstützt. Außerdem stehen die kommunikative und die narrative Ebene im Mittelpunkt. Die inneren Repräsentationen werden durch die Verinnerlichung von Handlungen und multimodale Informationen auf- und ausgebaut, und Gedächtnisinhalte werden erweitert. Die Sprachentwicklung wird als Bestandteil der gesamten Persönlichkeitsentwicklung gesehen. Dementsprechend steht diese Therapieform für eine explizit »ganzheitliche Förderung«.

Die Therapie baut auf einer komplexen Entwicklungsdiagnostik auf, in welcher der aktuelle Entwicklungsstand und das Entwicklungspotenzial ermittelt werden sollen.

> Die Grundstruktur des HOT-Vorgehens kann durch eine entsprechende Anpassung und Modifizierung der Therapieziele bzw. des Vorgehens in der semantisch-lexikalischen Therapie genutzt werden.

Der HOT-Ansatz kann, laut Autorinnen, bei Kindern mit SSES, mit geistiger Behinderung, mit ADS (Aufmerksamkeitsdefizitsyndrom) bzw. ADHS (Aufmerksamkeitsdefizit-/Hyperaktivitätsstörung), bei wahrnehmungsschwachen Kindern, bei Schwierigkeiten im Problemlöseverhalten bzw. beim Erstellen von Handlungsplänen und auch als gruppentherapeutischer Ansatz in modifizierter Form durchgeführt werden. Insbesondere ist der Ansatz für Kinder mit einer sog. **Formulierungsschwäche** geeignet, d. h. bei Kindern, die nicht in der Lage sind, ihre Aussagen in eine nachvollziehbare, der Umwelt und dem Gesprächspartner angepasste linguistische Form zu bringen.

! Cave
Der Begriff Formulierungsschwäche ist relativ unspezifisch. Die Formulierungs- und Ausdrucksfähigkeit auf Text- oder Gesprächsebene ist auf einem hohen Niveau der linguistischen Komplexität anzusiedeln. Hat ein Kind hier Schwierigkeiten, sollte im Einzelnen geprüft werden, welche spezifischen Probleme »hinter« der Problematik stecken, um eine spezifische Therapiemaßnahme ableiten zu können.

Therapeutisches Vorgehen
Ziel ist es, zusammen mit dem Kind strukturierte Situationen und gemeinsame geordnete Handlungen zu schaffen und diese schließlich zu versprachlichen (z. B. durch die Herstellung eines Obstsalats).

Der Aufbau und das methodische Vorgehen in der Therapie gliedert sich in **5 Phasen**:

1. Phase: Vorstellen der Zutaten/Materialien/Geräte (diese werden von den Eltern nach Anweisung in der letzten Stunde gemeinsam mit dem Kind eingekauft und mitgebracht)
- Ziel: Förderung der semantisch-lexikalischen Ebene/Kategorienbildung/Erkennen und Anwenden der linguistischen Zielstruktur,
- Kind soll die Zutaten (z. B. Obst für den Obstsalat) benennen und Kategorien zuordnen,
- Therapeutin bietet Hilfestellungen über Assoziationshilfen, Anlauthilfen etc.,
- weitere gemeinsame Überlegung mit dem Kind, welche Geräte noch gebraucht werden,
- alle Materialien werden auf einen Arbeitstisch gelegt.

2. Phase: Übertragung der Begriffe auf die Bildebene
- Ziele: Stabilisierung der neuen Begriffe und der Kategorienbildung, Erkennen semantischer Zusammenhänge,
- Bilder werden benannt, Kategorien zugeordnet und in das dafür vorgesehene Heft geklebt.

3. Phase: Handlungsplanung
- Ziele: Förderung der Antizipation und Vorstellung von Reihenfolgen, Formulierungsfähigkeit, Kognition,
- am »Denktisch« wird überlegt, wie man sinnvoll ans Ziel kommt, z. B. Orangensaft oder Apfel-Karotten-Rohkostsalat herstellt,
- durch das gemeinsame Planen soll beim Kind ein sicherer Handlungsplan entstehen, z. B. zuerst Schälen, dann Orange pressen oder zuerst Gehäuse entfernen, dann Apfel reiben.

4. Phase: Durchführung der Handlung
- Ziele: Förderung von Sprachverständnis, Serialität, auditiver Merkfähigkeit und Aufmerksamkeit, Problemlöseverhalten, Augen-Hand-Koordination, Selbstvertrauen, Motivation, Kreativität, Präsentation von Zielstrukturen,
- Kind führt die besprochenen Handlungen selbstständig aus,
- Therapeutin lenkt die Handlung des Kindes diskret,
- Therapeutin begleitet die Sequenzen sprachlich.

5. Phase: Versprachlichung der Handlung auf Bildebene
- Ziele: Förderung von Serialität, auditiver Merkfähigkeit, Formulierungsfähigkeit,
- am »Denktisch« wird versprachlicht, was gemacht wurde (Handlungsschritte in der richtigen Reihenfolge),
- Therapeutin unterstützt das Erzählen des Kindes durch gezielte Fragen,
- zu jeder Handlungssequenz werden entsprechende Bilder in das Heft geklebt,
- diese bildlich dargestellten Handlungssequenzen sollen zu Hause nochmals nacherzählt und/oder vollzogen werden,
- Handlungsresultat, z. B. Obstsalat/Apfelsaft, wird gemeinsam mit den Eltern verkostet,
- in der nächsten Therapiestunde wird anhand des Heftes die Handlung aus der letzten Stunde wiederholt besprochen.

❗ Cave
Der HOT-Ansatz ist kein spezieller Ansatz für Kinder mit semantisch-lexikalischen Problemen. Das Vorgehen und die Struktur lassen sich jedoch bei semantisch-lexikalisch auffälligen Kindern in der Therapie nutzen, z. B. um den Zielwortschatz in einer strukturierten Form auf Textebene zu versprachlichen und anzuwenden. Dazu muss das Vorgehen entsprechend modifiziert werden.

Fazit: Ganzheitliche Therapieansätze
- Die Therapie nach Zollinger hat insbesondere die Entdeckung der Sprache, also den Einstieg in die Sprachentwicklung, zum Ziel.

- Beim handlungsorientierten Ansatz sollen v. a. die narrativen Fähigkeiten bei Kindern verbessert werden.
- Das jeweilige Therapiekonzept soll nach den diagnostischen Ergebnissen, den Zielsetzungen der Therapie, dem Alter und den Bedürfnissen des Patienten ausgewählt werden.

6.4   Elterntrainings

Elterntrainings sind für Eltern von Risikokindern, also Kindern mit einem Late-Talker-Profil, konzipiert. Sie haben das Ziel, das Potenzial der Eltern hinsichtlich ihrer Kommunikationsfähigkeiten und der täglichen Zeit, die sie mit ihren Kindern verbringen, zu optimieren und dadurch möglichst effektiv zu nutzen. Diese Therapieansätze behandeln nicht das betroffene Risikokind selbst, sondern wirken über die Eltern indirekt.

6.4.1   Heidelberger Elterntraining

Grundgedanken
Das Heidelberger Elterntraining wurde von Buschmann (2009) entwickelt. Es setzt bei den Eltern als wichtigste Interaktions- und Kommunikationspartner für das Kind an und schult diese bezüglich der Sprachförderung. Das (Präventiv-)Programm ist für Eltern von Kindern zwischen 2 und 3 Jahren geeignet, die ein Late-Talker-Profil zeigen, d. h. einen aktiven Wortschatz < 50 Wörter haben und keine oder kaum Zweiwortkombinationen zeigen. Ziel des Trainings ist es, über die Anleitung der Eltern die Kommunikations- und Sprechfreude des Kindes zu fördern und seine sprachlichen Kompetenzen zu verbessern.

Bei einem typischen Sprachentwicklungsverlauf interagieren Eltern und Kinder in intuitiv optimaler Weise miteinander. Beginnt ein Kind jedoch spät oder nicht zu sprechen, sind Eltern in ihrem Verhalten häufig verunsichert und verändern ggf. ihren sprachlichen Umgang mit dem Kind (Ritterfeld 2000). Dieser Verunsicherung soll entgegengewirkt und das Interaktionsverhalten optimiert werden.

Therapeutisches Vorgehen

Die **methodische Umsetzung** erfolgt in 7 zweistündigen Gruppensitzungen mit den Eltern oder anderen Bezugspersonen des Kindes (5–10 Teilnehmer). Die Inhalte, entsprechende Materialien und das Vorgehen innerhalb der Sitzungen sind durch das Programm vorgegeben. Vor dem Training findet eine Untersuchung der sprachlichen Fähigkeiten des Kindes statt, und es wird mit den Eltern ein persönliches Vorgespräch geführt. In den Sitzungen mit den Eltern erfolgen Präsentationen durch den Trainer, Gruppenarbeiten, Rollenspiele, Videoillustrationen und Videoanalysen, es werden gemeinsam Inhalte erarbeitet und Aufgaben zum häuslichen Üben erteilt.

Die Inhalte des Trainings decken unterschiedliche Bereiche ab:
- Sprachförderndes Verhalten, Sprachlehrstrategien und Sprachanregung,
- Sprachentwicklung und Sprachentwicklungsverzögerungen,
- Möglichkeiten der Sprachförderung bei der Bilderbuchbetrachtung,
- Herstellen gemeinsamer Aufmerksamkeit,
- Schaffung von Sprachinseln,
- Umgang mit Medien,
- Sprach- und Sprechspiele, Rhythmus und Reime, Fingerverse,
- Spiele zur Mundmotorik.

Zur Durchführung des Heidelberger Elterntrainings muss eine spezielle Trainerausbildung, die drei Ausbildungsblöcke umfasst, absolviert werden.

6.4.2 Frühe Sprachintervention mit Eltern – Schritte in den Dialog nach Möller

Grundgedanken
In dem von Möller (2005, 2006) entwickelten Konzept wird der Tatsache Rechnung getragen, dass Eltern gerade in der frühkindlichen Entwicklung eine bedeutende Rolle zukommt. Zum einen ist hierbei der zeitliche Aspekt zu nennen, zum anderen der Beziehungsaspekt. Die Eltern haben im Interventionsprozess und bei der Therapieunterstützung eine wichtige Funktion. Dieses Potenzial soll in dieser Art der indirekten Intervention, in der nicht direkt mit dem Kind, sondern indirekt über die Eltern am Kind gearbeitet wird, explizit genutzt werden. Das Elterntraining lässt sich als Gruppen- oder als Einzeltraining durchführen.

Die Zielgruppe des Konzepts sind Eltern von Risikokindern, d. h. von Kindern, die nicht oder verspätet beginnen zu sprechen und/oder isoliert oder als Symptom einer allgemeinen Entwicklungsstörung Auffälligkeiten in der Kommunikationsentwicklung zeigen. Diese Kinder werden in dem Konzept als sprachentwicklungsverzögerte Kinder bezeichnet.

Das Programm zielt auf den Übergang von der vorsprachlichen zur verbalen Entwicklung ab und soll den Kindern »den Einstieg in die sprachliche Entwicklung« ermöglichen bzw. sie darin unterstützen (Möller u. Spreen-Rauscher 2009, S. 63).

Ziele bezogen auf das Kind sind:
- Verbesserung vorsprachlicher Fähigkeiten,
- Anregung der Kommunikation.

Therapeutisches Vorgehen
- **Methodisches Vorgehen im Konzept**

Im gesamten Konzept wird mit Informationsmaterialien, Videobeispielen, Übungsblättern, Videoanalysen des eigenen Handelns und Dokumentationsbögen für das Selbstlernen/-training gearbeitet.

Es gibt 5 Arbeitsschwerpunkte:

Intentionale Kommunikation
- Ziel: Die Eltern sollen die verbalen oder nonverbalen Kommunikationssignale des Kindes zuverlässig erkennen und darauf reagieren.
- Eltern sollen lernen, die Laute und Wünsche des Kindes zu deuten und zuverlässig darauf zu reagieren, damit das Kind lernen kann, intentional zu kommunizieren.
- Anhand von Videoanalysen werden beim Kind Ansätze zur Produktion von Wörtern durch Laute/Lautkombinationen oder den Einsatz von Protowörtern gesucht, um den Eltern zu ermöglichen, diese Kommunikationsversuche des Kindes bestmöglich zu »verstehen« und positiv zu verstärken.
- Durch das Erkennen der Kommunikationskompetenzen des Kindes verändert sich der Blick der Eltern auf die Kompetenzen des Kindes.

Gemeinsame Aufmerksamkeit

- Ziel: Anbahnung und Festigung gemeinsamer Aufmerksamkeit.
- Die Aufmerksamkeit des Kindes soll auf sprachliche Inhalte gelenkt werden, und es soll über die Triangulierung (▶ Abschn. 2.2, Wozu gehört welches Wort? – vorsprachliche Mittel der Referenz) erfassen, worauf sich ein sprachliches Zeichen bezieht.
- Eltern werden über die Funktion und die Bedeutung gemeinsamer Aufmerksamkeit informiert und darin geschult, entsprechende Situationen zu Hause herbeizuführen. Hierzu werden z. B. Informationsmaterialien und Videoillustrationen bereitgestellt und Übungen im Rollenspiel durchgeführt.

Dialogische Handlungsstruktur

- Ziel: Erlernen des abwechselnden Handelns – verbal und nonverbal.
- Eltern erhalten Informationen über das Turn-Taking (Sprecherwechsel).
- Die Inhalte werden gemeinsam erarbeitet, Videos zum Turn-Taking analysiert und das Reaktions- und Lösungsverhalten der Eltern thematisiert.
- In Rollenspielen werden die Handlungsmöglichkeiten erprobt und geübt, ebenso direkt mit dem Kind. Von den direkten Interventionen mit dem Kind werden Videos aufgezeichnet, die dann wiederum hinsichtlich des Turn-Taking-Verhaltens analysiert werden. Darüber hinaus gibt es Dokumentationsbögen, die zum Zweck des Selbsttrainings eingesetzt werden.

Anregung von Imitation und verbaler Produktion

- Ziel ist es, Sprache hochfrequent und handlungsbegleitend anzubieten und das Kind zur sprachlichen Produktion anzuregen.
- Die Eltern erhalten Informationen über sprachliche Anpassung.
- Sprachliche Strukturen für bestimmte Situationen werden erarbeitet, z. B. 2–3 passende Wörter. Diese sollen dann hochfrequent und in unterschiedlicher Weise von den Eltern eingesetzt werden. Dies wird im Rollenspiel erprobt sowie in der direkten Anwendung mit dem Kind.

- Mithilfe der Videoanalyse werden Situationen hinsichtlich der gemeinsamen Aufmerksamkeit, des dialogischen Verhaltens und des gegebenen sprachlichen Inputs analysiert. Auch in diesem Bereich gibt es einen Bogen zur Dokumentation im Sinne des Selbsttrainings.

Generalisierung im Alltag

- Ziel: Übertragung der erlernten Verhaltens- und Handlungsweisen in unterschiedlichste Situationen im Alltag.
- Eltern erhalten Informationen zur Sprachanregung im Alltag.
- Alltagssituationen, in welchen die Verhaltensweisen eingesetzt werden sollen, werden besprochen und »Sprachinseln« im Alltag definiert. »Sprachinseln« sollen festgelegte Zeiten sein, in welchen sich die Eltern bewusst »sprachlich« Zeit nehmen, z. B. indem Bilderbücher angeschaut werden oder gemeinsam gespielt wird.
- Die Bilderbuchbetrachtung wird besprochen und der Übertrag der erlernten Verhaltensweisen im Rahmen der Bilderbuchbetrachtung thematisiert.
- Auch hier wird im Rollenspiel geübt, und die Eltern reflektieren und analysieren im Rahmen der Videoanalyse und im Selbsttraining.

Fazit: Elterntrainings

- Elterntrainings richten sich an Eltern von Risikokindern (Late-Talker) und setzen die Motivation der Eltern für die Teilnahme an einem entsprechenden Programm voraus.
- Elterntrainings dienen dazu, die Sprachanregung im häuslichen Umfeld zu optimieren und Eltern positiv in ihrem Kommunikationsverhalten mit dem Kind zu unterstützen.
- Beispiele für Elterntrainings sind das »Heidelberger Elterntraining« und die »Frühe Sprachintervention mit Eltern – Schritte in den Dialog«.

Literatur

Buschmann, A. (2009). *Heidelberger Elterntraining zur frühen Sprachförderung. Trainermanual.* München: Elsevier.

Christiansen, C. (2002). Fördephon. Förderung der Phonologischen Bewusstheit zur Vorbeugung von Lese-Rechtschreib-Schwierigkeiten. Übungskatalog für den Kindergarten und den Schulanfang. Kiel: Ministerium für Bildung, Wissenschaft, Forschung und Kultur des Landes Schleswig-Holstein.

Dannenbauer, F. M. (1994). Grundlinien entwicklungsproximaler Intervention. *Der Sprachheilpädagoge, 26*(3), 1–23.

Dannenbauer, F. M. (1998). Inszenierter Spracherwerb bei Dysgrammatismus: Zur Klarstellung eines Begriffs. *Die Sprachheilarbeit, 1*, 4–21.

Dannenbauer, F. M. (1999). Grammatik. In: Baumgartner, S. / Füssenich, I. (Hrsg.): *Sprachtherapie mit Kindern-Grundlagen und Verfahren* (S. 105–161). München: Reinhard UTB.

Dannenbauer, F. M. (2002). Grammatik. In: Baumgartner, S. / Füssenich, I. (Hrsg.): *Sprachtherapie mit Kindern* (S. 105–161). München: Reinhard.

Dannenbauer, F. M. (2003a). Spezifische Sprachentwicklungsstörung. In: Grohnfeld, M. (Hrsg.): *Lehrbuch der Sprachheilpädagogik und Logopädie* (S. 48–74). Stuttgart: Kohlhammer.

Dannenbauer, F. M. (2003b). Grundlagen der Sprachtherapie bei spezifischer Sprachentwicklungsstörung. In: Grohnfeldt, M. (Hrsg.): *Lehrbuch der Sprachheilpädagogik und Logopädie* (S. 159–177). Stuttgart: Kohlhammer.

Förster, M. / Martschinke, S. (2002). *Leichter Lesen und Schreiben Lernen mit der Hexe Susi. Übungen und Spiele zur Förderung der phonologischen Bewusstheit.* Donauwörth: Auer.

Füssenich, I. (2002). Semantik. In: Baumgartner, S. / Füssenich, I. (Hrsg.): *Sprachtherapie mit Kindern* (S. 63–104). München: Reinhard

German, D. (1992). Word Finding Intervention Program. *Topics in Language Disorders, 13*, 33–50.

Gillam, R. B. / van Kleeck, A. (1996). Phonological Awareness Training and Short-Term Working Memory. Clinical Implication. *Topics in Language Disorders, 17*, 72–81.

Glück, C. W. (2002). Methodenentwicklung in der Wortschatzdiagnostik bei Kindern im Grundschulalter. *Die Sprachheilarbeit, 47*(1), 29–34.

Glück, C. W. (2005). *Kindliche Wortfindungsstörungen. Ein Bericht des aktuellen Erkenntnisstandes zu Grundlagen, Diagnostik und Therapie.* Frankfurt am Main: Peter Lang.

Horsch, U. (1991). Materialien und Medien bei der Wortschatzerweiterung – sensomotorische Grundlagen und didaktisch-methodische Umsetzung. In: Grohnfeld, M. (Hrsg.): *Handbuch der Sprachtherapie, Bd.3, Störungen der Semantik* (S. 146–166). Berlin: Edition Marhold.

Jahn, T. (2007). *Phonologische Störungen bei Kindern.* Stuttgart: Thieme.

Küspert, P. / Schneider, W. (1999). *Hören, Lauschen, Lernen: Sprachspiele für Kinder im Vorschulalter. Würzburger Trainingsprogramm zur Vorbereitung auf den Erwerb der Schriftsprache.* Göttingen: Vandenhoeck & Ruprecht.

Möller, D. (2005). Schritte in den Dialog: wie Kommunikation gelingen kann. *LOGOS interdisziplinär, 13*, 95–98.

Möller, D. (2006). Schritte in den Dialog: ein Eltern-Kind-Programm für Familien mit sprachentwicklungsverzögerten Kindern. *Forum Logopädie, 1*(20), 6–11.

Möller, D. / Spreen-Rauscher, M. (2009). *Frühe Sprachintervention mit Eltern. Schritte in den Dialog.* Stuttgart: Thieme.

Motsch, H. J. / Brüll, T. (2009). Der Wortschatzsammler: Interventionsstudie zum Vergleich lexikalischer Strategie- und Elaborationstherapie. *Vierteljahresschrift für Heilpädagogik und ihre Nachbargebiete, 78*(4), 346–347.

Motsch, H. J. / Ulrich, T. (2012). »Wortschatzsammler« und »Wortschatzfinder« – Effektivität neuer Therapieformate bei lexikalischen Störungen im Vorschulalter. *Sprachheilarbeit, 57*(2), 70–78.

Norbury, C. / Chiat, S. (2000). Semantic Intervention to Support Word Recognition: A Single Case Study. *Child Language Teaching and Therapy, 16*, 141–163.

Otten, M. / Walther, W. (2009). Prosodie – Bedeutung, Funktion, Diagnostik. *Forum Logopädie, 1*(23), 18–25.

Otten, M. / Walter, W. (2012). Therapie von prosodischen Leistungen bei kindlicher Sprechapraxie. *Forum Logopädie, 2*(26),16–21.

Penner, Z. (2002). Plädoyer für eine präventive Frühintervention bei Kindern mit Spracherwerbsstörungen. In: v. Suchodoletz, W. (Hrsg.): *Therapie von Sprachentwicklungsstörungen* (S. 106–142). Stuttgart: Kohlhammer.

Penner, Z. (2003). *Forschung für die Praxis. Neue Wege der sprachlichen Förderung von Migrantenkindern.* Frauenfeld: Kon-Lab GmbH.

Penner, Z. (2006). *Auf dem Weg zur Sprachkompetenz. Neue Perspektiven der sprachlichen Frühförderung bei Migrantenkindern. Ein Arbeitsbuch.* Frauenfeld: konlab.com.

Penner, Z. / Kölliker Funk, M. (1998). *Therapie und Diagnose von Grammatikstörungen. Ein Arbeitsbuch.* Luzern: Edition SZH/SPC.

Penner, Z. / Fischer, A. / Krüger, C. (2006). *Von der Silbe zum Wort. Rhythmus und Wortbildung in der Sprachförderung.* Troisdorf: Bildungsverlag Eins.

Schnitzler, C. (2008). *Phonologische Bewusstheit und Schriftspracherwerb.* Stuttgart: Thieme.

Ritterfeld, U. (2000). Zur Prävention bei Verdacht auf eine Spracherwerbsstörung: Argumente für eine gezielte Interaktionsschulung der Eltern. *Frühförderung interdisziplinär, 2*, 82–87.

Siegmüller, J. / Kauschke, C. (2006). Patholinguistische Therapie bei Sprachentwicklungsstörungen. München: Elsevier.

Tracy, R. (2007). *Wie Kinder Sprachen lernen.* Tübingen: Francke.

Tunmer, W. E. / Hoover, W. A. (1992). Cognitive and Linguistic Factors in Learning to Read. In: Gough, P. B. / Ehri, L. E. / Treiman, R. (Eds.): *Reading Acquisition* (pp. 175–214). Hillsdale, NJ: Lawrence Erlbaum.

Weigl, I. / Reddemann-Tschaikner, M. (2009). HOT – ein handlungsorientierter Therapieansatz. Für Kinder mit Sprachentwicklungsstörungen. Stuttgart: Thieme.

Weinrich, M. / Zehner, H. (2011). *Phonetische und Phono-logische Störungen bei Kindern: Dyslalietherapie in Bewegung.* Berlin: Springer.

Weismer, S. E. (1996). Capacity Limitations in Working Memory. The Impact on Lexical and Morphological Learning by Children with Language Impairment. *Topics in Language Disorders, 17,* 33–44.

Wiegel-Crump, C. A. / Dennis, M. (1986). Development of Word-Finding. *Brain and Language, 27,* 1–23.

Zimmermann, P. (2009). Strategietherapie bei Vorschul-kindern mit lexikalischen Störungen. Eine explorative Pilotstudie. Diplomarbeit, Universität zu Köln.

Zollinger, B. (1994). Spracherwerbsstörungen. Grundlagen zur Früherfassung und Frühtherapie. Bern: Haupt.

Zollinger, B. (1997). Die Entdeckung der Sprache. Bern: Haupt.

6

Einleitende Überlegungen zum therapeutischen Vorgehen

Das Vorgehen in einer Sprachtherapie umfasst komplexe Prozesse (▶ Abschn. 7.5, Clinical Reasoning). Die übergeordneten Überlegungen auf dem »Therapieweg« werden in ◘ Abb. 7.1 schematisch visualisiert.

7.1 Allgemeine Therapieprinzipien

Das Therapiegeschehen an sich ist komplex. Es besteht aus einem System unterschiedlicher Wirkmechanismen. Als Basis therapeutischer Arbeit gelten einige Therapieprinzipien. Wichtig ist, dass diese im Therapiegeschehen immer eine übergeordnete Rolle einnehmen sollten. Dabei stehen verschiedene Faktoren (Motivation, Kontakt, transparentes Vorgehen, Förderung der Sprech- und Kommunikationsfreude, der Blick fürs Ganze, gute Planung, Orientierung an der Entwicklungsphysiologie, »Störungen« im Therapieprozess) untereinander in sehr enger Beziehung und Wechselwirkung. Ein vollständiges Beschreiben von Wirkungsmechanismen ist dabei unmöglich, da sowohl die behandelten Personen als auch die Therapierenden jeweils mit ihrer eigenen, individuellen Geschichte handeln.

7.1.1 Motivation ist (fast) alles

Motivation ist ein entscheidender Schlüssel zum Erfolg. Zum einen ist es ideal, wenn das Kind bezüglich der Rahmenbedingungen motiviert ist, es also Lust hat, die jeweilige Therapieeinheit zu besuchen, Übungen mitzumachen und Hausaufgaben zu erledigen. Zum anderen sollten auch die Eltern möglichst motiviert sein, regelmäßig und pünktlich die Termine wahrzunehmen und die Therapie organisatorisch und inhaltlich zu unterstützen.

Außerdem soll in der Therapie Motivation bezüglich der zu erarbeitenden Inhalte erzeugt werden. Dies ist besonders wichtig, da hier meist an einem defizitären Bereich gearbeitet wird. Wie Motivation für die Therapie geschaffen werden kann, ist individuell sehr unterschiedlich. Es spielen mehrere Faktoren wie z. B. emotionale (es macht Spaß) oder kognitive Faktoren (ich weiß, wofür es gut ist) eine Rolle.

In Bezug auf das Kind sind in der Regel motivierende Spielverpackungen und die Einbindung seiner Interessen geeignet. Um die Motivation der Eltern zu wecken bzw. zu bestätigen, sind Informationen wichtig, die ein möglichst hohes Maß an Verständnis über die Störung und über zugrundeliegende Mechanismen schaffen. Klare Anleitungen, beispielsweise zu Hausaufgaben, helfen, Frust zu vermeiden. Ein transparenter Austausch und das Vereinbaren gemeinsamer Ziele sind notwendig, damit keine Partei durch »falsche Erwartungen« enttäuscht wird.

Eine motivationsfördernde Therapiegestaltung kann beispielsweise durch folgende Maßnahmen erreicht werden (s. auch ◘ Abb. 7.1):

> **Motivationsfördernde Therapiegestaltung**
> — Anpassung der Anforderung an das Leistungsniveau des Kindes
> — Kleinschrittiges Vorgehen, bei dem die Anforderung immer minimal gesteigert wird
> — Gezieltes Einbringen von Hilfen und Feedback
> — Einsatz von Lob als positive Verstärkung:
>   - Lernen durch Verstärkung ist »von außen« gut steuerbar, gezielt einsetzbar und sehr wirksam
>   - positive Verstärkung wird deshalb im Therapieprozess häufig angewendet
>   - wichtig ist dabei, dass positive Verstärkung **spezifisch** verwendet wird
>   - dies erfolgt meist über spezifisches Lob (unspezifisch: »Du macht das aber toll/ Du machst prima mit« – spezifisch: »Toll, du hast das richtige Wort gefunden«) oder auch
>   - durch (spezifische) materielle Belohnungen, z. B. das Sammeln von Muggelsteinen für die korrekte geforderte Leistung
> — Transparentes Vorgehen, indem die schon erreichten Therapieschritte gespiegelt werden und das Vorgehen nachvollziehbar wird
> — Empathische, annehmende und wertschätzende Atmosphäre und Haltung

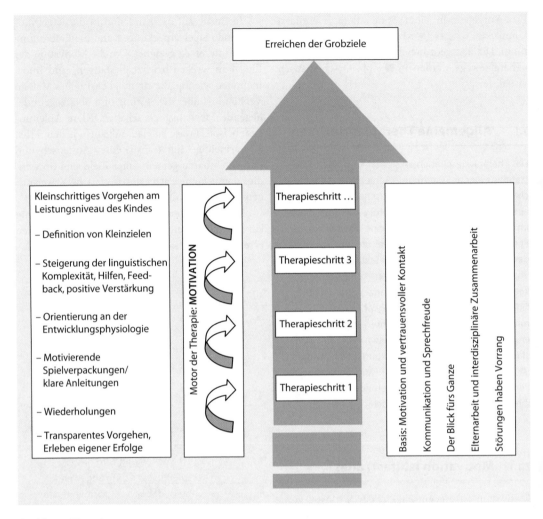

Abb. 7.1 Therapieweg

gegenüber dem Kind und seiner Familie (▶ Abschn. 7.1.2).

— Berücksichtigung der Bedürfnisse und Interessen des Kindes und der Familie (▶ Abschn. 7.1.4, Bedürfnis- und persönlichkeitsorientiertes Vorgehen).

7.1.2   Kontakt

Basis einer sprachtherapeutischen Therapie ist ein **vertrauensvoller** Kontakt zum Kind und zu den Eltern. Kind und Eltern werden im Therapieverlauf durch die Diagnose, aber auch durch das Arbeiten am Defizit selbst mit Grenzen und Defiziten konfrontiert. Dieses zuzulassen erfordert Vertrauen in die Therapierenden selbst und ihr Vorgehen. Es können schwierige Phasen oder Durststrecken in der Therapie auftreten, die es durchzuhalten gilt. Aufgabe der Therapierenden ist es, sich immer wieder **empathisch** in die Lage des anderen zu versetzen, um mögliche Fragen, Verunsicherungen und Frustrationen aufzunehmen, diesen ggf. vorzubeugen oder Möglichkeiten zur Klärung zu schaffen.

❯ Ein guter, belastbarer Kontakt zwischen Betroffenen und Therapierenden ist eine essenzielle Therapiegrundlage und stellt die Basis des Vertrauensverhältnisses dar.

7.1.3 Transparenz

Transparenz bedeutet Durchsichtigkeit. Wenn eine Sprachtherapie stattfindet, treffen in der Regel Laien (Eltern und das betroffene Kind) auf Experten. Experten wissen um Hintergründe und Vorgehensweisen in ihrem Handeln. Dies ist für Laien jedoch nicht automatisch sichtbar und nachvollziehbar. Die Nachvollziehbarkeit dessen, was im Therapieprozess geschieht, und das grobe Verständnis des Therapieaufbaus ist jedoch wichtig für die Betroffenen, um Motivation für und Vertrauen in die Maßnahme zu finden. Je nach Alter des Kindes, nach Art des Ansatzes und nach der Persönlichkeit der Eltern spielt somit das Thema Transparenz eine wichtige Rolle und sollte an unterschiedlichen Stellen im Therapieverlauf Beachtung finden. So können gemeinsame Erwartungen geschaffen, »falsche« Vorstellungen abgebaut und Verunsicherungen möglichst vermieden werden.

Transparenz wirkt »falschen« Erwartungen entgegen, z. B. ab wann mit Transferleistungen zu rechnen ist.

Ein transparentes Vorgehen, z. B. durch das Führen »großer« Elterngespräche (▶ Abschn. 8.6.3), schafft Möglichkeiten einer gemeinsamen Gesprächsgrundlage, zur Definition gemeinsamer Ziele und zur Ermittlung von Klärungsbedarf. Transparenz beim Vorgehen in der Therapiestunde kann dem Kind helfen, die Stunde zu »überblicken«.

Transparenz über die bereits erreichten Ziele schafft Motivation, die nächsten Ziele ebenfalls zu erreichen.

Transparenter Aufbau der Therapiestunde – Struktur hilft, den Überblick zu behalten Vielen Kindern nutzen klare Strukturen innerhalb einer Therapieeinheit (bei älteren Kindern können auch Strukturen und Ziele über mehrere Therapieeinheiten hilfreich sein). Ein ritualisierter Start in die Therapiestunde, ebenso ein ritualisiertes Ende, helfen

dabei, einen klaren Rahmen vorzugeben. Auch die Übungseinheiten innerhalb der Therapiestunde können mit dem Kind besprochen und beispielsweise durch eine Zeichnung visualisiert und ggf. nach jeder Einheit »abgehakt« werden. Dies ist je nach Alter und Charakter des Kindes und je nach Therapieansatz und -zielen sinnvoll.

7.1.4 Sprechfreude und Kommunikation

Sprachförderndes Verhalten
Während des kommunikativen Umgangs mit dem sprachauffälligen Kind sollten die Therapierenden sprachförderndes Verhalten anwenden sowie Prinzipien der an das Kind gerichteten Sprache umsetzen. Zum einen bekommt das Kind so ein adäquates sprachliches Angebot zur Verfügung gestellt, zum anderen erfüllen die Therapierenden damit eine Vorbildfunktion und Kind und Eltern können sich die entsprechenden Verhaltensweisen »abschauen«.

❯ In den Phasen, in denen nicht explizit geübt wird, zählt nicht, wie das Kind etwas sagt, sondern was das Kind sagt (Inhalt vor Form!).

Als allgemein sprachförderndes Verhalten gilt (s. auch ▶ Abschn. 4.2.3):
- Aussprechen lassen,
- dem Gesprächspartner Zeit geben,
- Pausen im eigenen Sprechen, die ein Turn-Taking (Sprecherwechsel) ermöglichen,
- Blickkontakt,
- sich auf eine Ebene mit dem Kind begeben (gleiche Augenhöhe),
- aktives Zuhören, Paraphrasieren (Wiederholen und Zusammenfassen) des Gesagten,
- Verständnissicherung, Nachfragen.

Die an das Kind gerichtete Sprache orientiert sich an Alter und Sprachentwicklungsstand des Kindes (▶ Abschn. 2.3).

Sozial-kommunikative Erfahrungen
Die Behandlung sprachlicher Fähigkeiten ist schließlich immer auch eine Behandlung im sozial-

kommunikativen Bereich. Sprache ist bedeutsam und kommunikativ – dies sollte im gesamten Therapieprozess nie aus den Augen verloren werden, und es sollte stets nach Gelegenheiten gesucht werden, die dem Kind positive sozial-kommunikative Erfahrungen ermöglichen.

Ebenso spielt die Sprechfreude des Kindes eine erhebliche Rolle. Es nützt wenig, wenn ein Kind in spezifischen Bereichen der Sprachtherapie »besser« wird, sich kommunikativ jedoch zurückzieht oder eine geringere Sprechfreude zeigt.

Dem kommunikativen Bedürfnis und der Sprechfreude müssen in der sprachtherapeutischen Therapie grundsätzlich Rechnung getragen werden, beispielsweise indem Übungen in kommunikativ sinnvolle Kontexte einbezogen werden, das Kind sich immer wieder als kompetenter Sprecher erlebt und Spaß am Umgang mit Sprache aufbaut, entwickelt oder wiederfindet. Kinder stören sich an direkten Aufforderungen zum Sprechen oder an »sinnfreien« Übungen (▸ Beispiel: Spielverpackung, Variante 1), wenn sie nicht kommunikativ eingebunden werden. Dabei spielt die Anleitung, die »Geschichte drum herum« und das Einbinden der Fantasie des Kindes oftmals die größte Rolle und kann therapeutisch genutzt werden (▸ Beispiel: Spielverpackung, Variante 2).

Beispiel: Spielverpackung

Variante 1:

»Wir spielen Memory, das kennst Du ja. Auf den Karten sind Wörter abgebildet, die wir beide immer sagen. Das gehört zum Spiel. Wer die meisten Karten sammelt, hat gewonnen.«

→ Das Benennen ergibt wenig »Sinn« für das Kind, Spiel und Aufgabe laufen parallel.

Variante 2:

»Wir spielen ein ganz besonderes Memory, auf den Karten sind Wörter abgebildet. Wir sagen die Wörter immer nach dem Aufdecken, damit wir uns die Karten besser merken können. Wenn Du ein Pärchen hast, darf das in den Zauberbeutel. Der geht aber nur auf, wenn Du oder ich das Wort wussten. Wenn wir es nicht wissen, kommt das Pärchen auf den Stapel hier. Ich bin mal gespannt, wer nachher mehr Pärchen in seinem Zauberbeutel hat. Derje-

nige hat dann gewonnen. (Der Schwierigkeitsgrad kann durch eine Zusatzregel erhöht werden, indem beispielsweise der kommunikative Druck gesteigert wird: »Wenn einer ein falsches Wort sagt, bekommt er ein Pärchen vom anderen«).

→ Das korrekte Benennen im Spiel erscheint sinnvoll, da es eine Funktion bekommt. Die Aufgabe wird in das Spiel integriert.

Bedürfnis- und persönlichkeitsorientiertes Vorgehen

Auch individuelle Faktoren und Bedürfnisse sollen in therapeutische Überlegungen und Entscheidungen einbezogen werden.

Ein Mädchen in der Vorschule, dessen Schwester gerade in die Schule gekommen ist und das gerne ebenfalls schon in der Schule wäre, das schon recht lange konzentriert am Tisch arbeiten kann und daran auch Spaß hat, stellt beispielsweise andere Herausforderungen an das therapeutische Vorgehen als ein Mädchen mit starkem Bewegungsdrang, das nicht lange am Tisch sitzen bleiben kann.

Auch wenn bei beiden Kindern ähnliche Diagnosen gestellt, mit beiden möglicherweise die gleichen Ziele verfolgt und entsprechend ähnliche Übungen gemacht werden, sollte die »Verpackung« sehr unterschiedlich ausfallen: Das eine Mädchen geht jetzt in die »Logopädieschule«, macht hochmotiviert Übungen und Hausaufgaben am Tisch. Mit dem anderen Mädchen wird bewegungsorientiert gearbeitet, es gewinnt beispielsweise bei korrekt ausgeführten Übungen je einen Freistoß auf die Torwand im Therapiezimmer, oder die Übungen werden in einer Form durchgeführt, bei welcher grobmotorische Aufgaben erfüllt werden können.

Die Anpassung an das jeweilige Bedürfnis des Kindes schafft Motivation. Dies kann die »Verpackung«, aber auch den Therapieinhalt selbst betreffen. Beispielsweise hat ein wortschatzschwacher Junge mit Wortfindungsstörungen drei Geschwister und verwechselt deren Namen immer wieder. Dies führt häufig zu Streit unter den Geschwistern und Frust für den Jungen. Die Namen der Familienmitglieder werden in diesem Fall als konkreter Therapieinhalt mit aufgenommen.

7.1.5   Blick für das Ganze

Unabhängig davon, ob eine ganzheitliche oder eine spezifisch sprachliche Therapiemethode gewählt wird, darf der Blick für das Ganze nicht verlorengehen.

Einen professionalisierten Rahmen hierfür bietet die Sichtweise der ICF (*International Classification of Functioning, Disability and Health*) bzw. ICF-CY (*International Classification of Functioning, Disability and Health – Children and Youth*) (WHO 2005, 2007/2011) (▶ Kap. 3). Dementsprechend reicht es nicht aus, die Behandlung auf die alleinige und isolierte Verbesserung eines Symptoms zu reduzieren, sondern es müssen die vorgegebenen Komponenten wie z. B. Aktivität und Teilhabe sowie Umweltfaktoren berücksichtigt werden.

Ein zu behandelndes Kind lebt in einem sozialen Gefüge, meist in seiner Familie. Diese Familie hat unterschiedliche Aufgaben zu bewältigen, Zeitpläne und Erwartungen zu erfüllen, ihre eigenen Probleme, Sorgen und Bedingungen sowie eigene Motivationen. Es gibt den Kindergarten, die Schule, Hobbys, den Turnverein etc., in die das Kind oder die Geschwisterkinder eingebunden sind. In der Therapie muss dieses System beachtet werden, um für die Therapiemaßnahme möglichst optimale Bedingungen mit der Familie und dem Kind zu schaffen.

> **Für die Therapie gilt: So spezifisch wie möglich, so »ganzheitlich« wie nötig.**

7.1.6   Weg

In Abhängigkeit von den diagnostischen Ergebnissen wird die Therapiemethode gewählt, sachlogisch und begründet aufgebaut und **geplant**.

In der Ausbildung wird dabei häufig eine Einteilung in Grob- und Feinziele vorgenommen. Die Grobziele beschreiben Ziele, die in der anstehenden umschriebenen Therapiephase (z. B. 15 Therapieeinheiten) erreicht werden sollen (Rahmenplan). Die Feinziele beschreiben die kleinen Zwischenziele pro Therapieeinheit (Therapieplan). In der Praxis werden diese Planungen in der Regel nicht ausformuliert, sie liegen jedoch dem therapeutischen Vorgehen und den damit verbundenen Entscheidungen zugrunde.

In einem **kleinschrittigen Vorgehen**, das sich stets an der Leistungsgrenze des Kindes orientiert, wird der Therapieweg beschritten. Dabei muss die Balance zwischen Über- (demotivierend wegen Frustration) und Unterforderung (demotivierend wegen Langeweile) gefunden werden. Hilfreich ist in der Regel die stufenweise Steigerung des Schwierigkeitsgrades bis zum Transfer, beispielsweise über die Steigerung der linguistischen Komplexität oder unter Einbezug anderer zusätzlicher Tätigkeiten oder Aufgaben, um die kognitive Anforderung insgesamt zu erhöhen (das Prinzip u. a. des kleinschrittigen Therapievorgehens wurde maßgeblich Charles Van Riper [1905–1994] geprägt). Das Arbeiten direkt an der Leistungsgrenze ohne Über- und Unterforderung wirkt motivierend für das Kind.

7.1.7   Entwicklungsorientiertes Vorgehen

Das Vorgehen sollte sich grundsätzlich an der physiologischen Entwicklung (▶ Kap. 2) orientieren. Dies bedeutet zum einen, diagnostische Ergebnisse dahingehend zu prüfen und zu interpretieren, in welchen Bereichen das Kind altersadäquat oder nichtaltersadäquat entwickelt ist (Altersspannenmodell, Normen bei Tests). Zum anderen bezieht sich dies auf den Blickwinkel der Lernprozesse im physiologischen Ablauf: Was wird vor welchem nächsten Lernschritt erworben oder anderes gesagt: Welcher Schritt ist die Basis für den nächsten Lernschritt? In welchen Bereichen zeigen sich bereits Entwicklungstendenzen? (z. B. entwicklungsproximales Vorgehen nach Dannenbauer, ▶ Abschn. 6.2.3). Diese Überlegungen müssen in die Therapieplanung einfließen, um die jeweilige Basis für den nächsten Schritt zu schaffen. In der Regel sind die Kinder intrinsisch (von sich aus) motiviert, den nächsten Lernschritt zu bewältigen.

7.1.8 »Störungen« haben Vorrang!

Ein Grundsatz im therapeutischen Vorgehen lautet: »Störungen haben Vorrang!« Dies veranschaulicht das folgende Beispiel (▶ Beispiel: Frieder):

Beispiel: Frieder

Frieder ist 5 Jahre alt. Er kommt bislang gerne zur Therapie und macht gute Fortschritte. Heute begrüßt ihn die Therapeutin wie immer, bei dem Begrüßungsgespräch ist Frieder jedoch auffallend still. Auf Nachfrage kommentiert er das mit: »Ich bin müde«. Bei der ersten Übungseinheit ist Frieder unkonzentriert, er rutscht auf seinem Stuhl hin und her, macht mehr »Fehler« als sonst.

Die Therapeutin nimmt sein Verhalten auf, sie räumt die »Übungssachen« vom Tisch, um Raum für ein Gespräch zu schaffen und verbalisiert dies: »Frieder, ich habe den Eindruck, dir geht es heute nicht gut. Du hast gesagt, du seist müde – gibt es etwas, das dich bedrückt?«

Frieder erzählt von einem Streit im Kindergarten, er habe versehentlich den gebastelten Drachen seines Freundes kaputtgemacht. Die Therapeutin und Frieder unterhalten sich darüber, überlegen, wie sich der Streit beheben ließe, und beschließen dann (nachdem eine Lösung gefunden und besprochen wurde), jetzt gemeinsam weiter zu üben. Frieder soll nächste Woche erzählen, ob er sich mit seinem Freund wieder vertragen hat.

Frieder ist immer noch leicht unkonzentriert, macht jedoch die Aufgaben motiviert mit, sodass die Therapieziele erreicht werden können.

Störungen jeder Art unterbinden zunächst gezielte Lernprozesse, die durch die Therapie in Gang gebracht werden sollen. Hat ein Kind gerade Sorgen oder Probleme, blockiert es in der Therapie oder verweigert sich, hat dies in aller Regel Gründe. Einfach weiterzumachen, als wäre nichts, wird sehr wahrscheinlich scheitern. Das Kind ist gedanklich mit etwas anderem beschäftigt. Häufig kann dies aufgelöst werden, indem man dem Problem Raum gibt. Das kostet zwar Zeit, ist jedoch aus vielen Gründen wichtig: Der Kontakt zum Kind bleibt bestehen, seine Bedürfnisse werden ernst genommen und verbalisiert – es findet wichtige Kommunikation statt! – und es kann anschließend effektiv mit den Therapieinhalten fortgefahren werden.

Fazit: Allgemeine Therapieprinzipien

- Der Kontakt zur Familie und zum zu behandelnden Kind soll empathisch und vertrauensvoll sein.
- Motivation ist der Schlüssel für erfolgreiches Lernen.
- Ein transparentes Vorgehen kann für Kind, Therapierende und Familie hilfreich sein.
- Die Therapierenden wenden grundsätzlich sprachförderndes Verhalten an, die kommunikativen Bedürfnisse des Kindes werden in der Therapie immer berücksichtigt.
- Unabhängig davon, welche Therapieform gewählt wurde, muss das Kind als Ganzes und sein soziales Umfeld und Familiensystem gesehen werden.
- Die Therapie wird kleinschrittig unter Berücksichtigung von Hilfen und Feedback-Möglichkeiten geplant.
- Grundsätzlich werden entwicklungsphysiologische Zusammenhänge berücksichtigt.
- Störungen haben Vorrang.

7.2 Überlegungen zur spezifischen Therapieplanung im semantisch-lexikalischen Bereich

Die Therapie im semantisch-lexikalischen Bereich wird auf Basis der diagnostischen Ergebnisse und deren Interpretation geplant. Es ist hilfreich, zunächst Therapieschwerpunkte zu bestimmen. Dies lässt sich durch das modellgeleitete Vorgehen veranschaulichen. Bei der Auswahl des linguistischen Materials und beim therapeutischen Vorgehen sind einige Faktoren zu berücksichtigen wie der Therapieschwerpunkt und die Festlegung der Reihenfolge der zu behandelnden Schwierigkeiten sowie Faktoren zur Therapieplanung (Wiederholung, intembasiertes Arbeiten, Steigerung der linguistischen Komplexität bis hin zu Transferleistungen).

7.2.1 Beginn der Wortschatztherapie – Bestimmung des Therapieschwerpunkts

Ausgangspunkt der spezifischen Therapieplanung muss eine differenzierte Diagnostik (▶ Kap. 5) sein. Für die Therapieplanung ist es wichtig, die Diagnostikergebnisse zusammenzufassen und zu bündeln, um gezielt und spezifisch an einzelnen Bereichen zu arbeiten.

❯ Eine differenzierte Diagnostik ist Ausgangspunkt für die spezifische Therapieplanung.

Bei der Ableitung von Therapieinhalten gibt es unterschiedliche Vorgehensweisen.

Kauschke und Siegmüller schlagen beispielsweise ein therapeutisches Vorgehen vor, das sich an der Entwicklungsphysiologie orientiert. Je nach Entwicklungsstand können unterschiedliche Einstiegsmöglichkeiten (»Therapiebereichsstrukturnetz«) in die Therapie gewählt werden, der Ablauf der Therapieinhalte wird dann vorgegeben (Siegmüller u. Kauschke 2006, S. 84). Programmatische Therapieansätze gehen im Gegensatz dazu eher von generellen Wirkzusammenhängen aus und stimmen das Vorgehen darauf und weniger auf die individuelle Symptomatik ab. Ganzheitliche Ansätze versuchen die Gesamtentwicklung des Kindes zu sehen und in der Therapie aufzugreifen.

Ein weiterer Ansatz bei der Diagnostik und der Therapie ist das **modellgeleitete Vorgehen**. Dabei werden die diagnostischen Ergebnisse des Patienten am Modell interpretiert, die Therapieplanung wird modellorientiert abgeleitet. Dieses Vorgehen fokussiert die individuelle Symptomatik des Patienten, erlaubt eine spezifische Therapieanpassung und ermöglicht die Berücksichtigung weiterer Faktoren beispielsweise der Entwicklungsphysiologie. Auf das modellgeleitete Vorgehen bei der Therapieplanung wird in ▶ Abschn. 7.3 eingegangen.

7.2.2 Auswahl des linguistischen Materials – Zielitems

Innerhalb einzelner Therapiephasen oder auch in Bezug auf die Planung einzelner Therapieeinheiten muss das zu erarbeitende linguistische Material, d. h. die einzelnen Wörter bzw. Begriffe, sorgfältig ausgewählt und in ein systematisches Vorgehen eingebunden werden.

Systematisches Vorgehen und Kriterien zur Auswahl der Therapieitems

Systematisches Vorgehen in der Therapie
- Von leichten zu schwierigen Aufgaben
- Rezeption vor Produktion
- Vom Einzelwort zur Kommunikation (Steigerung der linguistischen Komplexität bis zum Transfer, Steigerung des kommunikativen Drucks)
- Von festen zu flexiblen Kontexten (kontextunabhängiger Gebrauch)
- Von der Einführung weniger Wörter in einer Therapieeinheit zu mehreren
- Von der quantitativen zur qualitativen Wortschatzarbeit
- Zum Nomen gehören Artikel
- Zu allen Wörtern gehören neben semantischen und phonologischen auch morphologische und syntaktische Informationen

Kriterien zur Auswahl der Items
- Erwerbsalter (von früh zu später zu erwerbenden Items)
- Alltagstauglichkeit, Anwendungsbezogenheit und Interessen des Kindes
- Frequenz im kindlichen Wortschatz (von hoch- zu niedrigfrequent)
- Wortartenzusammensetzung (Zusammensetzung des frühen Wortschatzes/ Wortartenzusammensetzung im späteren Wortschatz)
- Von konkreten zu abstrakten Begriffen (Grohnfeld 1999 definiert 3 Stufen: Konkretheitsstufe – handelnder Umgang, Abstraktionsstufe – Bildmaterial, Anwendungsstufe – z. B. Rollenspiele)
- Von Basic-level-Begriffen zu hierarchischen Begriffen (Überordnungen/Unterordnungen)
- Von assoziativ-thematischen zu hierarchischen Bezügen

- Von individuellen (konnotativ/kontextgebunden/thematisch-assoziativ) zu generellen und allgemeingültigen Bedeutungsanteilen (denotativ/kontextvariabel/konventionell)
- Von prototypischen zu wenig prototypischen Vertretern
- Von phonologisch einfachen zu schwierigen Wörtern (linguistische Komplexität: Länge/Silbenanzahl, Konsonant-Vokal-Strukturen)

7.2.3   Therapeutisches Vorgehen

Das therapeutische Vorgehen und die individuelle, spezifische Therapieanpassung an die Bedürfnisse und Störungsschwerpunkte im Verlauf einer semantisch-lexikalischen Therapie sind komplex. Im Weiteren werden einige prinzipiell zu beachtende Aspekte beschrieben, die neben den allgemeinen Therapieprinzipien wichtig sind.

Wiederholung

Kinder mit einer spezifischen Sprachentwicklungsstörung (SSES) brauchen mehrere Wiederholungen, um Wörter in das Lexikon aufzunehmen (▶ Abschn. 3.2.2, Auffälligkeiten beim *fast mapping*). Dementsprechend müssen die **Darbietungsfrequenz** im Input und die Abrufhäufigkeit beim Output **möglichst hoch** sein. Dies betrifft zum einen die Therapieeinheit selbst, zum anderen sollten auch außerhalb des Therapiezimmers Möglichkeiten zur Wiederholung geschaffen werden, beispielsweise durch **Hausaufgaben** (Geschichte vorlesen, Bilderbücher zum Thema ansehen, konkrete Erfahrungen z. B. durch einen Zoobesuch oder gemeinsames Kochen, Sensibilisierung der Eltern für den aktuellen Wortschatz). Die Wortschatzanwendung **außerhalb des Therapiezimmers** bietet zusätzlich große Vorteile, da Wörter aus dem Kontext gelöst und in anderen Zusammenhängen erlebt werden (**kontextvariabler Gebrauch**). Dies bedeutet auch immer einen Ausbau semantischer Struktur, indem neue Bedeutungsanteile hinzugefügt oder überarbeitet werden. Werden Wörter in natürlichen Kontexten verwendet, bekommen die

Kinder neben semantischen Hinweisen zu einem Wort automatisch auch morphologische und syntaktische Informationen geliefert.

Um Items hochfrequent zu erarbeiten, bietet sich die **Kombination unterschiedlicher Therapiemethoden** an. Dies ermöglicht zudem eine **optimale Anpassung** an das Leistungsniveau und die Bedürfnisse des Kindes (z. B. Freispielsequenzen, Übungssequenzen).

❯ **Wiederholung!**
- Die Verwendungsfrequenz der Items in der Therapieeinheit sollte möglichst hoch sein,
- itembasiertes Arbeiten: die einzelnen Items sollten unterschiedlich ausgearbeitet werden (rezeptiv, produktiv, qualitativ semantisch, qualitativ phonologisch, im syntaktischen Kontext etc.),
- Hausaufgaben: Wiederholung der Items zu Hause (unterschiedliche Kontexte),
- Erarbeitung der Items durch die Kombination unterschiedlicher Therapiemethoden.

Itembasiertes Arbeiten

Ausgehend von ausgewählten Items wird die »komplette« Lexikonstruktur (bzw. die Lexikonstrukturen, die dem Kind fehlen oder nicht ausreichend vorhanden sind) exemplarisch erarbeitet. Dementsprechend werden eingeführte Items (quantitative rezeptive und produktive Wortschatzarbeit) qualitativ semantisch und phonologisch ausgearbeitet (je nach Symptomatik, können und sollen die Bereiche unterschiedlich gewichtet werden).

Dies bietet zwei entscheidende Vorteile: Die Frequenz innerhalb einer Therapieeinheit wird durch dieses Vorgehen gesteigert, da die Items sozusagen doppelt und »von zwei Seiten« bearbeitet werden. Darüber hinaus kann die Verdeutlichung der lexikalisch-semantischen und phonologischen Ordnungsstrukturen dazu beitragen, dass neue Wörter gezielt in die geschaffenen Strukturen implementiert werden. Auch metasprachlich kann dies genutzt und der Strategietherapie zugrunde gelegt werden.

Ein Nachteil besteht darin, dass Items in aller Regel schwer nach semantischen und phonologischen Kriterien gleichermaßen zu kontrollieren sind. Hier bietet sich die Ausrichtung nach dem gewählten Schwerpunkt an. Soll primär an der phonologischen Repräsentation gearbeitet werden, werden bei der Auswahl der Items eher phonologische Kriterien, beim Schwerpunkt auf die semantische Elaboration eher semantische Kriterien berücksichtigt. Die Beschreibung möglicher Vorgehensweisen findet sich in ▶ Abschn. 8.4.

Steigerung der linguistischen Komplexität

Wortschatztherapie ist komplex und die Steigerung der linguistischen Komplexität vielschichtig. Der Schwierigkeitsgrad kann im semantischen und phonologischen Bereich getrennt beschrieben werden:

Semantischer Bereich Grundsätzlich ist die Rezeption einfacher als die Produktion und muss dieser immer vorausgehen. Die zu erarbeitenden Ebenen sind dann: Einzelwortebene → Satzebene (Steigerung der Satzlänge, komplexe Sätze) → Textebene → Dialog-/Transferebene. Semantisch-inhaltlich sollte eine Orientierung an der physiologischen Wortschatzentwicklung stattfinden und diese sollte dem Prinzip von leicht zu schwer folgen (▶ Abschn. 2.2 und ▶ Abschn. 2.2.5).

Phonologischer Bereich Das zweidimensionale Konstrukt der phonologischen Bewusstheit (▶ Abschn. 1.4 und ▶ Abschn. 8.4.1) bietet im phonologischen Bereich eine gute Orientierungshilfe und ermöglicht ein kleinschrittiges therapeutisches Vorgehen. Auch hier sollte sich das Therapievorgehen am physiologischen Entwicklungsverlauf orientieren (▶ Abschn. 2.2 und ▶ Abschn. 2.2.5).

Steigerung der kognitiven Gesamtanforderung Unabhängig von der linguistischen Stufe kann der Schwierigkeitsgrad immer erhöht werden, indem die (kognitive) Gesamtanforderung gesteigert wird, beispielsweise durch den Einsatz von Zeitdruck, emotionalem Druck, zusätzlichen motorischen Aufgaben etc.

Generalisierung und Transfer

In die Therapieplanung sollten immer Überlegungen mit einfließen, wie möglichst gute Generalisierungs- und Transfereffekte hergestellt werden können. Unter Transfer wird die Übertragung der in der Therapie erarbeiteten Inhalte und Items in den Alltag und die Spontansprache (z. B. Einsatz erarbeiteter Wörter in der Spontansprache) verstanden. Die Generalisierung geht noch weiter und beschreibt, dass das erworbene Wissen und Wissensstrukturen übertragen werden auf nicht in der Therapie erarbeitete Inhalte.

In der Therapiegestaltung kann dies zum einen durch **Transferübungen für einzelne Items** erfolgen, jedoch sind neben direktem Transfer wie beschrieben auch Generalisierungen anzustreben, sodass das Kind unabhängig von dem in der Therapie erlernten Material seinen Wortschatz ausbaut und etabliert. Zum einen wird vermutet, dass dies über das Auslösen von **Entwicklungsmechanismen** (z. B. Erreichen der 50-Wort-Grenze, Arbeit an *constraints*) geschehen kann (▶ Abschn. 2.2.3, ▶ Abschn. 8.1 und ▶ Abschn. 8.3.3). Zum anderen erhofft man sich über das »**Strukturieren**« und den systematischen exemplarischen Ausbau des Lexikons, dass neue Items besser und schneller in das Lexikon integriert werden (▶ Abschn. 8.4). Diese Strukturen können bewusst gemacht und in **Strategietherapien** (▶ Abschn. 6.2.1, ▶ Abschn. 6.2.5 und ▶ Abschn. 8.5) genutzt werden, die direkt außerhalb des Therapieraums angewendet werden können und dementsprechend auf direkte Generalisierungen hoffen lassen.

Interdisziplinäre Zusammenarbeit

Gerade im Bereich der Wortschatzarbeit bietet sich neben der interdisziplinären Kooperation mit Ärzten die Zusammenarbeit mit Kindergarten und Schule sowie ggf. mit therapeutischen Nachbardisziplinen an. In Kindergärten findet beispielsweise häufig Sprachförderung in Kleingruppen statt. Durch einen Austausch kann an vielen Stellen der Wortschatz aus der Therapie in die Sprachfördergruppe integriert werden, oder die Therapierenden nehmen aktuelle Themen des Kindergartens in die Therapie mit auf. In der Schule kann eine Beratung hinsichtlich des Umgangs beispielsweise mit Wortfindungsstörungen sinnvoll sein, und Inhalte anderer Therapieangebote können thematisch

u. U. in die logopädisch-sprachtherapeutische Therapie integriert werden.

Fazit: Überlegungen zur spezifischen Therapieplanung im semantisch-lexikalischen Bereich
— Die Wortschatztherapie wird ausgehend von den diagnostischen Ergebnissen individuell geplant.
— Ein modellorientiertes Vorgehen bietet Möglichkeiten der gezielten Schwerpunktsetzung.
— Die Auswahl des linguistischen Materials erfolgt anhand unterschiedlicher linguistischer Kriterien.
— Beim therapeutischen Vorgehen sind unterschiedliche Aspekte wie die Sicherstellung vieler Wiederholungen, die Anpassung des Schwierigkeitsgrades an das individuelle Leistungsniveau und Überlegungen zum Transfer und zur Generalisierung zu beachten.

7.3 Modellgeleitetes Vorgehen

Modellgeleitetes Vorgehen bietet den Vorteil, dass es der Interpretation der Diagnostikergebnisse und der daraus abzuleitenden Therapieplanung einen übergeordneten Rahmen gibt. Hierfür wird das interaktive Netzwerkmodell von Dell genutzt, in dem Subgruppen semantisch-lexikalischer Störungen beschrieben werden können. Da die Subgruppen unterschiedliche Symptomatik aufweisen, lassen sich daraus wichtige Konsequenzen für das therapeutische Vorgehen ziehen und geeignete, individuell auf das behandelte Kind abgestimmte Therapieschwerpunkte ableiten.

Das Modell von Dell wurde in ▶ Abschn. 1.6 vorgestellt und die möglichen Subgruppen semantisch-lexikalischer Störungen in ▶ Abschn. 3.4 erörtert. An dieser Stelle werden die Konsequenzen für das therapeutische Vorgehen und die Schwerpunktsetzung in der Therapie abgeleitet. Die konkrete Ableitung für die Therapieplanung findet sich in ▶ Kap. 8.

In ◘ Tab. 7.1 werden die Art des Defizits und die Subgruppe beschrieben, die Leitsymptome kurz erläutert und mögliche primäre Therapieziele abgeleitet. Zur Visualisierung wird die entsprechen-

de Problematik schematisch im Modell dargestellt (◘ Abb. 7.2; Dell et al. 1999). Für jede Subgruppe werden diesbezüglich Therapiebausteine zugeordnet.

Diese Zuordnung darf keineswegs dogmatisch und ausschließlich verstanden werden. Sie soll jedoch eine erste Orientierung bei der Schwerpunktsetzung und Hilfestellung bei der Ausgangsplanung der Therapie bieten.

Das Modell bildet den Ausschnitt der lexikalischen Verarbeitung ab. Diese ist wiederum Kern der Arbeit im semantisch-lexikalischen Bereich und entsprechender Ausgangspunkt der therapeutischen Überlegung, wenn möglichst spezifisch am Wortschatz gearbeitet werden soll.

Das Modell bildet jedoch nicht alle Aspekte ab, die in der Therapie Berücksichtigung finden müssen. Es stellt nur einen kleinen Teil der Sprachverarbeitung dar. Auch diese Tatsache ist bei der Therapieplanung zu beachten. Somit müssen auch Therapiebausteine und methodische Aspekte sowie entwicklungsphysiologische Gesichtspunkte einbezogen werden, die nicht dem Modell zugeordnet werden können (▶ Kap. 8).

❯❯ Modellorientiertes Vorgehen bietet eine Orientierungshilfe bei der therapeutischen Schwerpunktsetzung. Es bildet jedoch nur einen Teil der Sprachverarbeitung und des Kommunikationsgeschehens ab. In der Therapie müssen weitere Aspekte wie sozial-kommunikative Elemente, die Zusammenarbeit mit den Eltern, die linguistische Komplexität, entwicklungsphysiologische Abläufe etc. berücksichtigt werden.

Fazit: Modellgeleitetes Vorgehen
— Das modellgeleitete Vorgehen bietet Struktur bei der Therapieplanung.
— Ausgehend von der jeweiligen Subgruppe und Leitsymptomatik lassen sich orientierend Therapieschwerpunkte und Therapiebausteine zuordnen.
— Das modellgeleitete Vorgehen selbst deckt nicht die gesamte Therapieplanung ab, sondern bietet Hilfestellung bei der direkten lexikalischen Arbeit.

⬛ Tab. 7.1 Übersicht der angenommenen Subgruppen bei semantisch-lexikalischen Entwicklungsstörungen. (Mod. nach Rupp 2008, S. 54f)

Art des Defizits	Subgruppe	Leitsymptome	Mögliche Therapieschwerpunkte/primäre Therapieziele	Schematische Einordnung im Modell	Therapiebaustein (► Kap. 8)
Sprachentwicklungsverzögerung	Late-Talker (24 Monate)	Wortschatz < 50 Wörter, keine Zweiwortkombinationen	**Primäre Therapieziele: Aufbau des Wortschatzes bis zur 50-Wort-Grenze bzw. Eintritt in den Vokabelspurt, Anbahnung von Zweiwortkombinationen**		Aufbau der ersten 50 Wörter (► Abschn. 8.1)
Supramodales, nonverbales Problem	Konzeptuell-semantische Störung	– Defizitäres nichtsprachliches (nonverbales) Weltwissen – Unzureichender Aufbau nonverbaler Konzepte – Zwangsläufige Folge: lexikalische Probleme in Rezeption und Produktion	– Ggf. weitere diagnostische Abklärung (Wahrnehmung, IQ etc.), ggf. begleitende Therapiemaßnahmen **Primäres Therapieziel: multimodaler Aufbau von Konzepten und Begriffsbildung** – Multimodale Arbeit an Konzepten – Anbindung an reale Erfahrungen und Wahrnehmungen – Exploration und Funktionsspiel – Nonverbale Begriffsbildung/Klassifizierung – Schaffung der nonverbalen Basis für die sprachliche Arbeit	⬛ Abb. 7.2a ▲ Abschnitt 3.3.3, Abb. 3.6	Weltwissen, Begriffsbildung und Aufbau multimodaler Konzepte (► Abschn. 8.2)
Quantitativ-lexikalisches Problem	Zu geringe Anzahl an Mappings	– Anzahl der Mappings zu gering – Lexikalische Lücken – Wortverständnis und Wortproduktion sind eingeschränkt	**Primäres Therapieziel:** – **Quantitativer Aufbau des rezeptiven und produktiven Wortschatzes** – Triangulierung/joint attention – Inputspezifizierung – Constraints – Rezeptive und produktive Wortschatzarbeit	⬛ Abb. 7.2c ▲ Abschnitt 3.3.3, Abb. 3.9	Erweiterung des quantitativen Wortschatzes Mapping (► Abschn. 8.3)

▫ Tab. 7.1 Fortsetzung

Art des Defizits	Subgruppe	Leitsymptome	Mögliche Therapieschwerpunkte/primäre Therapieziele	Schematische Einordung im Modell	Therapiebaustein (▶ Kap. 8)
Qualitativ-lexikalisches Problem	Wortbedeutungsstörung	– Undifferenzierte semantische Repräsentation – Keine/falsche/zu wenige prototypische Merkmale – Über-/Untergeneralisierungen, semantische Fehlbenennungen, unspezifische Begriffe – Unzureichende semantische Vernetzung – Rezeption ist besser als Produktion – Wortfindungsprobleme	**Primäre Therapieziele:** – **Ausdifferenzierung der Wortbedeutungen** – Arbeit an semantischen Merkmalen Gemeinsamkeiten/Unterschieden – Arbeit an Prototypikalität – Semantisches Kategorisieren – **Verbesserung der semantischen Vernetzung und Organisation:** thematisch-assoziativ und hierarchisch klassifikatorisch – **Verbesserung des Wortabrufs**	▫ Abb. 7.2b ▶ Abschnitt 3.3.3, ▶ Abb. 3.7	Qualitative Wortschatzarbeit, mit Schwerpunkt in der semantischen Elaboration (▶ Abschn. 8.4.2)
Qualitativ-lexikalisches Problem	Wortformstörung	– Undifferenziert gespeicherte phonologische Wortformen – unzureichende phonologische Vernetzung – Rezeption besser als Produktion – Wortfindungsprobleme – Probleme bei der phonologischen Verarbeitung/Aufgaben zur Phonologischen Bewusstheit – unsystematische phonologische Aussprachefehler/Schwierigkeiten bei phonologische Komplexen Wörtern	**Primäre Therapieziele:** – **Ausdifferenzierung der phonologischen Repräsentation** – **Ausbau des phonologischen Netzwerkes und Verbesserung der phonologischen Organisation** – Arbeit am Wortabruf	▫ Abb. 7.2d ▶ Abschnitt 3.3.3, ▶ Abb. 3.8	Qualitative Wortschatzarbeit, mit Schwerpunkt in der phonologischen Elaboration (▶ Abschn. 8.4.1)

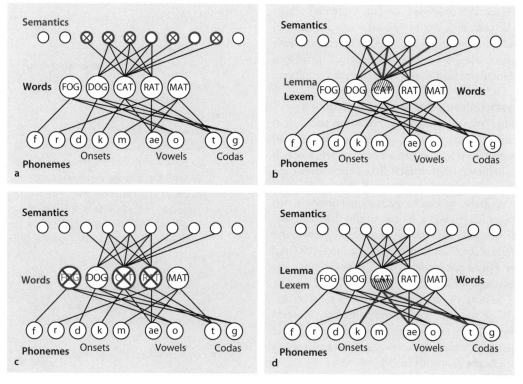

◘ Abb. 7.2 Schematische Einordung der Subgruppen im Dell-Modell (Blau: gestörte Bereiche) **a.** Konzeptuell-semantische Störung, **b.** Wortbedeutungsstörung, **c.** Quantitativ eingeschränkter Wortschatz, **d.** Wortformstörung

7.4 Umgang mit Mehrsprachigkeit bei der Therapie semantisch-lexikalischer Störungen

Die Arbeit mit mehrsprachigen Kindern gehört längst zum Alltag in der sprachtherapeutischen Praxis. Verglichen mit Sprachstörungen bei Einsprachigkeit unterscheidet sich die Aufklärungs- und Beratungsarbeit in einigen Punkten. Denkanstöße und Ideen im praktischen Kontext sind besonders hilfreich, denn nach wie vor herrscht große Unsicherheit darüber, wie mit der Mehrsprachigkeit und oftmals auch der kulturellen Andersartigkeit umgegangen werden soll.

7.4.1 Was ist Mehrsprachigkeit? Wer ist mehrsprachig?

Definitionen

Es gibt sehr unterschiedliche Definitionen der Mehrsprachigkeit. Diese werden beispielsweise in Hamers und Blanc (2003) ausführlich dargestellt und wie folgt besprochen. Zwei weit auseinanderklaffende Definitionen sind folgende:

Bloomfield (1935) definiert ein Individuum als zweisprachig, wenn dieses ab der frühen Kindheit zwei Sprachen simultan erlernt, sodass es beide Sprachen muttersprachlich beherrscht und in beiden Sprachen gleichverteilte Sprachkompetenz in allen Bereichen besitzt. Diese Art der Zweisprachigkeit wird in der Literatur auch als »vollkommen«, »wahr« oder »perfekt« bezeichnet. Diese wird jedoch nur von sehr wenigen Menschen erreicht.

Macnamara hingegen (1967) definiert jeden, der minimale Fremdsprachenkenntnisse in einer der vier Sprachmodalitäten (Sprechen, Schreiben, Verstehen, Lesen) neben der Muttersprache besitzt, als zweisprachig. Im Sinne dieser Definition träfe dies auf fast jeden zu.

Jedoch gibt es auch Definitionen, die nicht über Extrempositionen definieren. So schlägt beispielsweise Grosjean (1992) vor, dass unter Zweisprachigkeit der abwechselnde (alternierende) alltägliche Gebrauch zweier Sprachen zu verstehen sei und die Kompetenz des Sprechers zunächst keine Rolle spiele. Dies ist eine in der englischsprachigen Literatur am häufigsten vorkommende Definition.

Beschreibung der Mehrsprachigkeit

Einige Wissenschaftler argumentieren auch, nicht primär danach zu fragen, ob und wann eine Person zweisprachig ist, sondern zu beschreiben, wie sich die Mehrsprachigkeit darstellt (s. beispielsweise das bilinguale Patientenprofil nach Scharff-Rethfeld 2005). Dafür werden einige Beschreibungskriterien vorgeschlagen wie z. B. die Anzahl der Sprachen, die Beschaffenheit der verwendeten Sprachen, der Einfluss der einen Sprache auf die andere, der Grad der Sprachgewandtheit, der Zeitpunkt oder die Umstände des Erwerbs.

Eine beschreibende Vorgehensweise ist sicherlich gerade im sprachtherapeutischen Kontext sinnvoll, um ein möglichst genaues »Bild« der Mehrsprachigkeit des jeweiligen Kindes und seines sprachlichen Umfelds zu erhalten.

Ein an diesen Beschreibungskriterien angelehnter Beschreibungsbogen für die Anamneseerhebung bei Mehrsprachigkeit befindet sich im ▶ Serviceteil und ist auch auf ▶ http://extras. springer.com nach Eingabe der ISBN-Nummer 978-3-642-38018-1 als Download verfügbar.

❯❯ Im sprachtherapeutischen Kontext ist es sinnvoll, die Mehrsprachigkeit des jeweiligen Kindes möglichst genau zu beschreiben.

Beschreibungsmöglichkeiten des Spracherwerbs wurden bereits der Einleitung von ▶ Kap. 2 aufgegriffen, sie werden im Folgenden zusammenfassend dargestellt:

Beschreibungsmöglichkeiten des Spracherwerbs und der Mehrsprachigkeit
- Anzahl der Sprachen:
  - Monolingual (einsprachig)
  - Bilingual (zweisprachig)
  - Multilingual (mehrsprachig)
- Bedingungen des Erlernens:
  - Ungesteuerter Erwerb im natürlichen Kontext mit implizitem (indirektem/unterbewusstem) Lernen
  - Gesteuertes Erlernen im künstlichen Kontext mit explizitem (ausdrücklichem) Lernen
- Bei Bi-/Multilingualität:
  - Simultaner Erwerb (gleichzeitig)
  - Sukzessiver Erwerb (nacheinander)
  - Zusätzlich wird der Zeitpunkt benannt, ab wann die Sprachen erlernt werden:
    - Simultan von Geburt an
- Bei sukzessivem Erwerb der Zeitpunkt, ab dem die Zweitsprache hinzukommt:
  - Vor dem 11. Lebensjahr – kindliche Zweisprachigkeit
  - Zwischen dem 11.–17. Lebensjahr – jugendliche Zweisprachigkeit
  - Nach dem 17. Lebensjahr: späte Zweisprachigkeit/Bilingualität im Erwachsenenalter
- Grad der sprachlichen Fähigkeit in jeder Sprache
- Anwendung, Funktion und Gebrauch der jeweiligen Sprachen: es sollte die Familien- und die Umgebungssprache erfasst werden und wer mit wem innerhalb der Familie und des sozialen Umfelds welche Sprache spricht

---

▪ **Kompetenz und Dominanz**

Die sprachliche Kompetenz und die Dominanz (hauptsächlich verwendete Sprache) der Sprachen zweisprachiger Kinder sind nicht zu jedem Zeitpunkt gleich. Beispielsweise kann in einem längeren Urlaub, in dem das Kind bevorzugt von der Zweitsprache (L2) umgeben ist, diese Sprache dominant vom Kind, das sonst bevorzugt in der Erstsprache (L1) spricht, eingesetzt werden. Dieses Bild kann sich wieder ändern, nachdem der Urlaub beendet und das Kind in seiner häuslichen Umgebung wieder hauptsächlich von der L1 (Umgebungssprache) umgeben ist.

Auch können in den unterschiedlichen Sprachen differente Kompetenzen auf unterschiedlichen linguistischen Ebenen vorhanden sein. Dabei wird deutlich, dass Bilingualität nicht als fester Zustand, sondern vielmehr als ständiger Prozess zu verstehen ist.

- **Wortschatz**

Der **Wortschatz** selbst wird in Abhängigkeit vom jeweiligen Input erworben. Wenn das Kind ein Wort in der einen Sprache beherrscht, heißt das nicht, dass es dieses auch in der anderen Sprache kennt. Es kann aber meist auf den entwickelten Begriff (semantische Entwicklung), also das zugrundeliegende Konzept, zurückgreifen und diesem dann ein Wort in der jeweils anderen Sprache zuordnen. Somit nutzen auch mehrsprachige Kinder die gleichen Vorläuferfähigkeiten und kognitiven Ressourcen wie einsprachig aufwachsende Kinder. Harley (2001) geht davon aus, dass mehrsprachige Kinder ein sprachenübergreifendes begriffliches Netzwerk »erstellen«, das wiederum sprachspezifische Informationen enthält.

> Mehrsprachige Kinder haben nicht automatisch ein doppelt so großes Lexikon wie einsprachige Kinder. Der Wortschatzerwerb ist kontext- und auch zeitabhängig.

Allerdings sind auch Begriffe, Bedeutungen und Konzepte kulturell unterschiedlich geprägt (Hund – Haustier, Hund – Lebensmittel). Auch semantische Felder können unterschiedliche Begriffe beinhalten (Bauernhoftiere in Deutschland sind Kühe, Katzen, Schweine etc., dagegen sind Farmtiere in Namibia Kudus, Giraffen, Zebras etc.). In der Therapie bedeutet dies, nicht den Anspruch zu erheben, alles 1:1 zu übertragen, sondern vielmehr mit diesen Unterschieden und Gemeinsamkeiten zu arbeiten und sie in die Therapie zu integrieren. Für die zu behandelnden Kinder ist es oftmals sehr schön, wenn sie »mehr« wissen als die Therapierenden und diesen etwas beibringen können. Dies sollte unbedingt therapeutisch genutzt werden, schafft Motivation und stärkt gleichzeitig die eigene Auseinandersetzung mit der Mehrsprachigkeit und die Identität des Kindes. Über diesen spielerischen Umgang mit Gleichheit und Unterschieden kann dem Kind gegenüber Wertschätzung vermittelt und sein Reichtum an sprachlichem und außersprachlichem Wissen gespiegelt werden.

7.4.2 Sprachentwicklungsstörungen und Mehrsprachigkeit

Rothweiler und Kroffke (2006) beschreiben, dass »der aktuelle Stand der Forschung zur spezifischen Sprachentwicklungsstörung, spezifische (SSES) bei Mehrsprachigkeit … völlig unzureichend« sei. Dies macht es den praktisch arbeitenden Sprachtherapierenden nicht leicht, da es noch wenige klare Richtlinien und Fakten gibt, die das eigene therapeutische Handeln sicher fundieren. Jedoch ist in diesem Bereich viel in Bewegung, und die Forschungsarbeiten nehmen zu.

Einige bekannte Fakten werden im Weiteren zusammengetragen, da sie wichtig bei der Beratung, der Therapieentscheidung und -durchführung sind. Besonders wichtig für die Elternberatung ist die Information, dass eine Mehrsprachigkeit das Risiko einer SSES nicht erhöht (Rothweiler 2005). Folglich sind – wie bei einsprachigen Kindern – auch 3–10% der mehrsprachigen Kinder von einer SSES betroffen. Ist jedoch bei einem Kind eine SSES vorhanden, zeigt sich diese in beiden/allen Sprachen.

Kinder mit einer SSES, die zweisprachig aufwaschen, haben sogar Vorteile durch die Zweisprachigkeit und zeigen eine tendenziell günstigere Prognose (Paradis et al. 2003). Vermutlich ist dies auf die besser entwickelten metasprachlichen Fähigkeiten mehrsprachiger Kinder zurückzuführen.

Im späteren Zweitspracherwerb ist die Feststellung einer SSES dadurch erschwert, dass häufig nicht klar ist, ob es sich um eine SSES oder um »noch« unzureichende Zweitsprachkenntnisse handelt. Die Symptome sind oft ähnlich und dadurch nicht klar voneinander abzugrenzen.

7.4.3 Anamnese und Diagnostik

Die Diagnose SSES bei mehrsprachigen Kindern sicher zu stellen, ist schwierig. Viele Therapierende sind selbst einsprachig oder beherrschen eine oder zwei weitere Sprachen durch Schulbildung oder Auslandsaufenthalte. Aber selbst mehrsprachige Therapierende haben meist kein Wissen darüber, wie der physiologische monolinguale Sprachentwicklungsverlauf in der jeweils anderen Sprache ist und wie sich eine SSES in der jeweiligen Sprache zeigt. Dies stellt eine Herausforderung in der Diagnostik dar.

Ein wichtiger Schlüssel zu mehr Information und zum Erhalt von Hinweisen auf Probleme in der Erstsprache ist ein ausführliches Anamnesegespräch. Dabei muss jedoch beachtet werden, dass die Einschätzungen der Eltern emotional und kulturell geprägt sind und das linguistische Wissen der Eltern und der Umgang mit und die Einschätzung von Problemen sehr unterschiedlich sind.

Anamnese

Gerade bei bilingualen Kindern, bei welchen diagnostisch nicht pauschal Standardverfahren zur Diagnostik eingesetzt werden können, sind die anamnestischen Daten und gezieltes Nachfragen – trotz der Schwierigkeiten – extrem wichtig. Somit muss die Anamnese, die bei einsprachig aufwachsenden Kindern durchgeführt wird, um einige Fragen und Bereiche erweitert werden (Scharff-Rethfeld 2005). Beispielsweise soll der Sprachentwicklungsstand für beide (alle) Sprachen erfasst werden:

- Aktueller Sprachentwicklungsstand in der L1 und in der L2?
- Gab es frühe Anzeichen für eine mögliche SSES (Sprechbeginn, 50-Wort-Grenze, Vokabelspurt, erste Sätze, Aussprache etc.)?
- Wie sind die Bedingungen des Spracherwerbs (▶ Abschn. 7.4, Übersicht: Beschreibungsmöglichkeiten des Spracherwerbs und der Mehrsprachigkeit)? Ab wann wurde welche Sprache erlernt? Mit wem wird welche Sprache gesprochen? Wie viel Input erhält das Kind von wem in welcher Sprache und in welcher Qualität?

Ein Ergänzungsbogen zur Anamnese bei Mehrsprachigkeit findet sich im ▶ Serviceteil und ist auch auf ▶ http://extras.springer.com nach Eingabe der ISBN-Nummer 978-3-642-38018-1 als Download verfügbar

■ Verständigungsproblematik

Eine häufige weitere Herausforderung im Anamnesegespräch und auch bei Beratungsgesprächen kann die sprachliche und kulturelle Verständigung mit den Eltern sein. Häufig bringen die Familie Dolmetscher mit, meist aus dem familiären Kontext, oft auch ältere Geschwisterkinder. Dies kann für alle Beteiligten emotional schwierig sein und ist insbesondere Kindern nicht zuzumuten. Möglichst sollte auf professionelle oder zumindest »neutrale«, nicht mit der Familie in Verbindung stehende Dolmetscher zurückgegriffen werden.

Die Therapierenden müssen alle Kompetenzen zur Sprachverständnissicherung, die ihnen zur Verfügung stehen, einsetzen und nutzen (Zusammenfassen und Paraphrasieren, Nachfragen, Einsatz von Hilfsmitteln, z. B. Schrift, Visualisierung etc.).

Diagnostik
■ Normen

Die meisten Testverfahren basieren auf monolingualen Normen, und es existieren kaum normierte Diagnostikmaterialien für bilinguale Kinder. Dies beruht sicherlich darauf, dass das Thema Mehrsprachigkeit in der Forschung noch in den Kinderschuhen steckt, zum anderen auf der Schwierigkeit der Normierung durch die extrem unterschiedlichen Spracherwerbssituationen der Kinder.

■ Informelle Verfahren

Wie kann nun mit der Testung bei mehrsprachigen Kindern umgegangen werden?

Informelle Verfahren sind bei mehrsprachigen Kindern genauso sinnvoll einzusetzen wie bei einsprachigen und zur Erstellung eines Störungsprofils notwendig. Es ist allerdings darauf zu achten, ob die Sprachkenntnisse des Kindes ausreichen, die Testanweisungen zu verstehen. Ist dies nicht gewährleistet, muss die Durchführung überdacht und modifiziert werden. **Normierte Tests** können grundsätzlich auch bei mehrsprachigen Kindern – mit benannten Einschränkungen – verwendet werden. Die Auswertung hingegen muss informell und die Interpretation vorsichtig erfolgen.

■ Spontansprachanalyse und -beobachtung

Eine Analyse der Spontansprache und des beobachtbaren Verhaltens (▶ Abschn. 5.4.3, Spontansprachanalyseverfahren) des Kindes bietet viele Vorteile bei der Untersuchung mehrsprachiger Kinder. Es erfolgt keine Handlungsanweisung, sondern es werden vorstrukturierte Spiel- und Gesprächssituationen geschaffen, in welchen sich das Kind natürlich verhalten kann. Handlungsanweisungen in Tests oder auch bei instruktiven informellen Verfahren können gerade dann Frust erzeugen, wenn bereits die Anleitungen unklar sind und dadurch Druck beim Kind erzeugen. Darüber hinaus bietet das Vorgehen die Möglichkeit, das gesamte kommunikative Verhalten (im Rahmen dieser Situation) zu erfassen und zu beschreiben.

■ **Wortschatzdiagnostik**

Bei der Diagnostik des Wortschatzes (▶ Abschn. 5.4.3) ist es wichtig zu berücksichtigen, dass Wortschatz **kontextabhängig** (s. oben) erworben wird, ein Kind z. B., das Deutsch ausschließlich in der Krippe oder im Kindergarten erlernt, bekommt auch ausschließlich dort Wortschatzwissen vermittelt. Somit müssen sich die Therapierenden die Frage stellen, welche Wörter das Kind im Deutschen überhaupt kennen kann (»Kindergartenwortschatz«).

Außerdem können die semantischen Inhalte sprachlich-kulturell stark differieren. Beispielsweise ist die prototypische türkische Teetasse nicht identisch mit der prototypischen deutschen Milchkaffeetasse. Dies kann zu Schwierigkeiten in Benenntests durch das Bildmaterial führen. Auch die Frequenz der Items kann in der L1 und der L2 unterschiedlich sein. Dementsprechend können Benenntests nicht »einfach« in die jeweils andere Sprache übertragen werden.

Bei **Benennverfahren** wird häufig auf folgendes Vorgehen zurückgegriffen: wenn ein Kind ein Wort im Deutschen nicht nennen kann, wird es aufgefordert, dies in seiner L1 zu tun, oder das deutsche Wort wird vorgegeben und das Kind darum gebeten, dies in seiner Sprache zu nennen (übersetzen/dolmetschen). Dies ist erst einmal sinnvoll, um eine Idee davon zu bekommen, ob das Kind ein Wort in seiner Erstsprache zur Verfügung hat. Ob dieses Wort korrekt ist, kann ggf. die Mutter beurteilen.

Allerdings muss bei der Bewertung mit bedacht werden, dass das diagnostische Setting in einem deutschen Kontext stattfindet. Dies kann Kinder blockieren, in ihrer L1 zu sprechen. Hier kann es sinnvoll sein, kulturspezifisches Abbildungsmaterial einzusetzen. Demnach müssen Rückschlüsse vorsichtig gezogen werden. Ist ein Kind in der Lage, zu dolmetschen, so kann dies ist nicht mit seiner

grundsätzlichen sprachlichen Kompetenz gleichgesetzt werden.

❯ Das diagnostische Setting findet meist in »deutschem Kontext« statt. Dies kann ein Kind darin blockieren, seine andere Sprache zu sprechen und beispielsweise Wörter in dieser zu finden. Die Fähigkeit des Dolmetschens ist nicht gleichbedeutend mit der grundsätzlichen sprachlichen Kompetenz.

Im Bereich des **Wortschatzes** sollen die Eltern unbedingt nach dem Wortschatz und der Ausdrucksfähigkeit in der anderen Sprache befragt werden. Hierzu ist es hilfreich, den Eltern und anderen Bezugspersonen Beobachtungsaufgaben mit nach Hause zu geben und den verwendeten Wortschatz dokumentieren zu lassen (Scharff-Rethfeld 2013). Somit kann ein umfassenderes Bild über den aktiven und passiven Wortschatz in der jeweiligen Sprache und den kumulativen Wortschatz (den Wortschatz aller Sprachen) erlangt werden.

■ **Früherkennung von Risikokindern**

Bei der **Late-Talker-Diagnostik** zählen als Kriterium 50 Wörter insgesamt (d. h. 45 Wörter auf Spanisch plus 20 Wörter auf Deutsch wären zusammen 65 Wörter, die bewertet werden).

Das CPLOL (*Comité Permanent de Liaison des Orthophonistes/Logopèdes de l'Union Européenne*) hat beispielsweise ein Erfassungsinstrument in Form von Elternfragebögen entwickelt, das bei Kindern zwischen 18 und 20 Monaten und in der Altersspanne zwischen 30 und 54 Monaten angewendet werden kann (wobei in der letztgenannten Altersgruppe nicht mehr von Früherkennung gesprochen werden kann). Die Bögen liegen derzeit in 10 Sprachen vor und stehen kostenlos im Internet zur Verfügung (IALP – *International Association of Logopedica and Phoniatrics* 2011).

❯ Für die jeweiligen Therapierenden ist es wichtig, sich mit der individuellen Mehrsprachigkeit des jeweiligen Kindes, den sprachlichen Strukturen und kulturellen Gegebenheiten auseinanderzusetzen, um zu möglichst zuverlässigen und begründeten diagnostischen Aussagen zu gelangen.

7.4.4 Therapie

Wie bei einsprachigen Kindern auch werden die individuellen Therapieziele und -methoden von den jeweils vorliegenden diagnostischen Befunden abgeleitet.

Hinsichtlich der einzusetzenden Methoden in Bereich der semantisch-lexikalischen Therapie beschreibt Scharff-Rethfeld (2013) insbesondere indirekte und dialogorientierte Methoden als geeignet (▶ Kap. 8) für mehrsprachige Kinder. Der Einsatz indirekter Methoden verfolgt insbesondere das Ziel, Wortschatz handlungs- und themenbezogen mit Bezug zur konkreten Lebenswirklichkeit des Kindes aufzubauen (quantitativ) und die Kinder in ihrer gesamten Sprach- und Kommunikationsfähigkeit zu unterstützen.

Bei qualitativen Problemen im Wortschatzbereich ist es in Abhängigkeit vom Alter des Kindes sicherlich auch notwendig und sinnvoll, direktere Therapiemaßnahmen zusätzlich in Betracht zu ziehen, um dem Wortschatzausbau qualitativ voranzutreiben. Im phonologischen Bereich kann dies auch unter Berücksichtigung der jeweiligen anderssprachigen Wortformen, im Bereich der semantischen Ausdifferenzierung unter Thematisierung der kulturellen semantischen Unterschiede erfolgen.

Die meisten Therapierenden können Sprachtherapie ausschließlich in ihrer Muttersprache anbieten, dennoch ist bei mehrsprachigen Kindern der Anspruch zu stellen, alle Sprachen zu unterstützen. Die IALP (2011) formuliert in ihren Richtlinien das Ziel, mehrsprachige Kinder mit einer Sprachentwicklungsstörung in allen Sprachen zu behandeln. Transfereffekte von der therapierten auf die nichttherapierte Sprache sind nicht automatisch zu erwarten, aber auch nicht ausgeschlossen. Allerdings gibt es bislang auch noch keine großen Studien, die zeigen, dass eine mehrsprachige Therapie grundsätzlich effektiver ist als eine monolingual ausgerichtete Therapie (Scharff-Rethfeld 2013).

Somit sollte in der Therapie mehrsprachiger Kinder pragmatisch danach gefragt werden, wie die Sprachen des Kindes bestmöglich integriert und berücksichtigt werden können.

Im Therapiebereich des Wortschatzes ist dies sinnvoll und meist gut umsetzbar.

- ■ Umsetzungsmöglichkeiten durch die Kooperation mit den Eltern

Eltern können bei der Therapie **hospitieren**, um Therapieinhalte besser zu verstehen. Außerdem erhalten sie indirekt Anregungen darüber, wie sie die Sprachentwicklung ihres Kindes unterstützen können (nicht in allen Kulturen spielen Eltern gemeinsam mit ihren Kindern und bieten dabei sprachlichen Input an).

Auch kann eine direkte **Einbindung der Zweitsprache** innerhalb der Therapiesequenzen mithilfe der Eltern erfolgen, indem diese aktiv in das Therapiegeschehen integriert werden und das, was die Therapierenden mit dem Kind erarbeitet haben, analog in der jeweiligen anderen Sprache umsetzen. So können beispielsweise auch kulturspezifische Begriffe (*Kirche – Moschee, Schweinebraten – Gyros*) sinnvoll und kooperativ erarbeitet werden.

Eltern können **Hausaufgaben** in Abhängigkeit von den eigenen Sprachkenntnissen entweder in einer (der Sprache, die sie und das Kind beherrschen) oder in beiden Sprachen durchführen.

Gerade im Bereich des Wortschatzes bietet es sich an, die Eltern als Kooperationspartner zu nutzen, da der Wortschatz kontextabhängig erworben und eingesetzt wird und daher davon auszugehen ist, dass die Vermittlung des Wortschatzes durch die entsprechenden Kommunikationspartner sinnvoll ist. Hierbei sollten auch andere interdisziplinäre Kontakte in Betracht gezogen und nach Möglichkeit einbezogen werden (z. B. Kita, Kindergarten, Schule, anderssprachige Schule, Kontakte im Kulturverein etc.).

7.4.5 Elternberatung und interkulturelle Kompetenz

Wie in jeder Sprachtherapie spielt die Elternberatung (▶ Abschn. 8.6) auch und gerade beim Zweitspracherwerb eine zentrale Rolle. Wie mehrfach betont, ist der Verlauf des Zweitspracherwerbs in hohem Maße individuell. Für die Elternberatung bedeutet dies zunächst, die Umstände des Zweitspracherwerbs ausführlich zu erfassen und Informationen über den Sprachgebrauch in der Familie und im Umfeld des Kindes zu sammeln (Scharff-Rethfeld 2005). Eine Beratung muss dementsprechend immer auf die individuelle Situation der Familie abgestimmt sein.

Aspekte, die den mehrsprachigen Spracherwerb unterstützen

Möglichst **klare Sprachenpolitik** in der Familie (wann wird welche Sprache mit wem gesprochen?):

- Die häufig empfohlene 1:1-Regel (eine Person – eine Sprache) kann hilfreich sein, wenn damit das Ausmaß des Inputs der beiden Sprachen ähnlich bleibt. Allerdings gibt die Einhaltung der Regel keine Garantie. Sie ist nicht zwingend notwendig für einen erfolgreichen Zweitspracherwerb und in manchen Familien schwer umzusetzen.
- Genaue und transparente Regeln im Gebrauch der Sprachen können Kindern den Erwerb erleichtern.
- Sprachmischungen sind in mehrsprachigen Familien normal. Kinder können in der Regel schon früh Sprachen unterscheiden (Tracy 2007). Dies kann durch eine möglichst klare Sprachenpolitik unterstützt werden.

Wertschätzung der Sprachen:

- Möglichst positive Grundhaltung der Familie gegenüber der Umgebungssprache, meist L2 (damit das Kind motiviert ist, diese zu lernen und ein positives Grundverständnis seiner eigenen Mehrsprachigkeit entwickelt).
- Positive Grundhaltung gegenüber der L1 des Kindes durch das Umfeld und die Therapierenden, damit die L1 gepflegt wird und auch hier ein positives Grundverständnis der Mehrsprachigkeit beim Kind gefördert wird. Wird die Zweitsprache des Kindes durch die Gesellschaft abgelehnt oder nicht geschätzt, kann das Kind die Zweitsprache ablehnen bzw. ein ambivalentes Verhältnis dazu entwickeln, das den weiteren Erwerb negativ beeinflusst oder hemmt. Konflikte innerhalb der Familie können entstehen, wenn die Ablehnung die Familiensprache betrifft.
- Akzeptanz der Zweitsprache/Zweitkultur: Sprache und Kultur stehen in Verbindung. Bilinguale Sprecher haben meist auch einen bikulturellen Hintergrund. Das Beherrschen der Sprache ist in der Regel unabdingbar, um sich die eigene Kultur und die eigenen Wurzeln erschließen zu können.

- Wichtige Botschaft: Alle Sprachen, mit welchen es in Berührung kommt, sind wichtig und bereichernd für das jeweilige Kind und dessen Umfeld (z. B. für die Kontaktpflege mit Großeltern oder Verwandtschaft im ursprünglichen Heimatland der Familie).
- Mangelnde Sprachkenntnisse können zu Ausgrenzung führen.
- Sprache ist nicht nur ein Mittel der Informationsweitergabe, sondern dient v. a. auch der Kommunikation auf sozialer Ebene. Sprachkenntnisse ermöglichen es, Mitglied einer Gesellschaft zu werden und die eigene Identität aufzubauen. Die Entwicklung der (Mutter-)Sprache bzw. der Sprachen des jeweiligen Kindes hat Einfluss auf psychische, kognitive und soziale Entwicklungsbereiche.

Die **Intensität des Inputs** in den zu erlernenden Sprachen soll möglichst hoch sein. Um eine Sprache zu erlernen, muss das Kind den nötigen Input (möglichst in guter Qualität!) erhalten. Hier können gemeinsam mit den Eltern Möglichkeiten im Umfeld gesucht werden, um den Kontakt mit der L2 zu verstärken, beispielsweise über die Mitgliedschaft in Vereinen. Oder es werden Sprachinseln (z. B. Vorlesezeiten oder Spielzeiten) mit den Eltern besprochen, in welchen ganz bewusst Kommunikation in der L1 stattfindet bzw. Input gegeben wird.

Die Eltern sollten nach Möglichkeit in der Sprache mit dem Kind sprechen, die sie gut beherrschen und die für sie die »**Sprache ihres Herzens**« darstellt. Über Sprache werden nicht nur Informationen vermittelt, sondern auch Emotionen. Diese Emotionalität in der Kommunikation ist enorm wichtig für die Bindung und den Kontakt zwischen Eltern und Kindern.

Ein Kind wird durch die **kommunikative Notwendigkeit** angeregt, eine Sprache zu sprechen. Beherrschen Eltern beispielsweise beide Sprachen, kann es sein, dass das Kind zwar die L1 versteht, aber zunehmend in der L2 (Umgebungssprache) antwortet, da es kommunikativ funktioniert. Hier sollte möglichst wenig Druck aufgebaut werden, und das Kind sollte frei entscheiden können, in welcher Sprache es sprechen möchte. Häufig zeigt sich, dass sich das sprachliche Verhalten ändert, sobald sich die kommunikative Notwendigkeit verändert, z. B. durch Ferien bei den Großeltern, die ausschließlich die L1 des Kindes sprechen und verstehen.

Abbau von Druck und Schuldgefühlen: Bei Eltern, deren Kinder mehrsprachig aufwachsen und die sprachliche Entwicklungsschwierigkeiten haben, treten häufig Schuldgefühle auf und Fragen wie: Haben wir unser Kind überfordert? Sind zwei oder drei Sprachen doch zu viel? Wir müssen doch die Umgebungssprache mit dem Kind sprechen, da es ja in dieser Sprache beschult wird, können diese aber nicht so gut, hat das Kind deshalb Schwierigkeiten? In der Beratung ist es wichtig, dass Therapierende, diese Fragen, Sorgen und Nöte der Eltern aufgreifen, Aufklärung betreiben (▶ Abschn. 7.4.1) und den Eltern ggf. helfen, Lösungen etwa bei einer sinnvollen Sprachenpolitik zu finden.

Einsatz von sprachförderndem Verhalten In ▶ Abschn. 8.6.4. finden sich hierzu ausführliche Informationen.

Wovon sollte abgeraten werden?

- Der Einsatz von Kindern als Dolmetscher sollte mit den Eltern besprochen und dabei die schwierige Situation für die Kinder verdeutlicht werden. Kinder sollen nicht (v. a. nicht in schwierigen Situationen: Therapiegespräche, Schulgespräche, Behörden- und Ämtergänge) als Dolmetscher eingesetzt werden!
- Aufbau von Druck und Zwang: »Ab morgen nur noch auf …!«
- Sprechen der L2, wenn die Eltern diese nicht ausreichend beherrschen und diese nicht als »Sprache des Herzens« empfinden.

Interkulturelle Kompetenzen

Bilinguale Sprecher weisen meist auch einen bikulturellen Hintergrund auf. Die Berücksichtigung der Bikulturalität ist v. a. bei der Durchführung von Anamnese und Diagnostik, bei der Auswahl des Therapieansatzes und bei der Elternberatung wichtig.

Durch einen anderen kulturellen Hintergrund können unterschiedliche Bereiche beeinflusst werden:

- Vermittlung von Informationen (gibt es eine Familienhierarchie, die bei der Weitergabe von Informationen berücksichtigt werden muss? wie muss Information verpackt werden, um intendierte Wirkung zu erzielen? neigen die Eltern zu Übertreibung oder zu Untertreibung?),
- Erhalt und Gewichtung von Informationen (welchen Anspruch und welche Erwartungen haben die Eltern?),
- Erziehungsinhalte, -methoden, -ziele können kulturell sehr unterschiedlich sein (Art der Hausaufgabendurchführung; Umgang mit Konsequenz, Lob und Strafe),
- Störungsbewusstsein (Störungsbewusstsein wird verdrängt, da eine Therapie als Schmach gewertet wird, oder die Störung wird überbewertet)
- Leidensdruck (hat Sprache einen hohen Stellenwert in der Kultur? wird die Störung in der Kultur stark stigmatisiert?),
- Verständnis der Therapienotwendigkeit (wird die Therapie als notwendig angesehen? wie ist die Bereitschaft zur Zusammenarbeit?),
- Die Akzeptanz der Therapiemethode oder der Therapierenden kann sehr unterschiedlich sein (sind Therapieziele oder Vorgehen inakzeptabel wegen Körperkontakt o.ä.? soll ein Therapeut oder eine Therapeutin die Therapie durchführen?).

Die therapeutische Grundhaltung wird als Basis für eine erfolgreiche Therapie angesehen. Vorurteile, Zurückhaltung oder eigene Ängste gegenüber der Andersartigkeit der fremden Kultur können diesem Verhältnis im Wege stehen. Entscheidend für eine gelungene Interaktion zwischen Therapierenden und Patienten ist die Auseinandersetzung mit diesem Thema. Dies bedeutet für Therapierende, sich mit Fremdheit von anderen Kulturen und darin lebenden Personen, eigenen Vorurteilen und Ängsten bewusst auseinanderzusetzen. Fähigkeiten zur interkulturellen Kompetenz sollten erworben werden, um auch mit dieser Patientengruppe vertrauensvoll und effektiv sprachtherapeutisch arbeiten zu können.

❯ Der Erwerb interkultureller Kompetenzen
kann den therapeutischen Umgang mit
Kindern und deren Eltern, die einen anderen kulturellen Hintergrund haben, positiv
beeinflussen. Er gibt Sicherheit im eigenen
Handeln und unterstützt den vertrauensvollen Kontakt zwischen Kindern, Eltern
und Therapierenden.

Tipp: Literatur

Zum Verständnis der mehrsprachigen Entwicklung:
Tracy (2007): *Wie Kinder Sprachen lernen*

**Fazit: Umgang mit Mehrsprachigkeit bei der
Therapie semantisch-lexikalischer Störungen**
- Mehrsprachigkeit wird sehr unterschiedlich
  definiert.
- Im sprachtherapeutischen Kontext ist es wich-
  tig, die Mehrsprachigkeit möglichst genau zu
  beschreiben.
- Mehrsprachige Kinder sind von spezifischen
  Sprachentwicklungsstörungen gleich häufig
  betroffen wie monolingual aufwachsende
  Kinder → Mehrsprachigkeit erhöht das Risiko
  einer SSES nicht!
- Eine SSES zeigt sich in allen Sprachen.
- Im Bereich der Diagnostik sind die anamnesti-
  schen Daten besonders wichtig.
- Die Therapie muss meist in der Sprache der
  Therapierenden stattfinden, dennoch kann die
  zweite Sprache des Kindes oft sinnvoll einbe-
  zogen werden.
- Elternberatung und -aufklärung haben einen
  hohen Stellenwert.
- Für die Therapierenden kann es sinnvoll und
  notwendig sein, die eigenen interkulturellen
  Kompetenzen zu stärken und zu schulen.

7.5   Clinical Reasoning

Prinzipiell fanden schon immer Begründungs- und
Entscheidungsprozesse im sprachtherapeutischen
Handeln statt, auch wenn der Begriff des Clinical
Reasoning eher neu in diesem Kontext zu finden ist.
Der Hintergrund dieser neuen Richtung ist das Stre-
ben danach, diese Prozesse transparent zu machen,
eine gemeinsame Sprache bei ihrer Beschreibung
zu finden und sie systematisch zu darzustellen und
zu analysieren.

Clinical Reasoning Mit diesem Begriff »werden die
mentalen Prozesse bei der klinischen Entscheidungsfindung
während der Befundung, Therapie und Beratung von Patienten bezeichnet« (Walther 2011, S. 34).

Beim Clinical Reasoning geht es darum, wie Entscheidungsprozesse ablaufen, wie klinisch begründet und beurteilt wird (Beushausen 2009). Clinical
Reasoning kann somit als Teilprozess der Qualitätssicherung verstanden werden.

Eine wichtige Handlungskompetenz im Therapieprozess ist das **problemlösende Denken**. Dieses ist von Therapierenden ständig gefordert, im
Großen (z. B. Auswahl der Therapiemethode) und
im Kleinen (z. B. beim aktuellen Umgang mit dem
sonst sehr aufgeschlossenen Patienten, der heute
jedoch eher introvertiert und zurückgezogen ist).

7.5.1   Problemlösendes Denken

- **Elemente und Komponenten**

Als Basiselemente des problemlösenden Denkens
(Beushausen 2009; Beushausen u. Walther 2010)
werden beschrieben:
- **Kognition** (Wahrnehmung, Informationsverarbeitung und Speicherung),
- **Wissen** (also gespeicherte Informationen):
  - Fachwissen,
  - »praktisch-handwerkliches« Wissen,
  - persönliches Wissen (Wissen über sich
    selbst, über eigene Strategien etc.),
  - implizites Wissen (z. B. intuitives Handeln,
    das nicht unbedingt verbalisiert werden
    kann),
- übergeordnete **Metakognition** (Nachdenken
  über die Kognition).

Diese drei Hauptkomponenten werden genutzt, um
zu Entscheidungen zu gelangen. Dabei ist Clinical
Reasoning einem metakognitiven Prozess zuzuordnen (Nachdenken über, Beschreiben und Analysieren von Entscheidungsprozessen).

> ❯ Clinical Reasoning wird einem metakognitiven Prozess zugeordnet.

7.5.2 Strategien zur Entscheidungsfindung

Es werden (insbesondere beim diagnostischen Prozess) zwei Hauptstrategien der Entscheidungsfindung beschrieben (Beushausen u. Walther 2010; Walther 2011):

Hypothetisch-deduktives Vorgehen Erste Informationen werden aufgenommen, und es wird eine Hypothese erstellt. Die Hypothese selbst wird im Verlauf überprüft, bestätigt oder verworfen (▶ Beispiel: Hypothetisch-deduktives Vorgehen).

Beispiel: Hypothetisch-deduktives Vorgehen
Die Mutter von Konstantin (2;5 Jahre) beschreibt bei der telefonischen Anmeldung u. a., dass Konstantin noch nicht spreche. Dies nennt sie als Hauptbesorgnis und Grund für die Anmeldung.
Die Therapierenden können daraus die Hypothese ableiten, es könnte sich um einen Late-Talker handeln. Diese Hypothese soll im Erstkontakt durch entsprechende diagnostische Verfahren (▶ Abschn. 5.4.1) bestätigt oder verworfen werden.

Mustererkennung Es werden beobachtbare Phänomene, z. B. Symptome, mit mental erworbenen Mustern und Skripten, z. B. mit einem Skript zu Symptomen bei Wortfindungsstörungen (▶ Beispiel: Mustererkennung), abgeglichen und wiedererkannt.

Beispiel: Mustererkennung
Marvin ist 5;7 Jahre alt. Er hat schulische Schwierigkeiten in Deutsch und wird wegen einer Lese-Rechtschreib-Schwäche sprachtherapeutisch behandelt. Im Verlauf der Therapie fällt der behandelnden Therapeutin auf, dass Marvin immer wieder klassische Symptome einer Wortfindungsstörung zeigt.
Sie erkennt das Muster einer Wortfindungsstörung in der Spontansprache des Kindes.
Dies wird im Rahmen der Elternberatung besprochen, eine weiterführende Diagnostik wird abgewogen.

7.5.3 Entscheidungsfindung und -begründung mithilfe von sieben kognitiven (Denk-) Prozessen

Bei der sprachtherapeutischen Entscheidungsfindung können (Beushausen u. Walther 2010; Walter 2011) sieben unterschiedliche kognitive Prozesse beschrieben und spezifiziert werden. Dabei kann ein Prozess bestimmend sein, mehrere Prozesse können gleichzeitig ablaufen und sich überlappen, oder die Prozesse treten unterschiedlich stark gewichtet in den Vordergrund (Beushausen 2009). Dies ist von der jeweiligen Problemstellung wie auch vom beruflichen Erfahrungs- und Wissensschatz der Therapierenden abhängig.

Prozedurales Reasoning
- Anwendung von Fachwissen und Expertise (Einbeziehung des eigenen beruflichen Erfahrungswissens),
- Anwendung von wissenschaftlichem Wissen, z. B. Berücksichtigung aktueller Studien und wissenschaftlicher Diskussionen,
- Anwendung von Richtlinien, Leitlinien und Standards (evidenzbasiertes Handeln).

▶ Beispiel: Prozedurales Reasoning

Beispiel: Prozedurales Reasoning
Finn ist vor 2 Wochen 4 Jahre alt geworden. Er zeigt deutliche Wortfindungsprobleme. In der letzten Therapiephase wurde an phonologischen Prozessen gearbeitet. Es zeigten sich grundsätzliche Probleme bei der phonologischen Verarbeitung. Im Bereich der Semantik hat Finn wenige Schwierigkeiten. Rezeptiv hat er einen sehr guten Wortschatz und kann auch semantisch nahe Items sicher unterscheiden. Seine semantischen Umschreibungen sind treffend.
Bei der Begründung der nächsten Therapieschritte bezieht sich die Therapeutin auf diese Beobachtungen und verknüpft sie mit ihrem fachlichen Wissen.
Bei Finn soll der nächste Therapieschwerpunkt in der Erweiterung der phonologischen Wortformen liegen, um die Wortfindung zu verbessern (▶ Abschn. 8.4.1). Die Therapie soll sich

systematisch am Konstrukt der phonologischen Bewusstheit orientieren (▶ Kap. 1, ▶ Abb. 1.12). Die Strategie, semantisch treffend zu umschreiben, soll zudem über ein Strategietraining (▶ Abschn. 8.5.1) mit Finn ausgebaut und als Abruf- bzw. Kompensationsstrategie eingesetzt werden.

Interaktives Reasoning
━ Interaktion zwischen Therapierenden und individuellem Patienten,
━ Interaktionen zwischen Patient und Angehörigen,
━ Reflexion über eigene Gefühle,
━ Wahrnehmung der Befindlichkeit des anderen.

▶ Beispiel: Interaktives Reasoning

Beispiel: Interaktives Reasoning
Mara ist knapp 3 Jahre alt. Sie ist sehr schüchtern, spricht kaum, sucht wenig Blickkontakt und zeigt einen geringen Wortschatz.

Auf Basis dieser Beobachtungen entscheidet sich die Therapeutin für einen indirekten Therapieansatz, um den Rückzug und die Frustration des Kindes keinesfalls zu verstärken, z. B. für den entwicklungsproximalen Therapieansatz nach Dannenbauer (▶ Abschn. 6.2.3) oder die Therapie nach Zollinger (▶ Abschn. 6.3.1).

Prognostisches Reasoning
━ Gedanken über Therapieziele und deren Erreichungsmöglichkeiten und -chancen (prognostische Gedanken),
━ dabei spielen Gedanken zur Krankheit selbst, zur Situation des Patienten (Motivation, Ressourcen und Rahmenbedingungen wie Unterstützung durch das persönliche Umfeld) und Gedanken zu eigenen Erfahrung der Therapierenden eine Rolle.

▶ Beispiel: Prognostisches Reasoning

Beispiel: Prognostisches Reasoning
Finja ist 4 Jahre alt, hat noch ein ältere Schwester und Zwillingsbrüder, die gerade 1 Jahr alt geworden sind. Finja zeigt einen eingeschränkten quantitativen Wortschatz.

Die Situation der Familie ist momentan ziemlich angespannt, und es lassen sich schwer Termine finden. Bei 4 Kindern sei auch ständig eines krank, erzählt die Mutter, und eigentlich habe sie momentan kaum Zeit für eine logopädische Therapie mit Finja. Allerdings sehe sie sehr wohl die Notwendigkeit dafür.

Hinsichtlich der prognostisch ungünstigen Lage wird mit den Eltern besprochen, wie eine Therapie sinnvoll in den knappen Zeitrahmen und den geringen Unterstützungsspielraum integriert werden kann.

Die Therapeutin schlägt ein Strategietraining »Wortschatzsammler« nach Motsch (▶ Abschn. 6.2.5) vor, bei dem Finja lernt, sich selbst Wortschatz anzueignen und zu erfragen. Außerdem soll der Kontakt zur Sprachförderung im Kindergarten gesucht werden. Die Erzieherin dort hat Interesse bekundet, die Therapie zu unterstützen.

Ethisches Reasoning
━ Berücksichtigung der inneren Haltung, Werte und Einstellungen des Patienten,
━ Berücksichtigung eigener innerer Haltungen, Werte und Einstellungen,
━ interkulturelle Aspekte.

▶ Beispiel: Ethisches Reasoning

Beispiel: Ethisches Reasoning
Dominik ist 6 Jahre alt. Er zeigt quantitative Wortschatzdefizite, eine Wortfindungsstörung und massive Schwierigkeiten in der phonologischen Bewusstheit.

Die phonologische Bewusstheit wird bei Dominik seit 4 Therapieeinheiten als eigener Therapiebereich behandelt. Dominiks Mutter hatte die Therapie im Bereich des Wortschatzes bislang immer gut unterstützt, nun lässt jedoch die Therapiemotivation merklich nach. In einem kurzen Gespräch mit der Mutter wird deutlich, dass ihr der Umgang mit Neologismen »völlig unsinnig« erscheint.

Dies greift die Therapeutin auf, indem sie die Eltern zu einem großen Elterngespräch einlädt, um Aufklärungsarbeit hinsichtlich des neuen Therapiebereichs zu leisten.

Pragmatisches Reasoning

= Kontextfaktoren (Therapieraum, Material etc.),
= Organisationsrahmen.

▶ Beispiel: Pragmatisches Reasoning

Beispiel: Pragmatisches Reasoning
Sandra ist am Wochenende 4 Jahre alt geworden. Sie hat viele Geschenke bekommen und nimmt ein neues Regelspiel, ein Puzzle und die neue Puppe mit in die Therapie. Strahlend begrüßt sie die Therapeutin.

Die Therapeutin nimmt Sandras stolze Mitbringsel in das Therapiegeschehen mit auf, da Sandra hochmotiviert ist, alles zu präsentieren.

Die Therapeutin verpackt die geplanten Übungen in Sandras neues Regelspiel und baut die Puppe und das Puzzle in das Therapiegeschehen mit ein, um Sandras Motivation zu nutzen. Zuvor bespricht die Therapeutin mit Sandra, dass dies ihre »Geburtstagsstunde« sei und sie deshalb ausnahmsweise in der Stunde die Spiele spielten.

Narratives Reasoning

Verständnis der Bedeutung der Erkrankung für den Patienten, die aus seinen Erzählungen oder aus Erzählungen anderer Betroffener sowie deren Angehöriger oder anderer Therapierender stammen.

▶ Beispiel: Narratives Reasoning

Beispiel: Narratives Reasoning
Die Therapiemotivation bei den Eltern von Sebastian (4 Jahre) ist sehr gering. Sebastian hat einen quantitativ eingeschränkten Wortschatz und kann sich schlecht verständigen.

Die Eltern argumentieren, dass es eben Kinder gäbe, die sprachlich langsamer seien, und er schon seinen Weg mache. Außerdem sei bis zur Einschulung noch so viel Zeit, dass eine Therapie auch noch später stattfinden könne.

Im Elterngespräch greift die Therapeutin die Argumente der Eltern auf und setzt geeignete Fallbeispiele dagegen, damit die Eltern auch andere Verläufe kennenlernen. Sie bindet die persönlichen Erlebnisse der betroffenen Personen mit ein und veranschaulicht dadurch Probleme, die sich durch eine zu späte Therapie ergeben können.

Didaktisches Reasoning

Reflexionen über Lern- und Lehrsituationen, z. B. bei Entscheidungen über Material, Möglichkeiten zum Feedback und Vermittlungsmethoden.

▶ Beispiel: Didaktisches Reasoning

Beispiel: Didaktisches Reasoning
Die Therapie in semantisch-lexikalischen Bereich findet meist im Therapieraum statt. Die Therapeutin reflektiert, dass die Anbindung an die reale Umgebung des Kindes und seine Erfahrungswelt sehr wichtig ist sowie die natürliche Vermittlung über Bezugspersonen. Dieses Gedankengut fließt beispielsweise in die Planung der Hausaufgaben ständig mit ein, sodass mit den Eltern Rücksprachen getroffen werden, wie möglichst »erfahrungsnah« Wortschatz auf- und ausgebaut werden kann (z. B. Hausaufgabe: gemeinsam einen Apfelkuchen backen).

7.5.4   Bewertung

Vorteil der Bewusstwerdung und -machung dieser Prozesse ist, dass getroffene Entscheidungen **retrospektiv** (zurückschauend) reflektiert werden können (warum bin ich zu diesem Zeitpunkt zu dieser Entscheidung gekommen?), aber auch **prospektiv** (vorausschauend) während der Entscheidungssituationen genutzt werden können. Damit können sie als Hilfestellung bei der strukturierten, reflektierten und bewussten Entscheidungsfindung dienen.

Mit dem Clinical Reasoning wird eine Art Handwerkszeug geschaffen, das es erlaubt, professionell und transparent Entscheidungsprozesse zu »verfolgen« und mit einer verständlichen fachlichen Terminologie zu beschreiben.

Fazit: Clinical Reasoning
= Clinical Reasoning befasst sich mit der Bewusstmachung und Beschreibung klinischer Entscheidungsprozesse.
= Die Prozesse des hypothetisch-deduktiven Vorgehens und der Mustererkennung werden als Hauptstrategien bei der Entscheidungsfindung beschrieben.
= Es können sieben kognitive Prozesse beschrieben werden, die die Entscheidungsfindung beeinflussen und lenken.

— Clinical Reasoning kann zum einen eingesetzt werden, um retrospektiv Entscheidungsprozesse zu reflektieren, zum anderen als »Handwerkszeug« bei der begründeten und bewussten Entscheidungsfindung sowie der Beschreibung der Prozesse.

Literatur

Beushausen, U. (2009). *Therapeutische Entscheidungsfindung in der Sprachtherapie. Grundlagen und 14 Fallbeispiele.* München: Elsevier Urban & Fischer.

Beushausen, U. / Walther, W. (2010). Clinical Reasoning in der Logopädie. Therapeutische Entscheidungen bewusst treffen und fundiert begründen. *Forum Logopädie, 4*(24), 30–37.

Bloomfield, L. (1935). *Language.* London: Allen and Unwin.

Dell, G. S. et al. (1999). Connectionist Models of Language Production: Lexical Access and Grammatical Encoding. *Cognitive Science, 23*(4). 517–542.

Grohnfeld, M. (1999). *Störungen der Sprachentwicklung.* Berlin: Edition Marhold.

Grosjean, F. (1992). Another View of Bilingualism. In: Harris, R. (Ed.): *Cognitive Processing in Bilinguals* (pp. 207–220). Amsterdam: North-Holland.

Hamers, J. F. / Blanc, M. H. (2003). *Bilinguality and Bilingualism.* Cambridge: Cambridge University Press.

Harley, T. (2001). The *Psychology of Language. From Data to Theory.* Hove: Psychology Press.

IALP (*International Association of Logopedica and Phoniatrics*) (2011). *Recommendations for Working with Bilingual Children* (updated May 2011): *http://ialp.info/Recommendations-Guidelines-pg16153.html* (zuletzt abgerufen am 17.06.2013).

Macnamara, J. (1967). The Bilingual´s Linguistic Performance. *Journal of Social Issues, 23,* 58–77

Paradis, J. et al. (2003). French-English Bilingual Children with SLI. How Do they Compare with their Monolingual Peers? *Journal of Speech, Language and Hearing Research, 46,* 113–127.

Rothweiler, M. (2005). Spezifische Sprachentwicklungsstörung und Mehrsprachigkeit. In: Schöler, H. / Welling, A. (Hrsg.): *Förderschwerpunkt Sprache. Handbuch der Pädagogik und Psychologie bei Behinderungen.* Göttingen: Hogrefe.

Rothweiler, M. / Kroffke, S. (2006). Bilingualer Spracherwerb. Simultane und sukzessive Mehrsprachigkeit. In: Siegmüller, J. / Bartels, H. (Hrsg.): *Leitfaden Sprache-Sprechen-Schlucken-Stimme* (S. 44–49). München: Elsevier.

Rupp, S. (2008). *Modellgeleitete Diagnostik bei kindlichen lexikalischen Störungen.* (Deutscher Bundesverband für Logopädie, Hrsg.) Idstein: Schulz-Kirchner.

Scharff-Rethfeld, W. (Mai (2005). Das »Bilinguale Patientenprofil« als Basis einer logopädischen Intervention. *Forum Logopädie 3,* 6–11.

Scharff-Rethfeld, W. (2013). *Kindliche Mehrsprachigkeit.* Stuttgart: Thieme.

Siegmüller, J. / Kauschke, C. (2006). *Patholinguistische Therapie bei Sprachentwicklungsstörungen.* München: Elsevier.

Tracy, R. (2007). *Wie Kinder Sprachen lernen.* Tübingen: Francke.

Walther, W. (2011). Clinical Reasoning – Eine Einführung in die Begrifflichkeit und Bedeutung für die Logopädieausbildung. *BDSL aktuell 3,* 34–40.

WHO (2005). *International Classification of Functioning, Disability and Health (ICF)*; deutschsprachige Übersetzung (Internationale Klassifikation der Funktionsfähigkeit, Behinderung und Gesundheit, Stand Oktober 2005) bei DIMDI online: *http://www.dimdi. de/dynamic/de/klassi/downloadcenter/icf/endfassung/ icf_endfassung-2005-10-01.pdf* (zuletzt abgerufen am 09. 06 2013).

WHO (2007/2011). ICF-CY *Internationale Klassifikation der Funktionsfähigkeit, Behinderung und Gesundheit bei Kindern und Jugendlichen.* Bern: Huber.

Therapiebausteine

Da Gruppenstudien zu unterschiedlichen Therapiemethoden und -formen differente Ergebnisse zeigen, kann geschlussfolgert werden, dass die pauschale Auswahl eines bestimmten Therapieansatzes alleine nicht zwangsläufig Erfolg versprechend ist. Manche Kinder profitieren mehr von einer phonologischen Elaborationstherapie, manche mehr von einem semantischen Ansatz, bei einigen zeigen sich bessere Erfolge durch Strategietherapie oder gemischte Therapieformen (Glück 2003; Motsch u. Brüll 2009; Motsch u. Ulrich 2012). Dies belegt, dass derzeit kein Diagnostikmaterial eine eindeutige und optimale Zuordnung zu einem therapeutischen Ansatz erlaubt. Individuelle Faktoren, die die Prognose beeinflussen oder für/gegen die individuelle Zuweisung zu einem bestimmten Therapieansatz sprechen, sind unzureichend bekannt (Motsch u. Brüll 2009; Motsch u. Ulrich 2012).

> **In der Praxis ist es sinnvoll, von den individuellen diagnostischen Ergebnissen auszugehen, um eine optimal spezifische Therapie für das jeweilige Kind zu gestalten.**

Im Folgenden werden Bausteine der lexikalischen Therapie vorgeschlagen (◻ Abb. 8.1). Ausgehend von den modelltheoretischen Überlegungen sowie den theoretischen Grundlagen, dem Wissen über semantisch-lexikalische Störungen und eventuellen Verursachungsmechanismen können Therapiebausteine abgeleitet werden, die als Grundelemente in der Therapie eingesetzt und auf die diagnostischen Ergebnisse des Kindes angepasst werden können. Somit entsteht ein spezifisch auf das Kind abgestimmtes, begründetes therapeutisches Vorgehen.

Zu den einzelnen Therapiebausteinen werden in diesem Kapitel exemplarisch Übungen/Spiele/Materialien genannt, die dem Leser dazu dienen sollen, erste Ideen zu den Bausteinen abzuleiten. Die Beispiele sind keinesfalls als Vorgaben optimaler Übungen zu verstehen. Die Umsetzung und die methodische Anpassung obliegen der eigenen Kreativität der Therapierenden und sollen an das zu behandelnde Kind sowie an sein Leistungsniveau angepasst und hierarchisch aufgebaut werden.

■   **Therapiebausteine**

In ◻ Abb. 8.1 ist mittig in Rechtecken schematisch und vereinfacht das Lexikon nach dem interaktiven Dell-Modell (▶ Abschn. 1.6 und ▶ Abschn. 3.4.3) dargestellt.

Die mittlere Ebene beinhaltet die *mappings*, also die »**Anzahl**« der gespeicherten Worteinträge. Diesem quantitativen Aspekt sind zwei Therapiebausteine in Form von Sechsecken zuzuordnen: Der Aufbau der ersten 50 Wörter (▶ Abschn. 8.1) und der Ausbau des quantitativen Wortschatzes (▶ Abschn. 8.3).

Die **Qualität der Worteinträge** spiegelt sich in der semantischen bzw. phonologischen Ausdifferenzierung und Vernetzung wider. Diese Therapiebausteine (▶ Abschn. 8.4.1 und ▶ Abschn. 8.4.2) sind der qualitativen Wortschatzarbeit zuzuordnen. Da Kinder mit Problemen im qualitativen Wortschatz in der Regel Wortfindungsstörungen/Abrufprobleme haben, kann zudem ein spezielles Abruftraining über die Erhöhung der Abruffrequenz stattfinden (▶ Abschn. 8.4.3).

Als **supramodale Störung** (übergeordnete) ist die Konzeptuell-semantische Störung anzusehen. Ideen zur Therapie finden sich in ▶ Abschn. 8.2.

Die Grundstruktur des interaktiven Dell-Modells deckt die semantisch-lexikalische Struktur und Verarbeitungsweise des Lexikons ab. In der Therapie müssen jedoch weitere Aspekte Berücksichtigung finden wie beispielsweise das **Strategietraining** (▶ Abschn. 8.5) und die **Elternarbeit** (▶ Abschn. 8.6).

■   **Ausgangspunkt: Interaktives Modell**

Ausgangspunkt für den Aufbau der Therapiebausteine ist die Grundstruktur des interaktiven Dell-Modells (▶ Abschn. 1.6 und ▶ Abschn. 3.4.3), das die Arbeitsweise des mentalen Lexikons beschreibt. In einem interaktiven Modell befinden sich die unterschiedlichen Ebenen in gegenseitiger Wechselwirkung, sodass eine absolute Abgrenzung der Ebenen definitionsgemäß nicht möglich ist. Sowohl beim diagnostischen als auch beim therapeutischen Vorgehen geht es um Schwerpunktsetzungen und Interpretationen am Modell (▶ Abschn. 5.5 und ▶ Abschn. 7.3): Zeigen die diagnostischen Ergebnisse, dass eher zu wenige Worteinträge vor-

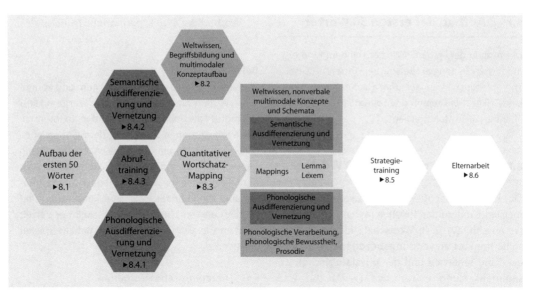

Abb. 8.1 Therapiebausteine

handen sind und das Lexikon quantitativ ausgebaut werden sollte? Oder hat das Kind Schwierigkeiten, phonologische Wortformen zu durchgliedern und ausreichend spezifiziert abzuspeichern? Oder liegt der Schwerpunkt eher im Ausbau der semantischen Spezifizierung? Die Therapie schließt dementsprechend die Arbeit am Defizit, aber auch kompensatorische Überlegungen mit ein (▶ Beispiel: Jandra).

Beispiel: Jandra

Jandra (6 Jahre) zeigt eine Wortfindungsstörung. Die Leistungen im Bereich der phonologischen Bewusstheit sind schwach und nicht altersentsprechend. Bereits auf Silben- und Reimebene hat Jandra Schwierigkeiten. Im semantischen Bereich zeigt sie gute Leistungen.

Es kann die Hypothese aufgestellt werden, Jandras Wortfindungsprobleme würden primär durch undifferenzierte phonologische Wortformen verursacht (Wortformstörung).

Die Therapeutin leitet für die Therapie ab, am qualitativen Wortschatz, insbesondere an der Ausdifferenzierung und der phonologischen Vernetzung, zu arbeiten (Therapiebaustein: ▶ Abschn. 8.4.1).

Darüber hinaus soll auch ein Strategietraining zum Einsatz kommen, und die guten semantischen Leistungen sollen im Bereich des Self-Cueing und der Kompensation genutzt werden (Therapiebausteine: ▶ Abschn. 8.5). Vorbereitend sollen dem Kind semantische Organisationsstrukturen (▶ Abschn. 8.4.2) verdeutlicht werden, damit es diese noch gezielter in der Kompensation (z. B. durch das Nennen von Oberbegriffen/Synonymen) und im Self-Cueing einsetzen kann.

> Das Lexikonmodell ist Ausgangspunkt bei der Interpretation der Diagnostikergebnisse und der entsprechenden Ableitung der Therapieschwerpunkte. Für die gesamte Therapieplanung müssen jedoch Überlegungen weit über das Modell hinaus angestellt werden.

Das Modell selbst bildet ausschließlich die lexikalische Einzelwortverarbeitung ab. Dies ist jedoch nur ein Element der therapeutischen Arbeit im semantisch-lexikalischen Bereich. Die Therapiemaßnahme darf keinesfalls auf die Einzelwortbearbeitung beschränkt bleiben. Steigerung der linguistischen Komplexität, Arbeit am Transfer, Strategietraining und Elternarbeit müssen ebenso im Fokus des Therapieaufbaus stehen und mitberücksichtigt werden.

8.1   Aufbau der ersten 50 Wörter

Der Aufbau der ersten 50 Wörter soll dem Kind ermöglichen, in den Vokabelspurt einzutreten. Dieser Therapiebaustein ist geeignet für Kinder, die ein Late-Talker-Profil zeigen oder deren Entwicklungsalter bei 24–36 Monaten liegt.

8.1.1   Auswahl der ersten 50 Wörter

Das Erreichen der 50-Wort-Grenze ermöglicht den meisten Kindern den Einstieg in den Vokabelspurt (▶ Abschn. 2.2). Der Wortschatz in dieser Phase sollte **konkret anwendungsbezogene Wörter** für das Kind umfassen und der **physiologischen Zusammensetzung** entsprechen (▶ Abschn. 2.2.3, Wortartenverteilung):

— Lautmalereien (*brumbrum, miau*),
— personal-soziale Wörter (*hallo, ja, nein*),
— relationale Wörter (*auf, weg, auch*),
— Eigennamen (eigener Name, *Mama, Papa,* Geschwister),
— Nomen früher Kategorien (Spielsachen, Tiere, Lebensmittel, Kleidung, Körperteile),
— Verben.

8.1.2   Fallbeispiele zu Therapiezielen und Umsetzungsideen

Je nach diagnostischen Ergebnissen und Hypothesen über ursächliche Faktoren werden differenzierte Therapieziele abgeleitet. Im therapeutischen Vorgehen können unterschiedliche methodische Herangehensweisen und Methodenkombinationen zur Erreichung des jeweiligen Ziels sinnvoll sein. Gerade bei jüngeren Kindern bietet sich vorrangig ein indirektes Vorgehen, meist in vorstrukturierten Freispielsituationen, an.

Die nachfolgend genannten Beispiele sind nach möglichen Therapiezielen strukturiert. Dazu gibt es knappe Beschreibungen der Symptomatik des Kindes, da sich die Auswahl der Ziele daran orientiert. Diese Zielbeschreibungen und Beispiele sind keinesfalls als vollständige Aufzählung zu verstehen, sondern sollen anhand konkreter Darstellungen Anregungen zur Umsetzung und Gestaltung bieten.

▪ Ausbau der Objektpermanenz (▶ Beispiel: Florian I)

Beispiel: Florian I

Florian ist 2;7 Jahre alt. Er spricht kaum und kommt seit 2 Wochen zur Sprachtherapie. Es wurde ein ausgeprägtes Late-Talker-Profil gefunden. In informellen Beobachtungen zeigt sich, dass Florian noch sehr stark an Dingen orientiert ist. Er stellt wenig Blickkontakt her und sucht kaum kommunikativen Kontakt zu Personen. Sobald er jedoch für sich interessante Dinge findet, ist er sehr konzentriert und probiert alles aus. Insbesondere scheint er derzeit Spaß an sog. Guguck-Aha- und an Behälterspielen zu haben.

▪▪   Therapeutisches Vorgehen

Dies soll in der Therapie aufgegriffen werden. Die vorstrukturierte Spielsituation beinhaltet zunächst 4 unterschiedlich große Schüsseln und 2 kleine Bälle, die unter den Schüsseln verschwinden können. Dieses Angebot steht vorbereitet im Therapieraum. Florian erhält die Möglichkeit, die Schüsseln zu erkunden. Daraus entwickelt sich sofort ein Guguck-Aha-Spiel. Als sein Interesse an den Bällen nachlässt, lässt die Therapeutin noch einen kleinen Teddy und ein Spielzeugauto unter den Schüsseln verschwinden. Dies kommentiert sie immer wieder mit Sätzen wie *Wo ist der Teddy? Der Teddy ist weg. Findest du den Teddy?* etc.

Sobald Florians Interesse an diesem Spiel nachlässt, sollen die Schüsseln weiter genutzt werden, indem die Therapeutin Linsen bzw. Wasser als zusätzliches Material anbietet. Daraus können dann Umschüttspiele (Behälterspiele) abgeleitet werden. Es werden ggf. noch weitere Behälter aus der Spielküche dazu geholt.

Nach Zollinger und Piaget (▶ Abschn. 2.2, Aus den Augen aus dem Sinn – Objektpermanenz und Symbolspiel – wesentliche kognitive Schritte zu Beginn der Sprachentwicklung; ▶ Abschn. 6.3.1) stellt die Erfassung der Objektpermanenz eine wesentliche Voraussetzung für den Aufbau von Konzepten und damit auch eine Grundlage für den Worterwerb dar (Zollinger 1994, 1997, 2008; Piaget 1978, 1982). Dem Kind wird in Spielsettings dieser Art die Gelegenheit gegeben, die Objektpermanenz auszubauen. Über das Spiel werden die Wörter in der Situation immer wieder dargeboten. Es ergibt sich zusätzlich die Möglichkeit, hochfrequent entsprechendes Wortmaterial (*Ball, Auto, Teddy, Schüssel, wo? da!*) im Input anzubieten. Darüber hinaus erlauben es derartige Settings, Routinen aufzubauen, z. B. beim Zu- und Aufdecken der Schüsseln, in denen Wörter wie *auf/zu/weg* hochfrequent und gekoppelt an das Geschehen eingesetzt werden können.

Durch das ausgiebige Ausprobieren und Spielen werden bei dem Kind nach und nach kognitive Ressourcen frei, und es kann sich auf weitere Entwicklungsschritte konzentrieren. Beispielsweise wäre es möglich, dass es zunehmend in bekannten Spielsituationen Blickkontakt aufbaut (s. hierzu auch ▶ Abschn. 6.3.1).

■ **Aufbau von Blickkontakt (▶ Beispiel: Florian II)**

Beispiel: Florian II
Florian spielt seit zwei Therapieeinheiten mit viel Spaß die o. g. Behälterspiele. Zunehmend kann er sich aus der starken Konzentration für die »Dinge« lösen, hat die Routinen im Spiel verinnerlicht und zeigt erste Anzeichen, von sich aus Blickkontakt herzustellen.

■■ **Therapeutisches Vorgehen**
Blickkontakt ist ein wichtiges Element in der Kommunikation. Das Suchen von Blickkontakt wird von der Therapeutin verstärkt, indem sie auf diesen positiv reagiert. Zunehmend kann der Blickkontakt auch provoziert werden, indem gewohnte Reaktionen und Routinen der Therapeutin bewusst ausbleiben (z. B. nach der Frage *Wo ist der Ball?* wird die Schüssel nicht gleich umgedreht). Die erwartete Reaktion erfolgt erst, wenn das Kind einen fragenden oder irritierten Blick an die Therapeutin richtet. Auf diesen Blick reagiert die Therapeutin dann umgehend, um künftiges Herstellen von Blickkontakt zu verstärken.

■ **Aufbau von Turn-Taking (Sprecherwechsel) durch abwechselndes Handeln und gemeinsames Tun (▶ Beispiel: Florian III)**

Beispiel: Florian III
In den ersten Therapiesitzungen zeigte Florian wenig Interesse am Gegenüber, inzwischen jedoch stellt er regelmäßig Blickkontakt her.

■■ **Therapeutisches Vorgehen**
Durch gemeinsames Spielen wird das Turn-Taking-Verhalten, durch »Ich-bin-dran-du-bist-dran-Spiele« verstärkt, indem beispielsweise gemeinsam ein Turm mit Bauklötzen gebaut wird, Gegenstände abwechselnd versteckt oder wiederentdeckt werden dürfen (s. hierzu auch ▶ Abschn. 6.3.1).

■ **Aufbau des Wortschatzes durch die Nutzung von Triangulierung/Geben und Zeigen (▶ Beispiel: Ricarda)**

Beispiel: Ricarda
Ricarda ist 2;8 Jahre alt. Sie zeigt die Triangulierung sowie Geben und Zeigen derzeit als aktive Spracherwerbsstrategie (▶ Abschn. 6.3.1).

■■ **Therapeutisches Vorgehen**
Die Triangulierung wird bei der Bilderbuchbetrachtung genutzt. Die Therapeutin betrachtet gemeinsam mit Ricarda ein Bilderbuch. Es werden jedoch vonseiten der Therapeutin ganz bewusst Pausen beim Umblättern oder Erzählen gemacht, damit Ricarda sich auf den Bildern selbst orientieren und gezielt mit dem Blick »nachfragen« kann. Tut sie dies, reagiert die Therapeutin darauf mit der Benennung und der weiteren Darbietung des Inputs.

Gewählt wurde in diesem Fall ein Bilderbuch über Bauernhof und Tiere, da dieses Thema Ricardas momentaner Interessenslage entspricht. Im Anschluss wird im Freispiel mit dem Bauernhof und Bauernhoftieren gespielt. Zunächst werden die Tiere, die sich in Schubladenkisten im Therapiezimmer befinden, auf den Boden gestellt. Ricardas Interesse lässt nicht lange auf sich warten. Sie nimmt ein Tier nach dem anderen aus der Kiste und hält es der Therapeutin fragend »unter die Nase« (Zeigen/Geben). Auch hierauf reagiert die Therapeutin mit der passenden Benennung und stellt entsprechenden Input zur Verfügung, sodass der Wortschatz ausgebaut werden kann. Das Spiel wird weitergeführt und der Bauernhof gemeinsam aufgebaut.

❯ Die Therapierenden nehmen sich zurück, reagieren jedoch ganz klar auf die Triangulierung, das Geben und das Zeigen. Von Vorteil bei diesem Vorgehen ist, dass der Aufmerksamkeitsfokus (▶ Abschn. 2.2.3, Triangulierung und *joint attention*) eindeutig vom Kind gesteuert und initiiert wird und somit auch die Fokussierung sichergestellt ist. Nachteilig ist, dass die Initiative vom Kind benötigt wird und von außen in Frequenz und Intensität nicht steuerbar ist.

- **Aufbau des Wortschatzes durch Inputtherapie und Modellierung**

Bei der Inputtherapie wird gezielt ein definierter Wortschatz hochfrequent dargeboten. Dies kann zum einen durch eine Inputsequenz (▶ Abschn. 6.1.1) erfolgen oder im Dialog, indem die Therapierenden die Äußerungen des Kindes modellieren (▶ Abschn. 6.1.2). Beide Vorgehensweisen wurden mit Beispielen in den entsprechenden Abschnitten beschrieben.

Inputsequenzen können beispielsweise durch einfache Geschichten, Geschichten, die mit Bildmaterial untermauert werden, oder durch Puppenspiele dargeboten werden. Es ist durchaus sinnvoll, den über eine Inputsequenz dargebotenen Input im Spiel weiter aufzugreifen, indem etwa mit den Puppen die Geschichte gemeinsam mit dem Kind nach- oder weitergespielt wird. Hier bietet sich entsprechend die Reaktion mit Modellierungstechniken an.

- **Förderung von Funktionsspiel und Überleitung in Symbolspiel** (▶ Beispiel: Christian)

Beispiel: Christian

Christian ist 2;10 Jahre alt und zeigt kein Symbolspiel. Sein Spielverhalten beschränkt sich auf das Hantieren und das Ausprobieren von Gegenständen und deren Funktion.

■■ **Therapeutisches Vorgehen**

In der Therapie sollen Situationen geschaffen werden, die Funktionsspiel und Exploration ermöglichen (▶ Abschn. 6.3.1). Die Therapierenden geben immer wieder Impulse zu symbolischen Handlungen.

Das vorbereitete Setting ist beispielsweise die Spielküche. Christian drückt die Knöpfe am Herd, öffnet und schließt die Backofentüre, dreht am Wasserhahn etc. Irgendwann nimmt er den Kochlöffel und rührt im Topf. Hier reagiert die Therapeutin, indem sie Impulse zu symbolischen Handlungen gibt: *Christian, kochst du gerade Suppe? Mmmh, die riecht aber gut. Darf ich mal probieren?* Die Therapeutin nimmt einen Löffel und kostet die Suppe: *Autsch, die ist aber heiß!* Christian lacht. Die Therapeutin pustet, Christian ahmt sie nach. Bei der Weiterführung des Spiels imitiert Christian immer mehr das Verhalten der Therapeutin. Zunächst ist nicht ersichtlich, dass er selbst symbolisch handelt. In den nächsten Therapiesitzungen im gleichen, bekannten Setting zeigen sich jedoch immer mehr Ansätze zum Symbolspiel, indem Christian jetzt beispielsweise der Therapeutin von sich aus einen Löffel zum Probieren anbietet, indem er spielt, dass der Ofen heiß ist, man sich verbrennen kann, oder indem er vorgibt, Tee oder Saft gekocht zu haben und diesen *lecker* oder *bäh* findet. Diese Spielhandlungen werden von der Therapeutin verstärkt und immer mehr ausgebaut.

- **Entdeckung der kommunikativen Funktion der Sprache**

Im Therapiesetting können Situationen geschaffen werden, in welchen sich das Kind als selbstwirksam erlebt, in denen es also merkt, dass es mit Sprache etwas bewegen und bewirken kann. Grundsätzlich muss hierzu ein guter Kontakt zum jeweiligen Interaktionspartner bestehen, und das Kind muss einen sicheren Umgang mit Gegenständen sowie ein gewisses Maß an Dezentrierung erworben haben (Zollinger 1994). Aufgabe der Therapierenden ist es, dem Kind dieses Erleben zu ermöglichen und seine Aufmerksamkeit auf das Resultat der kommunikativen Handlung zu lenken.

■■ **Therapeutisches Vorgehen**

Dies kann z. B. geschehen, wenn das Kind anfängt, um Hilfe zu bitten. Im Therapiesetting können Situationen geschaffen werden, die das Kind nicht selbst bewältigen kann. Beispielsweise wird die Knetmasse in ein schwierig zu öffnendes Glas gegeben, sodass eine solche Situation provoziert wird. Handelt das Kind kommunikativ und bittet es um Hilfe, reagieren die Therapierenden entsprechend darauf und verstärken das Verhalten durch das positive Erleben (Kind sucht kommunikativen

Kontakt und »bittet« um Hilfe → die Therapierenden versprachlichen dies, reagieren auf den Wunsch des Kindes und öffnen das Glas. Die Knetmasse wird für das Kind zugänglich = Resultat). Die Aufmerksamkeit des Kindes sollte darauf gelenkt werden, dass es nun mit der Knetmasse spielen kann und es somit sein Ziel durch Kommunikation erreicht hat.

- **Entdeckung der Effizienz von Lautsprache (ein spezieller Fall, ▶ Beispiel: Sarah)**
Der Einsatz von Lautsprache ist ein effizientes Kommunikationsmittel. Es gibt jedoch Kinder, die sehr effektiv nicht(laut-)sprachlich kommunizieren, wie beispielsweise die kleine Sarah:

Beispiel: Sarah
Sarah (2;6 Jahre) ist offen, stellt Blickkontakt her, kommuniziert – allerdings ausschließlich über Gesten. Dies tut sie so ausgefeilt, dass es kaum notwendig erscheint, lautsprachlich zu kommunizieren. So zeigt sie ihrer Mutter beispielsweise eindeutig an, dass diese sich in den Stuhl im Therapieraum setzen soll, indem sie sie anstupst, ihr einen auffordernden Blick zuwirft, auf den Stuhl zugeht, mit der flachen Hand darauf klopft und ihre Mutter zum Stuhl »herwinkt«. Es geschieht genau, was Sarah möchte: Ihre Mutter kommt und setzt sich auf den Stuhl. – Sarah hat keine Hörstörung.

■ ■ **Therapeutisches Vorgehen**
In diesem Fall wird als individuelles Therapieziel abgeleitet, die Lautsprache als effizientes Kommunikationsmittel zu erfahren und einzusetzen. Es werden Freispielsituationen geschaffen, in denen die Lieblingsspielsachen von Sarah beispielsweise an unerreichbare, aber für Sarah einsehbare Orte gestellt werden. Um die Spielsachen zu bekommen, ist nun die Hilfe durch die Therapeutin nötig. Diese versucht, Sarah möglichst nicht direkt zugewandt zu sein, ist mit etwas anderem beschäftigt und »sieht« Sarahs Gestik und Mimik nicht. Somit wird Sarah indirekt aufgefordert, Lautsprache anzuwenden. Auch Entscheidungsaufgaben werden provoziert, indem zwei Spielsachen an der gleichen unerreichbaren Stelle positioniert wurden. Sarah wird in nicht unmittelbarer Nähe zu diesen Spielsachen mit Alternativfragen konfrontiert (*Möchtest du die Puppe oder den Ball?*), sodass sie nicht auf das entsprechend Ausgewählte zeigen kann.

Selbstverständlich ist bei diesem Vorgehen therapeutische Sensibilität bezüglich der Frustration des Kindes gefragt, da Sarah bei diesem Setting ihre sonst so erfolgreiche Strategie als nicht erfolgreich erlebt. Dieses darf ausschließlich wohldosiert eingesetzt werden.

- **Schaffung eines prosodischen Zugangs durch Klatsch- und Reimspiele**
Durch Fingerverse, Kniereiter, Reim- und Klatschspiele können Kinder in diesem Alter einen äußerst lustvollen Zugang zu Sprache entwickeln. Implizit beziehen sich das Klatschen und das Reiten auf den Knien auf Silbenstrukturen. Verse, die die Kinder mögen, können etliche Male wiederholt werden, sodass das Kind zunehmend Wörter heraushören kann. Besonderen Wert haben in diesem Fall Verse, die inhaltlich an den aktuellen Therapieinhalten orientiert sind, da Items in diesem prosodischen Kontext wiederholt dargeboten werden können.

Geeignet sind die meisten Sammlungen zu Kniereitern und Fingerversen, einfache Kinderlieder oder Bilderbücher, die mit Reimen arbeiten.

- **Weitere methodische Umsetzungsvorschläge oder Ideen beim Aufbau der ersten 50 Wörter**
 − Therapieansatz nach Zollinger »Die Entdeckung der Sprache« (1997), v. a. Förderung von Objektpermanenz (Behälterspiele, Guguck-Aha-Spiele), Funktionsspiel (Aufbau von Repräsentationen und Konzepten), symbolischen Kompetenzen (Symbolspiel) und Triangulierung sowie Erfassung der repräsentativen und kommunikativen Funktion von Sprache,
 − Inputsequenzen und interaktive Inputspezifizierung nach der patholinguistischen Therapie (▶ Abschn. 6.2.2),
 − Prosodietherapie (▶ Abschn. 6.2.6; Penner 2002, 2012),
 − dialogorientiertes Vorgehen (Füssenich 2002),
 − Sing- und Klatschspiele, Sprechverse zur Silbengliederung und Reimarbeit,
 − Nutzung von Routinen und Wiederholungen,
 − Einstieg in die verbale Kommunikation z. B. über die Nutzung von Tierlauten und Geräuschen,
 − Aufbau multimodaler Konzepte (▶ Abschn. 8.2),

- Begriffsbildung (▶ Abschn. 8.2),
- s. auch Baustein in ▶ Abschn. 8.2.2,
- Arbeit am Mapping-Prozess
  (▶ Abschn. 8.3, ▶ Abschn. 8.3.1
  und ▶ Abschn. 8.3.2),
- Elterntrainings (▶ Kap. 6).

Fazit: Aufbau der ersten 50 Wörter
- Ziel des Aufbaus der ersten 50 Wörter ist der Eintritt in den Vokabelspurt.
- Die methodisch-inhaltliche Gestaltung richtet sich nach Diagnose, Alter und Entwicklungsalter des Kindes. Das Wortmaterial wird anwendungsbezogen für das jeweilige Kind und nach der physiologischen Wortschatzzusammensetzung zusammengestellt.
- Die Wahl des methodischen Vorgehens beruht auf vielschichtigen Überlegungen, die neben diagnostischen Ergebnissen auch Hypothesen über Verursachungsgrund Entwicklungszusammenhänge mit einschließen.

8.2 Weltwissen, Begriffsbildung und Aufbau multimodaler Konzepte

Sprachliche Ausdrücke beziehen sich auf Repräsentationen und Konzepte im »Kopf«. Hat ein Kind Schwierigkeiten beim Konzeptaufbau oder ein geringes Weltwissen, muss dies in der Wortschatzarbeit berücksichtigt werden. Konzepte bilden die Basis, um Worte zuordnen zu können. Kinder, die ein schwaches Weltwissen mitbringen, brauchen »erfahrbare« Therapieinhalte, um multimodale Konzepte (die hinter den Worten stehen) bilden zu können. Daher sind die entsprechenden Therapiebausteine für Kinder geeignet, deren Weltwissen unzureichend ist oder die Schwierigkeiten mit dem nonverbalen Begriffsaufbau haben. Die Berücksichtigung des und die Arbeit am multimodalen Konzeptaufbau kann auch als Basis in andere Therapiebausteine mit einbezogen werden.

8.2.1 Basisarbeit: multimodale Erfahrungen und Konzeptaufbau

Bei einem Kind mit wenig oder schwachem Weltwissen sollte die Basis der Wortschatzarbeit in der realen Erfahrungswelt geschaffen werden. Dabei können für die **Wahrnehmung** alle Sinne genutzt werden: riechen, schmecken, sehen, hören und fühlen/tasten. Jedoch gehören auch Emotionen, Motivation, Schlussfolgerungen etc. und letztendlich die Sammlung aller dieser Erfahrungen zum Konzeptaufbau dazu. Ein Konzept enthält alle Wahrnehmungsbestände, Erfahrungen, denotative (allgemeingültige) und konnotative (individuelle) Bedeutungsanteile, situative Bezüge und hierarchisch-klassifikatorische Informationen.

Die **Erfahrungen** mit und die **Wahrnehmungen** von Dingen und Gegebenheiten sind sehr verschieden und besitzen unterschiedliche Relevanz beim Aufbau eines Konzepts. Handelt es sich um Lebensmittel, sind Merkmale wie Geschmack und Geruch, aber evtl. auch Größe und Farbe wichtig – und insbesondere das eigene **Empfinden**: Schmeckt mir das? Geht es dagegen um den neuen Bagger im Therapiezimmer oder das Spielhandy, ist es meistens wesentlich wichtiger, zunächst die Funktionalität (**Funktionsspiel**) zu erfassen: Wie kann die Schaufel bewegt werden? Wie drehen sich die Räder? Welche Tasten kann ich drücken? Was kann ich aufklappen? etc. Im Bereich der Bewegungsverben ist beispielsweise die eigene Erfahrung sinnvoll: Was ist der Unterschied zwischen rennen – gehen und stehen? Was ist anders, wenn ich sitze oder stehe? Ebenso verhält sich dies bei Präpositionen oder Adjektiven. Wenn ein Kind keine Vorstellung, kein Konzept hat, was *über* und *unter* oder was *schnell* und *langsam* bedeutet, sind die Worte für diese Begriffe inhaltsleer. Demzufolge müssen zunächst genau diese »Inhalte« erfahrbar gemacht werden, um dem Kind den Konzeptaufbau zu ermöglichen. Daran schließt sich ein »zweiter Schritt«, das Zufügen eines Wortes, an. Auch wenn in der Regel in der Therapie das Erfahren/Funktionsspiel/die Wahrnehmung sprachlich begleitet wird, liegt jedoch der erste Fokus innerhalb dieses Therapiebausteins auf der Wahrnehmung und Erfahrung an sich.

Aufbau von Repräsentationen und Konzepten (Begriffsbildung) durch Exploration und Funktionsspiel

Häufig zeigen Kinder von sich aus im Umgang mit neuen Materialien oder Spielsachen das Interesse, erst einmal alles auszuprobieren. Das neue Feuerwehrauto wird begutachtet, geschoben, es kann vorwärts und rückwärts fahren, die Leiter kann ausgezogen werden, Klappen und Türen werden geöffnet und geschlossen, der Schlauch wird ausgerollt und die Kurbel betätigt, etliche Male in beide Richtungen, und es gibt noch einen Knopf, der das Martinshorn auslöst.

Bei Kindern, die Schwierigkeiten bei der Begriffsbildung haben, ist es extrem wichtig, diesen Erfahrungsraum zuzulassen, da sie durch diese Erfahrungen ihr konzeptuelles Wissen auf- und ausbauen.

> Hat ein Kind bereits Schwierigkeiten im Bereich der nonverbalen Begriffsbildung, müssen Erfahrungen, die der konkreten Begriffsbildung dienen, vor bzw. mindestens parallel mit dem verbalen Material erarbeitet werden.

Es sind Therapiesettings sinnvoll, in welchen die entsprechenden Erfahrungen gemacht werden können und diese im Fokus des Therapiegeschehens stehen.

❶ Cave
Geschichten (verbale Leistung!) oder Bildmaterial bieten wenig konkrete multimodale Erfahrungen! Sie sind bezüglich der nonverbalen Begriffsbildung auf einem relativ hohen Abstraktionsniveau anzusiedeln.

Sportler und Artisten Beim Zirkusspielen mit Artisten (*auf/unter/durch …*) oder Sportler spielen (*über, laufen, gehen, stehen, springen, schnell, langsam, weit, kurz …*) können Kinder und Therapierende selbst in die entsprechenden Rollen schlüpfen. Es können »Wettkämpfe« durchgeführt oder Artistik-Vorführungen erprobt werden (durch einen Ring springen, unter dem Stuhl hindurchkrabbeln, über einen Stock springen etc.). Sind diese basalen Erfahrungen gemacht, kann das Setting beispielsweise auf Spielfiguren übertragen und ein höheres Abstraktionsniveau erreicht werden.

Kochen Beim gemeinsamen Kochen können Erfahrungen mit Lebensmitteln (Äpfel, Birnen, Bananen – Geschmack, Farbe, Konsistenz etc.), Uten-

silien (Schüssel, Löffel, Messer …), und entsprechenden Tätigkeiten (rühren, schneiden, kosten, schmecken …) gemacht werden. Auch spezielle Erfahrungen, z. B. *kalt* (Eis) – *heiß* (warmer Kakao), *süß* (süßer Apfel) – *sauer* (Zitrone), können in den Fokus gestellt und als Grundlage zum entsprechenden Wortschatzaufbau genutzt werden.

Weitere methodische Umsetzungsvorschläge oder Ideen zum Aufbau multimodaler Konzepte

- Exploration im Freispiel,
- Funktionsspiel (▶ Abschn. 6.3.1, Zollinger 1997),
- Anteile aus HOT (handlungsorientierter Therapieansatz) (▶ Abschn. 6.3.2, Weigl u. Reddemann-Tschaiker 2009),
- Erfahrungsaufbau und Konzeptbildung (z. B. in Siegmüller u. Kauschke 2006),
- Anleitung der Eltern, spielerische Wiederholung zu Hause (je nach Thema in der Therapie: gemeinsam Kochen/Backen [Lebensmittel], Besuch im Streichelzoo [Tiere], gemeinsames Sortieren und Aufräumen der Spielsachen zu Hause [Spielzeug] etc.),
- alle erfahrungsbasierten Tätigkeiten aus dem Umfeld des Kindes.

> Bei diesem Therapiebaustein darf es nicht um eine generelle und unspezifische Wahrnehmungs- und Erfahrungstherapie gehen, vielmehr soll er dafür genutzt werden, spezifische Erfahrungen zu ermöglichen bezüglich des Wortmaterials, das in einem weiteren Schritt (oder parallel) erarbeitet werden soll. Dementsprechend ist er als Grundlage für die Wortschatzarbeit bei Kindern zu verstehen, die Schwierigkeiten bei der nonverbalen Konzeptbildung oder eine geringe Erfahrungswelt haben.

Tipp: Material

Infrage kommen alle Realgegenstände und Materialien, die konkrete Gestaltung, Handlungs- und Erfahrungsmöglichkeiten bieten.

Geeignet sind Spiele mit Schwerpunkt »Erfahrung«: z. B. Gegenstände ertasten im Krabbelsack, Riech- und Schmeck-Parcours etc.

8.2.2 Nonverbales Kategorisieren/ Klassifizieren – Begriffsbildung

Worte beziehen sich nicht auf einzelne Vertreter einer Kategorie, sondern auf Kategorien selbst. Das Wort *Tasse* meint beispielsweise nicht alleine Mamas rot gepunktete Kaffeetasse, bei der der Henkel einen kleinen Sprung hat, sondern das Wort (die phonologische Wortform) bezieht sich auf alle Vertreter einer Kategorie. Das Wort steht für die Kategorie *Tasse*.

Dementsprechend ist eine Voraussetzung für das sinnvolle Wortlernen das Kategorisieren bzw. Klassifizieren (▶ Abschn. 1.1.1, Wahrnehmungsprozess in 3 Stufen« und ▶ Abschn. 1.1.4, Von der Wahrnehmung zum Wort – semiotisches Dreieck) und das Erstellen von Konzepten, auf das sich Worte wiederum beziehen können.

Das Klassifizieren findet auf Basis bereits erworbenen Wissens und über das Zusammenfassen bestimmter Informationen statt (z. B. *alle Vierbeiner sind Tiere*). Aber auch das Zusammenfassen von Dingen, die bestimmte Kriterien erfüllen, beispielsweise *alles, was gelb ist, alles was ich mag/nicht mag* etc. Es findet folglich Top-down- **und** Bottom-up-Verarbeitung statt.

Die für die jeweilige **Begriffsbildung** (Begriff, der dann auch sprachlich benannt werden kann) wichtigen Kategorisierungsparameter sollen demnach mit dem Kind erarbeitet werden. Individuelle Kategorisierungen sind in der Regel nicht falsch und sollten auch nicht so bewertet werden (!), jedoch ist es Aufgabe der Therapie, prototypische Begriffe und konnotative (allgemeine) Bedeutungen zu erarbeiten, die für den Sprachgebrauch genutzt werden.

Kategorisieren darunter sind im Prinzip zwei zu »unterscheidende« Sachverhalte zu verstehen (wobei der Grundsatz des Zusammenfassens nach bestimmten Kriterien derselbe ist!): das Zusammenfassen unterschiedlicher Vertreter zu einer Kategorie (z. B. unterschiedliche Hunde zur Kategorie *Hund*; der Kategorie *Hund* kann dann im Weiteren ein Wort zugeordnet werden), das Kinder bereits früh im Prozess des Spracherwerbs erlernen, und das Zusammenfassen unterschiedlicher Unterbegriffe zu einem Oberbegriff, z. B. *Hunde, Katzen und Mäuse sind Tiere* (Kategorienbezeichnungen = Worte für Oberbegriffe), Oberbegriffe werden erst später erworben (▶ Abschn. 2.2.5).

Haben Kinder bereits Schwierigkeiten damit, nonverbal zu kategorisieren, muss dies in der Sprachtherapie berücksichtigt werden, indem beispielsweise (nonverbale) **Sortierspiele** eingesetzt werden.

❯ Nonverbales Kategorisieren/Klassifizieren bedeutet an dieser Stelle nicht, dass die Aufgaben nicht sprachlich begleitet werden dürften. Im Gegenteil, das ist in der Sprachtherapie sicherlich sinnvoll. Gemeint ist jedoch der primäre Fokus. Bei Kindern, die bereits nonverbal Schwierigkeiten haben, soll der Fokus zunächst auf das nichtsprachliche Klassifizieren und Kategorisieren und erst in einem weiteren Schritt auf sprachliche Inhalte gelegt werden. Der Einsatz von Sprache kann begleitend und ggf. sogar als Hilfestellung genutzt werden.

Therapeutenvorbild

Nonverbales Klassifizieren kann z. B. über das Therapeutenvorbild »angeleitet« werden.

Auf dem Tisch liegen Karten mit unterschiedlichen Abbildungen, die drei unterschiedlichen Kategorien angehören: Kleidung, Spielzeug und Tiere. Die Therapierenden beginnen zu sortieren und die Kinder machen mit. Die Kinder müssen diese Aufgabe dementsprechend nicht verbal lösen und die verbale Anleitung nicht zwingend verstehen.

Schwierigkeitsgrad

Sortierspiele können mit unterschiedlichem Schwierigkeitsgrad (❏ Tab. 8.1) gestaltet und an das Leistungsniveau der Kinder angepasst werden und mit Realgegenständen (leichter, wahrnehmungsnäher) oder Bildmaterial (schwieriger, abstrakter) durchgeführt werden. Die semantische Nähe der

◘ Tab. 8.1 Gestaltungsmöglichkeiten bezüglich der Schwierigkeit von Sortieraufgaben (Schwierigkeitsgrade)

Leichter	Schwieriger
Realgegenstände	Bildmaterial
Sehr unterschiedliche Kategorien (z. B. Kleidung/Spielzeug)	Sehr nahe semantische Kategorien (z. B. Zootiere/Bauernhoftiere)
Prototypische Vertreter (z. B. typische Hunde)	Untypische Vertreter (z. B. ungewöhnliche Hunde)
Hochfrequente Begriffe	Niederfrequente Begriffe
Ferne Ablenker (Hund – Auto)	Nahe Ablenker (Hund – Katze)
Konkrete Begriffe	Abstrakte Begriffe
Semantisch weit entfernte Begriffe	Semantisch nahe Begriffe
Begriffe, die sich in mehreren Merkmalen unterscheiden	Begriffe, die sich in wenigen Merkmalen unterscheiden

Items bestimmt zudem den Schwierigkeitsgrad maßgeblich.

Einfluss auf den Schwierigkeitsgrad haben hier die »Wahrnehmbarkeit« oder das Wissen über die Kategorie selbst (*Tiere*: als Vierbeiner wahrnehmbar, Unterscheidung *Bauernhof/Zootiere* = Wissen), die Nähe des Ablenkermaterials, die Prototypikalität, die Menge des Materials, die Abstraktheit und die Frequenz.

Mögliche methodische Umsetzungsmöglichkeiten

- **Nonverbale Klassifizierung durch Sortieraufgaben und »Aufräumarbeiten«**

Der kleine Rabe braucht Hilfe beim Aufräumen. Etliche Karten, auf denen Spielsachen, Tiere und Kleidungsstücke abgebildet sind, sind dem schusseligen Raben heruntergefallen. Nun braucht der Rabe Hilfe beim Aufräumen – er weiß einfach nicht, wie er die Karten ordnen soll. Zunächst soll jede Kategorie, also *Spielsachen/Tiere* und *Kleidungsstücke*, in die jeweilige Kiste geräumt werden, die mit einem Bild des Beispielbegriffs beklebt ist (z. B. *Teddybär/Katze/Kleid*). Therapeutin und Kind »helfen« dem Raben. Anschließend überlegen die drei Spieler,

wie man die Sachen noch aufräumen könnte, z. B. innerhalb der Kategorie *Tiere* in *Tiere, die fliegen können, Tiere, die schwimmen können* etc.

- **Sortieren nach Merkmalen**

Sortierspiele nach gemeinsamen und unterscheidenden Merkmalen mit Bildmaterial, z. B. alles *Runde* aus einer Auswahlmenge (*Ball, Mond, Perle, Murmel, Planschbecken, viereckiger Sandkasten, Teller/Tasse*) heraussuchen oder nach unterscheidenden Merkmalen, beispielsweise Oberflächen (*hart, weich, glatt, rau*), ordnen.

Denkbar ist ein Setting, bei dem die Mitspieler Karten bekommen, auf welchen jeweils 6 unterschiedliche Merkmale symbolisch dargestellt sind (*rund, eckig, weich, hart …*). Nun werden reihum Karten auf dem Tisch aufgedeckt. Eine aufgedeckte Karte darf behalten werden, wenn sie einem Merkmal zugeordnet werden kann (*rund – Mond*). Wer zuerst für jedes Merkmal eine Karte gewonnen hat, ist der Sieger.

Das Zuordnen ist bei diesem Setting nicht immer eindeutig. Wichtig ist, dass die Zuordnung stimmt.

- **Unterschiedliche Vertreter wiedererkennen und zuordnen**

Beim Klassifizieren geht es darum, dass die Kinder lernen, dass unterschiedliche Vertreter verschiedener Gestalt einem Konzept zugeordnet werden. Somit bieten sich alle Spiele an, bei welchen dies geübt werden kann, wie

- (Regel-)Spiele, z. B. Tiere und Tierkinder: Was passt zusammen?
- Wimmelbilder mit Suchbegriffen. In einigen Wimmelbüchern werden am Seitenrand Gegenstände abgebildet, die ggf. in etwas anderer Perspektive im Wimmelbild dargestellt sind. Dies kann zur Klassifizierung genutzt werden. Sind dies Gegenstände, die sich auch im Therapieraum finden lassen, bietet sich ein entsprechendes Suchspiel an. Wer die meisten Begriffe findet, hat gewonnen.
- Jedes Tier sucht seinen Stall (Freispiel). Therapierende und Kinder suchen abwechselnd unterschiedliche Schafe, Pferde, Hunde und stellen diese in die entsprechenden Ställe, bis der Bauernhof »fertig« aufgebaut ist.

— Siegmüller und Kauschke (2006) schlagen beispielsweise die Objektkategorisierung nach Gattungsbegriffen vor, z. B. unterschiedliche Tassen und Schuhe auseinandersortieren.

■ **Unterscheidende Merkmale finden**
Bei Begriffspaaren (*Katze – Hund, Zebra – Giraffe, Tiger – Löwe*) sollen unterscheidende Merkmale gefunden werden. Sobald ein solches gefunden wurde, bekommt der Spieler einen Muggelstein. Wer die meisten Muggelsteine hat, gewinnt.

❯ Diese Aufgabe kann meist nur sprachlich bearbeitet werden! Symbolkarten können zu Hilfe genommen werden.

■ **Gestaltung von Prototypikalitätsbildern**
Begriffe werden nach Prototypikalität sortiert und ein Prototypikalitätsbild angefertigt. Bildmaterialien können beispielsweise aus Zeitschriften mit bestimmten Themen entnommen werden: Beispiel *Hunde*; der am meisten typische Hund wird in die Mitte geklebt, Hunde, die ungewöhnlicher aussehen eher an den Rand.

■ **Sortieren nach Oberbegriffen**
Nach dem Spielprinzip Lotto werden 6 Oberbegriffe auf großen Spielkarten abgebildet (z. B. über die Abbildung vieler Tiere, vieler Spielsachen, unterschiedlicher Kleidungsstücke). Jeder Spieler erhält eine Oberbegriffskarte. Auf dem Spielfeld liegen verdeckt gemischte Karten, die Unterbegriffe zu den jeweiligen Oberbegriffen enthalten. Nun darf reihum gezogen werden. Wer einen passenden Unterbegriff findet, darf diesen auf seine Spieltafel legen. Derjenige, der die Karte zuerst ausgefüllt hat, gewinnt.

Tipp: Material

— Alle themenbasierten Kartenmaterialien aus dem logopädischen Fundus (z. B. NaLogo-Karten aus dem Bereich Wortschatz [Trialogo], auch Realbilder aus der Aphasietherapie),
— Quasselstrippe (Trialogo): nach dem Spielprinzip Domino werden Begriffe nach Kategorien aneinandergelegt,

— Klatsch ab! (Trialogo): Bild und Umrissdarstellung müssen zugeordnet werden,
— Wimmelbücher mit Suchobjekten.

■ **Interdisziplinäre Zusammenarbeit**
Hat ein Kind in mehreren Entwicklungsbereichen Schwierigkeiten, wird es wahrscheinlich von mehreren Fachgruppen versorgt. Hier bietet sich die interdisziplinäre Zusammenarbeit mit den anderen (therapeutischen) Berufsgruppen an (► Beispiel: Eva und ► Exkurs: Interdisziplinäre Zusammenarbeit).

Beispiel: Eva
Eva ist gerade 5 Jahre alt geworden. Sie weist eine allgemeine Entwicklungsverzögerung und einen sehr schwachen Wortschatz auf. Eva trägt eine starke Brille und hat motorische Schwierigkeiten.

Regelmäßig finden Gespräche zwischen der Logopädin, der Physiotherapeutin und der Leiterin der Psychomotorik-Gruppe statt, an der Eva teilnimmt. Auch zu Evas Augenschule besteht sporadisch Kontakt.

Als nächstes gemeinsames sinnvolles Therapieziel kann im Gespräch zwischen allen beteiligten Therapierenden »Ich im Raum« vereinbart werden. Das bedeutet, die Logopädin wird verstärkt an räumlichen Präpositionen (z. B. *auf/unter/über/ durch/vor/hinter/zwischen*) arbeiten. Dies wird die Physiotherapeutin in ihre Arbeit mit aufnehmen und vermehrt Übungen mit der Benennung der Präpositionen durchführen (»Ich helfe dir jetzt *auf* die Liege«, »Ich halte den Schaumstoffklotz jetzt *über* dein Bein und du drückst dagegen«). Die Leiterin der Psychomotorik-Gruppe wird Übungen zum Erfahrungsbereich *auf/unter/über/durch/vor/ hinter/zwischen* anbieten und versuchen, dies möglichst oft sprachlich zu begleiten.

Fazit: Weltwissen, Begriffsbildung und Aufbau multimodaler Konzepte
— Sprachliche Ausdrücke beziehen sich auf Konzepte.
— Konzepte sind multimodale Repräsentationen, die auf Wahrnehmungen und Erfahrungen beruhen.

Exkurs: Interdisziplinäre Zusammenarbeit

Hat ein Kind im vor-/außersprachlichen Bereich Schwierigkeiten, liegt u. U. eine Komorbidität (z. B. eine Wahrnehmungsstörung) vor. Dies sollte immer berücksichtigt und diagnostisch abgeklärt werden, sodass ggf. eine adäquate zusätzliche Therapieform gefunden werden kann. Idealerweise findet ein interdisziplinärer Austausch zwischen den unterschiedlichen Therapierenden statt, sodass Synergieeffekte zwischen den unterschiedlichen Therapieansätzen genutzt werden können (▶ Beispiel: Eva).

Das Beispiel von Eva zeigt das ideale Zusammenwirken mehrerer Therapierichtungen und -ansätze. Für sie bietet dies die Chance auf optimalen Benefit, da sie ein Thema auf unterschiedliche Weise »bearbeitet« und die Frequenz der derzeit in der Logopädie erarbeiteten Inhalte erheblich gesteigert werden kann. Dies ist sicherlich nicht immer und nicht zu jedem Zeitpunkt möglich. Dennoch sollten alle Möglichkeiten zur Herstellung von Synergieeffekte genutzt werden. Hierzu sind der interdisziplinäre Austausch

und regelmäßige Gespräche elementar wichtig.

Mögliche Vorgehensweisen
- Austausch über Arzt-/Kollegenbriefe,
- Telefonate,
- interdisziplinäre Teamsitzungen,
- Austausch mit Institutionen (Kita, Kindergarten, Schule, Turnverein etc.).

- Das Gehirn erstellt sinnvolle Klassifikationen, gruppiert ähnliche Vertreter und bildet Begriffe durch Klassifizierung.
- Gibt es Defizite im Bereich dieser Basis, muss dies in der Wortschatztherapie berücksichtigt werden. Dies kann v. a. durch Sortierspiele geschehen.

8.3 Quantitativer Wortschatz – mapping

Das Ziel der therapeutischen Arbeit auf Ebene der *mappings*, also der Verbindungen von Wortformen und Inhalten, ist zunächst primär ein quantitatives – die Zunahme der *mappings*. Modelltheoretisch werden auf dieser Ebene neue *mappings* hinzugefügt, sodass deren Anzahl steigt. Deswegen ist dieser Baustein besonders geeignet für Kinder, die einen quantitativ eingeschränkten Wortschatz aufweisen und sowohl rezeptiv als auch produktiv Schwierigkeiten zeigen.

In der logopädischen Therapie sollen Situationen geschaffen werden, in denen das Kind möglichst viele Referenzen herstellen und »herausgehörte« Wortformen auf Inhalte abbilden kann.
Fast-mapping erfolgt in 3 Phasen (▶ Abschn. 2.2.3, Fast-mapping-Theorie) :
- »Heraushören« der Wortform (▶ Abschn. 8.3),
- Identifizieren des Referenten (▶ Abschn. 8.3.1),

- Zusammenfügen (*mapping*) der beiden Teile: phonologische Wortform plus Referent (▶ Abschn. 8.3.1).

In der physiologischen Entwicklung sind *constraints* wirksam, die eine schnelle Zuordnung ermöglichen. Durch die Arbeit mit *constraints* kann der Fast-mapping-Prozess angestoßen werden (▶ Abschn. 8.3.2).

Die eingeführten Items müssen zunächst rezeptiv (▶ Abschn. 8.3.4) und dann produktiv (▶ Abschn. 8.3.5) gefestigt und in den Transfer (Anwendung in der Spontansprache und im Alltag) geführt werden.

❶ Cave
Im Prinzip lassen sich Vorgehensweisen aus dem Baustein in ▶ Abschn. 8.1 in diesem Baustein wiederfinden, da es auch beim Aufbau der ersten 50 Wörter um quantitatives Arbeiten am Wortschatz geht. Da jedoch auch ältere Kinder oder Kinder, die kein Late-Talker-Profil (mehr) aufweisen, Schwierigkeiten im Bereich des quantitativen Wortschatzes haben, wird dieser Baustein explizit aufgenommen. Die Methoden, Übungs- und Settingvorschläge aus ▶ Abschn. 8.1 sind grundsätzlich auch in diesem Baustein integrierbar bzw. sind Elemente aus diesem Baustein in den Aufbau der ersten 50 Wörter übertragbar.

8.3.1 »Heraushören« der Wortform

Die Wahrnehmung und das Heraushören von Wortformen sind entscheidende Schritte beim *mapping*. Da sich Sprache jedoch als Kontinuum darstellt, und auch Kindern in der Regel keine Einzelworte präsentiert werden, ist die Fähigkeit, Worte herauszuhören entscheidend beim Wortschatzaufbau. Dieses Heraushören und Wahrnehmen von Wortgrenzen kann in der Therapie gefördert werden.

■ **Methodische Umsetzungsmöglichkeiten**
Klatsch- und Reimspiele/Kinderlieder oder Kniereiter mit hochfrequentem Angebot der Zielitems Besonders effektiv ist es, Sprechverse zu finden, die den aktuellen Wortschatz beinhalten bzw. die aktuelle Thematik aufgreifen, beispielsweise jahreszeitgebundene Lieder (*abc, die Katze lief im Schnee*), Thema Kochen (*backe, backe Kuchen*), Thema Tiere (*hop-hop-hop, Pferdchen lauf Galopp*). Einige Liederbücher oder Sprechverssammlungen, insbesondere für kleinere Kinder, bieten ansprechendes Bildmaterial, das zuvor und anschließend mit dem Kind betrachtet und besprochen (Input) werden kann.

> **Tipp: Material**
>
> ▬ Meine ersten Kinderlieder/Meine ersten Kinderreime/Meine ersten Fingerspiele (Ravensburger),
> ▬ Schläft ein Lied in allen Dingen, das große Familienliederbuch (Tulipan-Verlag).

Silbenklatschen Auch für kleine Kinder bietet sich beim Silbenklatschen eine sehr gute Möglichkeit, das basale rhythmische Element *Silbe* zu erfassen. So kann der Zielwortschatz beispielsweise vor oder nach einer Inputsequenz über das Silbenklatschen strukturiert werden. Bei älteren Kindern können die Silben auch gezählt und ein Gewinnspiel durchgeführt werden, bei dem abwechselnd Begriffe (auf Karten abgebildet) gezogen werden und die Silbenanzahl bestimmt wird. Für jede Silbe bekommt der Spieler einen Muggelstein. Wer die meisten Muggelsteine erbeutet hat, hat gewonnen (s. auch Materialien zur Verbesserung prosodischer Fähigkeiten nach Penner 2012).

Inputtherapie bzw. Inputsequenz Im Rahmen der Inputtherapie werden Zielitems hochfrequent, prägnant und kontrastreich präsentiert. Das Vorgehen wurde in ▶ Abschn. 6.1.1 beschrieben (s. auch ▶ Abschn. 6.2.2, Inputsequenz). Über diese Darbietung werden häufig wiederkehrende Wortformen für das Kind besser »heraushörbar«.

8.3.2 Referenzen herstellen

Typischerweise vollzieht sich das Herstellen einer ersten Referenz in der physiologischen Entwicklung (▶ Abschn. 2.2.1) häufig in sog. Joint attention-Momenten (über die Triangulierung), indem das Kind gemeinsam mit einer Bezugsperson seine Aufmerksamkeit auf etwas richtet und einen entsprechenden sprachlichen Input bekommt. Dies kann beispielsweise in freien vorstrukturierten Spielsequenzen (Zollinger 1997), mit Modellierungstechniken (Dannenbauer 1998, 2003a, b) oder durch interaktive Inputspezifizierung (Siegmüller u. Kauschke 2006) erfolgen (▶ Kap. 6).

Im Vergleich zur interaktiven Inputspezifizierung steht bei einer reinen Inputsequenz das Wahrnehmen, das Heraushören der hochfrequent und prägnant dargebotenen Zielworte in flexiblen Satzkontexten im Mittelpunkt sowie die semantisch-syntaktische Anbindung und Verknüpfung zu den im (v. a. sprachlichen) Kontext gelieferten Informationen. Es besteht jedoch auch die Möglichkeit, z. B. über die Bilderbuchbetrachtung, in einer Inputsequenz den **Fokus auf die Referenzbildung** zu richten, indem gezielt Triangulierung und *joint attention* eingesetzt werden.

Von Kindern mit Sprachentwicklungsstörungen (▶ Abschn. 3.2, Auffälligkeiten beim *fast mapping*) ist bekannt, dass sie mehr Wiederholungen benötigen, um eine erste Speicherung vorzunehmen. Daher ist die hohe Frequenz der Zielitems im Input entscheidend.

■ **Methodische Umsetzungsmöglichkeiten**
Nutzung von Joint-attention-Momenten und Triangulierung sowie Geben und Zeigen im Freispiel Wie bereits in ▶ Abschn. 8.1 beschrieben, können die aktiven Spracherwerbsstrategien (Zollinger 1997) sehr gut genutzt werden, um

zu dem Aufmerksamkeitsfokus des Kindes den entsprechenden sprachlichen Input zu geben. Dieses kann auch nach dem Aufbau der ersten 50 Wörter erfolgen. Aufgabe der Therapierenden ist es, im Freispiel die Momente, in welchen das Kind gezielt den Blickkontakt sucht oder andere aktive Spracherwerbsstrategien einsetzt, zu sehen und sprachlich adäquat darauf zu reagieren. Durch das gemeinsame Spielen werden Möglichkeiten geschaffen, die Aufmerksamkeit von Kind und Therapierenden auf dieselben Handlungen oder Dinge zu lenken. Die Joint-attention-Momente können somit effektiv genutzt werden, um sprachlichen Input zur entsprechenden Referenz anzubieten (▶ Beispiel: Lea).

Beispiel: Lea

Beim Spielen mit Spieltieren richtet die kleine Lea einen fragenden Blick an die Therapeutin, als sie die Eule in der Hand hält. Diese reagiert sprachlich darauf, indem sie sagt:»Lea, du hast die Eule gefunden. Kennst du die Eule? Die wohnt im Wald. Sollen wir die Eule auf den Baum setzen?«

Einsatz von Modellierungstechniken Auch die Modellierungstechniken können sehr gut beim weiteren Wortschatzausbau im Freispiel eingesetzt werden. Es bietet sich an, ein Setting zu wählen, das das Kind implizit auffordert, sprachliche Äußerungen zu produzieren wie beispielsweise beim Einkaufen spielen. Die Rollenzuteilung von Verkäufer und Einkäufer und entsprechende Rollenwechsel machen dies in der Regel gut möglich, sodass die Therapierenden auch der kindlichen Äußerung nachfolgende Techniken einsetzen können. Dies wurde in ▶ Kap. 6 mit Beispielen beschrieben (inszenierter Spracherwerb und Modellierung: ▶ Abschn. 6.1.2, Dannenbauer 1998, 2003a, b; interaktive Inputspezifizierung: ▶ Abschn. 6.2.2, Siegmüller u. Kauschke 2006).

Inputsequenz mit Bilderbuchbetrachtung/begleitendem Puppenspiel Im Rahmen einer Inputsequenz (▶ Abschn. 6.1.1 und ▶ Abschn. 6.2.2) wird dem Kind hochfrequenter, kontrastiver und prägnanter sprachlicher Input gegeben. Wird jedoch der Schwerpunkt der Referenzbildung gewählt,

sollte zusätzlich zum rein sprachlichen Input die Möglichkeit der Referenzbildung fokussiert werden, beispielsweise durch den Einsatz eines Bilderbuchs, in dem die Zielitems abgebildet sind und auf die »verwiesen« werden kann, oder durch ein Puppenspiel, das den Input entsprechend begleitet, sodass die Referenzen hergestellt werden können.

8.3.3 Constraints – Auslösen des Fast-mapping-Prozesses

Wie in ▶ Kap. 2 (▶ Abschn. 2.2.3, Wodurch kommt der Vokabelspurt zustande – Erklärungsversuche für das schnelle Wortlernen) dargestellt, gehen Forscher davon aus, dass der Zuordnungsprozess von Wortform und Inhalt unzählige Möglichkeiten bietet. Daher wird angenommen, dass Lernbarkeitsbeschränkungen (*constraints*) diesen Prozess steuern und den unermesslichen Hypothesenraum möglicher Zuordnungen einschränken. Diese Prozesse und die Interaktion der *constraints* »lenken« die schnelle Zuordnung (*fast mapping*).

Kauschke und Siegmüller (2006) beschreiben, dass durch das gezielte Einsetzen des *constraint* »*novel name*« der Fast-mapping-Prozess angestoßen werden kann. Das Kind soll dabei lernen, ein unbekanntes Wort auf einen Referenten abzubilden, für den es noch kein Wort erlernt hat.

Auslösen des constraint »novel name« Dem Kind werden beispielsweise drei Objekte vorgelegt. Das Kind kennt zwei dieser Objekte und kann diese benennen (*Teddybär* und *Auto*), eines ist neu, und das Kind hat dafür keinen Namen (entweder ein unbekannter Gegenstand mit niederfrequenter Benennung oder ein Quatschobjekt mit Quatschnamen). Dann wird das Kind aufgefordert: *Gibt mir den Hydranten* oder *Gib mir das Squal*. Wenn das Kind nun einen bekannten Gegenstand gibt, erfolgt eine Korrektur: *Nein, ich möchte nicht das Auto. Gib mir bitte das Squal.* Dieses Vorgehen sollte einige Male mit unterschiedlichen »neuen« Wörtern und Sets durchgeführt werden, damit das Kind das effiziente Abbilden von Referent und Wortform lernt und beim *fast mapping* einsetzen kann.

8.3.4 Rezeptiver Wortschatz

Items, die zuvor beispielsweise durch Inputspezifizierung mit Einsatz der Triangulierung eingeführt wurden, können in gezielten Übungen, deren Schwierigkeitsgrad stetig ansteigt und an das Leistungsniveau des Kindes angepasst wird, gefestigt werden. Die systematische Steigerung des Schwierigkeitsgrades erfolgt primär durch die Steigerung der linguistischen Komplexität und ggf. zusätzlich durch die Erhöhung der Gesamtanforderung. Dies wird im Folgenden beschrieben.

> Die Steigerung der linguistischen Komplexität in der rezeptiven Wortschatzarbeit ist nicht nur sinnvoll, um den Wortschatz zu festigen und in den Transfer zu bringen. Das Einbinden der Zielworte in Satz-, Text- und Gesprächskontexte liefert darüber hinaus notwendige morphologisch-syntaktische und auch weitere semantische Informationen zum Worteintrag.

■ **Anpassung des Schwierigkeitsgrades**
Steigerung der linguistischen Komplexität   Unter Steigerung der linguistischen Komplexität wird verstanden, dass die kognitiv-linguistische Verarbeitung immer anspruchsvoller wird. Im Bereich des rezeptiven Wortschatzes geschieht dies über die Ebenen

- Verstehen von Einzelwörtern,
- Verstehen von Wörtern in einfachen Sätzen,
- Verstehen von Wörtern in komplexen Sätzen,
- Verstehen in gelenkter Spontansprache,
- Verstehen in Spontansprache.

Auswahl der Zielitems und Aufgabenkonstruktion   In ▶ Kap. 7 wurde erläutert, welche Kriterien bei der grundsätzlichen Auswahl von Zielitems beachtet werden können (▶ Abschn. 7.2.2, Übersicht: Systematisches Vorgehen und Kriterien zur Auswahl der Therapieitems). Diese Kriterien können ebenfalls hinzugezogen werden, um Schwierigkeitsstufen oder Ablenkermaterialien zu konstruieren. Die wichtigsten werden an dieser Stelle nochmals genannt:

- von semantisch weit entfernten Items zu nahen,
- von konkreten zu abstrakten Begriffen,
- von Basic-level-Begriffen zu hierarchischen Begriffen,
- von früh zu erwerbenden Items zu später zu erwerbenden,
- von hochfrequent zu niedrigfrequent,
- von assoziativ-thematischen zu hierarchischen Bezügen,
- von phonologisch einfachen Wörtern zu schwierigen,
- von phonologisch weit voneinander entfernten Items zu phonologisch nahen.

Steigerung der Gesamtanforderung
- Durch die Erhöhung von emotionalem Druck, z. B. dem Wunsch, zu gewinnen,
- durch zusätzliche sprachunspezifische Aufgaben, z. B. einer zusätzlichen motorischen Aufgabe,
- durch Steigerung der Gedächtnisleistung, man muss sich z. B. mehrere Begriffe merken,
- durch die Erhöhung von Zeitdruck, z. B. durch den Einsatz einer Sanduhr oder in einem Spielsetting, bei welchem beide Spieler schnell reagieren müssen.

■ **Methodische Umsetzungsmöglichkeiten**
Finde das genannte Bild (Einzelwortverstehen)   Das Kind hat die Aufgabe, nach Vorgabe eines Wortes durch die Therapeutin auf ein entsprechendes Bild zu zeigen. Es werden vier Bilder vorgelegt: das Zielitem und drei Ablenkerbilder (zwei semantische Ablenker [hyponym/thematisch-assoziativer Ablenker] und ein phonologischer Ablenker). Mit- und Gegenspieler ist der kleine Rabe. Zeigt das Kind auf ein falsches Bild, ist der Rabe an der Reihe und darf es versuchen. Korrekt gezeigte Items dürfen behalten werden. Wer die meisten Items ergattert, hat gewonnen. Der Schwierigkeitsgrad kann beispielsweise durch die Auswahl der Zielitems, die Anzahl und die Nähe der Ablenkerbilder oder durch die Erhöhung des Zeitdrucks (Kind und Rabe hören das Wort, und wer zuerst auf die entsprechende Karte klatscht, darf diese behalten, so sie denn korrekt ist). Durch den Mitspieler Rabe hat die Therapeutin gute Möglichkeiten mit Hilfestellungen, dem Kind gegenüber zu agieren und das

Spielgeschehen sowie die Frustration und Motivation zu steuern.

Bildersuche Es liegen Karten mit Zielbegriffen verdeckt auf dem Tisch, darauf unterschiedlich farbige Muggelsteine. Die Therapeutin nennt einen Begriff, der gesucht werden soll (je nachdem, wie oft der Begriff wiederholt wird, kommt hier eine starke Gedächtniskomponente hinzu!). Therapeutin und Kind würfeln abwechselnd mit dem Farbwürfel und dürfen drei der Karten mit der gewürfelten Farbe aufdecken. Findet sich das genannte Bild, darf der Spieler es behalten und nochmals würfeln. Die anderen Karten werden wieder verdeckt zurückgelegt. Derjenige, der die meisten Karten gesammelt hat, gewinnt.

Verstehen im Freispiel Beim Kaufladen spielen: Die Therapeutin gibt Bestellungen auf, und das Kind agiert nach seinem Verständnis aus. Dies bietet die Möglichkeit, auf unterschiedlichen linguistischen Ebenen (Wortebene, Satzebene, kleine Aufträge, Aufzählungen – mit Gedächtniskomponente) zu arbeiten. Ein Rollenwechsel ermöglicht anschließend ggf. die Arbeit an der Produktion.

> **Tipp: Material**
>
> Grundsätzlich bieten sich die sprachtherapeutischen Bildmaterialien aus den Bereichen Wortschatz an, auch Realbilder oder Materialien aus der Aphasie-Therapie lassen sich gut nutzen, z. B.
> - Kartensätze zu Themenbereichen aus Zwirbelwirbel (Trialogo),
> - Wortschatzkarten aus NaLogo! (Trialogo).

8.3.5 Produktiver Wortschatz

Der Produktion geht immer das rezeptive Beherrschen der Items voraus. Dies muss entweder diagnostisch sichergestellt werden (das Kind hat z. B. ausschließlich Probleme in der Produktion) oder der produktiven Therapiephase geht eine rezeptive voraus, bei der das Kind das erste Therapieziel (z. B. das Verstehen der Items in unterschiedlichen Kontexten mindestens auf Satzebene) erreicht hat. Die Items, die das Kind rezeptiv sicher beherrscht, können dann in die Arbeit an der Produktion übernommen werden.

> ❯ Die Steigerung der linguistischen Komplexität in der produktiven Wortschatzarbeit erfolgt nicht nur, um den Wortschatz zu festigen und in den Transfer zu bringen. Das Einbinden der Zielworte in Satz-, Text- und Gesprächskontexte beinhaltet notwendige morphologisch-syntaktische und auch weitere semantische Informationen zum Worteintrag.

■ **Anpassung des Schwierigkeitsgrades**
Steigerung der linguistischen Komplexität Hierunter wird verstanden, dass die kognitiv-linguistische Verarbeitung immer anspruchsvoller wird. Im Bereich des produktiven Wortschatzes geschieht dies über die Ebenen
- Produktion von Einzelwörtern,
- Produktion von Wörtern in einfachen Sätzen,
- Produktion von Wörtern in komplexen Sätzen,
- Produktion in gelenkter Spontansprache,
- Produktion in Spontansprache.

Auswahl der Zielitems und Aufgabenkonstruktion Die Auswahl der Zielitems erfolgt wie in ▶ Abschn. 7.2.2 beschrieben und in ▶ Abschn. 8.3.4 zusammengefasst.

Steigerung der Gesamtanforderung
- Durch die Erhöhung von emotionalem Druck, z. B. dem Wunsch, zu gewinnen,
- durch zusätzliche sprachunspezifische Aufgaben, z. B. einer zusätzlichen motorischen Aufgabe,
- durch Steigerung der Gedächtnisleistung, man muss sich z. B. mehrere Begriffe merken,
- durch die Erhöhung von Zeitdruck, z. B. durch den Einsatz einer Sanduhr oder einem Spielsetting, bei welchem beide Spieler schnell reagieren oder Begriffe schnell benannt werden müssen (hohe Anforderung an die Abrufleistung).

8

Exkurs: Slow mapping

Der Begriff *slow mapping* (► Abschn. 2.2.5) bezeichnet die Phase der weiteren Ausdifferenzierung, die sich an das *fast mapping* anschließt und länger dauert. Dabei werden die Bedeutungsrepräsentation und die phonologische Wortform überarbeitet, gefestigt und ausdifferenziert.

Bei der Arbeit am *slow mapping* liegt der Schwerpunkt auf der qualitativen Wortschatzarbeit.

Die Übergänge von der quantitativen Wortschatzarbeit zum *slow mapping* und zur qualitativen Wortschatzarbeit sind fließend. Die qualitative Arbeit und die Vertiefung der Einträge beginnt bereits parallel zur quantitativen Arbeit, da Unterschiede und Gemeinsamkeiten thematisiert werden und das Kind in seiner Entwicklung im Therapieraum, zu Hause, bei Freunden und auf dem Spielplatz weitere

Erfahrungen sammelt und abspeichert. Bei Kindern, die im qualitativen Ausbau jedoch Schwierigkeiten haben und Abrufprobleme zeigen, sollte nach der primär quantitativen Wortschatzarbeit unbedingt auch der qualitative Wortschatz bearbeitet werden (► Abschn. 8.3.5).

■ **Methodische Umsetzungsmöglichkeiten**

Krabbelsack Es werden Realgegenstände in einem Säckchen versteckt, und anschließend müssen sie erraten und benannt werden. Wer die meisten Dinge korrekt benannt hat, hat gewonnen.

Bilder angeln Dem Zielwortschatz entsprechende Bildkarten werden geangelt (Angelspiel, Büroklammern an die Karten als Magnet) und müssen korrekt benannt werden; ggf. kann die Produktion in einfachen Sätzen gefordert werden.

Memory Der Zielwortschatz wird als Memory-Spiel vorgelegt. Die Karten müssen jeweils benannt werden.

Freispiel Beispielsweise beim Kaufladen spielen oder beim gemeinsamen Kochen werden Situationen geschaffen, in denen das Kind zur Produktion auf Wort-/Satz- und ggf. Textebene aufgefordert ist, indem die Therapeutin beispielsweise Assistentin beim Kochen ist und immer wieder »Anweisungen« vom Kind, das Chefkoch ist, benötigt.

🛈 **Cave**
Das linguistische Niveau (Wortebene, Satzebene, komplexer Satz) der eingeforderten Produktion lässt sich im Freispiel schwer kontrollieren. Die Vorgabe, z. B. auf Satzebene zu antworten, kann ggf. bei älteren Kindern gegeben werden.

Tipp: Material

- Bildmaterialien, z. B. NaLogo-Karten, Zwirbel-Wirbel, Zaubermond mit Wortschatzkarten (Trialogo),
- Satzergänzung: Wort-Transport (Prolog),
- freie Satz-/Textproduktion, z. B. Plappersack (Trialogo) mit Karten zu unterschiedlichen Themenbereichen, Spielhaus/Quatschhaus (Prolog),
- logopädische Bildmaterialien aus den Bereichen Wortschatz (z. B. Lingoplay der, die, das oder was?),
- Kategoriebegriffe, z. B. Quasselstrippe (Trialogo).

In die therapeutische Arbeit am quantitativen Wortschatz fließen immer auch qualitative Aspekte mit ein (► Exkurs: Slow mapping). Die Übergänge sind fließend, und es handelt sich um eine Art künstliche Trennung. Diese Trennung ist jedoch für den strukturierten Aufbau der Therapie sinnvoll.

Fazit: Quantitativer Wortschatz – mapping
- Die quantitative Wortschatzarbeit hat das Ziel, die Anzahl der *mappings* zu erhöhen.
- Hierzu gehören die Prozesse des *fast mapping*: Heraushören der Wortform, Identifizierung des Referenten und Zuordnung der beiden.
- Durch die Arbeit an *constraints* kann der Fast mapping-Prozess ausgelöst werden.

- Der Wortschatz wird zunächst rezeptiv gefestigt und dann produktiv.
- Die Steigerung der linguistischen Komplexität erfolgt bis zum Transfer.
- Die Einbindung der Zielworte in Satz-, Text- und Gesprächskontexte liefert weitere semantische, aber auch morphosyntaktische Informationen zum Worteintrag.
- Elemente aus der qualitativen Wortschatzarbeit fließen in die quantitative Arbeit mit ein, indem sich das *slow mapping* an das *fast mapping* anschließt.

8.4 Qualitative Wortschatzarbeit

Im Bereich der qualitativen Wortschatzarbeit werden phonologische Wortformen und semantische Repräsentationen ausdifferenziert und vernetzt sowie Ordnungsstrukturen etabliert. Eine gute Vernetzung und exakte Repräsentation ermöglichen einen schnellen und zuverlässigen Abruf. Dementsprechend sind die Bausteine zur qualitativen Wortschatzarbeit für Kinder, die qualitative Wortschatzprobleme oder Wortfindungsstörungen zeigen, als Therapie geeignet. Es ist sinnvoll, je nach diagnostischen Ergebnissen, Schwerpunkte in der semantischen oder der phonologischen Elaboration zu setzten.

8.4.1 Ausdifferenzierung der phonologischen Wortrepräsentation, Strukturierung und Vernetzung der phonologischen Lexikonorganisation

Unter der Ausdifferenzierung der phonologischen Wortrepräsentation lassen sich im Prinzip alle Aufgaben subsumieren, die sich auf die Durchgliederung des Einzelworteintrags (▶ Abschn. 1.4) beziehen. Unter phonologischer Vernetzung ist zu verstehen, dass Bezüge zwischen Worten geschaffen werden, die auf phonologischen Kriterien beruhen, z. B. Reime, Silbenanzahl, Anlaut. Die phonologische Strukturierung beschreibt die Struktur

bezüglich des Einzelworts (wie ist der Aufbau eines Wortes) als auch zwischen Worten (worin ähneln sich Worteinträge und wie unterscheiden sie sich). Diese phonologische Arbeit bezieht sich im Modell auf die Lexemebene.

Glück (2003) fasst Möglichkeiten zur phonologischen Elaboration zusammen (▶ Abschn. 6.2.1). Ein systematisches therapeutisches Vorgehen zur Arbeit im Bereich der phonologischen Elaboration findet sich in Therapieansätzen zur phonologischen Bewusstheit. Wie bereits in ▶ Abschn. 6.2.7 besprochen, geht es im Rahmen der Wortschatzarbeit weniger um die Bewusstheit, also das metasprachliche Reflektieren, als primär um die tatsächliche Ausarbeitung der zugrundeliegenden phonologischen Wortform an sich.

Die Ansätze zur phonologischen Bewusstheit geben in Diagnostik und Therapie konkrete Ansatzpunkte vor, z. B. ab welchem Alter bestimmte phonologische Strukturen zugänglich sind und wie ein hierarchisches systematisches Vorgehen geplant werden kann. Dadurch können entwicklungsphysiologische Aspekte mit den entsprechenden Schwierigkeitsgraden der Aufgaben gekoppelt werden.

Das Arbeiten an der phonologischen Bewusstheit und das Reflektieren über die Trennung von formaler und inhaltlicher Betrachtung macht Kindern zusätzlich die Vielschichtigkeit des Lexikons explizit oder implizit bewusst und kann somit zur Strukturierung und ggf. zum Transfer beitragen. Auch eine isolierte, begleitende Therapie der phonologischen Bewusstheit kann positive Effekte auf die Lexikonentwicklung haben, da die Kinder durch Fortschritte im Bereich der phonologischen Bewusstheit ggf. besser in der Lage sind, phonologische Wortformen exakt zu durchdringen und zu speichern.

> **Tipp: Material**
>
> - Leichter lesen und schreiben lernen mit der Hexe Susi (Auer)
> - Hören, lauschen, lernen (Vandenhoek & Ruprecht)
> - Klatsch ab! Reime (Trialogo)

Die Theorie und das Grundwissen zur phonologischen Bewusstheit werden in Schnitzler 2008 ausführlich dargestellt – zudem gibt es Listen, die Übungsmaterialien zu den jeweiligen Ebenen zuordnen.

Phonologische Ausdifferenzierung des Worteintrags

Wie in ▶ Abschn. 1.4 beschrieben, können Wörter in unterschiedlich große Elemente untergliedert werden. Hat ein Kind Schwierigkeiten in der phonologischen Ausdifferenzierung, fällt ihm diese Feinstrukturierung, exakte Durchgliederung und Abspeicherung von Wortformen schwer.

Sollen die phonologischen Wortformen in der Therapie ausgearbeitet werden, bietet sich die Nutzung des Konstrukts der phonologischen Bewusstheit an.

Grundsätzlich lässt sich die phonologische Bewusstheit grob in die **phonologische Bewusstheit im weiteren Sinne** und die **phonologische Bewusstheit im engeren Sinne** (Skowronek u. Marx 1989) aufteilen. Die phonologische Bewusstheit im weiteren Sinne umfasst größere phonologische Einheiten (Silben, Onsets und Reime), die akustisch gut wahrnehmbar sind. Sie entwickelt sich »natürlich« und umfasst das implizite sprachliche Wissen, welches sich z. B. in Klatsch- und Reimspielen zeigt (d. h., das Kind kann im Spiel silbisch klatschen – ohne explizites Wissen über Silben zu haben). Die phonologische Bewusstheit im engeren Sinne bezieht sich auf die Phonemebene und das explizite sprachliche Wissen.

Um Aufgaben zur phonologischen Bewusstheit zu konstruieren, werden zwei Dimensionen definiert (Schnitzler 2008): Die eine Ebene bezieht sich auf die **Größe der phonologischen Einheit** (Silbe, Onset-Reim, Phonem), die andere Dimension (Explizitheit der Operation) beschreibt den Schwierigkeitsgrad und die notwendige **Explizitheit** der jeweiligen Aufgabe. Dies wird in ▶ Kap. 1 (▶ Abb. 1.12) veranschaulicht. An diesem Konstruktionsschema sollten die Aufgaben zur phonologischen Bewusstheit systematisch zusammengestellt, dem Leistungsniveau des Kindes angemessen kons-

truiert und dem Schwierigkeitsgrad nach gesteigert werden.

> ❯ Der Einstieg in die Therapie sollte auf Basis der diagnostischen Ergebnisse im Bereich der phonologischen Bewusstheit geplant und individuell angepasst werden. Dabei ist zu unterscheiden, ob das Kind eine generelle Therapie der phonologischen Bewusstheit benötigt oder ob primär die Ausdifferenzierung der phonologischen Wortformen im Rahmen der Wortschatzarbeit stattfinden soll.

Im Bereich der phonologischen Bewusstheit werden häufig Neologismen eingesetzt, um Bedeutungsaspekte gering zu halten und die Reflexion über Formen zu ermöglichen. Im semantisch-lexikalischen Entwicklungsbereich ist es sinnvoll, die Übungen primär mit realem Wortmaterial und weniger Neologismen durchzuführen, wenn das Ziel die Ausdifferenzierung des einzelnen Wortes ist. Allerdings können Übungen mit Neologismen helfen, sich vom lexikalischen Inhalt zu lösen. Dies kann vorbereitend sinnvoll sein, oder wenn ein grundsätzliches Problem im Bereich der phonologischen Bewusstheit besteht, und diese an sich therapiert werden soll.

> ❯ Bei der Zielsetzung der Ausdifferenzierung bestimmter phonologischer Wortformen ist es sinnvoll, Realwörter zu verwenden. Sollen vorbereitend Übungen ohne semantische Inhalte durchgeführt werden oder wird die phonologische Bewusstheit als »eigener« Therapiebereich bearbeitet, ist auch die Nutzung von Neologismen sinnvoll.

- Sprachtherapeutische Arbeit an der impliziten phonologischen Bewusstheit

Bei kleinen Kindern oder Kindern, die im Bereich der phonologischen Bewusstheit schwache Leistungen zeigen und bereits auf Silben- oder Reimebene Schwierigkeiten haben, wird auf der impliziten Ebene mit den Einheiten Silbe und Reim gearbeitet. Es empfiehlt sich der Einsatz von Sprechspielen, Fingerversen, Kniereitern, Sprechzeichnen,

Reimen und Liedern sowie explizitem Übungsmaterial (nach Alter des Kindes).

Das implizite Arbeiten mit Silben und Reimen fördert den Zugang zu den großen phonologischen Strukturen und einen spielerischen Umgang mit Sprache und Sprechen. Außerdem wird über Klatsch- und Sprechspiele das Erfassen prosodischer Betonungsmuster zusätzlich forciert. Ideal ist es, das ausgesuchte Wortmaterial in mehreren Einheiten immer wieder aufzugreifen, zu gliedern und den Schwierigkeitsgrad entsprechend der Leistung und des Alters des Kindes anzupassen und zu steigern.

- **Methodische Umsetzungsmöglichkeiten**

Beispiel Bauernhof: Memory (Silbenidentifikation, Silben segmentieren) Memory (z. B. zum semantischen Feld *Bauernhof*) mit Silbenklatschen (Identifikation auf Silbenebene). Hier kann zusätzlich eine Regeländerung vorgenommen werden, indem die Mitspieler nicht die Paare sammeln, sondern stellvertretend die Anzahl der Silben in Form von Muggelsteinen. Wer die meisten Steine gesammelt hat, gewinnt. Somit werden die Silben gezählt (Segmentieren auf Silbenebene, Übergang zur expliziten phonologischen Bewusstheit) (z. B. Paar *Kuh*: ein Muggelstein, Paar *Katze*: 2 Muggelsteine, Paar *Hundehütte*: 4 Muggelsteine).

Sprechverse mit Silbenklatschen (Silbenidentifikation) Kniereiter *Hoppe, hoppe Reiter*, s. auch ▸ Abschn. 8.3.

Reime beurteilen (Reime identifizieren) Es wird eine Abwandlung eines Memory(oder Lotto)-Spiels gespielt, bei dem Paare nicht aus gleichen Abbildungen hergestellt werden, sondern durch die Zuordnung von Reimpaaren (z. B. *Pferd – Herd, Maus – Haus, Esel – Scheune, Kuh – Elefant, Katze – Tatze, Kuh – Schuh*).

- **Sprachtherapeutische Arbeit an der expliziten phonologischen Bewusstheit**

Je älter die Kinder und je »besser« ihre Leistungen im Bereich der phonologischen Bewusstheit sind, desto mehr werden auch Aufgaben relevant, die auf der Ebene der expliziten phonologischen Bewusstheit anzusiedeln sind – bei Schulkindern kann im

Bereich der Wortschatzarbeit auch das Schriftbild eingesetzt werden.

Laute hören – Punkte sammeln (Segmentieren auf Phonemebene) Es werden Karten im Therapieraum aufgehängt, diese dürfen mit einem Sandsäckchen abwechselnd abgeworfen werden. Das Wort, das auf der Karte abgebildet ist, wird langsam und laut vorgesprochen, und die einzelnen Laute müssen gezählt werden. Die Anzahl der Laute erhält der Spieler in Form von Bauklötzen, die auf einen Turm gestapelt werden. Derjenige, der den höchsten Turm baut, gewinnt. Alternativ können die Karten auch als Würfel bei einem Regelspiel, das sonst mit Zahlenwürfel gespielt wird, genutzt werden. Die Anzahl der Laute entspricht der Anzahl, die die Spielfigur vorrücken darf.

Wörterraten (Synthese auf Onset-Reim-Ebene) Die kleine Schnecke Pipa spricht sehr seltsam. Sie macht komische Pausen zwischen Wörtern (z. B. Re-gen, W-asser, Schn-ee). Therapeutin und Kind überlegen, welches Wort Pipa sagen möchte. Zur Belohnung und als Dank, dass sie verstanden wurde, verteilt Pipa kleine Aufkleber, mit denen anschließend ein Bild gestaltet werden kann.

Strukturierung und Vernetzung der phonologischen Lexikonstruktur

Unter der Vernetzung der phonologischen Lexikonstruktur werden die Verbindungen zwischen Worteinträgen nach phonologischen Kriterien verstanden. In der Therapieplanung können Aufgaben konstruiert werden, die diese Vernetzung fokussieren. Diese sind nicht immer klar von Aufgaben am Einzeleintrag abzugrenzen.

Flaschendrehen mit Aufgabenkärtchen Auf dem Boden findet sich ein Gymnastikreif, um den unterschiedliche Aufgabenkärtchen angeordnet sind, in der Mitte eine Flasche, die als Zeiger genutzt wird. Es wird abwechselnd gedreht. Die Aufgabe, auf die der Zeiger zeigt, muss bewältigt werden, um die Karte zu gewinnen. Aufgaben auf Silbenebene können sein: *Finde 5 zweisilbige Wörter* oder *Finde 3 Wörter, die mit der Silbe /e/ beginnen*, mögliche Aufgaben auf Reimebene: *Finde 2 Reimwörter zu Maus*, mögliche Aufgaben auf Phonemebene:

Finde neue Wörter durch Hinzufügen oder Weglassen von Lauten, z. B. Flasche – Lasche/Tasche.

8.4.2 Ausdifferenzierung der Wortbedeutungsrepräsentation, Strukturierung und Vernetzung der semantischen Lexikonstruktur

Arbeit an semantischen Merkmalen

Beim Ausdifferenzieren der Wortbedeutungsrepräsentation im Sinne des konnektionistischen Modells geht es primär um die Erarbeitung, Zufügung und Gewichtung semantischer Merkmale, um über diese Merkmale prototypische Bedeutungen zu definieren. Im Modell bezieht sich dies auf die Arbeit am Lemma (Wortbedeutung) (▶ Beispiel: Emma).

Beispiel: Emma

Emma kennt Äpfel, Zitronen und Orangen, kann sie aber nicht benennen, rezeptiv ist sie unsicher und verwechselt die Begriffe.

Die Begriffe *süß*, *sauer*, *Orange*, *Apfel*, *Zitrone*, *schmecken* und *riechen* sollen eingeführt werden.

Die Therapeutin entschließt sich, mit realen Gegenständen – in diesem Fall Obst – zu arbeiten und konkrete, reale Erfahrungen zu schaffen, um multimodale Konzepte (▶ Abschn. 8.2.1) aufzubauen und assoziativ-thematische Assoziationen zu ermöglichen. Davon sollen dann die **semantischen Merkmale** abgeleitet werden.

Zunächst werden die drei Obstsorten präsentiert, verglichen und besprochen. Durch die Therapeutin erfolgt im Sinne einer Inputspezifizierung die häufige und flexible Benennung der Begriffe. Farbe, Form, Geruch werden erfahren und benannt. Die Therapeutin zerschneidet gemeinsam mit Emma das Obst, auch hier wird wieder verglichen. Orange und Zitrone sehen innen ähnlich aus, allerdings haben sie eine andere Farbe. Der Apfel sieht ganz anders aus, er fühlt sich auch ganz anders an und alle drei riechen und schmecken verschieden. Die Zitrone schmeckt sauer, der Apfel und die Orange süß. Das Riechen erfolgt mit der Nase. Es wird Saft mit einer Handsaftpresse hergestellt, bei dem Apfel wird eine Reibe zu Hilfe genommen. Alle Säfte werden probiert, das Schmecken erfolgt mit dem Mund. Der Geschmack wird besprochen. Was schmeckt sauer, was süß?

> ❯ Viele Aufgaben zum »Einzelworteintrag« mischen sich mit Aufgaben zur semantischen Vernetzung, da z. B. Merkmale in aller Regel auf mehrere Worteinträge zutreffen und somit gleichzeitig Worteinträge miteinander vernetzen bzw. voneinander abgrenzen.

Sortieraufgaben Es gibt ein Kartenstapel mit Aufgabenkarten (z. B. *alle Tiere mit Fell finden/alle Tiere, die im Wasser schwimmen/alle Verben, die Bewegung ausdrücken, Welche Tiere schwimmen auf dem Wasser, welche unter Wasser? Wer frisst was?*) In der Mitte liegen viele Karten mit entsprechenden Lösungen (Tiere, Tierfutter, entsprechende Verben …). Es gibt eine Sanduhr, die den Anfang und das Ende der Aufgabe bestimmt. Die korrekten Lösungen werden pro Mitspieler gezählt. Danach kommen die Karten wieder in die Mitte, wer zum Schluss die meisten Punkte gesammelt hat, hat gewonnen.

Was ist gleich, was ist unterschiedlich? Im Spiel sollen Ähnlichkeiten und Unterschiede gefunden werden, z. B. *Was unterscheidet den Tiger vom Löwen, die Katze vom Hund? Was ist gleich?* Für gefundene Unterschiede und Gemeinsamkeiten werden Muggelsteine vergeben. Therapeutin und Kind spielen gegen die Schnecke Susi. Susi sieht oft die Unterschiede nicht gut, sodass Therapeutin und Kind helfen und erklären müssen, damit die kleine Susi auch ein paar Punkte sammeln kann.

Merkmalsmatrix erstellen In einer Merkmalsmatrix kann dargestellt werden, welche Eigenschaften gleich sind und welche verschieden. Bei jüngeren Kindern kann dies mit Symbolen und Bildern durchgeführt werden, bei älteren Kindern mit Schriftsprache. Beispiel Merkmale: *hat Fell/hat Schuppen/hat Federn, ist gefährlich/ist lieb, hat 4 Beine/hat 2 Beine* etc. (*Fisch, Hund, Vogel …*). Für das jeweilige Lebewesen dürfen dann Punkte aufgeklebt werden, wenn die Eigenschaft zutrifft.

Begriffe definieren und erraten Dies erfolgt z. B. nach dem Spielprinzip Activity: Begriffe darstellen, malen, erklären, erraten.

Tipp: Material

- Activity (Piatnik),
- Tabu (Hasbro),
- Wörterwald (Prolog),
- Klatsch ab! Wort+Wort, Teil–Ganzes, gleicher Kontext, Person–Objekt (Trialogo),
- Materialien zu Gegensätzlichkeiten, z. B. dick & dünn (Lingoplay), Twinfit Kontraria/Potenza: wer kann was? (Prolog),
- Sachbücher für Kinder, geeignete Bilder-/Vorlesebücher zur »Wissensvermittlung«, z. B. Tiptoi-Bücher/wieso? weshalb? warum? (Ravensburger), Was ist was? (Tessloff).

Arbeit an der Prototypikalität

Die Arbeit an der Prototypikalität findet im Prinzip auch während der Arbeit an den semantischen Merkmalen statt, da prototypische semantische Merkmale erarbeitet und »gewichtet« werden. Dennoch kann die Prototypikalität selbst auch berücksichtigt werden, indem z. B. Prototypikalitätsbilder (▶ Abschn. 1.2.2, ▶ Abb. 1.7) angefertigt werden. Hierbei werden typische und weniger typische Vertreter gesucht und auf ein Blatt geklebt. Typische Vertreter kommen in die Mitte, weniger typische weiter nach außen.

Arbeit an semantischen Relationen/Bedeutungsrelationen – semantische Ordnung im Lexikon

Assoziativ-thematische Relationen, z. B. Hund – Knochen Insbesondere kleine Kinder ordnen Worteinträge thematisch-assoziativ, d. h., sie koppeln neue Begriffe an Begriffe, die in thematisch-assoziativem Bezug stehen. Dies kann in der Therapie genutzt werden, indem reale situative Bezüge hergestellt werden, wenn ein neuer Begriff eingeführt wird. Um jedoch eine effiziente Verwaltung der Speicherung bzw. des Abrufs im Lexikon zu erreichen, müssen weitere hierarchische Ordnungsstrukturen die thematisch-assoziativen Relationen ergänzen. Diese werden im Weiteren beschrieben.

Meronymie (Teil – Ganzes), z. B. Fahrrad/Lenker/Pedale, Körper/Arm/Hand/Finger Eine weitere Ordnungsstruktur ist die Aufteilung in Teil-Ganzes-Beziehungen. In der Therapie werden dabei Teile einem Ganzen zugeordnet und umgekehrt. Dies kann z. B. in Form von Bildern geschehen: Durch das Zusammenkleben einzelner Teile entsteht ein Ganzes (Die Abbildung eines Fahrrads wurde in Einzelteile zerschnitten. Nun muss das Fahrrad repariert werden, indem die einzelnen Teile wieder zusammengeklebt werden: Lenker, Rahmen, Sattel, Klingel, Pedale etc.) oder in Spielen müssen Teile zu einem Ganzen gefunden werden. Die Versprachlichung dessen ist selbstverständlich elementarer Bestandteil.

Antonymie (Bedeutungsgegensätzlichkeiten) Die Arbeit an Bedeutungsgegensätzlichkeiten bietet sich z. B. in der Arbeit mit Adjektiven an: *hell/nicht hell/dunkel, schnell/nicht schnell/langsam, groß/nicht groß/klein* oder bei Verben: *schreien/flüstern, kaufen/verkaufen,* aber auch bei Präpositionen: *unter/auf, vor/hinter* und bei Nomen: *Mann/Frau* etc.

Beispielsweise kann ein Memory-Spiel mit vorher erarbeiteten Gegensatzpaaren erstellt und gespielt werden.

Tipp: Material

dick & dünn (Lingoplay)

Synonymie (Bedeutungsgleichheit), z. B. Fahrstuhl/Aufzug/Lift, sprechen/reden, Polysemie (Mehrdeutigkeit), z. B. Schlange (Warteschlange, Tier) Die Bedeutungsbeziehungen der Synonymie und der Polysemie spielen in der Wortschatzarbeit mit Kindern in der Regel eher eine untergeordnete Rolle, können jedoch bei älteren Kindern durchaus in Form von Sprachspielen Einsatz finden, wie beispielsweise beim Spiel »Teekesselchen«. Bei diesem Spiel werden Begriffe gezogen, die zwei Bedeutungen tragen. Der Mitspieler muss beide Bedeutungen umschreiben, ohne das Wort zu nennen, beispielsweise *Mein Teekesselchen steht im Park und man kann sich drauf setzen – und man kann sein Geld dort anlegen.* Lösung: Bank.

Taxonomien: Hyperonym, Homonym und Kohyponyme (Ober-, Unterbegriffe und benachbarte Unterbegriffe zu einem Oberbegriff), z. B. Fahrzeug: Auto, Schiff, Zug Kinder erwerben in der physiologischen Sprachentwicklung zunächst viele Basic-level-Begriffe, ausgehend von diesen bauen sie allmählich Über- und Unterordnungen auf. Vereinzelt treten Überordnungen auch früh in der Sprachentwicklung auf. In der Therapie werden Über- und Unterordnungen genutzt, um eine effiziente Speicherstruktur herzustellen und das Wiederfinden der Begriffe zu ermöglichen. Es können etliche Klassifizierungsaufgaben durchgeführt werden, von denen einige im Folgenden aufgeführt werden:

— Wettspiele: Auf dem Boden liegen unterschiedliche Karten mit Begriffen aus verschiedenen Kategorien. Jeder Mitspieler muss nach Ziehen einer Aktionskarte (*finde alle Lebewesen*) so schnell wie möglich Karten zusammensuchen. Wer die meisten Vertreter findet, bekommt einen Punkt.
— Aussortieren bestimmter Unterbegriffe: *Was gehört nicht dazu? Apfel, Ananas, Pilz, Pflaume* etc. Bei jedem Begriff muss ein Abgleich mit dem Oberbegriff stattfinden.
— Gestaltung eines kleinen Buches, bei dem nach Oberbegriffen geordnet Bilder aus Katalogen eingeklebt werden. So kann eine Tier-, eine Werkzeug-, eine Kleidungsseite etc. hergestellt werden.

Arbeit an Kollokationen (Verträglichkeitsbeziehungen, typische und häufige Wortverbindungen)

Was für Erwachsene wie selbstverständlich zusammengehört, empfinden Kinder längst nicht so. Wörter kommen im Sprachgebrauch in typischen Konstellationen vor, einige Verbindungen »vertragen« sich nicht. Diese sollten in der Therapie Berücksichtigung finden, insbesondere bei Kindern, die häufig unverträgliche Verbindungen herstellen (*der Sand schwappt da raus*, zu Bäumen, die sich im Wind wiegen: *die Bäume sind wach*).

Dies kann implizit durch den entsprechenden hochfrequenten und flexiblen Input solcher Beziehungen (auf Satzebene) oder auch in Übungen erfolgen, z. B. sollen ähnliche Verben mit entsprechenden Nomen kombiniert werden: Wasser schwappt, Sand rieselt.

Übungen in diesem Bereich könnten sein:
— Es werden abwechselnd Nomen gezogen (»abgewürfelt« mit Farbsteinen/abgeworfen mit Sandsäckchen), und es muss ein passendes Verb gefunden werden. Findet der Mitspieler eines, darf er die Karte behalten. Wer zum Schluss die meisten Karten hat, gewinnt.
— Bewertung von Verträglichkeit. Es werden stimmige und nichtstimmige Kombinationen vorgegeben. Die Schnecke Susi hat oft Schwierigkeiten beim Sprechen. Kind und Therapeutin entscheiden gemeinsam, ob die Äußerung eher von Susi stammt oder von dem Hund Pfiffikus. Die Karten mit den Äußerungen werden somit Susi oder Pfiffikus zugeordnet. Einer der beiden gewinnt.

8.4.3 Itembasierte Wortschatzarbeit und die Nutzung von Synergieeffekten

Bei den meisten Kindern mit qualitativen Problemen im Wortschatz (zur Verdeutlichung ▶ Abschn. 1.1.3) wird eine kombinierte semantisch-phonologische Elaborationstherapie vorgeschlagen, sofern in der Diagnostik Probleme in beiden Bereichen gefunden wurden oder ein Bereich kompensatorisch mitbehandelt werden soll.

Die ideale Vorgehensweise bietet in diesem Fall ein **itembasiertes Arbeiten**, bei dem Übungen mit vorher semantisch bearbeitetem Material in weiteren Therapiesequenzen phonologisch (unter Anwendung des Konstruktionsschemas in ▶ Abschn. 1.4, ▶ Abb. 1.12) bearbeitet werden. Dies setzt die entsprechende Aufbereitung des Wortmaterials und die individuelle Übungszusammenstellung mit dem Material voraus.

Bei kleinen Kindern kann dies beispielsweise umgesetzt werden, indem das nach semantischen Kriterien ausgewählte Wortmaterial zusätzlich in Klatschspielen oder Singversen auftaucht und phonologisch bearbeitet wird. Bei älteren Kindern können große Karteikarten angefertigt werden, die auf der einen Seite mit semantischen Inhalten (z. B. hierarchische Ordnungsstruktur), auf der anderen

Seite mit der phonologischen Gliederung des Wortes (z. B. auf Basis des Schriftbildes mit Kennzeichnung der Silben durch Silbenbögen, Anzahl der Phoneme mit Punkten markiert) bestück ist.

Hat das Kind grundsätzlich ein Problem mit der **phonologischen Bewusstheit** an sich, kann die Behandlung dieser auch parallel in einem eigenen Therapiebereich stattfinden und die Arbeit im semantisch-lexikalischen Bereich positiv unterstützen. Hierfür können die entsprechenden »fertigen« Materialien zur Therapie der phonologischen Bewusstheit genutzt werden.

Auch wenn die Bereiche phonologische Bewusstheit und Wortschatz in getrennten Einheiten behandelt werden, ist es sicherlich sinnvoll, die Wortschatzarbeit soweit wie möglich in die phonologische Arbeit einfließen zu lassen, um Synergien zu forcieren. Dieses doppelte Bearbeiten hat den Vorteil, dass die Frequenz innerhalb der Therapiestunde gesteigert wird und die semantisch bearbeiteten Items phonologisch weiter ausdifferenziert werden. Dies kann z. B. immer im Anschluss an eine Übung zur phonologischen Bewusstheit geschehen, indem die gleiche Übung mit dem Material aus der Wortschatzarbeit durchgeführt wird (das Wortschatzmaterial ist allerdings nicht primär nach phonologischen Kriterien ausgewählt, somit gibt es Grenzen und Einschränkungen).

> ❯ Bei kombinierten Störungen wird bei phonologischen Übungen das semantische »Material« mitverarbeitet und eingesetzt, bei semantischen Übungen werden phonologisch sinnvolle Übungen integriert. Je nach Schwerpunkt der Symptomatik wird die Therapieeinheit aufgeteilt, um immer für die optimalen Synergieeffekte zu sorgen.

- **Gemischte semantisch-phonologische Aufgaben**

Stadt – Land – Fluss Nach diesem Spielprinzip lassen sich unterschiedlich schwierige Aufgaben konstruieren. Geeignet ist dies, wenn die Schriftsprache entsprechend eingesetzt werden kann. Die semantischen Kategorien können dabei frei angepasst werden, sodass nicht nach Städten, Ländern oder Flüssen gesucht wird, sondern nach Bauernhoftieren, Werkzeugen, Kleidungsstücken etc. Durch die Vorgabe eines Anlauts kommt die phonologische Komponente hinzu.

Karteikärtchen Bei Kindern, die semantisch und phonologisch Schwierigkeiten haben, können Karteikärtchen angefertigt werden, die auf einer Seite semantisch gestaltet werden (ausgeschnittenes/gemaltes Bild, entsprechender Oberbegriff, freie Assoziationen), auf der anderen Seite phonologisch (z. B. Kennzeichnung der Silben mit Silbenbögen, Anzahl der Laute mit Punkten).

8.4.4 Steigerung der Abruffrequenz

Da häufig verwendete Wörter besser und schneller abgerufen werden, soll in der Therapie die **Verwendungshäufigkeit** möglichst hoch sein. Im konnektionistischen Modell würde dies die Stärke der Verbindung oder die Herabsetzung der Schwelle zur Auslösung von Aktionspotenzialen bedeuten: Hochfrequente Wörter brauchen weniger Energie, um abgerufen werden zu können.

Glück (2003, S. 128) schlägt die »bewusste Erhöhung der Abrufhäufigkeit« vor. Dies kann durch unterschiedliche Spiele und Übungen realisiert werden, bei denen das Ziel das Erraten oder Einsetzen des Wortes ist oder einfach die häufige Benennung:

- Methodische Umsetzungsmöglichkeiten
  - Ball hin und her rollen. Häufige Nennung des Wortes, solange der Ball rollt: *Wie oft kann das Wort in dieser Zeitspanne gesagt werden?*
  - Übungen zum Einzelwortabruf können mit unterschiedlichen Aufgaben verknüpft sein, z. B.
    - Wörterraten nach Definition: *Wie heißt das Tier, ist es groß, wiehert es und kann es galoppieren?*
    - Oder Abruf nach bestimmten vorgegebenen semantischen (*nenne alle Tiere*) oder phonologischen Kriterien (*nenne Wörter, die mit /a/ beginnen*).
  - Es ist sinnvoll, den Abruf in unterschiedlichen semantischen Kontexten und in flexiblen Satzkonstruktionen zu evozieren (Abruf im Satz), z. B. in Lückensätzen.

— Indirekt kann eine Häufung erzielt werden, indem die Therapie itembasiert aufgebaut wird (▸ Abschn. 7.2.3).
— Weitere Spiele: Memory, Domino, Stadt – Land – Fluss, Activity mit entsprechendem Thema (▸ Abschn. 8.4).

Fazit: Qualitative Wortschatzarbeit

— Die Wortfindung kann durch differenziert gespeicherte und strukturiert vernetzte phonologische Wortformen und differenziert gespeicherte und strukturiert vernetzte semantische Einträge sowie eine hohe Abruffrequenz verbessert werden.
— Die qualitative Wortschatzarbeit entspricht der Arbeit am *slow mapping*.
— Es ist sinnvoll, je nach diagnostischen Befunden, Schwerpunkte in der phonologischen oder semantischen Elaboration zu setzen und auf Synergien bei der Therapieplanung und -gestaltung zu achten.

8.5   Strategietraining und Nutzung von Metasprache und Metawissen

Strategietrainings versprechen hohe Generalisierungseffekte bei der Wortfindung und helfen Kindern, sich den Wortschatz selbst anzueignen und Wörter strukturiert in das Lexikon zu übernehmen. Ein Strategietraining sollte je nach Alter des Kindes und Stand der Therapie Bestandteil der therapeutischen Arbeit sein. Bei Kindern mit Wortfindungsstörungen ist die Selbsthilfe durch das Anwenden von Abrufstrategien sinnvoll. Um Wörter schnell in das Lexikon aufnehmen und eingliedern zu können, ist die Bewusstheit über Speicherformate hilfreich, ebenso das Erlernen von Fragestrategien, um eigeninitiativ Wortschatz und Weltwissen zu erweitern.

8.5.1   Anwendung von Abrufstrategien/Self-Cueing

Auch sprachkompetenten Personen ist das »Es-liegt-mir-auf-der-Zunge-Phänomen« bekannt, und

bei Kindern mit Wortfindungsproblemen kommt es häufig zu derartigen Schwierigkeiten. Meist können bei Abrufproblemen Teilinformationen zu dem Wort abgerufen oder beschrieben werden. Diese Teilinformationen »helfen« oftmals, das gesuchte Wort zu finden und entsprechend abzurufen. Dieses Sich-selbst-beim-Abruf-helfen (Self-Cueing) sollte Bestandteil der Therapie sein, basierend auf den Speicherformaten im Lexikon. Neben der Erleichterung des Wortabrufs durch die verbesserte Qualität der Repräsentationen auf phonologischer und/oder semantischer Ebene (Therapiebaustein: Qualitative Wortschatzarbeit, ▸ Abschn. 8.4), kann es somit sehr sinnvoll sein, Self-Cueing-Strategien mit dem betroffenen Kind zu erarbeiten. Dadurch wird die Chance auf Generalisierungseffekte (Glück 2003) erhöht. Mit dem Kind werden dabei unterschiedliche Möglichkeiten erarbeitet, die es selbst bei Abrufproblemen einsetzen kann (▸ Übersicht: Semantische und phonologische Cues). In der Regel kennen die Kinder dieses Vorgehen durch vorherige Übungssettings, in welchen die Therapierenden die Cues als Hilfestellung eingesetzt hatten. Dieses »Hilfs-Verhalten« wird **metasprachlich** mit dem Kind besprochen, und es wird dem Kind nahegelegt, sich entsprechend selbst zu helfen, wenn ihm bestimmte Wörter nicht einfallen. Es ist sinnvoll, die Strategien bei geläufigen Wörtern und nicht in konkreten Wortfindungsproblemsituationen zu etablieren und später den Abrufdruck zu erhöhen, sodass Abrufprobleme provoziert werden. Auch beim Einsatz der Strategien kann somit ein hierarchischer Aufbau und eine kontinuierliche Steigerung des Schwierigkeitsgrades bis hin zum Transfer erfolgen.

Zudem können Hilfstafeln/Symbole für Strategien etc. eingesetzt und dann zunehmend abgebaut werden.

Semantische und phonologische Cues
Semantische Cues:

— Semantische Merkmale: *Welche Farbe, Form, Verwendung, Funktion hat es?*
— Konnotatives Wissen: *In welcher Situation ist es Dir begegnet?*
— Semantisch-hierarchisches Wissen: *Zu welcher Kategorie gehört es?*

- Episodisches Gedächtnis: *Wann hast Du es das letzte Mal benutzt?/gehört?/warst Du das letzte Mal dort?*
- Prozeduraler Hinweis: *Kannst Du es um-/beschreiben?*

Phonologische Cues:

- Silbenanzahl: *Ist es ein langes oder ein kurzes Wort?*
- Klangähnlichkeiten/Reim: *Was hört sich ähnlich an?*
- *Mit welchem Buchstaben/Laut beginnt es?*
- Geh das Alphabet durch: *Findest Du den Anlaut?*
- Graphemischer Hinweis: *Stell Dir das Schriftbild vor.*
- Morphosyntaktischer Hinweis: *Sag mal einen Satz mit dem Wort.*

> Grundlage der Strategietherapie ist, dass das Kind die entsprechenden Speicherformate »angelegt« hat. Die Bewusstheit über diese Formate kann bei der Erarbeitung der Strategie helfen. Es geht um einen bewussten Zugriff auf diese Teilinformationen, um den Wortabruf zu evozieren.

8.5.2 Wortschatzerweiterung durch Strategien

Im physiologischen Wortschatzerwerb nehmen Kinder Wörter wie selbstverständlich in ihr Lexikon auf, sie stellen Fragen, erwerben neues Wissen, fügen hinzu, differenzieren aus etc. Bei Kindern mit Schwierigkeiten im Wortschatzaufbau kann das Erarbeiten von Strategien helfen, sich weiteren Wortschatz eigeninitiativ anzueignen. Ein großer Vorteil bei der Etablierung solcher Strategien liegt in der Unabhängigkeit der Anwendung und der Generalisierung. Das heißt, das Kind kann die Strategien außerhalb des Therapieraums direkt anwenden. Die Methode der Vermittlung ist in erster Linie das **Modellverhalten** und die **Metasprache** der Therapierenden, indem sie ersichtlich machen, wie sie sich Dinge merken oder welche Fragen sie stellen.

■ **Ideen zu Strategien beim Wortschatzerwerb**
Fragetechniken   Der gezielte Einsatz von Fragetechniken kann das Lexikon und die Wissensbestände zunehmend ausbauen. Fragetechniken können beispielsweise in Ratespielen erarbeitet werden, bei welchen abwechselnd Begriffskarten gezogen werden. Der jeweilige Mitspieler muss den Begriff auf der Karte erraten und Fragen stellen (*Wo kommt das vor? Wo hab ich das schon einmal gesehen, was kann man damit machen? Wer braucht das? …*). Der Karteninhaber darf den Begriff selbst nicht nennen, sondern nur die Fragen beantworten. Erst wenn der Gegenspieler zu wissen glaubt, was abgebildet ist, darf er den Begriff sagen. Er bekommt die Karte, wenn seine Antwort zutrifft, nennt er der falsche Begriffe, darf der Gegenspieler die Karte behalten.

Lernen am Modell   Die Strategietherapie »Wortschatzsammler« nach Motsch (2008, unveröffentliches Handout, Universität zu Köln; Motsch u. Brüll 2009; Motsch u. Ulrich 2012) (▶ Abschn. 6.2.5) wurde speziell für jüngere Kinder konzipiert und leitet über ein Modell zum systematischen Fragen nach Wörtern und Bedeutungen an.

Memostrategien   Die Anwendung und der Erwerb von Memostrategien (Glück 2000), z. B. Rehearsal-Training (Wiederholen), Eselsbrücken und die Loci-Technik (Zuweisen von festen »Plätzen«), kann das Eingliedern eines neuen Eintrags im Lexikon unterstützen. Dabei können das Rehearsal-Training und das Erstellen von Eselsbrücken in Gedächtnisspielen etabliert werden (*Wir müssen uns 5 Gegenstände aus dem Krabbelsack bis ans Ende der Therapieeinheit merken*), und die Therapierenden können dies immer wieder metasprachlich vorgeben und modellhaft einsetzen. Die Loci-Technik ist eher für ältere Kinder geeignet, bei welchen die Strategie auch als solche kognitiv erfasst, erarbeitet und angewendet werden kann.

Vermittlung von Speicherformaten durch Metasprache   Die metasprachliche Bewusstmachung der »Speicherformate« und Strukturen (z. B. Silbengliederung/semantisch-hierarchische Ordnung) kann helfen, neue Wörter strukturiert in das Lexikon aufzunehmen. Vorbereitend oder parallel kann qualitative Wortschatzarbeit durchgeführt werden, damit neue Wörter besser in die vorhandenen (erarbeiteten) Ordnungsstrukturen eingegliedert werden. Beispielsweise kann dies über itembasierte Wortschatzkarten (▶ Abschn. 8.4.3) erfolgen: Eine Seite enthält Informationen zur phonologischen Durchgliederung (Silbenanzahl markiert am Schriftbild, Reimwörter), die andere Seite enthält hierarchische und thematisch-assoziative semantische Ausarbeitungen.

Sprachverstehenskontrollprozesse Auch die Arbeit an Sprachverstehenskontrollprozessen (Schmitz et al. 2012) ermöglich durch das Kenntlichmachen von Nichtverstehen Informationsgewinn, da in der Regel wiederholter und erweiterter Input gegeben wird. Durch die Arbeit an Sprachverstehenskontrollprozessen soll den Kindern ihr Nichtverstehen bewusst gemacht werden, sie sollen erlernen, gezielt nachzufragen, wenn sie etwas nicht verstehen. Beispiel: Die Therapeutin sagt zu Maximilian: *Komm, wir gehen jetzt zum Kopierer rüber.* Maximilian wendet das bereits erarbeitete Nachfragen an und sagt: *Wo gehen wir hin? Was machen wir da?* Durch die Nachfrage seitens des Kindes ist nun viel Raum für Erklärungen und Erfahrungen gegeben, bei welchen das Kind sein Wissen ausbauen kann.

Strategien im Umgang mit lexikalischen Lücken in der Schule Bei älteren Kindern können Strategien erarbeitet werden, die v. a. im Unterricht und im Umgang mit Schriftmaterial eingesetzt werden, indem beispielsweise unbekannte Wörter angestrichen und markiert oder aufgeschrieben und durch Nachschlagen und Recherchieren in Lexika oder Internet etabliert werden.

Kompensation Auch die Erarbeitung von Kompensationsstrategien (z. B. Verwendung von Umschreibungen, Einsatz von Synonymen, gezielter Gesteneinsatz) sind sinnvoll. Dies kann in Form von Beschreibungs- oder Umschreibungsspielen trainiert werden (z. B. Tabu [Hasbro], Pantomime, Activity [Piatnik]).

Fazit: Strategietraining und Nutzung von Metasprache und Metawissen

- Das Erlernen von Abruf- und und Self-Cueing-Strategien hilft beim konkreten Auftreten von Wortfindungsproblemen.
- Durch das Erarbeiten von Strategien zum Wortschatzaufbau erhofft man sich gute Generalisierungseffekte.
- Das metasprachliche Wissen über Speicherformate und Strukturen kann zum einen helfen, neue Wörter effizient in das Lexikon zu integrieren, zum anderen die Erarbeitung von Frage-/Abrufstrategien (Self-Cueing) unterstützen.

8.6   Elternarbeit

Elternarbeit ist eine wichtige Säule in der therapeutischen Arbeit und sollte die Therapie begleiten, zum einen, um die Eltern über die sprachliche Problematik, Behandlungsmöglichkeiten etc. aufzuklären, Fragen zu beantworten und die Familie in diesem Prozesses der Auseinandersetzung anzuleiten. Zum anderen können Eltern die Sprachtherapie aktiv unterstützen, wenn sie die Therapieinhalte kennen und verstehen, ihre eigenen Sprachförderkompetenzen ausbauen oder die Therapie durch regelmäßige Teilnahme oder das Durchführen von Hausaufgaben positiv beeinflussen.

Bereits in ▶ Abschn. 4.2 zum Thema Anamnese wurde das Thema Elternberatung aufgegriffen und deutlich gemacht, dass Eltern häufig mit vielen Fragen zur ersten Therapieeinheit kommen. Die Fragen, die Eltern mitbringen, können sehr unterschiedlich sein. Während manche Eltern wissen wollen, wie viele Termine sie einplanen sollen und wann das Therapieende zu erwarten ist, bewegt andere die Frage nach der Schuld an den sprachlichen Problemen ihres Kindes, wieder andere haben in der Zwischenzeit recherchiert und eigene Ideen zur Entstehungsgeschichte der sprachlichen Problematik ihres Kindes und zum therapeutischen Vorgehen entwickelt.

Auch im gesamten Therapieverlauf haben Eltern Fragen bezüglich der Therapieinhalte, der

Fortschritte, zu Veränderungen außerhalb des Therapieraums etc.

Elternberatung ist also sehr vielschichtig und umfasst unterschiedliche **Ziele**:

- Informationsaustausch/Transparenz (Informationen geben – aber auch Informationen bekommen),
- Anleitung zum Umgang mit der sprachlichen Problematik,
- Unterstützung der Therapiemaßnahme (organisatorisch: z. B. durch regelmäßiges Einhalten der Termine/Pünktlichkeit, inhaltlich: z. B. durch Hausaufgaben, ideell: z. B. durch die Schaffung von Anreizen und Vermittlung einer motivierten Grundhaltung an das Kind),
- Vertrauensbildung,
- Unterstützung des Transfers.

Wie stark Eltern in das Therapiegeschehen einbezogen werden, ist je nach Therapieansatz, nach Motivation der Eltern und äußeren Gegebenheiten sehr unterschiedlich.

Bei Elterntrainings (▶ Abschn. 6.4) steht die Elternarbeit im Vordergrund, und die Therapie erfolgt indirekt über deren Anleitung. Aber auch bei Therapiemethoden, bei denen direkt mit dem Kind gearbeitet wird, gibt es unterschiedliche Ausprägungen, beispielsweise das Integrieren der Eltern als Kotherapeuten bis hin zum ausschließlichen Arbeiten mit dem Kind, ohne Einbeziehung der Eltern.

Die Art der Zusammenarbeit sollte in Absprache mit den Eltern auf Basis unterschiedlicher Kriterien, der Kapazitäten und Möglichkeiten der Eltern und der aktuellen Ziele in der Therapie erfolgen.

8.6.1 Elternberatung

Grundhaltung und Gesprächstechniken

Einige Aspekte zur Grundhaltung und zu Gesprächstechniken wurden bereits in ▶ Abschn. 4.2.3 thematisiert, sodass sie an dieser Stelle kurz gefasst werden.

Akzeptanz (annehmendes Verhalten), **Empathie** (einfühlendes Verstehen) und **Kongruenz** (Echtheit) sind die wichtigsten therapeutischen Grundhaltungen in Bezug auf die Arbeit mit dem Kind und genauso in Bezug auf dessen Familie und Bezugspersonen. In Gesprächen haben die Therapierenden die Aufgabe der **Gesprächsführung**, d. h., sie leiten Gespräche und müssen den »roten Faden« immer wiederfinden. Bestimmte Gesprächstechniken wie **aktives Zuhören** und **transparentes Vorgehen** können helfen, ein Gespräch positiv zu gestalten.

> **Tipp: Literatur**
>
> Büttner, Quindel (2013): *Gesprächsführung und Beratung. Sicherheit und Kompetenz im Therapiegespräch*

Feedback

In Elterngesprächen ist das Thema Feedback ein wichtiger Aspekt, da die Therapierenden den behandelten Kindern oder ihren Eltern Rückmeldung darüber geben, wie sie die therapeutische Arbeit, die Unterstützung durch die Eltern und die Zusammenarbeit sehen und erleben. Gleichzeitig ist es ebenso wichtig, wie die Eltern oder die behandelten Kinder die Therapie und die Therapierenden wahrnehmen und erleben. Dementsprechend besteht das Feedback immer aus **Feedback geben** und **Feedback nehmen**.

Beide Anteile sollen von den Therapierenden erlernt und im therapeutischen Prozess souverän angewendet werden können.

❯ **Ein gelungenes gegenseitiges Feedback stärkt die Zusammenarbeit, macht sie meist einfacher und wirkt entlastend für beide Seiten.**

- **Feedback geben**

Es soll gespiegelt werden, wie die eigene Person eine andere erlebt und wie sein oder ihr Verhalten auf ihn oder sie wirkt/was es in ihm oder ihr bewirkt. Das Gegenüber soll über die eigenen Gefühle, Bedürfnisse und Erwartungen informiert werden. Es soll ein konkreter, konstruktiver Veränderungswunsch formuliert werden, der die Zusammenarbeit verbessert.

Dabei sollen die Formulierungen möglichst beschreibend, nicht wertend sein. Das Feedback soll möglichst konkret, nicht zu allgemein und zeitnah formuliert werden: *Ich beobachte, dass Sie zu den letzten 3 Therapieeinheiten nicht pünktlich kommen konnten. Nicht: Kommen sie immer zu spät? Oder: Sie sind immer so unpünktlich?*

Das Feedback soll brauchbar sein und sich auf etwas tatsächlich Veränderbares beziehen. Dies sollte als Veränderungswunsch formuliert werden: *Ich wünsche mir, dass wir die Therapie rechtzeitig beginnen können.*

- **Feedback nehmen**

Auch das Annehmen von Feedback sollte geübt und erlernt werden. Das Gegenüber soll aussprechen dürfen, und es soll möglichst keine Verteidigung des eigenen Verhaltens erfolgen.

Information und Beratung

Ein wichtiges Element bei der Elternberatung ist das Weitergeben fachlich fundierter Information. Darunter fallen allgemeine Daten und Fakten zur Erkrankung des Kindes, folglich zu Sprachentwicklungsstörungen, zu ursächlichen und prognostischen Faktoren. Außerdem gehört die Aufklärung über die individuellen diagnostischen Ergebnisse dazu sowie Informationen über mögliche Therapieansätze und -methoden und im Verlauf der Therapie prozessdiagnostische Informationen. Auch das transparente therapeutische Vorgehen (Erläuterungen, warum die Entscheidung für welche Therapiemaßnahme gefallen ist, wie sich der Therapieverlauf aktuell darstellt etc.) ist Bestandteil der Informationsvermittlung.

Ein weiterer wichtiger Punkt ist das Einholen von Information. Eltern sehen und beobachten ihr Kind in seiner alltäglichen Umgebung mit seinem natürlichen Verhalten. Diese Informationen sollten in regelmäßigen Abständen mit in die Therapie einfließen.

> Es muss auf eine für die Eltern verständliche Sprache geachtet werden, Fachtermini sollen möglichst wenig, und wenn, dann mit entsprechend verständlicher Erklärung benutzt werden.

Die Familie als System wahrnehmen und anerkennen

Ein elementarer Bestandteil guter Elternarbeit bzw. der effektiven Zusammenarbeit ist es, dass die Eltern, das betroffene Kind, seine Familie und ihr jeweiliges soziales System von den Therapierenden wahr- und ernstgenommen werden. Die Situation der Familie ist entscheidend dafür, wie die Zusammenarbeit aussehen kann. Zu berücksichtigen sind beispielsweise die zeitlichen Möglichkeiten für die wöchentlichen Termine oder die Hausaufgabendurchführungen, aber auch der Bildungsstand oder Sorgen innerhalb der Familie sowie sonstige Ressourcen und Stärken.

Um entsprechende Informationen zu erhalten und die notwendige Nähe zu der Familie herzustellen, sind Elterngespräche unabdingbar. Diese sind dann darauf ausgerichtet, gemeinsame Ziele zu finden, erreichbare Ziele und Vorgehensweisen (Modus der Hausaufgaben) zu klären und abzusprechen. Werden derartige Rücksprachen versäumt, sind meist beide Seiten durch falsche Erwartungen an das jeweilige Gegenüber enttäuscht. Dies wirkt sich im therapeutischen Prozess äußert negativ aus.

8.6.2 Mögliche Struktur und Aufbau eines Elterngesprächs

Das bloße **Weitergeben von Information** macht noch lange kein gutes Beratungsgespräch aus, sondern bietet lediglich die Möglichkeit, eine »angemessene« gemeinsame Wissensbasis zu schaffen. Häufig ist es ratsam, zuerst die **Sichtweise der Eltern kennenzulernen**. Sind Elternsicht (Laiensicht) und Sicht der Therapierenden (Expertensicht) offenkundig, kann über Gemeinsamkeiten und Unterschiede der jeweiligen Blickwinkel gesprochen werden. Dies bietet die Basis dafür, **gemeinsame Therapieziele** herausarbeiten zu können.

Ein strukturierter Überblick zu Beratungsgesprächen und einen möglichen Aufbau von Gesprächen findet sich z. B. in Bachmair et al. (2007). Das dort vorgeschlagene Vorgehen wird aufgegriffen, modifiziert und in ◘ Abb. 8.2 bildlich dargestellt. Ein derartiges Prozedere bezieht sich eher auf größere, längere Elterngespräche, die für eine ganze

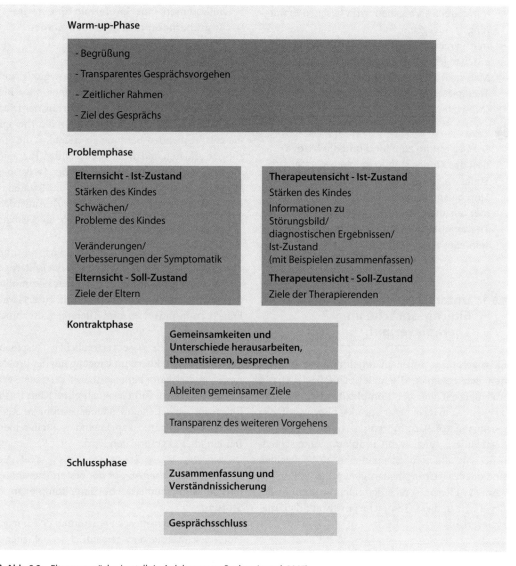

Warm-up-Phase

- Begrüßung

- Transparentes Gesprächsvorgehen

- Zeitlicher Rahmen

- Ziel des Gesprächs

Problemphase

Elternsicht - Ist-Zustand
Stärken des Kindes
Schwächen/
Probleme des Kindes

Veränderungen/
Verbesserungen der Symptomatik

Elternsicht - Soll-Zustand
Ziele der Eltern

Therapeutensicht - Ist-Zustand
Stärken des Kindes
Informationen zu
Störungsbild/
diagnostischen Ergebnissen/
Ist-Zustand
(mit Beispielen zusammenfassen)

Therapeutensicht - Soll-Zustand
Ziele der Therapierenden

Kontraktphase

**Gemeinsamkeiten und
Unterschiede herausarbeiten,
thematisieren, besprechen**

Ableiten gemeinsamer Ziele

Transparenz des weiteren Vorgehens

Schlussphase

**Zusammenfassung und
Verständnissicherung**

Gesprächsschluss

☐ **Abb. 8.2**   Elterngespräche (erstellt in Anlehnung an Bachmair et al. 2007)

Therapieeinheit konzipiert werden. Als Hilfestellung zur Vorbereitung »großer« Elterngespräche und als Leitfaden und Strukturhilfe während der Gesprächsführung findet sich im ▶ Serviceteil ein entsprechender Protokollbogen (auch auf ▶ http://extras.springer.com nach Eingabe der ISBN-Nummer 978-3-642-38018-1 als Download verfügbar).

Neben diesen »großen« Elterngesprächen finden in der Regel auch kurze »Tür-und-Angel-Gespräche« (▶ Abschn. 8.6.3) statt, in denen ein kurzer Austausch über Aktuelles stattfindet und z. B. Hausaufgaben oder Termine besprochen werden.

Transparenz   Ein möglichst hohes Maß an Transparenz im therapeutischen Vorgehen bietet viele Vorteile:

– Verständnis für die Störung und das therapeutische Vorgehen sichern in der Regel die motivierte Therapieunterstützung (→ korrekte und regelmäßige Hausaufgabendurchführung, Unterstützung von Transferleistungen),

– Verständnis für Notwendigkeit und Regelmäßigkeit (→ regelmäßige Teilnahme, Pünktlichkeit),

— transparentes Vorgehen wirkt falschen Erwartungen entgegen,

— transparentes Vorgehen schafft Vertrauen,

— durch regelmäßige Gespräche und ein hohes Maß an Transparenz können auch kleine Therapiefortschritte wahrgenommen werden (Motivation).

❗ Cave

Die Beziehung zum Kind und die Motivation des Kindes stehen immer an erster Stelle – also auch vor der Transparenz. Sind beispielsweise Rückschritte zu bemerken (etwa aufgrund einer längeren Therapiepause), kann es kontraproduktiv sein, dies zu spiegeln.

8.6.3 Unterschiedliche Elterngespräche im Therapieverlauf

Elterngespräche sollen in **regelmäßigen Abständen** den gesamten Therapieverlauf begleiten. In Abhängigkeit von der **Komplexität der Störung** ist es sinnvoll, regelmäßig »große« Elterngespräche (▶ Abschn. 8.6.2) zu führen (ggf. ohne das Beisein des Kindes). Auch wenn **Probleme** unterschiedlicher Art auftreten, Stagnationen zu beobachten sind oder es Klärungsbedarf gibt, sollte Zeit für ein »großes« Elterngespräch gefunden werden. In der Regel wirken diese Gespräche positiv auf den Therapieverlauf.

»Tür-und-Angel-Gespräche«

Hierunter werden kurze Gespräche verstanden, die vor oder am Ende einer Therapieeinheit geführt werden. Sie eignen sich für kurze Ab- und Rücksprachen sowie zur Klärung organisatorischer Fragen wie die Festlegung/Bestätigung des nächsten Termins. Für die Besprechung der Hausaufgaben und ein kurzes Feedback muss (meist am Ende der Therapieeinheit) Zeit eingeplant werden.

❗ Cave

Für Aufklärung, wichtige Fragen und Beratung eignen sich diese kurzen Gespräche nicht. Sollte umfassender Klärungsbedarf

aufkommen, muss ein Termin für ein »großes« Elterngespräch gefunden werden.

»Große« Elterngespräche

In der Regel ist es sinnvoll, ein erstes »großes« Elterngespräch (z. B. eine Therapieeinheit ohne Beisein des Kindes) nach der Durchführung der Diagnostik zu führen, um zum Einstieg in die Therapie die entsprechenden Befunde zu erläutern, die Störung zu erklären und die entsprechenden Therapiemaßnahmen gemeinsam zu besprechen (▶ Beispiel: Möglicher Ablauf der ersten Therapie- und Beratungseinheiten bei einer komplexen Störung). Außerdem kann so auf die Fragen der Eltern eingegangen werden.

Bei komplexen Störungen sollte über regelmäßig stattfindende ausführliche (»große«) Elterngespräche nachgedacht werden, um den Eltern ohne Beisein des Kindes aktuelle Befunde zu erklären, Fragen zu beantworten und Therapiemaßnahmen zu besprechen.

Häufig öffnen diese vertraulichen Gespräche Türen, sie helfen Eltern im Umgang mit der Problematik, und es kann ein belastbares Vertrauensverhältnis entstehen. Ein Gespräch ohne Kind ist für Eltern oft einfacher und offener zu führen. Auch für das Kind ist es nicht angenehm, wenn in seinem Beisein über es gesprochen wird.

Beispiel: Möglicher Ablauf der ersten Therapie- und Beratungseinheiten bei einer komplexen Störung

Spezifische Sprachentwicklungsstörung (SSES) mit Störungsschwerpunkt im semantisch-lexikalischen Bereich:

— 1. Therapieeinheit: Anamnesegespräch + Test + Kontaktaufnahme

— 2. Therapieeinheit: Test + Beobachtung des Spielverhaltens mit Spontansprachaufnahme

— 3. Therapieeinheit: Therapie + kurzes Gespräch mit den Eltern/Hausaufgaben

— 4. Therapieeinheit: Therapie + kurzes Gespräch mit den Eltern/Hausaufgaben

— 5. Therapieeinheit: Ausführliches Beratungsgespräch mit Erläuterung der Diagnose, Besprechung des Therapieplans und ggf. Modifikation

— Im weiteren Verlauf regelmäßige Elterngespräche, z. B. immer nach 8–10 Therapieeinheiten
  und nach Bedarf

▪ **Eltern haben viele Fragen**
Oft haben Eltern schon in der ersten Therapieeinheit das Bedürfnis nach einem solchen Gespräch,
also bereits während der Anamnese. Dies ist jedoch
meist nicht sinnvoll, da zu diesem Zeitpunkt die
diagnostischen Daten noch nicht ausreichend vorliegen oder ausgewertet sind. Somit kann ein erstes
»großes« Elterngespräch beispielsweise nach 2–3
Einheiten sinnvoll anberaumt werden (▶ Formu-
lierungsbeispiel Transparenz: Wie geht es weiter?).
Dieses Vorgehen soll für die Eltern transparent
und verständlich sein, mit ihnen besprochen und
vereinbart werden.

Formulierungsbeispiel Transparenz: Wie geht es weiter?

»Zum weiteren Vorgehen schlage ich Folgendes
vor: In der nächsten Stunde werde ich die Diagnostik abschließen können. Dann würde ich gerne
in die Therapie einsteigen. Es wäre sinnvoll, wenn
wir in 3 Wochen einen Termin für ein ausführliches
Gespräch finden könnten. Ich würde Ihnen gerne
gerade jetzt am Beginn der Therapie die Diagnostikergebnisse ausführlich erklären und das Vorgehen in der Therapie beschreiben und mit Ihnen besprechen. Für mich ist es hilfreich, wenn ich Ihr Kind
bis dahin auch schon etwas genauer kennenlernen
konnte. Es wäre schön, wenn beide Eltern kommen
könnten. Gerne suchen wir einen Abendtermin.«

▪ **Therapiemotivation und Erwartungen**
Letztendlich muss vor Beginn der Therapie die
Therapiemotivation, die Erwartung der Familie an
die Therapiemaßnahme und demzufolge der Auf-
trag an die Therapierenden geklärt werden. Diese
Erwartungshaltung sollte in Beziehung gesetzt werden zu den Befunden und dem daraus folgenden
Therapievorschlag durch die Therapierenden. Das
Erarbeiten gemeinsamer und realistischer Therapieziele ist entscheidend für die Therapieunterstützung und die Kooperation (▶ Übersicht: Kooperation mit den Eltern – warum so wichtig?). Diese
sind wichtig, damit die Therapiemaßnahme sowohl
organisatorisch – z. B. durch das regelmäßige und

pünktliche Wahrnehmen der Therapiezeiten – als
auch inhaltlich – durch häusliches Üben, Hausaufgaben, Beobachtungen zu Hause, Transferunter-
stützung – und ggf. durch Verhaltensmodifikatio-
nen unterstützt wird. Unrealistische Erwartungen,
etwa an die Dauer der Therapiemaßnahme oder
den zu erbringenden Aufwand, können zu Frustration und zur Hemmung des Therapieerfolgs führen.
Für ein Kind kann es sehr hilfreich sein, wenn die
Eltern die Therapie emotional unterstützen, wenn
sie stolz sind, dass es einen Therapieschritt geschafft
hat, Erfolge sehen und wertschätzen und das Kind
zu weiteren Schritten ermutigen, ohne dabei Druck
auszuüben, oder wenn sie auch Trost spenden, falls
etwas nicht so funktioniert, wie es sollte.

Kooperation mit den Eltern – warum so wichtig?
— Organisatorische Unterstützung der The-
  rapie
  – regelmäßige Teilnahme an der Thera-
    piemaßnahme
— Inhaltliche Unterstützung der Therapie
  – häusliches Üben/Hausaufgaben
  – Beobachtungen
  – Verhaltensmodifikation
— Emotionale Unterstützung der Therapie
  – Erfolge wertschätzen
  – Motivation schaffen
  – Trost spenden

▪ **Vor- und Nachteile »großer« Elterngespräche**
Ein oft genannter Nachteil besteht darin, dass dadurch eine Therapieeinheit mit dem Kind »auf-
gebraucht« wird. Ein beachtlicher Vorteil ist es
jedoch, sich langfristig das Kooperationsverhalten
der Eltern im therapeutischen Prozess zu sichern,
bei den Eltern ein tieferes Verständnis für die Symptomatik des Kindes herzustellen, Vertrauen aufzubauen und somit ggf. auf den gesamten therapeutischen Prozess positiv Einfluss zu nehmen. In
diesem Rahmen haben auch die Eltern die Möglichkeit, unbefangen Fragen zu stellen, und es gibt
ausreichend Zeit, diese zu beantworten.

Dementsprechend kann sich der genannte
Nachteil schnell relativieren. Das Führen von »großen« Elterngesprächen sollte v. a. bei komplexen

Störungen und einem zu erwartenden längeren Therapieprozess in Erwägung gezogen werden.

■ **Erstes »großes« Elterngespräch und Finden eines gemeinsamen Weges**

Entscheidend für die Therapieunterstützung ist das Finden gemeinsamer Ziele und das Definieren eines gemeinsamen Weges. Die Vorstellungen darüber, wie dieser Weg aussehen kann, stellen sich für Eltern als Nichtfachleute und für Sprachtherapierende als Experten u. U. zunächst unterschiedlich dar. Somit sollte die gemeinsame Zielfindung im Gespräch ganz bewusst am Anfang der Therapie stehen:

Elemente des Gesprächs zur Auftragsklärung

Sicht der Eltern (überwiegend aus der Anamnese bekannt):
— Therapiemotivation der Familie
— Erwartungen der Familie an die Therapiemaßnahme
— Prioritäten der Eltern

Sicht der Therapierenden:
— Erläuterung der diagnostischen Ergebnisse und der Diagnose
— Ableitung der Therapievorschläge
  – Prioritäten in der Therapie
  – Therapiemethode
  – Therapieverlauf
— Umfang der Therapiemaßnahme und der notwendigen häuslichen Unterstützung
— Prognose

→ Ziel: Suchen und Finden eines gemeinsamen Weges und gemeinsamer Ziele = Auftragsklärung

---

Grundlage der Therapiemaßnahme und der Entscheidung, welche Therapiemaßnahme gewählt wird, ist die Diagnostik, die die anamnestischen Daten mit einschließt. Die Diagnose sollte den Eltern verständlich dargestellt werden, damit sie die Vorschläge der Therapierenden nachvollziehen können. Hilfreich kann es sein, die Diagnostikergebnisse z. B. durch das gemeinsame Betrachten

des Wortschatztest-Protokollbogens direkt mit den Eltern zu besprechen. Dies bietet den Vorteil, dass bestimmte Symptome durch die Protokollierung beispielhaft besprochen werden können und somit anschaulich sind.

Um Missverständnisse zu vermeiden und Transparenz zu schaffen, sollte seitens der Therapierenden dargestellt werden, wie die Therapiemaßnahme aussieht, welche Schwerpunkte zum jetzigen Zeitpunkt in der Therapie gesetzt werden sollten und warum. Außerdem ist es sinnvoll zu besprechen, welche Therapiemethoden zur Verfügung stehen, welche die Therapierenden anbieten können und welche als empfehlenswert angesehen werden und warum. Für die Eltern ist es wichtig zu wissen, wie sich der Therapieverlauf gestaltet (Ab wann kann man Veränderungen im Alltag erwarten? Wann wird welcher Therapiebereich behandelt? Sind Therapiepausen vorgesehen? ...), welche häusliche Unterstützung erwartet oder notwendig ist (z. B. Hausaufgaben) und wie der Umfang der Therapiemaßnahme einzuschätzen ist (Ende nach 10 Therapieeinheiten? Ist von einem längeren Verlauf mit Therapiepausen auszugehen?).

Ziel des Elterngesprächs sollte es sein, zusammen mit den Eltern nach einem gemeinsamen Weg in der Therapie zu suchen (▶ Beispiel: Suche nach dem gemeinsamen Weg).

Beispiel: Suche nach dem gemeinsamen Weg

Frau T. kam letzte Woche mit Sara (2;7 Jahre) zum Anamnesegespräch. In dieser Stunde wurde eine Late-Talker-Diagnostik durchgeführt. Frau T. hatte angegeben, Sara spreche oft sehr unverständlich und auch sehr wenig. Sie könne nicht sicher sagen, ob Sara sie immer verstünde. Außerdem falle ihr auf, dass, wenn Sara mal spreche, sie dann auch noch lisple. Zu ihrer Motivation gab sie an, ihr sei die Behandlung von Sara sehr wichtig, sie habe aber viel zu tun und das Lispeln störe sie sehr.

→ Für die Mutter steht die Behandlung des Sigmatismus und der Unverständlichkeit im Vordergrund, die Therapie soll möglichst wenig Zeit in Anspruch nehmen.

Die Auswertung der Diagnostik ergibt, dass Sara zwar die 50-Wort-Grenze überschritten hat, jedoch einen sehr kleinen Wortschatz besitzt und noch nicht in den Vokabelspurt eingetreten ist. Es sind Schwierigkeiten sowohl im rezeptiven als auch im produktiven Wortschatz zu finden. Die Aussprache ist durch phonologische Prozesse und den Sigmatismus leicht unverständlich.

Die Prioritäten der Therapeutin liegen zunächst auf dem Wortschatz und dem Ziel, den Vokabelspurt zu erreichen.

Es liegen zwei unterschiedliche Haltungen vor, die nur über ein gutes Beratungsgespräch gelöst werden können. Aufgabe in der Sprachtherapie ist die Aufklärung über den physiologischen Entwicklungsverlauf und Saras Abweichung. Außerdem muss erläutert werden, warum zum jetzigen Zeitpunkt die genannten Prioritäten gesetzt werden. Ein Verständnis der Mutter kann dadurch herbeigeführt werden, dass sie die Zusammenhänge in der Entwicklung und die andere Sicht der Therapeutin versteht und somit die Therapie unterstützt. Hinsichtlich der knappen Zeitressourcen kann das Vereinbaren einer Therapiepause sinnvoll sein, sobald das erste Therapieziel erreicht wurde.

8.6.4 Förderung der Elternkompetenzen in der semantisch-lexikalischen Therapie

Gerade im Bereich der Wortschatztherapie können Eltern die Therapieinhalte grundlegend unterstützen, indem die Frequenz der erarbeiteten Items gesteigert wird (Wiederholung der Items zu Hause – in flexiblen Kontexten). Es ist sehr sinnvoll, wenn Kinder regelmäßigen, sprachlich adäquaten Input in ruhiger Atmosphäre mit günstigen Umweltbedingungen (z. B. ohne Radio- oder TV-Geräusche im Hintergrund) erhalten.

Unabhängig davon, welches Konzept zur Zusammenarbeit mit Eltern gewählt wird, können folgende Aspekte die Therapie positiv unterstützen: In Abhängigkeit von Therapiephase und -inhalten können entsprechende Materialien und Zielitems mit nach Hause gegeben werden, sodass die Frequenz des Angebots der in der Therapie erarbeiteten Inhalte deutlich gesteigert werden kann. Außerdem werden die Items außerhalb des Therapieraums in flexiblen Kontexten wiederholt und

kommen der kontextunabhängigen Verwendung des Wortmaterials sehr entgegen. Dies wirkt positiv auf den Transfer.

- **Aspekte, die mit den Eltern erarbeitet werden können**

Sprachförderndes Verhalten
- Blickkontakt halten,
- sich auf gleiche Augenhöhe begeben,
- ausreden lassen,
- aktives Zuhören.

Sprachlehrstrategien
- Corrective Feedback, Modellierung,
- ▶ Abschn. 2.3, Die »an das Kind gerichtete Sprache (KGS)«.

Sensibilität für Kommunikationssituationen
- Kommunikationssituationen erkennen und wahrnehmen,
- Versprachlichung gemeinsamer Tätigkeiten,
- Versprachlichung der Gefühle des Kindes.

Schaffung von Sprachinseln
- Einführung von Ritualen,
- Zeit für gemeinsames sprachlich begleitetes Spielen,
- feste Zeiten für Bilderbuchbetrachtungen/Vorlesen.

Spaß an Sprache, Rhythmus und Reim
- Sprechverse,
- Fingerspiele,
- Kniereiter,
- Lieder.

Angebot von Hospitationen in der Therapie
- Ermöglichung impliziter Lernvorgänge, indem Eltern in der Therapie hospitieren,
- Verdeutlichung bestimmter Sachverhalte in konkreten Situationen.

Umgang mit Medien
- Besprechung und Aufklärung über Medienkonsum in der Familie,
- gezielter und wohldosierter Einsatz von Medien.

- **Methodische Umsetzung**
  - Elterntrainings (▶ Kap. 6),
  - Beratung, Aufklärung,
  - Anleitung zur Hausaufgabendurchführung,
  - Beobachtungsaufgaben,
  - Hospitationsmöglichkeiten,
  - Videoanalysen und Beispiele.

Fazit: Elternarbeit

  - Elternarbeit umfasst zum einen die Beratung und den Informationsaustausch,
  - zum anderen die Anleitung der Eltern und ggf. die Förderung der Elternkompetenzen.

Literatur

Bachmair, S. et al. (2007). *Beraten will gelernt sein*. Weinheim: Beltz.

Büttner. C. / Quindel, R. (2013). *Gesprächsführung und Beratung: Sicherheit und Kompetenz im Therapiegespräch*, 2. Aufl. Berlin Heidelberg New York: Springer.

Dannenbauer, F. M. (1998). Inszenierter Spracherwerb bei Dysgrammatismus: Zur Klarstellung eines Begriffs. *Die Sprachheilarbeit*, 1, 4–21.

Dannenbauer, F. M. (2003a). Grundlagen der Sprachtherapie bei spezifischer Sprachentwicklungsstörung. In: Grohnfeldt, M. (Hrsg.): *Lehrbuch der Sprachheilpädagogik und Logopädie* (S. 159–177). Stuttgart: Kohlhammer.

Dannenbauer, F. M. (2003b). Spezifische Sprachentwicklungsstörung. In: Grohnfeldt, M. (Hrsg.): *Lehrbuch der Sprachheilpädagogik und Logopädie* (S. 48–74). Stuttgart: Kohlhammer.

Füssenich, I. (2002). Semantik. In: Baumgartner, S. / Füssenich I., (Hrsg.): *Sprachtherapie mit Kindern*, 5. Auflage (S. 63–104). München: Reinhardt.

Glück, C. W. (2003). Semantisch-lexikalische Störungen bei Kindern und Jugendlichen. Therapieformen und ihre Wirksamkeit. *Sprache-Stimme-Gehör*, 27, 125–134.

Glück, C. W. (2000). *Kindliche Wortfindungsstörungen. Ein Bericht des aktuellen Erkenntnisstandes zu Grundlagen, Diagnostik und Therapie*. Frankfurt am Main: Peter Lang.

Motsch, H. J. / Brüll, T. (2009). Der Wortschatzsammler: Interventionsstudie zum Vergleich lexikalischer Strategie- und Elaborationstherapie. *Vierteljahresschrift für Heilpädagogik und ihre Nachbargebiete*, 78(4), 346–347.

Motsch, H. J. / Ulrich, T. (2012). »Wortschatzsammler« und »Wortschatzfinder« – Effektivität neuer Therapieformate bei lexikalischen Störungen im Vorschulalter. *Sprachheilarbeit*, 57(2), 70–78.

Penner, Z. (2002). Plädoyer für eine präventive Frühintervention bei Kindern mit Spracherwerbsstörungen. In: Suchodoletz, W. (Hrsg.): *Therapie von Sprachentwicklungsstörungen* (S. 106–142). Stuttgart: Kohlhammer.

Penner, Z. (2012). www.kon-lab.com. (05. Juni 2012).

Piaget, J. (1978). *Success and Understanding*. Cambridge, MA: Harvard University Press.

Piaget, J. (1982). *Sprechen und Denken des Kindes*. Düsseldorf: Schwann.

Schmitz, P. et al. (2012). Erfassung von Sprachverstehenskontrollprozessen. *Forum Logopädie*, 1(26), 6–12.

Schnitzler, C. (2008). *Phonologische Bewusstheit und Schriftspracherwerb*. Stuttgart: Thieme.

Siegmüller, J. / Kauschke, C. (2006). *Patholinguistische Therapie bei Sprachentwicklungsstörungen*. München: Elsevier.

Skowronek, H., Marx, H. (1989). Die Bielefelder Längsschnittstudie zur Früherkennung von Risiken der Lese-Rechtschreibschwäche: Theoretischer Hintergrund und erste Befunde. *Heilpädagogische Forschung*, 15, 38–49

Weigl, I. / Reddemann-Tschaikner, M. (2009). *HOT – ein handlungsorientierter Therapieansatz. Für Kinder mit Sprachentwicklungsstörungen*. Stuttgart: Thieme.

Zollinger, B. (1994). *Spracherwerbsstörungen. Grundlagen zur Früherfassung und Frühtherapie*. Bern: Haupt.

Zollinger, B. (1997). *Die Entdeckung der Sprache*. Bern: Haupt.

Zollinger, B. (2008). Das Störungsbewusstsein in der logopädischen Praxis: Was Kinder über ihre sprachlichen Probleme wissen. *Logos Interdisziplinär*, 16, 204–210.

8

Serviceteil

Die folgenden Übersichtsdarstellungen und Protokollbögen stehen auch als Online-Material zur Verfügung und können auf ▶ http://extras.springer.com nach Eingabe der ISBN-Nummer des Buches (978-3-642-38018-1) heruntergeladen und angesehen werden:

- 01_Spracherwerb.pdf
- 02_Subgruppen.pdf
- 03_Diagnostische_Informationen.pdf
- 04_Anamnese_Mehrsprachigkeit.pdf
- 05_Protokollbogen_Elterngespräch.pdf

A1 Spracherwerb

Um die Komplexität des physiologischen Spracherwerbs darzustellen und um den Bereich des Wortschatzes in den Gesamtkontext der Sprachentwicklung einordnen zu können, wird in der Tabelle ein grober Abriss der Sprachentwicklung dargestellt.

Alter (ca.)	Wahrnehmung/ Sprachverständnis/ Sonstiges	Wortschatz	Aussprache	Grammatik
	Hören im Mutterleib			
0	Universelle Sprach- wahrnehmung	Geburtsschrei		
1 Monat		Mit ca. 6 Wochen soziales Lächeln	Schreien	
2			Gurrlaute, Quietschen, Brummen, Gurren	
			Dreht sich zur Schallquelle	
3			Zunehmend differenziertes Schreien, je nach Hunger, Schmerz, Unbehagen etc.	
4	Fokussierung auf *baby talk* Reaktion auf eigenen Namen → eigener Name wird im Sprachfluss erkannt Muttersprachliche prosodische Merkmale werden erkannt		Marginales Lallen *(vocal play)* → alle möglichen Laute werden ausprobiert (1. Lallphase)	
5				

◧ Abb. A1.1 Spracherwerb – tabellarische Übersicht

6	Erkennung von Wort-, Satz- und Phrasengrenzen		Reduplizierendes/ kanonisches Lallen → KV-Wiederholungen, meist Plosiv + Vokal, z . B. *bababa* (2. Lallphase)
7	Baut Vorstellungen auf	Referenzieller/ triangulärer Blickkontakt, *joint attention moments*	
8	Erstes Wort-/ Sprachverständnis (8.-10. LM)	Objektpermanenz → Symbolverständnis	
	Bis 8. LM universelle Sprachwahrnehmung	Erste Gesten, Zeigen/Geben	
9	Sprachspezifische, kategoriale Sprachwahrnehmung		Variierendes Lallen → Silbenkombinationen (*gabadat*)
			Lautketten (variables Lallen): *maba, dadamaba,* Nachahmen von Geräuschen/ einfachen Wörtern
			Längere Lallsequenzen (satzähnlich) (2. Lallphase: lautliches Inventar und Prosodie passt sich immer mehr der Muttersprache an)
10			

◻ **Abb. A1.1** Fortsetzung

11	Reagiert auf eigenen Namen	Erste Worte/ Protowörter		
		Sagt *Mama* und *Papa*		
		Protowörter		
		Kontextgebundene Wörter		
12 **(1;0** **Jahr)**	Schlüsselwörter werden verstanden	Produktiv 1-10 Wörter		Benennen/ erste Einwortsätze (12-18 Monate: M1)
	Verständnis für Aufforderungen/ Verbote/ einfache Aufträge (im Kontext)	Versteht ca. 50-60 Wörter (12.-18. LM: Phase der ersten 50 Wörter)		
		Erste »echte« (symbolisch- referenzielle) Wörter		
		Benennt Bekanntes Wortschatz wächst langsam		
13				
14				
15				
16				
17				
18 **(1;6J.)**	Versteht ca. 100-200 Wörter	Erreichen der 50-Wort-Grenze → Vokabelspurt	Wörter werden bis- lang nicht phonolo- gisch durchgliedert, d. h., sie sind ganz- heitlich als lexikali- sche Einheiten abgespeichert → ab jetzt Erwerb des phonologischen Regelsystems	Erste Zweiwort- äußerungen (18-24 Monate: M2)
	Versteht einfache Sätze und Aufträge			
	Erkennung erster grammatischer Relationen (Subjekt, Objekt etc.)			

🔲 **Abb. A1.1** Fortsetzung

19				
20				
21	Versteht ca. 200 Wörter und einfache Aufforderungen			Zweiwortsä tze, z. B. *Ball da, mehr tinken, Mama Tasse*
				Zunehmend längere MLU
22				Verb wird teilweise übersprungen
23				
24 **(2;0 J.)**	Versteht längere Sätze, zunehmend unabhängig vom Kontext	Nennt sich beim Namen	Erworbene Phoneme: *m, p, d*	Bildet Zwei- bis Dreiwortsätze, z. B. *mit trommel, will raus gehen , mama sampo geben* (24-36 Monate: M3)
				Pluralmarkierungen am Nomen und Einsatz des Genitivs, z. B. *Lisas Käse* (viele Übergenerali- sierungen)
2;6 Jahre	Sprachlehr- strategien, Modellverhalten der Eltern	V2 wird erworben Artikeleinsatz wird erworben	Erworbene Phoneme: *n, b* Aussprache wird deutlicher	Drei-, Mehrwortsätze
3;0	Versteht einfache Geschichten		Erworbene Phoneme: *v, f, l, t, ng, ch2, h, k, s, z*	Bildet Sätze (36-48 Monate: M4)
				Setzt Artikel ein
				Stellt Fragen
				Bildet Haupt- und Nebensätze mit korrekter Verb- stellung
				Verbendung -*st* wird erworben

◻ Abb. A1.1 Fortsetzung

			Subjekt-Verb-Kongruenz + Finitheit Kasusmarkierungen (Nominativ → Akkusativ → Genitiv)
3;5		Erworbene Phoneme: *j, R, g, pf* → Erwerb aller Phoneme bis auf /ts/, /ch1/ und /sch/	
		Konsonantenverbindungen weitgehend korrekt	
4;0			Bildet korrekte Sätze
			Passivsätze werden eingesetzt
			Vergangenheits-/ Zukunftsformen werden eingesetzt
4;5-4;11		Abschluss des phonemischen Lauterwerbs	
		Nur noch vereinzelt phonologische Prozesse	
5;0-6	Wortschatz 14.000 Wörter	Phonologische Bewusstheit im weiteren Sinne	
6;0	Passiver Wortschatz: 9000-14.000 Wörter	Schriftsprache	
	Aktiver Wortschatz: 3000-5000 Wörter	Phonologische Bewusstheit im engeren Sinne	

LM Lebensmonat, *MLU* Maß für die durchschnittliche Länge von Äußerungen, *V2* Verbzweitstellung.

◘ Abb. A1.1 Fortsetzung

A2   Subgruppen semantisch-lexikalischer Entwicklungsstörungen und Late-Talker

Subgruppe semantisch-lexikalischer Störungen	Art des Defizits	Leitsymptome
Late-Talker	Risikoklassifikation für eine SSES (spezifische Sprachentwicklungsstörung)	Mit 24 Monaten < 50 Wörter Keine Wortkombinationen → ggf. Initialsymptom einer SSES
Konzeptuell-semantische Störung	Supramodales Problem	Nonverbales Weltwissen ist defizitär Unzureichendes Nutzen der pragmatischen Sprachverständnisstrategie Nonverbale semantische Repräsentationen sind unzureichend aufgebaut, vernetzt und differenziert
Wortbedeutungsstörung: Störung beim Aufbau von Wortbedeutungen und/ deren Vernetzung	Qualitatives Wortschatzproblem	Wenige/falsche semantische Merkmale Unzureichende prototypische Merkmale Unzureichende semantische Vernetzung und Abgrenzung Keine/zu wenige bedeutungsunterscheidende Merkmale Rezeption deutlich besser als Produktion Wortfindungsprobleme
Wortformstörung: Störung beim Aufbau von Wortformen und/ deren Vernetzung		Undifferenziert gespeicherte Wortform Schwierigkeiten in der phonologischen Verarbeitung Unsystematische phonologische Aussprachefehler Rezeption deutlich besser als Produktion Wortfindungsprobleme
Quantitativ eingeschränkter Wortschatz	Quantitativ lexikalisches Problem	Zu wenige Worteinträge vorhanden Rezeption **und** Produktion sind eingeschränkt Ggf. unzureichendes Nutzen der Schlüsselwortstrategie

◨ Abb. A2.1   Subgruppen semantisch-lexikalischer Entwicklungsstörungen (Rupp 2008) und Late-Talker

A3 Diagnostische Informationen bei Sprachentwicklungsstörungen

Zusammenfassung diagnostischer Informationen bei Sprachentwicklungsstörungen   Heutiges Datum: _____

Name des Patienten:_____ Alter des Patienten:_____

Informationen aus der Anamnese	Informationen zur Spontansprache/ klinische Beobachtungen	Informationen aus informellen Untersuchungen/ Beobachtungen	Ergebnisse der durchgeführten Tests	Interdisziplinäre Befunde

Interpretation der Ergebnisse und Diagnose		Sekundärsymptome/ ICF

Ableitung der Indikation	O Logopädische Therapie O Förderbedarf und Beratung O Altersentsprechende Sprachentwicklung und Beratung

Abb. A3.1   Vorlage für die Zusammenfassung diagnostischer Informationen bei Sprachentwicklungsstörungen

Patient/in: Untersucher/in:

geb.:   Alter: Datum:

Begleitperson:

Grund der Vorstellung:

Spracherwerb

Wächst das Kind simultan zweisprachig auf?   ja/nein

        Wenn ja, in welcher Sprache kamen die ersten Wörter?   _____

Bei sukzessivem Spracherwerb:

Erstsprache (L1)   _____

wird erworben seit das Kind   _____   alt ist.

Zweitsprache (L2)   _____

wird erworben seit das Kind   _____   alt ist.

Erstsprache (L3)   _____

wird erworben seit das Kind   _____   alt ist.

Sprachgebrauch in der Familie

Dominante Sprache des Vaters   _____

Dominante Sprache der Mutter   _____

Verständigung zwischen den Eltern auf _____

Mutter spricht _____ mit dem Kind.

Vater spricht _____ mit dem Kind.

Sprache Schule/ Kindergarten/ Tagesmutter   _____

Abweichende Unterrichtssprache   _____

Anderweitige Sprachen in der Familie (Großeltern etc.)   _____

Welche Sprache bevorzugt das Kind?   _____

Werden die Sprachen von den Eltern gemischt?   ja/nein

Wenn ja, wann und in welchem Ausmaß: _____

Werden die Sprachen vom Kind gemischt?   ja/nein

Wenn ja, wann und in welchem Ausmaß: _____

Einschätzung der Eltern zum Anteil der gesprochenen Sprachen des Kindes in Prozent:

L1 _____   _____%

L2 _____   _____%

Abb. A4.1   Beschreibungsbogen für die Anamneseerhebung bei Mehrsprachigkeit

Sprachliche Kompetenzen

Einschätzung der Eltern zur sprachlichen Kompetenz der Sprachen in Prozent:

L1 _____   _____%

L2 _____   _____%

Einschätzung der rezeptiven und produktiven Fähigkeiten des Kindes in beiden Sprachen auf einer Skala von 1 bis 10 (1= geringe Fähigkeiten, 10= muttersprachliche Fähigkeiten) – im Vergleich zu gleichaltrigen Kindern: :

Rezeption:

Wie gut versteht das Kind gesprochene Sprache in L1:   1__2__3__4__5__6__7__8__9__10

Wie gut versteht das Kind gesprochene Sprache in L2:   1__2__3__4__5__6__7__8__9__10

Produktion:

Wie gut kann das Kind Botschaften in L1 ausdrücken: 1__2__3__4__5__6__7__8__9__10

Wie gut kann das Kind Botschaften in L2 ausdrücken: 1__2__3__4__5__6__7__8__9__10

Unterscheiden sich die sprachlichen Probleme/ Symptomatik in den beiden Sprachen?

ja/nein

wenn ja, wie: _____

_____

_____

Sprachlicher Input

Wie viel Input erhält das Kind regelmäßig in den jeweiligen Sprachen, in welcher Form durch wen?

L1: _____

_____

L2: _____

_____

Welche Sprache wird im Freundeskreis hauptsächlich gesprochen?   _____

In welcher Sprache sprechen die Geschwister miteinander?   _____

Weitere Anmerkungen

◧ Abb. A4.1   Fortsetzung

Therapeutin:

Elterngespräch

Datum ________________

Name ________________

1. »**Warm-up-Phase**« (ca. 5 Minuten)
   - Begrüßung: Dank fürs Kommen, Terminfindung ...
   - Setting
   - Schaffen einer vertrauensvollen Atmosphäre
   - Transparenz: Zeitvorgabe
   - Transparenz: Inhaltsangabe → Grobstruktur des Gesprächs
   - Ziel des Gesprächs

2. »**Problemphase**«
   - Ist-Zustand
   - Ansichten und Beobachtungen der Eltern
   - Stärken und Schwächen des Kindes

   - Soll-Zustand: Erwartungen/Ziele seitens der Eltern

Abb. A5.1 Protokollbogen Elterngespräch

— Ist-Zustand seitens der Therapeutin (Stärken und Schwächen des
  Kindes/diagnostische Ergebnisse/Therapiestand)

— Soll-Zustand/Ziele seitens der Therapeutin

— Transparenz der Therapieinhalte – Weg zum Ziel

— Ansprechen positiver/negativer Gegebenheiten

◘ Abb. A5.1 Fortsetzung

3. **»Kontraktphase«**
    – Weiteres Vorgehen, gemeinsame Ziele finden

    | |
    | |

    – Veränderungen zum bisherigen Verlauf

    | |
    | |

    – Bewusstes Beibehalten

    | |
    | |

    – Vereinbarungen

    | |
    | |

4. **»Schlussphase«**
    – Zusammenfassung des Gesprächs durch Therapeutin –
      Verständnissicherung

    | |
    | |

    – Dank für Mitarbeit
    – Verabschiedung

◘ Abb. A5.1   Fortsetzung

Stichwortverzeichnis